Thomas Ziegenfuß

# Notfallmedizin

5., überarbeitete Auflage

Mit 233 Abbildungen und 65 Tabellen

Springer

**Dr. med. Thomas Ziegenfuß**
Abteilung für Anästhesiologie und Intensivmedizin
St. Josef Krankenhaus
Asberger Str. 4
47441 Moers

ISBN 978-3-642-21126-3 Springer Medizin Verlag Heidelberg

Bibliografische Information der Deutschen Nationalbibliothek
Die Deutsche Nationalbibliothek verzeichnet diese Publikation in der Deutschen Nationalbibliografie; detaillierte bibliografische Daten sind im Internet über http://dnb.d-nb.de abrufbar.



**Springer Medizin Verlag**
springer.de



Planung: Christine Ströhla, Heidelberg
Projektmanagement: Axel Treiber, Heidelberg
Lektorat: Ursula Illig, Gauting
Titelbild: © Sonja Werner Fotografie
Layout und Umschlaggestaltung: deblik Berlin
Satz, Zeichnungen und Reproduktion der Abbildungen:
Fotosatz-Service Köhler GmbH – Reinhold Schöberl, Würzburg

SPIN 80023702

Gedruckt auf säurefreiem Papier 15/2117 – 5 4 3 2 1 0

# Vorwort

Notfallmedizinisch tätige Ärzte und Ärztinnen müssen über ein breites Wissen und besondere Fertigkeiten aus vielen medizinischen Disziplinen verfügen. Oft hängt der Erfolg der gesamten medizinischen Behandlung wesentlich von der Qualität der rettungsdienstlichen Versorgung ab.

Die vorliegende Darstellung der Notfallmedizin richtet sich an Studenten der Medizin, an Assistenzärzte für die Vorbereitung auf den Fachkundenachweis bzw. die Zusatzweiterbildung Rettungsdienst, an praktisch tätige Notärzte und an interessierte Rettungsassistenten. Dabei wird jedoch nicht nur auf die professionelle Notfallmedizin eingegangen, sondern auch auf die Basisversorgung Verletzter und Erkrankter ohne weitere Hilfsmittel sowie auf Empfehlungen für medizinische Laien. Die Gründe dafür sind:

- Basismaßnahmen (ohne Hilfsmittel) und erweiterte Maßnahmen (mit Hilfsmitteln und Medikamenten) gehören thematisch zusammen.
- Auch der professionelle Notarzt wird in seiner Freizeit gelegentlich mit Notfällen konfrontiert, ohne irgendwelches diagnostisches oder therapeutisches medizinisches Instrumentarium zur Hand zu haben.
- Die Unterrichtung von Laien in der Wiederbelebung und Ersten Hilfe sowie der Unterricht von Krankenpflegepersonal und Rettungssanitätern/-assistenten gehören zum Aufgabenbereich vieler Ärztinnen und Ärzte, Krankenschwestern und -pfleger und Rettungsassistenten, deshalb sollten sie die jeweils aktuellen Empfehlungen auch für die außerklinische »Notfall-Basisversorgung« kennen.

Für die vorliegende fünfte Auflage wurde erneut das gesamte Buch durchgesehen und aktualisiert und um neue Erkenntnisse und Empfehlungen ergänzt. Insbesondere werden die Ende 2010 erschienenen aktuellen Reanimationsempfehlungen des European Resuscitation Council (ERC) und der American Heart Association (AHA) berücksichtigt und erläutert. Diese gehen weit über die kardiopulmonale Reanimation im engeren Sinne hinaus. Sie umfassen beispielsweise folgende Themen: Atemwegssicherung, tachykarde und bradykarde Herzrhythmusstörungen, akutes Koronarsyndrom (also Herzinfarkt und instabile Angina pectoris), Schlaganfall, Ertrinken, Unterkühlung und Vergiftungen.

Neben den Reanimationsempfehlungen sind in den letzten Jahren auch für andere notfallmedizinisch bedeutsame Erkrankungen ausführliche evidenzbasierte Leitlinien entwickelt und publiziert worden – etwa für die Behandlung des akuten Herzversagens (European Society of Cardiology 2008), die Therapie von Asthma und COPD (Deutsche Gesellschaft für Pneumologie 2006 und 2007) und die Versorgung eines Polytraumas und schwerer Verletzungen (Deutsche Gesellschaft für Unfallchirurgie 2011). Auch diese Empfehlungen wurden für die vorliegende Neuauflage berücksichtigt.

Moers, im Sommer 2011
Thomas Ziegenfuß

# Notfallmedizin

**Lerninhalte:**
Kurze Übersicht zum Kapitelinhalt

**Inhaltliche Struktur:**
Klare Gliederung durch alle Kapitel

**Wichtig:**
Zentrale Informationen auf einen Blick

**Leitsystem** führt durch die Kapitel

**Tabellen:**
Kurze Übersicht der wichtigsten Fakten

**Praxistipp:**
Hinweise von erfahrenen Anwendern zur praktischen Umsetzung



**Lerninhalte**

Alle Schockformen zeichnen sich durch unzureichende Sauerstoffversorgung der Organe aus. Man kann zwischen kardiogenen, obstruktiven, hypovolämischen und distributiven Schockformen unterscheiden, zu den letzteren gehören der septische, anaphylaktische und neurogene Schock.

## 9.1 Überblick

**Definition.** Als Schock wird ein Versagen des kardiozirkulatorischen Systems bezeichnet, das mit einem kritischen Abfall der globalen Sauerstoffversorgung einhergeht.

**Unter Schock versteht man ein durch Zirkulationsversagen hervorgerufenes Missverhältnis zwischen Sauerstoffangebot und Sauerstoffbedarf.**

9

**Tab. 9.2** Ursachen eines hämorrhagischen Schocks

| | |
|---|---|
| Traumatische Ursachen | Thoraxtrauma<br>Bauchtrauma<br>Beckentrauma<br>Extremitätenfrakturen<br>Gefäßverletzungen<br>Polytrauma |
| Nichttraumatische Ursachen | gastrointestinale Blutung<br>Gefäßarrosionen durch Tumoren<br>Ruptur eines Bauchaortenaneurysmas<br>Ruptur eines thorakalen Aortenaneurysmas<br>postpartale Blutungen<br>intraabdominelle Blutung durch Organruptur |

**Praktisches Vorgehen**

**Therapie des kardiogenen und obstruktiven Schocks**

- Spezifische Therapie der zugrunde liegenden Erkrankungen:
- Myokardinfarkt → Wiedereröffnung des obstruierten Koronarastes durch Lyse oder PCI

**Navigation:** Kapitel und Seitenzahlen für die schnelle Orientierung



**Abbildungen** veranschaulichen komplexe Sachverhalte

**ERC-Algorithmen 2010**

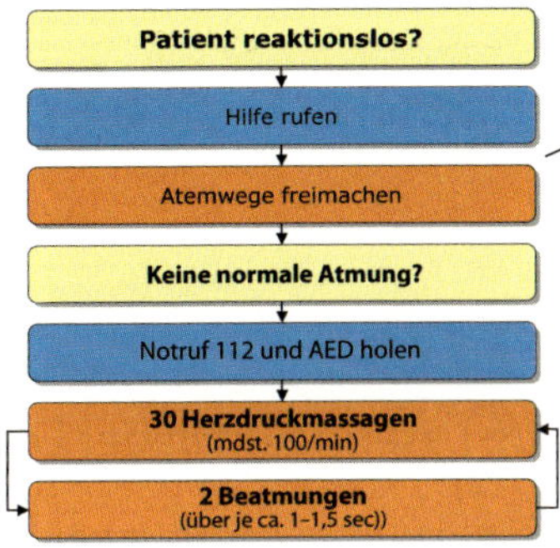


**Abb. 9.6** Allgemeiner Ablauf der Basismaßnahmen der Reanimation nach ERC 2010 (BLS-Algorithmus

**Hintergrund-information:** Nützliches Zusatz-wissen

**▪▪▪ Hintergrundinformation**

Adrenalin liegt normalerweise in der Verdünnung 1:1.000 vor: 1 Ampulle = 1 ml = 1 mg. Für eine feinere Dosierung zur i. v.-Bolustherapie des Schocks soll es auf 1:100.000 verdünnt werden; dazu wird 1 Amp. Adrenalin in 100 ml NaCl 0,9 % gegeben; die dann entstandene Lösung enthält in 1 ml = 10 µg. Zur Reanimation hingegen (also auch im Stadium IV des anaphylaktischen Schocks) wird die Verdünnung 1:10.000 empfohlen, d. h. 1 mg Adrenalin auf 10 ml Kochsalz; hiervon sind dann beim Erwachsenen Boli von 10 ml alle 3–5 min indiziert (▶ Kap. 7).

**Verweise** auf Kapitel, Tabellen und Abbildungen zur Quervernetzung der Information

Die mit jedem Schock einhergehende metabolische Azidose ist eher Symptom der Organschädigung als deren Ursache; ihre Therapie mit Puffersubstanzen hat keinen gesicherten Einfluss auf den Therapieerfolg.

**!** **Eine präklinische Blindpufferung der vermuteten Azidose ist nicht indiziert!**

**Cave:** Vorsicht! Bei falschem Vorgehen Gefahr für den Patienten

**Aus der Notarztpraxis**

Während eines Grillfestes an einem heißen Sommertag wird ein 30-jähriger Gast von einem Insekt, vermutlich einer Wespe, in die Schulter gestochen. Nach einer Weile wird ihm etwas komisch zumute, er wird blass und muss sich hinlegen. Die anderen Partygäste sind beunruhigt und rufen den Notarzt.

**Aus der Notfallpraxis** Typische Fallbeispiele zum Thema

# Inhaltsverzeichnis

# Algorithmen

# Abkürzungen

| | |
|---|---|
| AHA | American Heart Association |
| ACHE | Acetylcholinesterase |
| ACS | akutes Koronarsyndrom |
| AED | automatischer externer Defibrillator |
| AGE | Arterial Gas Embolism |
| ALI | Acute Lung Injury |
| ALS | Advanced Life Support; erweiterte Maßnahmen der Reanimation |
| AMI | Akuter Myokardinfarkt |
| AMV | Atemminutenvolumen |
| AP | Angina pectoris |
| ARDS | Acute Respiratory Distress Syndrome |
| ASS | Acetylsalicylsäure |
| AV-Knoten | atrioventrikulärer Knoten |
| BLS | Basic Life Support; Basismaßnahmen der Reanimation |
| Chr. | Charierre |
| COX | Zyklooxygenase |
| COPD | chronisch-obstruktive Lungenerkrankung |
| CPR | kardiopulmonale Reanimation |
| DCI | Decompression Illness |
| DCS | Decompression Sickness |
| DSG | Deutsche Sepsis Gesellschaft |
| EMD | Elektromechanische Dissoziation |
| ESC | European Society of Cardiology |
| ERC | European Resuscitation Council |
| $FiO_2$ | inspiratorische Sauerstofffraktion |
| HAES | Hydroxyaethylstärke |
| HBO | hyperbare Oxygenierung; Sauerstoffüberdruckbehandlung |
| HDM | Herzdruckmassage |
| HTCL | Head-tilt-and-Chin-lift; Reklination des Kopfes und Anheben des Unterkiefers |
| ICD | implantierbarer Kardiokonverter-Defibrillator |
| ILCOR | International Liaison Committee on Resuscitation |
| i. m. | intramuskulär |
| i. v. | intravenös |
| i. o. | intraossär |

| | |
|---|---|
| KTW | Krankentransportwagen |
| LE | Lungenembolie |
| LSD | Lysergsäurediäthylamidtartrat |
| NAW | Notarztwagen |
| NEF | Notarzteinsatzfahrzeug |
| NSAID | nichtsteroidale antiinflammatorische Pharmaka |
| NSTEMI | Non-ST-Segment Elevation Myocardial Infarction (Myokardinfarkt ohne ST-Strecken-Hebung) |
| OGIB | obere gastrointestinale Blutung |
| $paCO_2$ | Kohlendioxidpartialdruck im arteriellen Blut |
| $paO_2$ | Sauerstoffpartialdruck im arteriellen Blut |
| $pETCO_2$ | endexspiratorischer Kohlendioxidpartialdruck |
| PEEP | positiver endexspiratorischer Druck |
| p. i. | per inhalationem |
| p. o. | per os |
| $psaO_2$ | partielle arterielle Sauerstoffsättigung (z. B. bei Pulsoxymetrie) |
| RA | Rettungsassistent |
| RH | Rettungshelfer |
| RL | Ringerlösung |
| RR | Blutdruck (Initialen von »Riva Rocchi«) |
| RRsyst | systolischer Blutdruck |
| RS | Rettungssanitäter |
| RTH | Rettungshubschrauber |
| RTW | Rettungswagen |
| SAD | Supraglottic Airway Device |
| $saO_2$ | arterielle Sauerstoffsättigung |
| s. c. | subkutan |
| SEG | schnelle Einsatzgruppe |
| SHT | Schädelhirntrauma |
| SIRS | Systemic Inflammatory Response Syndrome |
| s. l. | Sublingual |
| $sO_2$ | Sauerstoffsättigung |
| STEMI | ST-Segment Elevation Myocardial Infarction (Myokardinfarkt mit ST-Strecken-Hebung) |
| UGIB | untere gastrointestinale Blutung |
| VF/VT | ventrikuläres Flimmern (Kammerflimmern)/ventrikuläre Tachykardie |
| ZVD | zentraler Venendruck |

# Basis der Notfallmedizin

## Lerninhalte

Eine notfallmedizinische Behandlung soll bei allen schweren Erkrankungen oder Verletzungen mit Störungen der Vitalfunktionen und/oder starken Schmerzen so schnell wie möglich nach dem Notfallereignis erfolgen. Die Behandlung kann präklinisch (Rettungsmedizin) oder auch innerklinisch stattfinden. In Deutschland erfolgt sie präklinisch durch entsprechend qualifizierte Notärzte und Rettungsassistenten. Bei Großunfällen ist die Koordination der rettungsdienstlichen Tätigkeit durch einen leitenden Notarzt erforderlich. Für das Gelingen der Rettung ist das rasche und reibungslose Ineinandergreifen aus Meldung, lebensrettenden Sofortmaßnahmen (Laienhilfe), professionell-rettungsdienstlicher Behandlung und definitiver Versorgung in der Klinik entscheidend (Rettungskette).

Grundsätzliches Ziel der notfallmedizinischen Versorgung ist die bestmögliche Stabilisierung des Patienten noch am Notfallort, ohne jedoch den Transport ins Krankenhaus (vor allem bei unstillbaren Blutungen) unnötig zu verzögern.

## 1.1 Definition, Ziel und Entwicklung

**Definition.** Notfallmedizin bedeutet die medizinische Versorgung von Patienten mit schweren Erkrankungen oder Verletzungen so schnell wie möglich nach dem Notfallereignis.

**Indikation.** Eine notfallmedizinische Versorgung ist erforderlich bei:
- manifesten oder drohenden Störungen der Vitalfunktionen Atmung, Kreislauf und Bewusstsein
- manifesten oder drohenden Schädigungen wichtiger Körperteile oder Organsysteme
- akuten, schweren Schmerz- oder Erregungszuständen.

**Ziel.** Ziele der notfallmedizinischen Behandlung sind:
- die Stabilisierung der Vitalfunktionen
- wenn möglich die kausale Therapie des Grundleidens
- die Verhinderung weiteren Schadens
- die Linderung des Leidens.

Meist lassen sich die Probleme nicht am Notfallort lösen, so dass sich nach der notfallmedizinischen Versorgung ein zügiger Transport ins nächstgelegene, geeignete Krankenhaus anschließen muss.

Charakteristische **Aspekte der Notfallmedizin** sind:

- Der Arzt kommt zum Patienten und nicht, wie sonst üblich, umgekehrt.
- Die diagnostischen, therapeutischen und personellen Möglichkeiten sind begrenzt.
- Die Patienten und ihre Vorerkrankungen sind dem Notarzt meist völlig unbekannt.
- Die äußeren Bedingungen erschweren häufig die Therapie (z. B. enge Treppenhäuser, dunkle Straßen, eingeklemmte Patienten).
- Entscheidungen über das therapeutische Vorgehen müssen rasch getroffen werden. Konsiliarische Beratungen, ausführliches Nachschlagen in der Fachliteratur oder Internetrecherchen sind aus Zeitmangel nicht durchführbar.
- Es ist häufig mit den verfügbaren diagnostischen Mitteln nicht möglich, eine definitive korrekte Diagnose zu stellen. Das ist auch meist gegenüber der Vitalfunktionsstabilisierung sekundär und kann der Klinik überlassen werden.

> **Die Notfallmedizin ist eine »vorgezogene Intensivmedizin mit einfacheren Mitteln«.**

**Entwicklung der Notfallmedizin.** Die Notfallmedizin war lange Zeit überwiegend traumatologisch orientiert. Eine wichtige Wurzel der Notfallmedizin liegt historisch in dem Bemühen, verletzten Soldaten zu helfen (und diese möglichst rasch wieder einsatzfähig zu machen). Auch in der zivilen Notfallmedizin nach dem letzten Weltkrieg dominierten zunächst präklinische Behandlungen insbesondere nach Verkehrsunfällen. In den letzten Jahren hat sich jedoch ein klares Überwiegen nichttraumatologischer Einsatzindikationen herausgebildet. In den meisten Regionen beträgt heute das Verhältnis traumatologischer Notfälle zu nichttraumatologischen Notfällen etwa 30:70.

**Präklinische und innerklinische Notfallmedizin.** Im engeren Sinne befasst sich die Notfallmedizin mit Notfällen außerhalb des Krankenhauses; man verwendet hierfür auch den Begriff **Rettungsmedizin**. Gesetzliche Grundlage hierfür sind in Deutschland die **Rettungsdienstgesetze der Länder**, die leider nicht einheitlich sind. Hierin sind die organisatorischen Vorgaben und personellen Anforderungen an das Rettungsdienstpersonal festgehalten. Daneben sind aber fast alle notfallmedizinischen Techniken auch innerhalb der Klinik zur Beherrschung akuter Vitalfunktionsbedrohungen erforderlich und somit integrale Bestandteile vieler Fächer wie Innere Medizin und Chirurgie, insbesondere jedoch der Intensivmedizin und Anästhesiologie, die zusammen mit der Notfallmedizin auch unter dem Begriff der **Akutmedizin** zusammengefasst werden. Die innerklinische Notfallmedizin ist in jedem Krankenhaus angepasst an die jeweiligen Gegebenheiten organisiert. Meist setzt sich hier das auf eine Alarmierung hin ausrückende Reanimationsteam aus dem Personal der Intensivstation zusammen.

## 1.2 Notarzt und Rettungspersonal

**Notärzte** müssen über besondere Kenntnisse in der Vitalfunktionssicherung und Intensivmedizin verfügen. Die Tätigkeit als Notarzt ist dabei nicht an eine bestimmte Fachrichtung gebunden. Als Notärzte fungieren in der Regel Krankenhausärzte der Disziplinen **Anästhesiologie, Innere Medizin** und **Chirurgie**, z. T. jedoch auch niedergelassene Ärzte. In einigen Gegenden Deutschlands sind hauptberufliche Notfallmediziner tätig (beispielsweise bei der Stadt oder beim Kreis angestellt). Nicht mit dem Notarztdienst zu verwechseln ist aber der »Ärztliche Bereitschaftsdienst« der Kassenärzte. In den **Rettungsdienstgesetzen der Länder (RDG)** werden gegenwärtig immer noch unterschiedliche formale Anforderungen an die Notärzte gestellt; meist wird eine der folgenden Voraussetzungen gefordert:
- Fachkundenachweis Rettungsdienst oder
- Zusatzweiterbildung Notfallmedizin.

**Fachkundenachweises Rettungsdienst.** Voraussetzungen hierfür sind:
- mindestens 18-monatige klinische Tätigkeit, davon 3 Monate ganztägig auf einer Intensivstation oder in der klinischen Anästhesie;
- besondere Kenntnisse und Erfahrungen sowie bestimmte Einzelnachweise in wesentlichen notfallmedizinischen Techniken (v. a. Intubation, Venenzugang);
- mindestens 10 Einsätze bei lebensbedrohlichen Erkrankungen im NAW oder RTH unter unmittelbarer Leitung eines erfahrenen Notarztes;
- Teilnahme an einem zertifizierten »Notfallkurs« von 80 Stunden Dauer.

**Zusatzweiterbildung Notfallmedizin.** Diese geht in ihren Anforderungen über den Fachkundenachweis hinaus. Gefordert werden von der Bundesärztekammer:
- 24 Monate Weiterbildung in einem Gebiet der stationären Patientenversorgung;
- 6 Monate Weiterbildung in Intensivmedizin, Anästhesiologie oder in der Notfallaufnahme unter Anleitung eines Weiterbildungsbefugten;
- 80 Stunden Kurs-Weiterbildung;
- 50 Einsätze im Notarztwagen oder Rettungshubschrauber unter Anleitung eines verantwortlichen Notarztes.

Einen **Facharzt für Notfallmedizin** gibt es in Deutschland nicht.

**Leitender Notarzt.** Normalerweise wird 1 Patient von 1 Notarzt und mehreren Helfern (meist 2 oder 3 Rettungsassistenten) versorgt. Bei Großunfällen mit mehreren Verletzten findet das Rettungsteam erheblich mehr Verletzte vor, als es versorgen kann. Eine sonst übliche »individualmedizinische Versorgung« ist zunächst nicht möglich; es besteht (zumindest initial) ein Missverhältnis zwischen Ärzten und Helfern auf der einen und verletzten Patienten auf der anderen Seite. In solchen Situationen ist zur ärztlichen Koordination der Rettungsmaßnahmen in den Rettungsdienstgesetzen der Bundesländer ein **Leitender Notarzt (LNA)** vorgesehen, der für diese Funktion besondere Qualifikationen und langjährige notfallmedizinische Erfahrungen nachweisen muss, vom Innenminister des jeweiligen Landes offiziell bestellt wird und dann über entsprechende Weisungsbefugnis zum Management eines Großschadensereignisses verfügt. Der LNA wird vor Ort in der Regel nicht selbst notärztlich-therapeutisch tätig. Seine Aufgabe besteht in der Organisation der Struktur der notärztlichen und rettungsdienstlichen Versorgung am Schadensort, der Sichtung, der Nachforderung weiterer Rettungsmittel und des Abtransportes der Patienten. Er hat sich hierfür mit dem **Organisatorischen Leiter Rettungsdienst (OrgL)** abzusprechen, der für die technische Seite der Rettung bei Großschadensereignissen zuständig ist. Der diensthabende LNA und der OrgL sollen innerhalb von 20–30 min nach Alarmierung am Schadensort eintreffen. Für außergewöhnliche Großunfälle stehen vielerorts sog. **Schnelle Einsatzgruppen (SEGs)** zur Verfügung, die innerhalb von 30–60 min einfacher ausgerüstete Transportfahrzeuge, Zelte u.ä. zur Verfügung stellen können.

**Ärztlicher Leiter Rettungsdienst.** Nach den Empfehlungen der Bundesärztekammer soll für jeden Rettungsbezirk ein Ärztlicher Leiter benannt sein, der auf regionaler oder überregionaler Ebene die medizinische Kontrolle über den Rettungsdienst wahrnimmt.

**Rettungsassistenten, -sanitäter und -helfer.** Der Notarzt arbeitet präklinisch meist mit **Rettungsassistenten (RA)** zusammen, die eine zweijährige theoretische und praktische Ausbildung absolviert haben. Sie haben die Aufgabe, den Notarzt in der Versorgung der Notfallpatienten zu unterstützen. Bei weniger bedrohlichen Notfällen, die keiner ärztlichen Primärversorgung bedürfen, wird die Patientenversorgung selbstständig von den Rettungsassistenten vorgenommen. Wenn in lebensbedrohlichen Situationen kein Arzt unmittelbar verfügbar ist, so dürfen Rettungsassistenten im Rahmen der sog. »Notkompetenz« bestimmte, vorher abgesprochene Maßnahmen durchführen, die ansonsten ärztliche Aufgaben sind (z. B. Defibrillation). **Rettungssanitäter (RS)** und **Rettungshelfer (RH)** haben eine geringere Ausbildungsqualifikation (RS: 12-wöchige theoretische und praktische Ausbildung, RH: 4-wöchiger Kurs). Sie werden häufig zusammen mit einem

Rettungsassistenten in Rettungswagen oder Krankentransportwagen eingesetzt. Im bodengebundenen Rettungsdienst stellen RA, RS oder RH außerdem die Fahrer der Rettungs- bzw. Notarztwagen.

## 1.3 Organisationsformen der Notfallmedizin

Die präklinische Versorgung schwerkranker Patienten ist in vielen europäischen Ländern (z. B. Deutschland, Österreich, Schweiz, Frankreich, Belgien) überwiegend eine ärztliche Aufgabe. In anderen Ländern (z. B. USA, England) wird jedoch die notfallmedizinische Versorgung überwiegend von nichtärztlichem Personal, den **Paramedics** vorgenommen, das meist in enger Anbindung an eine Klinik nach festgeschriebenen Handlungsanweisungen oder ärztlichen Anweisungen über Funk arbeitet. Der Streit über die »effektivere« notfallmedizinische Organisationsform (Patientenbehandlung durch Paramedics oder Notärzte) ist international nach wie vor nicht entschieden. Finanzielle und standespolitische Argumente spielen in dieser Diskussion eine große Rolle.

## 1.4 Rettungsablauf

### 1.4.1 Rettungskette

Zur optimalen Bewältigung eines Notfalls müssen folgende Bedingungen erfüllt sein:

- Der Notfall muss rechtzeitig entdeckt werden.
- Er muss an die richtige Stelle korrekt gemeldet werden.
- Es muss eine angemessene »Erste Hilfe« geleistet werden (lebensrettende Sofortmaßnahmen).
- Die richtigen Rettungsmittel müssen zur Notfallstelle entsandt werden.
- Durch Notarzt und Rettungsdienst muss eine adäquate notfallmedizinische Versorgung erfolgen (**erweiterte lebensrettende Maßnahmen**).
- Der Patient muss mit dem richtigen Transportmittel in ein geeignetes Krankenhaus gebracht werden.
- Das Krankenhaus muss für die Versorgung des Patienten bereit sein und die **definitiven Versorgungsmaßnahmen** durchführen können.

Wird einer dieser Punkte nicht oder unzureichend erfüllt, so ist der Erfolg der gesamten Versorgung in Frage gestellt. Daher wurden bereits Anfang der 60er Jahre des 20. Jahrhunderts von dem deutschen Anästhesisten und Notfallmedi-

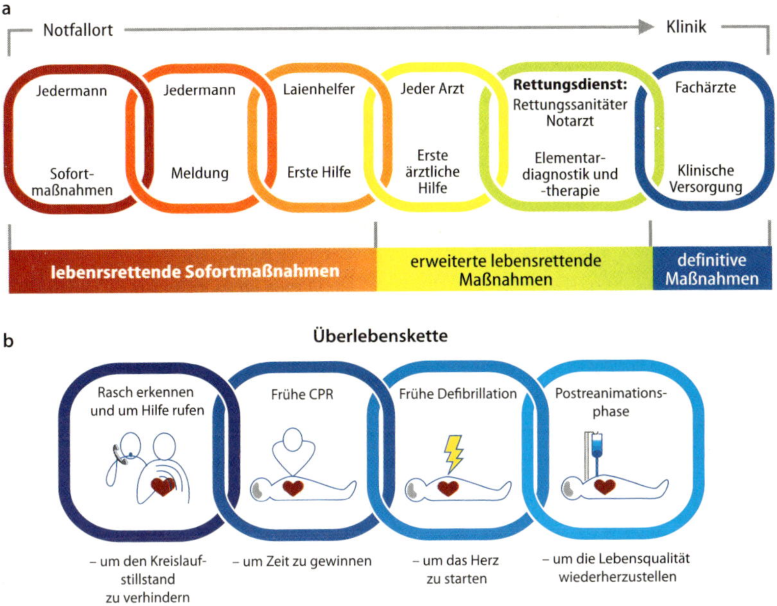


**Abb. 1.1a,b** Rettungskette. **a** Rettungsketten-Konzept nach Ahnefeld; **b** aktuelle bildliche Darstellung der **Chain of Survival** (»Überlebenskette«) des European Resuscitation Council (ERC) 2010. Gezeigt ist die Abfolge bei einer Reanimation: Meldung – externe Herzdruckmassage durch Ersthelfer – Frühdefibrillation – medizinische Versorgung in der Klinik nach der Reanimation

ziner F. W. Ahnefeld der Begriff und das Konzept der »Rettungskette« geprägt: eine Kette ist immer nur so stark ist wie ihr schwächstes Glied (Abb. 1.1a). Mittlerweile ist dieses Konzept weltweit unter der Bezeichnung »**Chain of Survival**« oder »Überlebenskette« anerkannt (Abb. 1.1b). In Deutschland und den meisten Ländern Europas sind die organisatorischen Bedingungen für einen geordneten Rettungsablauf geschaffen worden. Dies kann aber natürlich nicht für jedes Glied der Rettungskette gelten: Die Entdeckung eines Notfalls hängt vom Zufall ab und die korrekte Meldung sowie eine angemessene Erste Hilfe von der Vorbildung, der Besonnenheit und dem Engagement der anwesenden Personen.

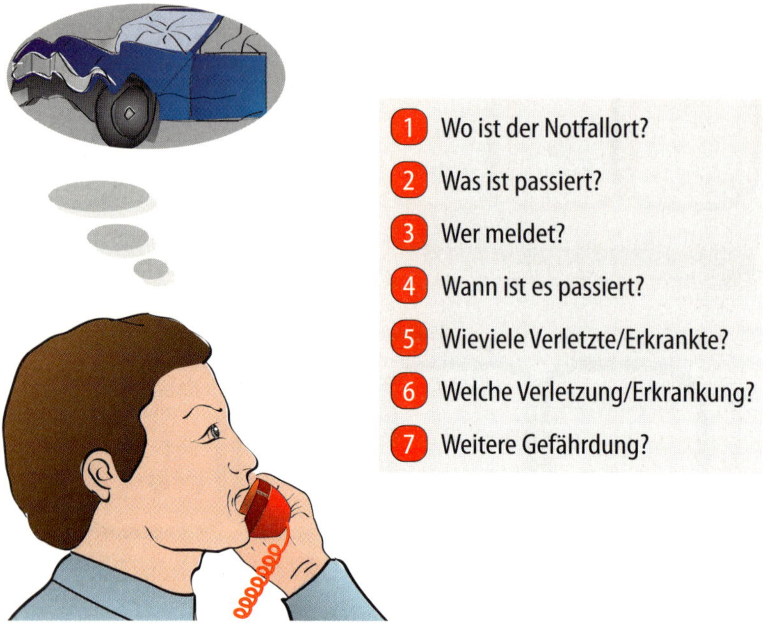
1 Wo ist der Notfallort?
2 Was ist passiert?
3 Wer meldet?
4 Wann ist es passiert?
5 Wieviele Verletzte/Erkrankte?
6 Welche Verletzung/Erkrankung?
7 Weitere Gefährdung?

**Abb. 1.2** Notfallmeldung

## 1.4.2 Entdeckung und Meldung des Notfalls

Grundvoraussetzung für den Ablauf der Notfallrettung und den Beginn der notärztlichen Versorgung sind die möglichst rasche Entdeckung des Notfalls und die – normalerweise telefonische – Meldung an die richtige Stelle. Mit nahezu flächendeckender Verbreitung der Mobiltelefone ist für die Meldung von Not- oder Unfällen ein erheblicher Fortschritt erzielt worden. Als europaweit einheitliche – und kostenlose – Notrufnummer wurde vom EU-Ministerrat 1991 die Einführung der Nummer **112** beschlossen (sog. Euronotruf).

**Die telefonische Notrufnummer für den Rettungsdienst ist in Deutschland und den meisten Ländern Europas 112.**

Weiterhin besteht in Bahnhöfen, an Autobahnen und an Bundesstraßen die Möglichkeit der Notfallmeldung über spezielle Notrufsäulen. Mit der Telefonnummer **19222** (plus entsprechende Ortsvorwahl) ist zudem jede Rettungsleitstelle in

Deutschland direkt anwählbar; diese Nummer sollte jedoch nicht zur Notfallmeldung genutzt werden.

Die **Notfallmeldung** muss alle relevanten **Informationen** enthalten, vor allem die sog. »**3 Ws**«:
- **Wo** ist der Notfallort?
- **Was** ist passiert?
- **Wer** meldet?

Darüber hinaus sind weitere Angaben für die Entsendung der adäquaten Rettungsmittel wichtig (◘ Abb. 1.2). Dazu gehören:
- Zeitpunkt des Unfalls: Wann ist es passiert?
- Um wie viele Verletzte/Erkrankte handelt es sich?
- Welche Verletzungen/Erkrankungen sind zu erkennen?
- Bestehen weitere Gefährdungen?

### 1.4.3 Rettungsleitstelle

Für jeden Rettungsbezirk ist eine Rettungsleitstelle zuständig, die meist von einer der großen Rettungsorganisationen betrieben wird. Zum Teil handelt es sich um sog. **integrative Leitstellen**, die für Brandschutz, Rettungsdienst und ärztlichen Notdienst zuständig sind. In der Leistelle fungieren in der Regel Rettungsassistenten als **Disponenten**, die den Notruf entgegennehmen und je nach Inhalt der Notfallmeldung über die Entsendung der geeigneten Rettungsmittel entscheiden. Die Indikation zur Entsendung eines Notarztes wird vor allem dann gesehen, wenn aus der Meldung eine akute Vitalbedrohung (»Patient ist nicht ansprechbar!«) oder starke Erregungs- oder Schmerzzustände hervorgehen. In ◘ Tab. 1.1 ist der von der Bundesärztekammer empfohlene Indikationskatalog für einen Notarzteinsatz wiedergegeben.

### 1.4.4 Rettungsmittel

**Krankentransportwagen (KTW).** Ein KTW wird nur zum Transport von Patienten ohne Vitalfunktionsstörungen eingesetzt. Eine Versorgung im Wagen ist aus Platz- und Ausstattungsgründen nur eingeschränkt möglich. KTWs sollten im Rettungsdienst nicht routinemäßig eingesetzt werden.

Der Begriff »**Krankenwagen**« bezeichnet im engeren Sinne einen KTW. Dieser wird im weiteren Sinne jedoch von Laien, der Presse und vielfach auch von Ärzten missverständlich als Oberbegriff für jedwedes bodengebundene Fahrzeug des

**Tab. 1.1** Indikationskatalog für den Notarzteinsatz (nach den Empfehlungen der Bundesärztekammer 2001)

| Zustandsbezogene Indikationen: Vitalfunktionsstörungen | | | |
|---|---|---|---|
| **Funktionen** | **Zustand** | **Beispiel** | **Textverweis** |
| Bewusstsein | reagiert nicht auf Ansprechen und Rütteln | SHT, intrazerebrale Blutung<br>Vergiftungen<br>Koma | S. 422<br>S. 475<br>S. 260 |
| Atmung | ausgeprägte oder zunehmende Atemnot<br>Atemstillstand | Asthmaanfall<br>Lungenödem<br>Aspiration | S. 328<br>S. 320<br>S. 185 |
| Herz/Kreislauf | akuter Brustschmerz<br>ausgeprägte oder zunehmende Kreislaufinsuffizienz<br>Kreislaufstillstand | Herzinfarkt, Angina pectoris<br>Herzrhythmusstörungen<br>Hypertone Krise<br>Schock | S. 307<br>S. 281<br>S. 254<br>S. 269 |
| Sonstige Schädigungen | schwere Verletzung, schwere Blutung<br>starke akute Schmerzen<br>plötzliche Lähmungen (halbseitig) | Thorax-/Bauchtrauma<br>Schädel-Hirn-Trauma (SHT)<br>größere Amputationen<br>Verbrennungen<br>Frakturen mit deutlicher Fehlstellung<br>Pfählungsverletzungen<br>Vergiftungen | S. 431<br>S. 422<br>S. 419<br>S. 450<br>S. 415<br>S. 415<br>S. 475 |
| *Notfallbezogene Indikationen* | | | |
| schwerer Verkehrsunfall mit Hinweis auf Personenschaden<br>Unfall mit Kindern<br>Brände/Rauchgasentwicklung mit Hinweis auf Personenbeteiligung<br>Explosions-, thermische oder chemische Unfälle, Stromunfälle mit Hinweis auf Personenbeteiligung<br>Wasserunfälle, Ertrinkungsunfälle, Eiseinbruch<br>Maschinenunfall mit Einklemmung<br>Verschüttung<br>drohender Suizid<br>Sturz aus großer Höhe (≥3 m)<br>Schuss-/Stich-/Hiebverletzungen im Kopf-, Hals- oder Rumpfbereich<br>Geiselnahme und sonstige Verbrechen mit unmittelbarer Gefahr für Menschenleben<br>unmittelbar einsetzende oder stattgefundene Geburt<br>Vergiftungen | | | |

Rettungsdienstes (KTWs, RTWs und NAWs) benutzt. Das führt gelegentlich zur Entsendung des falschen Fahrzeugs an den Notfallort (► Aus der Notfallpraxis). Der Begriff »Krankenwagen« sollte daher im professionellen Bereich am besten **nicht verwendet werden**.

### Aus der Notfallpraxis

Ein praktischer Arzt ruft bei der Rettungsleitstelle an und fordert einen »Krankenwagen« an, um einen seiner Patienten aus der Praxis in die Klinik transportieren zu lassen. Die Leitstelle entsendet einen KTW. Den Rettungssanitätern des KTW wird ein kaltschweißiger Patient mit der Diagnose »Herzinfarkt« übergeben. Der Patient wird im KTW noch vor Abfahrt in Richtung Klinik plötzlich bewusstlos. Der Notarzt wird im NEF nachgefordert; er stellt eine ventrikuläre Tachykardie fest, die sich durch Defibrillation therapieren lässt. Der Patient erhält in der Klinik eine erfolgreiche Rekanalisationstherapie.

**Rettungswagen (RTW).** Ein RTW ist mit mindestens einem RA und einem weiteren RA, RS oder RH besetzt, von denen einer auch als Fahrer fungiert. Im Rettungswagen können alle notwendigen Maßnahmen zur Vitalfunktionssicherung und Notfallbehandlung durchgeführt werden. Der Innenraum ist größer als im KTW, der Zugang zum Patienten ist von allen Seiten aus möglich. Das notwendige medikamentöse und nicht-medikamentöse Equipment muss im Wagen vorhanden sein. Es gibt eine entsprechende DIN. Außerdem muss ein transportabler Notfallkoffer mit den wichtigsten Instrumentarien und Medikamenten vorhanden sein, der zur Versorgung außerhalb des Wagens mitgenommen werden kann.

**Notarztwagen (NAW).** Ein RTW, der zusätzlich mit einem Notarzt besetzt ist, wird als NAW bezeichnet. Ein entsprechend ausgerüstetes Fahrzeug kann sowohl mit Arzt als NAW als auch ohne Arzt als RTW eingesetzt werden.

**Notarzteinsatzfahrzeug (NEF).** In den meisten Rettungsbezirken wird der Notarzt nicht im NAW zur Notfallstelle befördert, sondern in einem PKW, der meist von einem Rettungsassistenten gefahren wird. Dieses NEF trifft sich mit dem RTW an der Notfallstelle **(Rendezvous)**. Ein NEF operiert in Deutschlund etwa innerhalb eines Radius von 15–20 km. Im NEF befinden sich Notfallkoffer und sonstiges Rettungsmaterial, um die Patienten ggf. schon vor Eintreffen des RTW versorgen zu können.

**Rettungshubschrauber (RTH).** Ein RTH ist prinzipiell ähnlich ausgerüstet wie ein NAW, wobei die Ausstattung an die räumlichen Gegebenheiten des jeweiligen Hubschraubermodells angepasst ist. Die Besatzung besteht normalerweise aus (je nach Modell) 1–2 Piloten, 1 Rettungsassistenten und 1 Notarzt. Ein RTH versorgt einen Radius von etwa 50 km (10–15 min Flugzeit) um den Standort herum.

In der Luftrettung werden zwei Einsatzarten unterschieden:

- Beim **Primäreinsatz** fliegt der RTH direkt zum Notfallort.
- Ein **Sekundäreinsatz** ist ein Verlegungsflug von Krankenhaus zu Krankenhaus.

Die RTH-Stationen in Deutschland sind in erster Linie für die Primärrettung zuständig, können jedoch auch dringende Sekundärtransporte vornehmen (Sekundärtransporte mit Primäreinsatzcharakter). Diese Hubschrauber werden mit **CHRISTOPH** und einer stationsspezifischen Nummer bezeichnet (z. B. CHRISTOPH 16 = RTH aus Saarbrücken).

**Weitere Rettungsmittel.** Sie werden in besonderen Situationen benötigt. Dazu gehören:

- **Löschfahrzeuge**, die bei Meldung eines Brandes zusammen mit den Rettungsmitteln zur Notfallstelle entsendet werden.
- **Rüstwagen** sind bei schweren Verkehrsunfällen mit eingeklemmten Personen notwendig, um mit hydraulischen Rettungsscheren oder Spreizern den Patienten aus dem Wrack zu befreien.
- Gelegentlich werden außerdem weitere Rettungsmittel wie **Drehleitern** oder **Spezialisten** wie Taucher benötigt.
- Für bestimmte Regionen sind besondere Rettungsmittel wie z. B. **Seenotrettungskreuzer** notwendig.

### 1.4.5 Patientenversorgung

**Erst Hilfe.** Jedermann ist moralisch und nach § 323 c StGB auch gesetzlich verpflichtet, im Rahmen seiner Fähigkeiten im Notfall »zumutbare« Hilfe zu leisten. In vielen Fällen ist die entschlossene und angemessene Erste Hilfe durch Laien oder zufällig anwesende Ärzte entscheidend für das weitere Schicksal des Patienten. Meist trifft der Rettungsdienst 8–15 Minuten nach Alarmierung ein. In dieser Zeit können bereits irreversible, prinzipiell vermeidbare (meist neurologische) Schäden entstanden sein.

**Wichtige Beispiele für lebensrettende Maßnahmen, die vom Ersthelfer durchzuführen sind:**
- **Atem- und Kreislaufstillstand → Basismaßnahmen der Wiederbelebung**
- **Blutung aus großen Gefäßen → Kompression der Blutungsquelle.**

Versäumnisse der Ersthelfer sind später oft nicht mehr wettzumachen, auch nicht durch große, kostenintensive therapeutische Bemühungen. Wenn zufällig ein Arzt zugegen ist, so muss er sich zu erkennen geben und die Erste-Hilfe-Maßnahmen leiten. Erstmaßnahmen durch Ärzte vor Eintreffen des Rettungsdienstes werden als **Erste ärztliche Hilfe** bezeichnet.

**Rettungsdienst.** Nach Eintreffen des Notarztes und/oder der Rettungsassistenten am Notfallort erfolgt zunächst die entsprechende Meldung an die Leitstelle (»Ankunft Einsatzstelle«). Der NAW/RTW ist so zu parken, dass ein sicherer Ein- und Ausstieg für die Retter möglich ist, dass der Verkehr dabei nicht mehr als nötig behindert wird, und dass die Zufahrt für evtl. erforderliche weitere Rettungskräfte nicht versperrt wird. Eine Unfallstelle ist, wenn noch nicht geschehen, ausreichend zu sichern. Notarzt und Rettungsassistenten verschaffen sich zunächst einen raschen Überblick über die Notfallsituation (Anzahl Erkrankter/Verletzter? Anhaltende Gefahr?). Dann beginnt die eigentliche Patientenbehandlung. Dies geschieht normalerweise zunächst direkt am Notfallort (auf der Straße, in der Wohnung). Die Behandlung wird danach so rasch wie möglich im Rettungs- bzw. Notarztwagen fortgesetzt, wo bessere notfallmedizinische Behandlungsmöglichkeiten gegeben sind. Bei der Versorgung im Notarztwagen ist eine initiale Versorgungsphase am oder in der Nähe des Notfallortes im stehenden Wagen (unter Mithilfe aller Rettungsassistenten) von der Behandlung auf dem Transport zu unterscheiden. Somit sind funktionell vor allem zwei Phasen der präklinischen Behandlung zu unterscheiden:
- Die Versorgung des Patienten am Notfallort (direkt vor Ort oder im Notarztwagen) bis zum Beginn des Transports. Diese Versorgungsphase wird in der internationalen notfallmedizinischen Literatur als »**Time on Scene**« bezeichnet.
- Die Versorgung des Patienten auf dem Transport im Notarztwagen oder im Rettungshubschrauber (»en route«). Dabei ist meist aufgrund von Bewegung und Lärm (im RTH auch aufgrund räumlicher Enge) nur eine eingeschränkte Diagnostik und Therapie möglich.

### 1.4.6 Notfallmedizinische Konzepte

Grundsätzlich gibt es – als Extremvarianten – zwei Konzepte für die Versorgung des Notfallpatienten:

- **»Stay and stabilize«.** Weitmöglichste Stabilisierung und Versorgung des Patienten noch am Notfallort und erst danach Beginn des Transports ins Krankenhaus (unter Inkaufnahme einer unter Umständen langen **Time on Scene**).
- **»Scoop and run«.** Möglichst rascher und zügiger Transport ins Krankenhaus. Lediglich unaufschiebbare Maßnahmen wie z. B. Reanimation oder Beatmung bei Atemstillstand werden vor und während des Transports durchgeführt (**Time on Scene** wird möglichst kurz gehalten).

Vor allem im angelsächsischen Raum, wo meist keine Notärzte, sondern Paramedics die Primärversorgung durchführen, finden sich viele Verfechter des letztgenannten Konzeptes. In Deutschland und einigen anderen europäischen Ländern – die über ein flächendeckendes Notarztsystem verfügen – wurde hingegen bis vor kurzem nahezu einhellig für die meisten Krankheitsbilder das erste Konzept propagiert. Zu den Stabilisierungsmaßnahmen am Notfallort zählen vor allem **Atemwegssicherung, Beatmung, Kreislauftherapie, Analgesie und Sedierung**. Während im Rahmen des »Scoop-and-run«-Konzeptes die Kürze der Verweildauer am Notfallort (**Time on Scene**) als wichtiges Qualitätsmerkmal der Rettung gilt, ist dies im Rahmen des Stabilisierungskonzeptes von geringerer Bedeutung. Mittlerweile hat sich jedoch auch bei vielen europäischen bzw. deutschen Notfallmedizinern die Ansicht durchgesetzt, dass zumindest einige Notfallpatienten (vor allem solche mit starken, unstillbaren Blutungen und penetrierenden Verletzungen von Thorax und Abdomen) von einer möglichst kurzen **Time on Scene** und einem raschen Transport in ein (geeignetes) Krankenhaus profitieren. Grundsätzlich gilt:

> **Ziel der notfallmedizinischen Versorgung ist die weitmöglichste Stabilisierung des Patienten noch am Notfallort. Wenn jedoch notwendige therapeutische Maßnahmen (vor allem Blutstillung) vor Ort nicht durchgeführt oder die Vitalfunktionen nicht stabilisiert werden können, so ist ein zügiger Transport ins Krankenhaus geboten. Unnötige Transportverzögerungen müssen vermieden werden.**

### 1.4.7 Transport ins Krankenhaus

Der Transport von Patienten mit einer vitalen Bedrohung erfolgt üblicherweise im NAW, in besonderen Fällen auch im RTH. Besteht keine vitale Gefährdung mehr, kann der Patient in Begleitung der RA im RTW ins Krankenhaus gebracht werden. Der Notarzt ist für neue Einsätze abkömmlich. Gelegentlich ist kein Transport ins Krankenhaus erforderlich, wenn z. B. das Problem vor Ort gelöst oder in die Hände des Hausarztes übergeben werden kann.

**Es gibt keine Verpflichtung, jeden Patienten in die Klinik mitzunehmen! Allerdings muss jede Entscheidung gegen einen Transport gut begründet und ausreichend dokumentiert sein.**

### 1.4.8 Notaufnahme im Krankenhaus

Im Krankenhaus wird der Patient an die diensthabenden Ärzte und das Pflegepersonal übergeben. Die Übergabe erfolgt meist in besonderen Aufnahmeräumen (**zentrale Notaufnahme, Schockraum, Reanimationsraum**), im Notfall-OP oder auf der Intensivstation. Entscheidend ist eine ausreichende Kommunikation zwischen Notarzt und aufnehmenden Ärzten. Hierzu müssen die wichtigsten anamnestischen Angaben, Untersuchungsergebnisse und therapeutischen Maßnahmen auf dem Rettungsdienstprotokoll dokumentiert sein. Mit der Übergabe endet der Verantwortungsbereich des Rettungsdienstes.

## 1.5 Verschiedene Rettungssysteme

### 1.5.1 Luft- und bodengebundene Rettung

Der **Vorteil** des **RTH** ist in erster Linie seine **Schnelligkeit**. Der RTH wird entweder von der Leitstelle primär zum Notfallort entsandt oder der bodengebunden Rettungsdienst fordert den RTH nach. Für die Einsatzindikation spielt es keine Rolle, ob es sich um traumatologische oder nichttraumatologische Notfälle handelt. Die Versorgung der Patienten während des Transports ist im RTH schwerer möglich als im NAW. Im RTH ist es meist sehr beengt und während des Fluges auch sehr laut.

Der **Vorteil** des **NAW** besteht darin, dass er – im Gegensatz zum RTH – den Transport jederzeit unterbrechen kann, damit wichtige Interventionen wie Intubation oder Thoraxdrainierung »in Ruhe« durchgeführt werden können. Solche Maßnahmen müssen daher vor dem Transport im RTH mit großzügiger Indikationsstellung erfolgen.

Da ein RTH beim Primäreinsatz grundsätzlich unter Sichtflugbedingungen fliegen muss, ist die Luftrettung tageslicht- und witterungsabhängig; demgegenüber wird die bodengebundene Rettung durch schlechte Sicht und schlechtes Wetter zwar erschwert, aber nicht unmöglich.

**Die Luftrettung ist kein Ersatz für die bodengebundene Rettung. Beide Rettungsformen ergänzen einander.**

## 1.5.2 Stations- und Rendezvoussystem

In Abhängigkeit von der Beförderung des Notarztes zur Einsatzstelle werden in der bodengebundenen Rettung zwei Systeme unterschieden:

- **Stationssystem:** Der Notarzt wird mit dem NAW zur Einsatzstelle gebracht. Der NAW ist zwar langsamer als ein NEF, wird dafür aber von anderen Verkehrsteilnehmern oft besser gesehen (möglicherweise geringere Unfallgefahr).
- **Rendezvoussystem:** Der Notarzt gelangt im NEF zur Einsatzstelle. Das Rendezvoussystem ist generell flexibler (aber auch teurer) als das Stationssystem. Der Notarzt kann einerseits, wenn er abkömmlich ist, im NEF von der Einsatzstelle direkt für einen neuen Einsatz abgerufen und andererseits vom RTW einfacher nachgefordert werden, wenn er unvorhergesehen benötigt wird. Dieses System hat sich heute weitgehend durchgesetzt.

# 1.6 Dokumentation

Eine ausreichende Dokumentation – am besten auf Vordrucken wie dem bundeseinheitlichen Notarztprotokoll (◘ Abb. 1.3) – ist unbedingt notwendig.

Die Dokumentation dient:

- der Information der weiterbehandelnden Ärzte (Klinik- oder Hausärzte)
- der finanziellen Abrechnung des Einsatzes mit der Krankenkasse
- als Gedächtnisstütze für spätere Nachfragen (von Versicherungen o. ä.)
- als Dokument für eventuelle spätere Klagen gegen den Notarzt oder die Rettungsassistenten (juristische Absicherung)
- als Grundlage für die Qualitätssicherung im Rettungsdienst und spätere Besprechungen des Einsatzes mit dem Einsatzleiter.

Die Dokumentation umfasst u. a.:

- den Bewusstseinszustand nach der Glasgow-Coma-Scale (◘ Tab. 8.15)
- die Einsatzschwere nach dem NACA-Score (◘ Tab. 1.2).

**Tab. 1.2** NACA-Score (nach den modifizierten Empfehlungen des National Advisory Comitte for Aeronautics)

| Schweregrad | Nichttraumatologische Notfälle | Traumatologische Notfälle | Eintrag im Protokoll |
|---|---|---|---|
| 0 | keine Erkrankung | keine Verletzung | Fehleinsatz |
| 1 | geringe Funktionsstörung | geringfügige Verletzung | geringfügige Störung |
| 2 | mäßig schwere Funktionsstörung | mäßig schwere Verletzung | ambulante Abklärung |
| 3 | schwere, aber nicht bedrohliche Störung | schwere, aber nicht bedrohliche Verletzung | stationäre Behandlung |
| 4 | schwere, aber nicht lebensbedrohliche Störung der Vitalfunktionen | schwere, aber nicht lebensbedrohliche Verletzung mehrerer Körperregionen (Polytrauma Grad I) | akute Lebensgefahr nicht auszuschließen |
| 5 | schwere, lebensbedrohliche Störung der Vitalfunktionen | schwere, lebensbedrohliche Verletzung einer Körperregion oder Polytrauma Grad II | akute Lebensgefahr |
| 6 | schwere, akut lebensbedrohliche Störung der Vitalfunktionen | schwere, lebensbedrohliche Verletzung mehrerer Körperregionen (Polytrauma Grad III) | Reanimation |
| 7 | Tod | Tod | Tod |

**NOTARZTEINSATZPROTOKOLL** Empfehlung der DIVI 2003 – Version 4.2-1

Krankenkasse bzw. Kostenträger

Name, Vorname des Versicherten, Adresse — geb. am

Kassen-Nr. | Versicherten-Nr. | Status

Vertragsarzt-Nr. | VK gültig bis | Datum

Standort | Rettungsmittel | Einsatznummer

Typ: ☐ NEF ☐ NAW ☐ RTH ☐ ITH ☐ ITW ☐ RTW ☐ KTW

Geschlecht ☐ m ☐ w — Geburtsjahr — -monat — ☐ unbekannt

**1. Rettungstechnische Daten**

Einsatzdatum:

Einsatzort:

Transportziel:

Rettungs-Ass.:

Notarzt:

Alarm: — Ankunft: — Abfahrt: — Übergabe: — Einsatzbereit: — Ende: — km (gesamt):

☐ Fehlfahrt (Einsatzabbruch/kein Patient)

**2. Notfallgeschehen / Anamnese / Erstbefund** (Beschwerdebeginn, Unfallzeitpunkt, Vormedikation, Vorbehandlung)

CPR: Kollaps beobachtet: ☐ ja ☐ nein Zeitpunkt:

**3. Erstbefund** Zeitpunkt

3.1. Neurologie unauffällig ☐

Glasgow-Coma-Scale

| *Augen öffnen* | |
|---|---|
| spontan | 4 |
| auf Aufforderung | 3 |
| auf Schmerzreiz | 2 |
| kein Augenöffnen | 1 |
| ***beste verbale Reaktion*** | |
| konversationsfähig | |
| orientiert | 5 |
| desorientiert | 4 |
| inadäquate Äußerung (Wortsalat) | 3 |
| unverständliche Laute | 2 |
| keine | 1 |
| ***beste motor. Reaktion*** | |
| folgt Aufforderung | 6 |
| gezielte Abwehr | 5 |
| ungezielte Abwehr | 4 |
| Beugesynergismen | 3 |
| Strecksynergismen | 2 |
| keine Abwehr | 1 |

Arm / Bein — re / li

Summe

*Bewusstseinslage*: ☐ narkotisiert/sediert ☐ orientiert ☐ getrübt ☐ bewusstlos

*Extremitätenbewegung* (re / li; Arm / Bein): normal 3, leicht vermindert 2, stark vermindert 1

*Pupillenweite* (re / li): eng ☐ ☐, mittel ☐ ☐, weit ☐ ☐, entrundet ☐ ☐, nicht beurteilbar ☐ ☐

keine Lichtreaktion ☐ ☐

Meningismus ☐

*3.2. Messwerte* ☐ keine

RR / — HF — regelmäßig ☐ ja ☐ nein — Temp.

BZ — Atemfrequenz — $SpO_2$ — et $CO_2$ — ☐ mit / ☐ ohne $O_2$

Schmerz: 0 — 5 — 10

*3.3. EKG* ☐ nicht untersucht

☐ Sinusrhythmus
☐ absolute Arrhythmie
☐ AV-Block II° Typ Wenckebach
☐ AV-Block II° Typ Mobitz
☐ AV-Block III°
☐
☐ schmale QRS-Tachykardie
☐ breite QRS-Tachykardie
☐ Kammerflattern/-flimmern
☐ elektromechanische Dissoziation
☐ Asystolie
☐ Schrittmacherrhythmus

**Extrasystolen** ☐ SVES ☐ VES ☐ monomorph ☐ polymorph

*3.4. Atmung* ☐ nicht untersucht

☐ unauffällig ☐ Dyspnoe ☐ Zyanose ☐ Spastik ☐ Rasselgeräusche ☐ Stridor ☐ Atemwegverlegung ☐ Schnappatmung ☐ Apnoe ☐ Beatmung/Tubus ☐

*3.5. Psych. Zustand*

☐ unauffällig ☐ verwirrt ☐ aggressiv ☐ verlangsamt ☐ depressiv ☐ euphorisch ☐ wahnhaft ☐ nicht beurteilbar

**4. Erstdiagnose**

4.1. Erkrankung ☐ keine

*ZNS/Neurologie*
☐ TIA/Insult/intrakranielle Blutung
☐ Krampfanfall
☐

*Herz-Kreislauf*
☐ Angina Pectoris
☐ Herzinfarkt
☐ Rhythmusstörung
☐ Lungenembolie
☐ Herzinsuffizienz
☐ Lungenödem
☐ hypertensiver Notfall
☐ Orthostase
☐

*Atmung*
☐ Asthma
☐ Aspiration
☐ Pneumonie/Bronchitis
☐ Hyperventilations-Tetanie
☐

*Abdomen*
☐ akutes Abdomen
☐ gastrointestinale Blutung
☐ Kolik
☐

*Psychiatrie*
☐ Psychose/Depression/Manie
☐ Erregungszustand
☐ Intoxikation Alkohol/Drogen/Medikamente
☐ Entzug Alkohol/Drogen/Medikamente
☐ Suizidversuch
☐ soziale Krise
☐

*Stoffwechsel*
☐ Hypoglykämie
☐

*Pädiatrie*
☐ Fieberkrampf
☐ Pseudokrupp
☐ SIDS
☐

*Gynäkologie / Geburtshilfe*
☐ Geburt
☐ vaginale Blutung
☐

*Sonstiges*
☐ anaphylakt. Reaktion
☐ Unterkühlung
☐ Ertrinken
☐ sonstige Intoxikation
☐ Exsikkose
☐

*4.2. Verletzungen* ☐ keine — Unfallzeitpunkt

| | keine | leicht | mittel | schwer |
|---|---|---|---|---|
| Schädel-Hirn | ☐ | ☐ | ☐ | ☐ |
| Gesicht | ☐ | ☐ | ☐ | ☐ |
| HWS | ☐ | ☐ | ☐ | ☐ |
| Thorax | ☐ | ☐ | ☐ | ☐ |
| Abdomen | ☐ | ☐ | ☐ | ☐ |
| Wirbelsäule BWS/LWS | ☐ | ☐ | ☐ | ☐ |
| Becken | ☐ | ☐ | ☐ | ☐ |
| Obere Extremitäten | ☐ | ☐ | ☐ | ☐ |
| Untere Extremitäten | ☐ | ☐ | ☐ | ☐ |
| Weichteile | ☐ | ☐ | ☐ | ☐ |

☐ Verbrennung/Verbrühung
___ Grades ___ %
___ Grades ___ %
☐ Inhalationstrauma
☐ Elektrounfall
☐ andere

Unfallmechanismus
Trauma: stumpf ☐ penetrierend ☐
Sturz > 3 m Höhe ☐
Verkehr: als Fußgänger angefahren ☐
PKW/LKW-Insasse ☐
Zweiradfahrer ☐
Polytrauma ☐
sonst. ☐

Erstdiagnose

ICD 1 — ICD 2 — ICD 3

**Abb. 1.3** Notarzteinsatzprotokoll nach Empfehlung der Deutschen Interdisziplinären Vereinigung für Intensiv- und Notfallmedizin (DIVI) 2003

**5. Verlauf** ☐ h

Puls ○
RR
Defi
Intub.
HDM
Transport T-T

300
280
260
240
220
200
180
160
140
120
100
80
60
40
$O_2$ l/min
$SpO_2$
et $CO_2$
Maßnahmen

**6.5 Medikamente** Dosis

☐ keine Medikamente ☐ nicht opiat Analgetika ☐ Opioide ☐ Antiarrhythmika ☐ Antidota ☐ Antiemetika
☐ Antiepileptika ☐ Antihypertensiva ☐ Bronchodilatantien ☐ Diuretika ☐ Glukose ☐ Katecholamine
☐ Kortikosteroide ☐ Muskelrelaxantien ☐ Narkotika ☐ Sedativa ☐ Thromb.aggr.hemmer ☐ Thrombolytikum
☐ Vasodilatantien ☐ Kristalloide ☐ Kolloide ☐ Pufferlösung ☐ Sonstige

**6. Maßnahmen** ☐ keine

*6.1. Herz/Kreislauf*

☐ Herzdruckmassage — 1. Defi.
☐ Defibrillation/Kardioversion
☐ monophasisch
☐ biphasisch — 1. ROSC
☐ Erstdefibrillation durch RA/RS
Anzahl — Joule letzte Defi.
☐ peripher venöser Zugang — Anzahl
Ort/Größe
☐ zentral venöser Zugang — Anzahl
Ort/Größe
☐ intraossär. Zug.
☐ Schrittm. (ext.) ☐ Spritzenpumpe Anzahl

*6.2. Atmung* ☐ keine

☐ Sauerstoffgabe — l/min
☐ Freimachen der Atemwege
☐ Absaugen
☐ Intubation — Größe Ch
☐ oral ☐ nasal
☐ LMA ☐ andere
☐ Beatmung ☐ manuell ☐ maschinell
AMV — AF
PEEP — $FiO_2$

*6.3. Weitere Maßnahmen* ☐ keine

☐ Narkose ☐ Entbindung
☐ Blutstillung ☐ Dauerkatheter
☐ Magensonde ☐ Krisenintervention
☐ Verband ☐ Vakuummatratze
☐ Reposition, Ort:
☐ besondere Lagerung, Art:
☐ Zervikalstütze
☐ Thoraxdrainage/Punktion
☐ re ☐ li Ch
Ort:
☐ Sonstiges

*6.4. Monitoring* ☐ kein

☐ EKG-Monitor ☐ manuelle Messung RR
☐ 12-Kanal-EKG ☐ oszillometr. Messung RR
☐ Pulsoximetrie ☐ Temperatur
☐ Kapnometrie
☐ Sonstiges

**7. Übergabe**

7.1. Zustand — *Bewusstseinslage* — Glasgow-Coma-Scale
narkotisiert/sediert ☐
orientiert ☐
getrübt ☐
bewusstlos ☐

7.2. Messwerte ☐ keine
Temp.
RR / — HF — regelmäßig ☐ ja ☐ nein
BZ — Atemfrequenz — $SpO_2$ — et $CO_2$
Schmerz: 0 — 5 — 10

*7.3. EKG* ☐ nicht untersucht

☐ Sinusrhythmus ☐ schmale QRS-Tachykardie
☐ absolute Arrhythmie ☐ breite QRS-Tachykardie
☐ AV-Block II° Typ Wenckebach ☐ Kammerflattern/-flimmern
☐ AV-Block II° Typ Mobitz ☐ elektromechanische Dissoziation
☐ AV-Block III° ☐ Asystolie
☐ ☐ Schrittmacherrhythmus
**Extrasystolen** ☐ SVES ☐ VES ☐ monomorph ☐ polymorph

*7.4. Atmung* ☐ nicht untersucht

☐ unauffällig ☐ Rasselgeräusche ☐ Apnoe
☐ Dyspnoe ☐ Stridor ☐ Beatmung/Tubus
☐ Zyanose ☐ Atemwegsverlegung
☐ Spastik ☐ Schnappatmung ☐

**8. Ergebnis**

*8.1. Einsatzbeschreibung*

☐ Transport ins Krankenhaus
☐ Sekundäreinsatz
☐ Patient lehnt Transport ab
☐ nur Untersuchung/Behandlung
☐ Übergabe an anderes Rettungsmittel
☐ Übernahme von arztbesetztem Rettungsmittel,
Art
☐ Reanimation primär erfolgreich
☐ Reanimation erfolglos
☐ Tod auf dem Transport
☐ Todesfeststellung
Zeit

*8.2. Ersthelfermaßnahmen (Laien)*

☐ suffizient
☐ insuffizent
☐ keine
☐ AED

*8.3. Notfallkategorie*

☐ kein Notfall
☐ akute Erkrankung
☐ Vergiftung
☐ Verletzung
Unfall
☐ Verkehr
☐ Arbeit
☐ Sonstiger

*8.4. NACA-Score*

☐ I geringfügige Störung
☐ II ambulante Abklärung
☐ III station. Behandlung
☐ IV akute Lebensgefahr nicht auszuschließen
☐ V akute Lebensgefahr
☐ VI Reanimation
☐ VII Tod

**9. Bemerkung** (z.B. Hausarzt)

**Unterschrift Notarzt:**

**Abb. 1.3** (Fortsetzung)

# Diagnostik und Überwachung in der Notfallmedizin

## Lerninhalte

Die notfallmedizinische Diagnostik dient vor allem dem raschen Erkennen lebensbedrohlicher Situationen. Hierzu kommen neben Anamnese und orientierender klinischer Untersuchung (Inspektion, Palpation, Auskultation und grob-neurologischer Untersuchung) auch apparative Maßnahmen zum Einsatz. Gängig sind vor allem die Messung des arteriellen Blutdrucks, die Ableitung eines EKGs und die pulsoximetrische Messung der Sauerstoffsättigung. Ein EKG soll heute bei kardialen Notfällen möglichst auch bereits präklinisch als 12-Kanal-EKG angefertigt werden. Die Pulsoximetrie erlaubt die Messung der partiellen arteriellen Sauerstoffsättigung und ist besser als alle anderen präklinisch einsetzbaren Verfahren geeignet, eine bedrohliche Hypoxie zu erkennen. Bei beatmeten und reanimierten Patienten sollte auch ein kapnometrisches Monitoring erfolgen. Besonders bei bewusstlosen oder agitierten Patienten ist zudem eine präklinische Blutzuckermessung indiziert. Oft ist der Notarzt auch mit der Todesfeststellung konfrontiert, dabei ist insbesondere die Kenntnis der unsicheren (Atemstillstand, Kreislaufstillstand, Herzstillstand, Hautblässe) und sicheren Todeszeichen (Totenflecken, Totenstarre, Leichenfäulnis) unabdingbar.

## 2.1 Ziel der notfallmedizinischen Diagnostik

Oberstes Ziel der Diagnostik unter Notfallbedingungen ist das rasche Erkennen lebensbedrohlicher Situationen.

Im Mittelpunkt steht daher die **Überprüfung der wichtigsten Vitalfunktionen**:
- Kreislauf
- Atmung
- Bewusstsein.

Darüber hinaus muss je nach Art des Notfalls auf Anzeichen für Verletzungen oder Blutungen nach innen oder außen, auf Schmerzen oder neurologische Ausfallerscheinungen sowie spezielle krankheits- oder unfallspezifische Aspekte geachtet werden.

Entscheidend ist nicht nur die Ersteinschätzung des Patienten, sondern auch **die wiederholte Überprüfung der Vitalfunktionen** und anderer wichtiger Parameter. Geschieht das kontinuierlich oder in regelmäßigen, kurzen Abständen – und vor allem beim Einsatz technischer Geräte wie z. B. EKG-Gerät, Pulsoximeter – wird dieser Vorgang als **Monitoring** bezeichnet.

## 2.2 Anamnestische Angaben und Unfallsituation

**Unfallsituation.** Bei traumatologischen Notfällen geben Unfallsituation und Schilderung des Unfallhergangs wertvolle Hinweise auf die möglichen Verletzungen. Offensichtlich schwere Unfälle (Sturz aus größerer Höhe, Autounfall mit hoher Geschwindigkeit) sollten zu großer Aufmerksamkeit, besonders sorgfältiger Untersuchung und längerer Überwachung der Patienten führen, auch wenn zunächst keine gravierenden Symptome zu erkennen sind.

**Anamnese.** Bei nichttraumatologischen Notfällen sind anamnestische Angaben des Patienten – sofern noch ansprechbar – oder seiner Angehörigen oft richtungweisend für die zugrunde liegende Störung. Insbesondere muss nach früheren Notfällen ähnlicher Art und Medikamenteneinnahme gezielt gefragt werden. Gelegentlich führen allerdings anamnestische Angaben auch in die falsche Richtung (▶ Aus der Notfallpraxis). Im traumatologischen Bereich können analog scheinbar offensichtliche Unfallursachen und Verletzungen dazu führen, dass zugrunde liegende lebensbedrohliche nichttraumatische Erkrankungen übersehen werden.

Anamnestische Angaben können manchmal nicht nur versehentlich in die Irre leiten, sondern auch bewusst falsch sein, z. B. bei Mord, Mordversuch, Suizidversuch oder Genuss verbotener Drogen (besonders wenn die Eltern beim Gespräch anwesend sind).

### Aus der Notfallpraxis

Ein Patient mit langjähriger Hypopharynxtumor-Anamnese entwickelt eine akute Atemstörung. Er wird mit dem Verdacht auf tumorbedingte Verlegung der oberen Atemwege unter Begleitung des Notarztes in die HNO-Klinik eingewiesen. Hier wird er in Erwartung einer schweren Verlegung der oberen Atemwege gar nicht erst laryngoskopiert, sondern notfallmäßig tracheotomiert. Es stellt sich jedoch später heraus, dass die oberen Atemwege völlig frei sind. Der Patient hat eine Hirnstammeinblutung.

## 2.3 Notfallmedizinische Untersuchungsmethoden

Für die **klinische Untersuchung** stehen grundsätzlich die aus der Klinik bekannten Methoden zur Verfügung:

- Gespräch mit dem Patienten
- Inspektion
- Palpation
- Perkussion
- Auskultation.

Der Notarzt muss also vor allem seine Sinne gezielt einsetzen: **Sehen** (Inspektion), **Hören** (Auskultation und Perkussion) und **Fühlen** (Palpation). Gelegentlich ist auch der Geruchssinn zur Diagnosestellung hilfreich (auf den Geschmackssinn ist man heutzutage erfreulicherweise nicht mehr angewiesen). Zur adäquaten Untersuchung und Versorgung des Patienten ist meist dessen wenigstens teilweise Entkleidung erforderlich. Es müssen in der Regel zumindest der Brustkorb (zur Auskultation der Lunge und zum Aufkleben der EKG-Elektroden) und ein Arm (zur Blutdruckmessung und zum Anlegen einer Infusion) freigemacht werden, im Bedarfsfall natürlich auch mehr. Nicht immer können die Kleidungsstücke auf normalem Weg ausgezogen werden, in dem Fall muss mit einer speziellen **Kleiderschere** die Kleidung aufgetrennt werden (unter Beachtung der Verhältnismäßigkeit der Mittel!). An besonderen Hilfsmitteln sind zunächst ein **Stethoskop** zur Auskultation sowie aus hygienischen Gründen **Einmalhandschuhe** zur Palpation und körperlichen Untersuchung erforderlich.

> **Die Untersuchungsmethoden müssen grundsätzlich der Notfallsituation angepasst sein und können durch apparative Diagnoseverfahren (EKG, Blutdruckmessung, Pulsoximetrie) ergänzt werden.**

### Aus der Notfallpraxis

Wie unterschiedlich ausgeprägt die präklinisch erforderlichen diagnostischen Maßnahmen sein müssen, zeigen folgende 2 Situationen, die ein Hubschrauber-Notarzt am selben Tag hintereinander erlebte: Zunächst flog er mit der Einsatzindikation »schwerer Arbeitsunfall mit Amputation« zu einer großen Möbelfabrik; hier erwartete der Patient den Hubschrauber im Kreise einiger Arbeitskollegen stehend bereits auf der Grünfläche vor dem Gebäude; er hatte sich den linken Daumen mit einer Säge abgetrennt, hatte die Wunde mit

▼

sauberen Tüchern verbunden und trug seien Daumen in einer Zipper-Plastiktüte bei sich. Der Notarzt verzichtete bei dem offensichtlich völlig vital stabilen Patienten auf jegliche Diagnostik, vielmehr ließ er ihn unverzüglich in den RTH einsteigen und war 7 min später mit ihm im Klinikum, wo eine Replantation erfolgte. Beim nächsten Einsatz (»mein Mann bekommt keine Luft mehr«) fand der Notarzt einen schwer krank aussehenden Patienten mit grauer Gesichtsfarbe stöhnend in dessen Schlafzimmer auf der Bettkante sitzend vor; hier musste das gesamte Spektrum der Notfalldiagnostik incl. Anamnese, Auskultation, Blutdruckmessung, EKG und Pulsoximetrie eingesetzt werden.

### 2.3.1 Gespräch mit dem Patienten

Das Gespräch mit dem Patienten ist eine entscheidende Maßnahme mit folgenden Aufgaben:

- Es dient der Untersuchung des Bewusstseins
- Es ist Teil der notfallmedizinischen neurologisch-psychiatrischen Diagnostik
- Es dient der Anamneseerhebung
- Beruhigendes Zureden hat gleichzeitig therapeutische Bedeutung.

Ist der Patient wach oder durch Ansprache aufweckbar, so versucht man durch gezielte Fragen (Wie heißen Sie? Was für einen Tag haben wir heute?) zu eruieren, ob der Patient orientiert oder verwirrt ist, ob er überhaupt sprechen kann und ob die Sprache verwaschen oder gestört ist. Wichtig ist die Frage nach Schmerzen, Schmerzintensität und Schmerzlokalisation. Der Patient wird weiterhin aufgefordert, seine Arme und Beine zu bewegen, um gröbere motorisch-neurologische Defekte zu erkennen. Ist der Patient kommunikationsfähig, so wird eine kurze aktuelle Anamnese erhoben.

### 2.3.2 Inspektion

**Allgemeine Inspektion.** Die Inspektion des Patienten ergibt wichtige Anhaltspunkte für die Gesamteinschätzung und die Schwere der Erkrankung. Vor allem folgende Aspekte müssen beurteilt werden:

- Farbe und Zustand der Haut: zyanotisch? blass? kaltschweißig?
- Thoraxbewegung: Atmung vorhanden? Hebung seitengleich? Atemfrequenz?

- Körperhaltung: liegend? sitzend? Einsatz der Atemhilfsmuskulatur?
- Motorik: agitiert? Krämpfe? Minderbewegung einer Körperregion?
- Ausscheidungen: eingenässt? erbrochen?
- Blutung nach außen?

**Spezielle Inspektion.** Daneben müssen je nach Notfall spezielle Körperregionen durch Inspektion beurteilt werden:
- Zustand der Pupillen: eng? weit? entrundet? Reaktion auf Lichteinfall? isokor?
- Verletzungen am Kopf: Austritt von Blut oder Liquor aus Nase oder Ohren?, Monokelhämatom (periorbitales Hämatom, d. h. »blaues Auge«) oder Brillenhämatom (beidseits periorbitale Hämatome)?
- Verletzungen der Extremitäten: Fehlstellung? Luxation? offene Fraktur? Hämatome?

## 2.3.3 Palpation

**Palpation des Pulses.** Eine wichtige palpatorische Maßnahme im Notarztdienst ist das Fühlen des Pulses. Folgende Stellen eignen sich dazu besonders:
- Handgelenk (A. radialis: Radialispuls)
- Hals (A. carotis: Karotispuls)

Außerdem kann der Puls oft gut in der Leiste (A. femoralis) oder Armbeuge (A. brachialis) getastet werden. Meist wird zunächst der Radialispuls gefühlt. Ist dieser – etwa im Schock – nicht zu tasten, so sollte unverzüglich die Palpation der A. carotis erfolgen. Bei dringendem Verdacht auf einen Herzkreislaufstillstand kann vom Geübten sofort der Karotispuls getastet werden (▸ Kap. 7); allerdings darf dadurch der Beginn der Reanimation nicht verzögert werden:

**Ein fehlender Carotispuls ist nicht mehr (wie früher gefordert) Bedingung für den Beginn der Herzdruckmassage (▸ Kap. 7)! Dennoch gilt natürlich nach wie vor: Ein beidseits nicht tastbarer Carotispuls macht den sofortigen Beginn der Reanimationsmaßnahmen erforderlich.**

**Praktisches Vorgehen**

**Aufsuchen der A. carotis**
- mit Mittel- und Zeigefinger den Schildknorpel (»Adamsapfel«) tasten
- von dort mit den Fingern seitwärts neben den Kehlkopf abgleiten
- hier verläuft die A. carotis etwa 1 cm unter der Haut.

**Beurteilung des Pulses.** Folgende Aspekte werden beurteilt:

- Qualität: vorhanden? gut tastbar? kräftig? schwach?
- Frequenz: normal? schnell? langsam?
- Rhythmus: regelmäßig? unregelmäßig? Extrasystolen?

Beim Erwachsenen gilt eine Pulsfrequenz zwischen 60–90/min als normal; eine höhere Frequenz (mehr als 90/min) wird als Tachykardie, eine niedrigere (weniger als 60/min) als Bradykardie bezeichnet. Erfahrene Ärzte können zudem über die Palpation des Pulses ungefähr die Höhe des arteriellen Blutdrucks abschätzen. Andererseits besteht gerade in aufregenden Situationen und niedrigem Blutdruck des Patienten die Gefahr, dass der Untersucher seinen eigenen Puls fälschlich für den des Patienten hält. Besteht dieser Verdacht, soll zur Kontrolle abwechselnd der Patientenpuls und der eigene Puls (am anderen Handgelenk) gefühlt werden.

**Eine Faustregel lautet: Ist der Radialispuls noch tastbar, so spricht dies für einen systolischen Blutdruck über 80–90 mmHg.**

**Weitere palpatorische Diagnostik.** Neben der Beurteilung des Pulses wird die Palpation vor allen Dingen zur Diagnose von Frakturen (abnorme Beweglichkeit? »zusätzliches Gelenk«? ▶ Kap. 18.2.1) und zur Beurteilung des Abdomens (Abwehrspannung? Druckschmerzhaftigkeit? ▶ Kap. 12.2 und ▶ Kap. 18.6) herangezogen.

**Die Palpation bekannter oder offensichtlicher Frakturen darf nicht unnötig erfolgen! Sie tut weh, führt evtl. zu zusätzlicher Schädigung der Knochen und Gefäße und verursacht eine zusätzliche Gewebetraumatisierung. Sinngemäß gilt dies auch für unnötig wiederholte Palpationen der Bauchdecke bei akutem Abdomen.**

### 2.3.4 Auskultation

**Auskultation der Lunge.** Im Notarztdienst ist die Auskultation der Lunge von besonderer Bedeutung. Dabei werden vor allem Atemgeräusche (vorhanden? abgeschwächt? seitengleich?) und Atemnebengeräusche (Rasselgeräusche? inspiratorisches Giemen? exspiratorisches Giemen?) beurteilt. Auch nach einer Intubation ist die pulmonale Auskultation wichtig (▶ Kap. 4.2).

**Die sorgfältige Auskultation beider Lungenflügel ist eine wichtige Maßnahme zur Sicherstellung einer korrekten Tubuslage.**

**Auskultation des Herzens.** Bei der Auskultation des Herzens achtet man auf Herztöne (Lautstärke? überzählige Herztöne?) und Herzgeräusche (systolisch? diastolisch?). Die Beurteilung kardialer Auskultationsphänomene verlangt allerdings viel Erfahrung, Zeit und eine ruhige Umgebung; sie ist im Notarztdienst nur in Ausnahmefällen von Bedeutung.

### 2.3.5 Perkussion und Geruch

Die Perkussion spielt eine untergeordnete Rolle. Sie kann ergänzend zur Beurteilung von Thorax und Abdomen eingesetzt werden.

Gelegentlich ist der Fötor des Patienten wegweisend für die Diagnose, z. B.:

- Foetor alcoholicus → Alkoholintoxikation oder alkoholisierter Patient (▶ Kap. 20.2.1)
- Obstgeruch → diabetisches ketoazidotisches Koma (▶ Kap. 13.1.2)
- Bittermandelgeruch → Zyanidintoxikation (▶ Kap. 20.2.13).

## 2.4 Kardiozirkulatorische Untersuchung

Die kardiozirkulatorische Untersuchung und das entsprechende Monitoring beim Notfallpatienten umfassen:

- Blutdruckmessung
- EKG-Ableitung
- Beurteilung der kapillaren Reperfusionszeit.

### 2.4.1 Blutdruck

**Blutdruckmessung.** Der arterielle Blutdruck ist nach wie vor einer der wichtigsten Parameter zur Diagnose und Beurteilung kardiozirkulatorischer Störungen. Die Aufrechterhaltung eines angemessenen arteriellen Blutdrucks gehört zu den Basismaßnahmen der Notfalltherapie. Normalerweise liegt der Blutdruck im Bereich von 120–130 mmHg systolisch zu 70–80 mmHg diastolisch mit einem Mittelwert um 90 mmHg. Kinder haben normalerweise einen niedrigeren Blutdruck. Der Blutdruck wird präklinisch entweder manuell (mit oder ohne Stethoskop) oder automatisch (oszillometrisch) gemessen. Für die **automatische Blutdruckmessung** sind spezielle Geräte erforderlich, die aufgrund fortschreitender Miniaturisierung mittlerweile praktisch in allen Rettungsfahrzeugen mitgeführt werden. Die Geräte können so eingestellt werden, dass sie regelmäßig alle 1–5 Minuten den

Blutdruck ermitteln (zu häufige Messungen können aber Durchblutungsstörungen oder Nervenschädigungen hervorrufen). Die Methode funktioniert allerdings gelegentlich nicht, etwa bei unregelmäßigem Herzrhythmus (v. a. Arrhythmia absoluta) oder äußeren Störfaktoren (z. B. Transporterschütterungen). Die Blutdruckmanschette wird für alle Verfahren normalerweise am Oberarm angelegt und sollte etwa 2/3 des Oberarms bedecken.

**Praktisches Vorgehen**

**Manuelle Blutdruckmessung ohne Stethoskop (palpatorische Blutdruckmessung)**

- Die Blutdruckmanschette wird bei gleichzeitigem Fühlen des Radialispulses aufgeblasen, bis der Puls verschwindet.
- Anschließend wird der Druck aus der Manschette langsam abgelassen, bis der Puls wieder tastbar wird. Der dabei auf dem Manometer abgelesene Wert entspricht dem systolischen Blutdruck. Der diastolische Druck kann so nicht ermittelt werden.
- Die palpatorische Methode eignet sich besonders, um sich einen schnellen Überblick zu verschaffen.

**Manuelle Blutdruckmessung mit Stethoskop (nach Riva Rocci):**

- Das Stethoskop wird über der A. brachialis platziert, und die Blutdruckmanschette bis etwa 200 mmHg aufgeblasen (bei Hypertonikern höher).
- Beim Ablassen des Drucks aus der Manschette hört man den Korotkow-Ton. Sein Auftreten zeigt den systolischen, sein Verschwinden den diastolischen Blutdruck an.
- Für diese Methode der Blutdruckmessung wird mehr Zeit und Ruhe benötigt als für die palpatorische Methode. Bei niedrigem Blutdruck im Schockzustand sind Auftreten und Verschwinden des Korotkow-Tons unter präklinischen Notfallbedingungen nur schwierig zu hören.
- Durch zeitaufwendiges Blutdruckmessen nach Riva Rocci dürfen wichtige therapeutische Maßnahmen nicht verzögert werden!

**Interpretation des Blutdrucks.** Ein niedriger Blutdruck beim Notfallpatienten deutet auf Schock oder vasovagale Fehlregulation hin und kann die Patienten durch Mangeldurchblutung des Gehirns, des Myokards und anderer wichtiger Organe gefährden. Ein sehr hoher Blutdruck kann zum hypertensiven Notfall mit Hirnblutung, Herzversagen und Lungenödem führen. In Zweifelsfällen muss der

Druck an beiden Armen gemessen werden, da bei einigen Gefäßerkrankungen (z. B. Aortenisthmusstenose, dissezierendes Aortenaneurysma) deutlich seitendifferente Werte vorliegen können. Der »wirkliche Blutdruck« ist stets der höhere Wert. Ein normaler Blutdruck ist zunächst einmal beruhigend, darf den Notfallmediziner aber nicht zu sehr in Sicherheit wiegen: Auch ein – zunächst noch durch Vasokonstriktion kompensierter – Schockzustand kann über längere Zeit mit einem normalen oder sogar erhöhten Blutdruck einhergehen. Andererseits kann in anderen Situationen (wie einem Hirnödem) ein »normaler Blutdruck« für den Patienten bzw. die zerebrale Perfusion nicht ausreichend sein.

Der Blutdruck ist stets in der Zusammenschau mit anderen klinischen Zeichen oder Messparametern zu sehen, vor allem mit:
- Bewusstseinszustand
- Herzfrequenz
- kapillarer Reperfusionszeit.

## 2.4.2 Elektrokardiogramm

**Ableitung des Elektrokardiogramms (EKG).** Das EKG gehört heute zum Standardmonitoring jedes Notfallpatienten und dient sowohl der Diagnosestellung bei kardialen Notfällen als auch der Überwachung während der präklinischen Therapie. Ein EKG-Monitor – heute häufig in Form eines **Multifunktionsmonitors**, der auch andere Parameter wie die Sauerstoffsättigung darstellen kann – ist meist in einen transportablen Defibrillator integriert, so dass bei entsprechendem EKG-Befund sofort eine elektrische Therapie (Defibrillation, Kardioversion oder Schrittmacherstimulation) erfolgen kann.

**Ziel des EKG-Monitorings** im Notarztwagen ist vor allem die Diagnose bedeutsamer **ischämischer Schädigungen des Herzmuskels**, erkennbar an Veränderungen der ST-Strecke, T-Welle und Q-Zacke, sowie wichtiger **Störungen der Herzfrequenz und des Herzrhythmus**, also zu schneller, zu langsamer, unregelmäßiger oder pathologischer Abfolge der Herzaktionen.

Daneben ergeben sich manchmal Hinweise auf **Elektrolytstörungen**:
- **Hyperkaliämie** geht mit hohen und Hypokaliämie mit flachen T-Wellen einher
- **Hyperkalziämie** äußert sich oft in einer ST-Strecken-Verkürzung
- **Hypokalziämie** zeigt sich in einer ST-Strecken-Verlängerung.

Die Diagnose einer Elektrolytstörung aus dem EKG ist jedoch unzuverlässig. Ein Verdacht auf eine Elektrolytstörung muss in der Klinik durch Laboruntersuchungen überprüft werden.

**Möglichkeiten der EKG-Ableitung.** Zur kardiologischen Basisdiagnostik erfolgt eine EKG-Ableitung über 4 Extremitäten- und 6 Brustwandelektroden. Damit kann ein 12-Kanal-EKG durchgeführt werden, bestehend aus den bekannten 6 Extremitätenableitungen nach Einthoven und Goldberger (I, II, III, aVR, aVL, aVF) und den 6 Brustwandableitungen nach Wilson (V1–V6, ◻ Abb. 2.1a). Allerdings ist diese Art der EKG-Ableitung relativ zeitaufwendig und damit für das präklinische Routinemonitoring (bei jedem Patienten) nicht geeignet; oft wird nur eine einzige Ableitung über 3 Elektroden vorgenommen (◻ Abb. 2.1b, c). Wenn jedoch der Verdacht auf ein **akutes Koronarsyndrom** besteht (▶ Kap. 11.1), so muss entsprechend den aktuellen Empfehlungen auch bereits präklinisch ein 12-Kanal-EKG abgeleitet werden.

**Präklinische Routine-EKG-Ableitung.** Die Ableitung über 3 Elektroden sollte zunächst zwischen rechter Schulter und linker unterer Thoraxhälfte gewählt werden; dies entspricht ungefähr der **Ableitung II nach Einthoven**. Da in dieser Richtung bei den meisten Patienten die elektrische Herzachse verläuft, sind P-Wellen und R-Zacken hier oft gut zu erkennen. Zum Teil werden jedoch auch bereits in der Routine mehrere Ableitungen über 4- bis 6-polige Kabel vorgenommen. Bei Verwendung eines 4-adrigen Kabels können die Elektroden auf Thorax und Abdomen so aufgeklebt werden, dass darüber im Rahmen einer evtl. notwendigen 12-Kanalableitung auch modifizierte Extremtätenableitungen vorgenommen werden können (rechts und links jeweils lateral unterhalb der Klavikula und lateral oberhalb des Beckens).

**EKG-Ableitung bei kardialen Notfällen.** Bei Verdacht auf ein akutes Koronarsyndrom soll bereits präklinisch ein 12-Kanal-EKG abgeleitet werden. Hierzu müssen die 6 Brustwand- und 4 Extremitäten-Elektroden korrekt angebracht werden (◻ Abb. 2.2). Um den präklinischen Bedingungen Rechnung zu tragen, können die Extremitätenableitungen in modifizierter Form über thorakal und abdominal aufgeklebte Elektroden angefertigt werden, und die Brustwandableitungen (V1–V6) mit Hilfe eines um den Thorax gelegten **Elektrodengürtels** (◻ Abb. 2.2c). Mit einem 12-Kanal-EKGs können Rhythmusstörungen zuverlässiger erkannt und interpretiert werden als bei einer 1-, 2- oder 3-Kanal-Ableitung. Vor allem aber kann bei einem akuten Koronarsyndrom die für das weitere Vorgehen und ggf. die Auswahl der Zielklinik wichtige Frage nach dem Vorliegen von ST-Hebungen nur mit dem 12-Kanal-EKG zuverlässig beantwortet werden (▶ Kap. 11.1.2). Wird beim Myokardinfarkt die Durchführung einer präklinischen Lysetherapie erwogen, ist die Ableitung eines 12-Kanal-EKGs zwingend erforderlich (▶ Kap. 11.1.2).

**EKG-Ableitung unter Reanimationsbedingungen.** Ein notdürftiges EKG kann auch über die Elektroden eines Defibrillators abgeleitet werden. Da die schnellst-

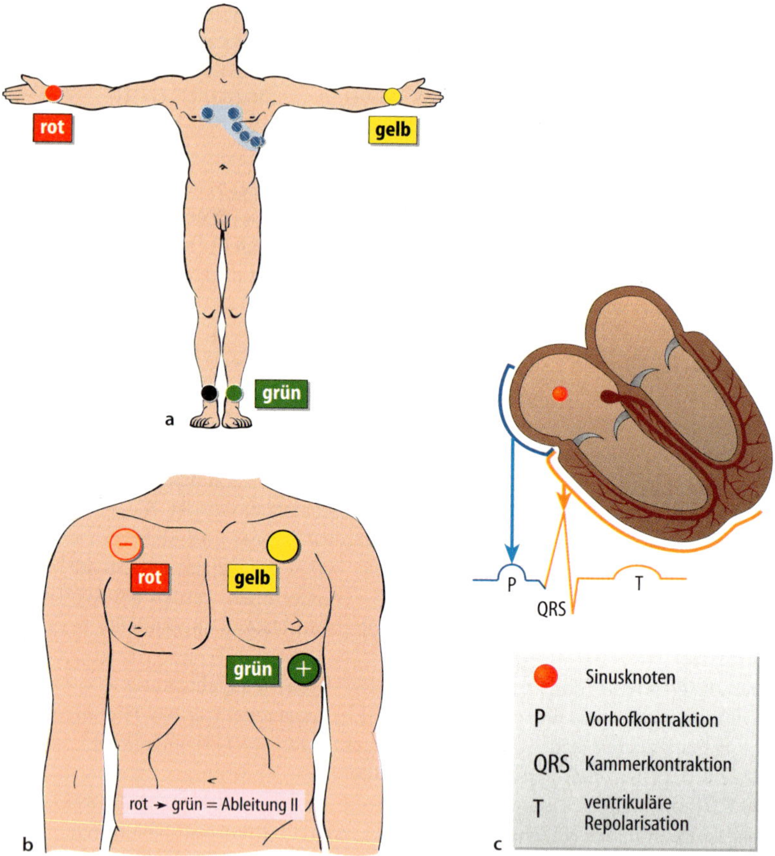


mögliche Defibrillation im Falle von Kammerflimmern von entscheidender Bedeutung ist, sollte diese zeitsparende Ableitungsmöglichkeit in Reanimationssituationen auch in Anspruch genommen werden: Eine Elektrode wird rechts parasternal und die andere in der linken Axillarlinie unterhalb der Mamille aufgelegt oder aufgeklebt (◘ Abb. 7.18b). Der **Defibrillator** wird auf »**EKG-Ableitung** über **Defi-Elektroden**« eingestellt. Wenn Kammerflimmern oder pulslose ventrikuläre Tachykardie (VF/VT) diagnostiziert wird, kann sofort defibrilliert werden (▶ Kap. 7.3.6). Automatische Defibrillatoren unterscheiden anhand eines eingebauten Erken-

◂ **Abb. 2.1a–c** EKG-Ableitungswahl und normaler Erregungsverlauf. **a** Traditionelle Elektrodenanordnung zur Ableitung eines 12-Kanal-EKG: es werden 4 Extremitäten- und 6 Brustwandelektroden angebracht. Über die 4 Extremitätenelektroden können folgende Ableitungen durchgeführt werden: Die 3 sog. Einthoven-Ableitungen (I zwischen rechtem und linkem Arm; II zwischen rechtem Arm und linkem Bein; III zwischen linkem Arm und linkem Bein) sowie die 3 Goldberger-Ableitungen (aVR zwischen rechtem Arm und linkem Arm + linkem Bein; aVL zwischen linkem Arm und rechtem Arm + linkem Bein; aVF zwischen linkem Bein und linkem Arm + rechtem Arm); Anbringen der Elektroden für ein einfaches EKG-Monitoring bei einem 3-adrigen EKG-Kabel. Beachte, dass die Elektrodenanordnung auf dem Thorax möglichst analog zu den Extremitätenableitungen erfolgt. Wenn ein 4-adriges Kabel verwendet wird, wird die vierte, schwarze Elektrode dementsprechend unterhalb der rechten Mamille angeklebt; alternativ können jedoch die grüne und schwarze Elektrode auch tiefer abdominal (oberhalb des Beckens) angebracht werden, um die traditionellen Extremitätenableitungen modifiziert vornehmen zu können. **c** Wichtige Strukturen im EKG und ihr Bezug zum Erregungsablauf. P-Welle: entspricht der Depolaristation (Erregungsbildung normalerweise im Sinusknoten) und Kontraktion der Vorhöfe; PQ-Zeit: Überleitung der Erregung durch den AV-Knoten; QRS-Komplex: besteht aus einer nicht immer vorhandenen negativen Q-Zacke, einer positiven R-Zacke und einer negativen S-Zacke; er entspricht der Depolarisation und Kontraktion der Kammern (daher auch: Kammerkomplex); ST-Strecke: in dieser Zeit sind die Kammern vollständig erregt; T-Welle: entspricht der Repolarisation (Erregungsrückbildung) der Kammern

nungsalgorithmus und das über die aufgeklebten Elektroden eingehende Signal sehr zuverlässig zwischen Kammerflimmern und einem anderen Rhythmus und empfehlen im Falle von Kammerflimmern die Defibrillation.

## 2.4.3 Kapillare Reperfusion

Die Beurteilung der kapillaren Reperfusion erlaubt einen zwar groben, aber sehr schnellen qualitativen Überblick über die Zirkulation des Patienten.

**Praktisches Vorgehen**

**Kapillarer Reperfusionstest**

Der Fingernagel des Patienten wird kurz komprimiert, bis die normalerweise rosige Farbe des Nagelbetts darunter verschwindet. Wird das Nagelbett nach dem Loslassen:

- sofort (< 2 s) wieder rosig, ist die periphere Mikrozirkulation (zumindest hier) intakt

▼

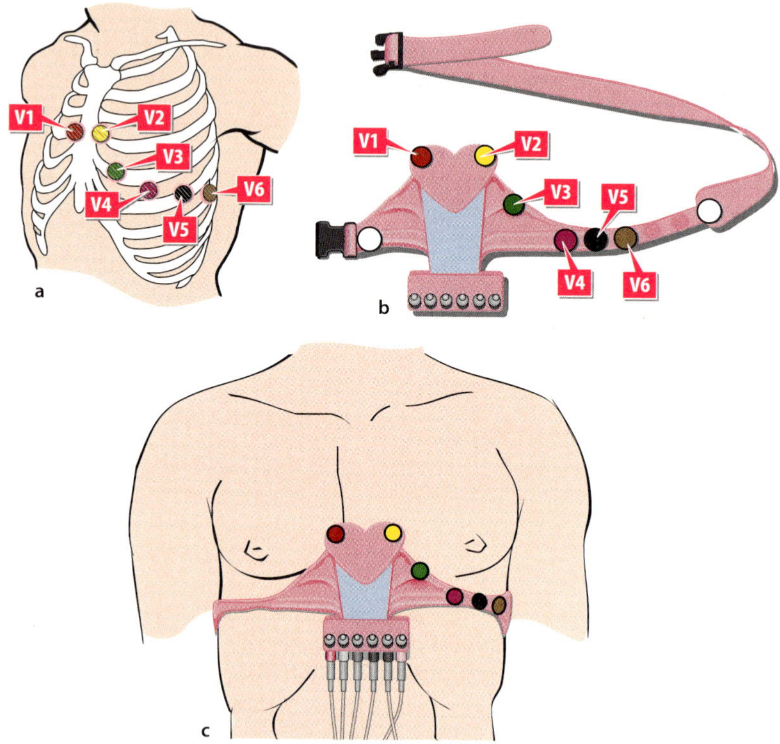


**Abb. 2.2a–c** Brustwandableitungen. **a** Anordnung der Brustwandelektroden V1–V6 zur Ableitung der sog. unipolaren Brustwandableitungen nach Wilson. Die Elektroden sind zwischen dem 4. und 5. Zwischenrippenraum (Interkostalraum: ICR) folgendermaßen anzubringen: V1 im 4. ICR am rechten Sternalrand; V2 im 4. ICR am linken Sternalrand; V3 auf der 5. Rippe zwischen V2 und V4; V4 im 5. ICR auf der Medioklavikularlinie; V5 im 5. ICR auf der vorderen Axillarlinie; V6 im 5. ICR auf der mittleren Axillarlinie; **b** Elektrodengürtel mit integrierten Brustwandelektroden zur schnellen und vereinfachten Anfertigungen der Ableitungen V1–V6; **c** angelegter Elektrodengürtel

- verzögert rosig (2–4 s), so liegt eine periphere Mikrozirkulationsstörung vor (z. B. periphere Vasokonstriktion bei Schock oder Kälte, Volumenmangel bzw. Dehydratation)
- überhaupt nicht rosig oder erst nach > 4 s, so deutet das auf eine schwere Mikrozirkulationsstörung hin (z. B. ausgeprägte Vasokonstriktion, schwerer Schock, erhebliches Flüssigkeitsdefizit).

## 2.5 Respiratorisches Monitoring

Das respiratorische Monitoring im NAW beinhaltet:
- die Bestimmung der Atemfrequenz
- die Pulsoximetrie
- die Kapnometrie.

### 2.5.1 Atemfrequenz

Viele ernsthafte Akuterkrankungen respiratorischer und auch nicht-respiratorischer Genese gehen mit Störungen der Atemfrequenz einher. Die Atemfrequenzveränderung ist dabei häufig ein relativ frühes Symptom - und sie ist einfach durch klinische Beobachtung zu ermitteln: Auszählen der Atemzüge (Thoraxexkursionen) pro 15 Sekunden mal 4 gleich Atemfrequenz pro Minute. Daneben kann die Atemfrequenz von einigen Monitoren auch durch Änderungen der Thoraximpedanz via EKG-Kabel angezeigt werden, und bei kapnographisch überwachten Patienten wird sie am Kapnometer angezeigt (▶ Abschn. 2.4). Die **Normwerte** für die Atemfrequenz sind altersabhängig:
- Erwachsene 12–15/min
- Jugendliche 15–20/min
- Kinder 20–25/min
- Säuglinge 25–40/min
- Neugeborene 40–50/min

Eine sehr **niedrige Atemfrequenz** kann hinweisen auf:
- Medikamentenüberdosierung (Opioide, Benzodiazepine, Barbiturate)
- zentrale Atemregulationsstörungen bei neurologisch-neurotraumatologischen Erkrankungen oder Hypothermie.

Eine **hohe Atemfrequenz** kann viele Ursachen haben, z. B.:
- Erschöpfung der Atemmuskulatur
- Asthma, Lungenödem und andere respiratorische Erkrankungen
- Sepsis, Hypoxie, Azidose (kompensatorische Hyperventilation)
- Anstrengung, Aufregung, Fieber, neurologische Erkrankungen.

Das kontinuierliche Monitoring oder die wiederholte Auszählung der Atemfrequenz ist wichtiger Bestandteil der Therapieerfolgskontrolle vieler respiratorischer Erkrankungen und der Therapieüberwachung bei Analgesie mit Opioiden, bei Sedierung und Narkose.

> **Sehr niedrige (unter 8/min) und sehr hohe Atemfrequenzen (über 25/min) deuten oft auf eine respiratorische Insuffizienz hin.**

## 2.5.2 Pulsoximetrie

### Messmethode und Geräte

Zur **Messung** macht sich die Pulsoximetrie das unterschiedliche Extinktionsverhalten oxygenierten und desoxygenierten Hämoglobins zunutze. Der Sensor des Pulsoximeters wird an zugänglichen Akren angebracht, vorzugsweise an den Fingern (◘ Abb. 2.3). Voraussetzung für eine zuverlässige Messung ist eine ausreichende Durchblutung, die mindestens etwa 10 % der Norm betragen muss. Bei ausgeprägter Zentralisation (Schock, Kälte) können daher keine zuverlässigen Werte ermittelt werden.

Die **Pulsoximeter** erlauben eine kontinuierliche noninvasive Messung der **partiellen Sauerstoffsättigung des arteriellen Blutes (psaO2)** sowie als Nebeneffekt der **Pulsfrequenz**. Sie sind heute in verschiedenen Varianten erhältlich und im Rettungsdienst verbreitet:
- In den EKG- bzw. Multifunktionsmonitor des Defibrillators integrierte Pulsoximeter oder im RTW/NAW fest installierte Einzelgeräte, die über ein Kabel mit dem Sensor verbunden sind. Hier zeigt das Display neben den quantitativen Werten von Sättigung und Puls meist auch eine Pulskurve (virtuelle Plethysmograpiekurve) an und gibt somit auch eine gewisse Auskunft über die Pulsqualität.
- Tragbare Pulsoximeter von der Größe einer Zigarettenschachtel, die ebenfalls über ein Kabel mit dem Sensor verbunden sind (◘ Abb. 2.3); diese können leicht auch zu abgelegenen Notfallorten mitgenommen werden und zeigen neben der quantitativen Höhe von Sättigung und Puls meist auch die Signalstärke an.

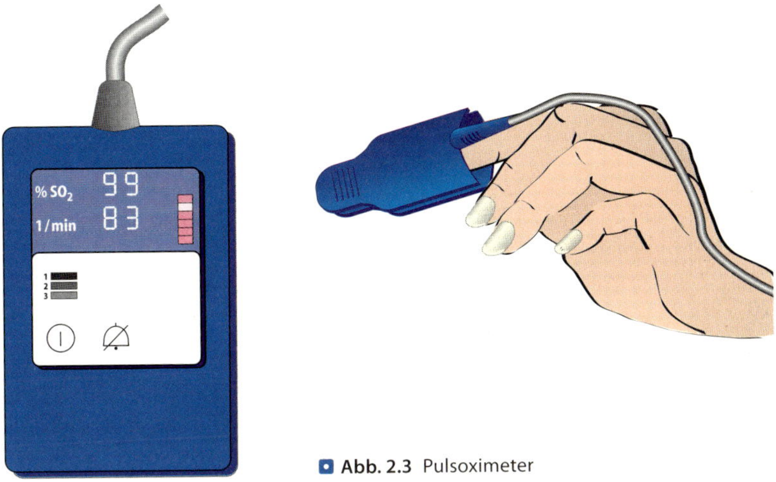


**Abb. 2.3** Pulsoximeter

- Kabellose miniaturisierte Pulsoximeter von der Größe einer Streichholzschachtel, bei denen das Display direkt in die Sensoreinheit integriert ist; das Gerät wird direkt an den Finger geklippt. Auch hierbei gibt es Modelle, die neben Sättigung und Puls die Signalstärke anzeigen. Diese Geräte haben den Vorteil, dass der Notarzt sie wie einen Kugelschreiber um den Hals tragen kann und so immer verfügbar hat (andererseits gehen sie natürlich auch schnell verloren).

## Interpretation der Messwerte

Die Pulsoximetrie macht eine Aussage über die arterielle Sauerstoffsättigung des funktionell intakten Hämoglobins (**partielle Sauerstoffsättigung: $psaO_2$**). Nichtfunktionelle, pathologische Hämoglobinfraktionen wie COHb oder MetHb bei Dyshämoglobinämien können durch die meisten herkömmlichen Pulsoximeter nicht erfasst werden. Normalerweise sind diese Hämoglobinfraktionen nur in so kleinen Anteilen (< 2 %) vorhanden, dass sie praktisch vernachlässigt werden können. Die wirkliche (fraktionelle) Sauerstoffsättigung ($saO_2$) ist somit nur geringfügig niedriger als die $psaO_2$. In folgenden Situationen ist die wirkliche $saO_2$ jedoch erheblich niedriger als die $psaO_2$:

- Methämoglobinbildnervergiftungen: hohe MetHb-Konzentrationen
- Kohlenmonoxidvergiftung und bei starken Rauchern: hohe COHb-Konzentrationen.

**Tab. 2.1** Korrelation von Sauerstoffsättigung und Sauerstoffpartialdruck bei normaler Sauerstoffbindungskurve

| Sauerstoffsättigung (%) | Sauerstoffpartialdruck (mmHg) |
|---|---|
| 95 | ca. 80 |
| 90 | ca. 60 |
| 80 | knapp 50 |
| 70 | nur noch etwa 35 |

Pulsoximeter neuester Generation können durch messtechnische Verwendung von Licht mehrerer Wellenlängen jedoch auch solche Dyshämoglobinämien erkennen (sog. Rainbow-Technology).

Die **Sauerstoffsättigung** hängt mit dem **Sauerstoffpartialdruck** über die Sauerstoffbindungskurve (Abb. 8.3, S. 246) zusammen. Normalerweise korreliert die Sauerstoffsättigung mit dem Sauerstoffpartialdruck wie in Tab. 2.1 angegeben.

Bestimmte auch notfallmedizinisch bedeutsame Faktoren beeinflussen allerdings das Bindungsverhalten:

- Azidose, Hyperkapnie und Fieber führen zu einer **Rechtsverschiebung** der Sauerstoffbindungskurve, d. h. bei gleichem $paO_2$ nimmt die Sauerstoffsättigung ab (dadurch wird jedoch die Sauerstoffabgabe im Gewebe erleichtert)
- Alkalose, Hypokapnie und Hypothermie bewirken eine **Linksverschiebung** der Sauerstoffbindungskurve, d. h. bei gleichem $paO_2$ nimmt die Sauerstoffsättigung zu (dadurch wird allerdings die Sauerstoffabgabe im Gewebe erschwert).

Der **Normalwert** für die $psaO_2$ liegt bei ca. 96 %. Bei Werten unter 90 % spricht man in der Regel von Hypoxie. Aus praktischer Sicht können grob folgende Faustregeln gelten:

- **$psaO_2 \geq 90$ %** (»grüner Bereich«). Werte von 90 % oder höher gelten in den meisten Fällen als sicher und werden daher im Rahmen einer Notfallversorgung praktisch immer therapeutisch angestrebt. Sie schließen allerdings eine leichte bis mäßige Störung der Sauerstoffaufnahme nicht aus, insbesondere dann nicht, wenn sie unter Sauerstoffzufuhr gemessen werden.
- **$psaO_2 \geq 80$ %, aber < 90 %** (»gelber Bereich«). Werte unter 90 % sind kritisch und müssen zu raschen differentialdiagnostischen und therapeutischen Überlegungen Anlass geben. Unter besonderen Bedingungen (z. B. bekannter

COPD-Patient) können Werte in diesem Bereich toleriert werden. Allerdings führt eine $psaO_2 < 90\ \%$ bei anämischen Patienten (Blutung, Trauma) bereits zu einer gefährlichen Abnahme des arteriellen Sauerstoffgehalts und muss hier konsequent therapiert werden.
- **$psaO_2 < 80\ \%$** (»roter Bereich«). Hier drohen Organschädigungen durch Hypoxie; es muss dringend eine angemessene Therapie (Sauerstoffzufuhr, Beatmung) erfolgen.

**Bei der Behandlung des Notfallpatienten wird meist eine Sauerstoffsättigung von 90 % oder höher angestrebt. Das korreliert in etwa mit einem $paO_2$ von über 60 mmHg.**

## Probleme und Grenzen der Pulsoximetrie

Änderungen des Sauerstoffpartialdruckes im Bereich von unter 100 mmHg gehen normalerweise auch mit einer Änderung der Sättigung einher und können somit erfasst werden. Bei Sauerstoffpartialdrücken über 100 mmHg ist das Hämoglobin dagegen praktisch maximal gesättigt. Ein höherer Sauerstoffpartialdruck (Hyperoxie) kann daher pulsoximetrisch nicht nachgewiesen werden. Mit Hilfe der Pulsoximetrie können außerdem grundsätzlich keine Aussagen über den arteriellen Sauerstoffgehalt (der neben der Sättigung ganz entscheidend vom Hämoglobingehalt abhängt) und erst recht nicht über den Kohlendioxidpartialdruck getroffen werden. Störungen der Messgenauigkeit ergeben sich in folgenden Situationen:
- periphere Durchblutungsstörungen (Zentralisation)
- Dyshämoglobinämien, starke Hautpigmentierung, Nagellack (besonders blau, grün und schwarz)
- extreme Unruhe des Patienten und partielle Dislokation des Sensors
- extrem niedrige Sättigungswerte (unter 70 %) und extreme Anämie (Hb unter 5 g %); hier ist das Pulsoximeter nicht mehr geeicht.

## Bewertung der Pulsoximetrie

Mittels Pulsoximetrie kann eine erheblich zuverlässigere Aussage über Vorliegen und Schwere einer Hypoxie gemacht werden als durch klinische Untersuchung allein (z. B. Zyanose, ► Kap. 8.1.1). Allerdings sind auch pulsoximetrisch erhobene Werte nur in Zusammenschau mit anderen Patientendaten vernünftig zu interpretieren. So kann beispielsweise eine »grenzwertige« Sättigung von 85 % von einem Patienten mit normaler Hämoglobinkonzentration, normalem Blutvolumen und guter kardialer Funktion ohne Folgeschäden toleriert werden, aber bei einem anämischen und hypovolämischen Patienten mit schlechter Ventrikelfunktion und koronarer Herzerkrankung deletär sein. Trotz der Grenzen des Verfahrens trägt die Pulsoximetrie jedoch erheblich zur Patientensicherheit bei und gehört wie EKG und Blutdruckmessung zum notfallmedizinischen Standardmonitoring.

Zur **Bedeutung der pulsoximetrisch gemessenen Sauerstoffsättigung** ist folgendes zu beachten: Durch die Pulsoximetrie wird entgegen dem weit verbreiteten fehlerhaften Sprachgebrauch nicht eine wie auch immer definierte »periphere Sättigung« gemessen, sondern an einer »peripheren« Stelle des Körpers die **partielle arterielle Sauerstoffsättigung**, die unter ordnungsgemäßen Messbedingungen auch der partiellen arteriellen Sättigung an jeder anderen Stelle des arteriellen Schenkels des großen Kreislaufs entspricht. Eine Unterscheidung zwischen »peripherer« und »zentraler« arterieller Sättigung ist unsinnig (demgegenüber ist jedoch die Unterscheidung zwischen »peripherer« und »zentraler« Zyanose durchaus sinnvoll, ► Kap. 8.1.1).

## 2.5.3 Kapnometrie

**Definition.** Unter Kapnometrie versteht man die Messung des **endexspiratorischen Kohlendioxidpartialdrucks** (**$pETCO_2$**; Normalwert 33–43 mmHg) oder der endexspiratorischen Kohlendioxidkonzentration (Normwert 4,3–5,7 %). Partialdruck und Konzentration lassen sich in Kenntnis des Atmosphärendrucks ineinander umrechnen. Unter normobaren Bedingungen gilt: 5 % $CO_2$ entsprechen 38 mmHg (= 5 % von 760 mmHg). Die kapnometrische Messung ergibt nur dann zuverlässige Werte, wenn sie aus einem nach außen hin abgedichteten Atemsystem abgeleitet wird, also bei Patienten, die über einen Endotrachealtubus oder eine Tubusalternative (Larynxmaske, Larynxtubus) oder aber eine dicht sitzende Maske atmen oder beatmet werden.

**Messprinzip.** Die größte Verbreitung haben sog. **Infrarotabsorptionskapnometer**. Neben der genauen Messung der $pETCO_2$ in der Ausatemluft können diese strom- oder akkubetriebenen Geräte meist auch den Verlauf der $CO_2$-Konzentration graphisch darstellen (**Kapnographie**, ◘ Abb. 2.4a). Als Nebeneffekt wird die Atemfrequenz angezeigt. Zur Messung muss der Sensor zwischen Beatmungsgerät/-beutel und Tubus/Maske geschaltet werden. Solche Kapnometer sind in Anästhesie und Intensivmedizin seit Jahren weit verbreitet und sind heute aufgrund fortschreitender Miniaturisierung auch in der präklinischen Notfallmedizin verfügbar. Kapnometer sind präklinisch entweder in den Multifunktionsmonitor des Defibrillators integriert, oder in das Beatmungsgerät, oder aber als eingenständige Geräte verfügbar (◘ Abb. 2.4b). Neben den Infrarotabsorptionskapnometern gibt es zudem noch stromunabhängige **kalorimetrische $CO_2$-Detek-**

**toren** (◘ Abb. 2.4c), die semiquantitativ die Anwesenheit von $CO_2$ durch eine Farbänderung in der Indikatorzone anzeigen.

**Bedeutung der pETCO$_2$.** Der $CO_2$-Partialdruck in der Inspirationsphase ist normalerweise praktisch Null (0,3 mmHg); er steigt in der Exspiration nach Ausatmung des Totraumvolumens rasch an und nähert sich am Ende dem arteriellen Kohlendioxidpartialdruck (pa$CO_2$) an (◘ Abb. 2.4a). Der pET$CO_2$ liegt normalerweise nur etwa 2–4 mmHg niedriger als der pa$CO_2$. Veränderungen der endexspiratorischen Kohlendioxidkonzentration können respiratorische, zirkulatorische oder metabolische Ursachen haben:
- Änderungen der alveolären Ventilation: Hypoventilation führt zur Zunahme und Hyperventilation zur Abnahme des pET$CO_2$.
- Änderungen des Kohlendioxidtransports: Die Zunahme des Herzzeitvolumens und der Lungendurchblutung führt zur Zunahme des pET$CO_2$. Abnahme des Herzzeitvolumens und der Lungendurchblutung (z. B. Lungenembolie) führt zur Abnahme des pET$CO_2$ (bei gleichzeitiger Zunahme des pa$CO_2$!).
- Änderungen der metabolischen Kohlendioxidproduktion: Hyperthermie, Angst und Schmerz führen (bei gleichbleibender Ventilation) zur Zunahme des pET$CO_2$, Hypothermie, Sedativa und Analgetika zur Abnahme. Tote produzieren kein $CO_2$ mehr. Tritt der Kreislaufstillstand unter Beatmung ein, so nimmt der pET$CO_2$ kontinuierlich bis auf Null ab (Auswaschphänomen). Fällt der pET$CO_2$ jedoch schlagartig bis auf Null ab (plötzlich kein $CO_2$ mehr), so deutet dies auf Diskonnektion hin, nicht auf einen Kreislaufstillstand.

**Interpretation.** Aufgrund der Vielfalt der Einflussfaktoren ist die Interpretation eines veränderten pET$CO_2$ besonders in der Notfallmedizin schwierig. Es gibt jedoch zwei Bereiche, in denen die pET$CO_2$-Messung von besonderer Bedeutung ist:
- **Endotracheale Intubation:** Nur über die Lunge werden nennenswerte Mengen an $CO_2$ abgegeben, nicht jedoch über Magen oder Ösophagus. Der $CO_2$-Nachweis in der Ausatemluft gilt daher als sicherster Beweis einer endotrachealen Tubuslage. Lediglich nach vorhergegangener Einnahme $CO_2$-produzierender Medikamente (Antazida) oder Genuss großer Mengen $CO_2$-haltiger Getränke (sog. »Cola-Complication«) kann für einige Atemzüge auch bei ösophagealer Intubation $CO_2$ nachgewiesen werden.
- **Kardiopulmonale Reanimation:** Bei einem Kreislaufstillstand wird kein $CO_2$ mehr über die Lungen abgegeben. Unter Herzdruckmassage (plus Beatmung) wird jedoch eine Minimalzirkulation aufgebaut, die wieder zu messbaren (aber erniedrigten) pET$CO_2$- Werten führt. Mit zunehmender metabolischer Aktivität und mit zunehmendem Herzzeitvolumen steigt der pET$CO_2$ wieder an.

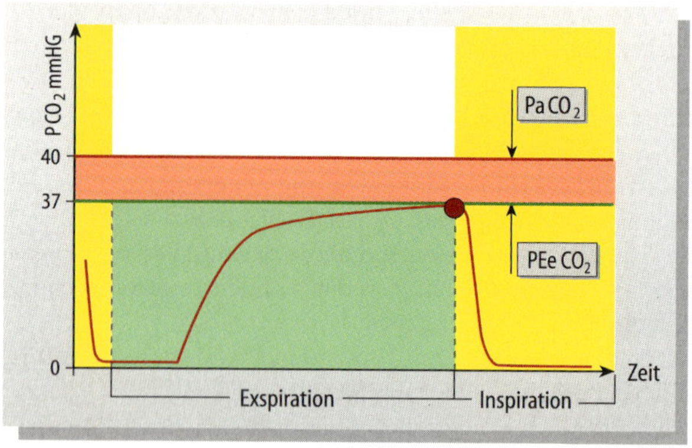
PCO2 mmHG
40
37
0
Pa CO2
PEe CO2
Zeit
Exspiration
Inspiration

a

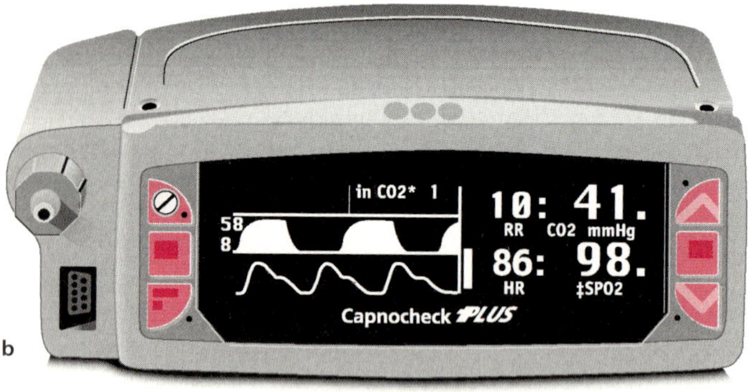
in CO2* 1
58
8
10: 41.
RR CO2 mmHg
86: 98.
HR ‡SPO2
Capnocheck PLUS

b

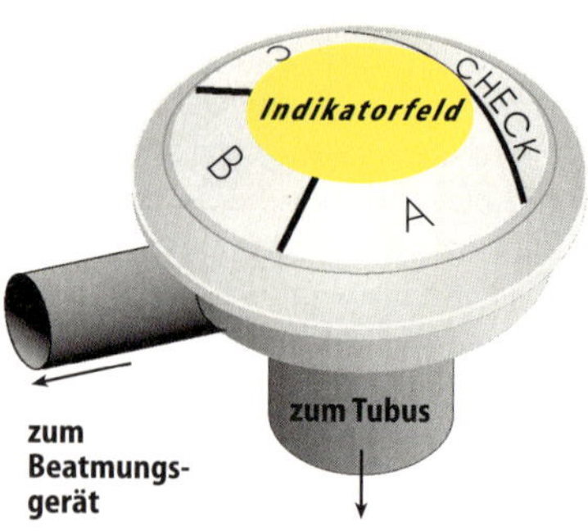
CHECK
Indikatorfeld
B
A
zum Tubus
zum Beatmungs-gerät

c

Die Höhe des $pETCO_2$ korreliert somit positiv mit der Höhe des (durch die Herzdruckmassage und/oder die kardiozirkulatorische Eigenaktivität des Patienten) aufgebauten Herzzeitvolumens, mit der Effektivität der Reanimationsmaßnahmen und mit dem Reanimationserfolg. Ein unter HDM gemessener $pETCO_2 > 20$ mmHg ist mit einer hohen Überlebenswahrscheinlichkeit assoziiert, ein $pETCO_2 < 10$ mmHg mit einer extrem geringen. Die Kapnographie dient zudem als früher Indikator für den »return of spontaneous circulation« (ROSC). In den aktuellen Leitlinien zur Reanimation 2010 des ERC wird der Einsatz der Kapnometrie während der Reanimation dringend empfohlen.

## 2.6 Blutzuckeruntersuchung

Die Blutzuckeruntersuchung mit **Blutzuckerteststreifen** ist normalerweise die einzige präklinisch durchgeführte laborchemische Maßnahme. In den letzten Jahren hat sich hierfür folgende einfache, schnelle und genaue Methode durchgesetzt, für die allerdings ein spezielles **Analysegerät** erforderlich ist:

- Das Analysegerät wird durch Einführen eines Teststreifens vorbereitet.
- Auf das Ende des Teststreifens wird ein Tropfen Blut gegeben.
- Auf dem Display erscheint nach wenigen Sekunden der Blutzuckerwert (◘ Abb. 2.5a).

Wenn kein Blutzuckermessgerät zur Verfügung steht, kann der Blutzucker auch mit einem Farbindikator-Teststreifen gemessen werden:

- Ein Tropfen Blut aus der Vene oder Fingerbeere des Patienten wird auf einen Teststreifen gegeben.
- Durch die Verfärbung des Teststreifens kann nach einer definierten Zeit (z. B. 1 Minute) der Blutglukosegehalt anhand einer Farbvergleichsskala (die auf der Teststreifenverpackung abgebildet ist) abgelesen werden (◘ Abb. 2.5b, c).

Der Normalwert der Blutzuckerkonzentration beträgt 60–90 mg % (bzw. 3,9–5 mmol/l). Sowohl Hyper- als auch Hypoglykämien können zu Bewusstseinsveränderungen und -trübungen führen.

◄ ◘ **Abb. 2.4a–c** Kapnographie und Kapnometrie. **a** Kapnographie eines normalen Atemzyklus. Am Ende der Exspiration liegt der $pETCO_2$ nur 3 mmHg unterhalb des paCO2. **b** Kapnograph für den Einsatz im Notarztwagen (incl. Pulsoximeter). **c** Kalorimetrischer CO2-Detector. In Anwesenheit von $CO_2$ ändert er seine Farbe von Gelb nach Violett

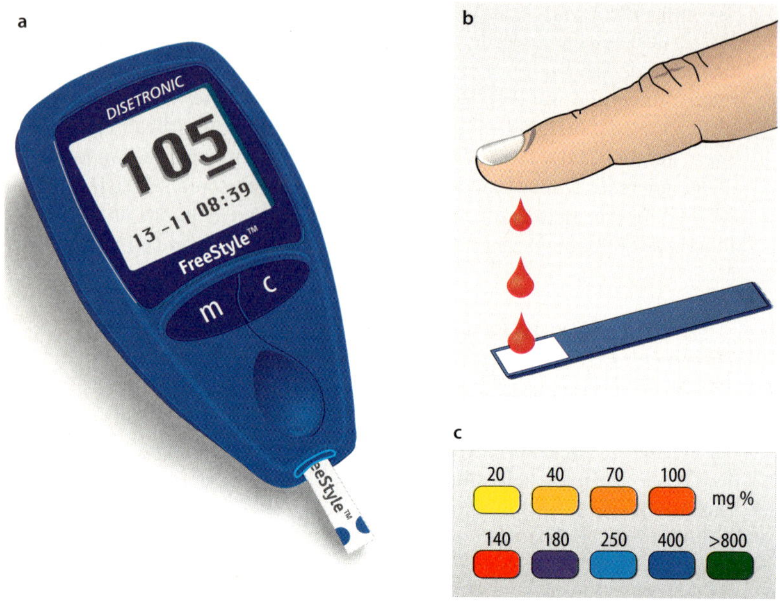


**Abb. 2.5a–c** Blutzuckermessung. **a** Elektronisches Blutzuckeranalysegerät mit digitalem Display; **b** Teststreifen; **c** Farbvergleichsskala

**Die Hypoglykämie gehört zu den häufigsten Ursachen einer akuten Bewusstlosigkeit. Daher gilt: Bei jeder unklaren Bewusstseinstrübung und jeder unklaren Agitiertheit muss so rasch wie möglich eine Blutzuckerbestimmung erfolgen.**

## 2.7 Neurologische Untersuchung am Notfallort

Der **Umfang** der neurologischen Untersuchung am Notfallort (Tab. 2.2) kann sich in der Regel beschränken auf die orientierende Untersuchung von:

- Bewusstsein
- Motorik
- Sensibilität
- Pupillen.

**Tab. 2.2** Orientierende neurologische Untersuchung am Notfallort

| | |
|---|---|
| Untersuchung des Bewusstseins | Patient wach? orientiert? verwirrt?<br>Patient erweckbar? auf Ansprache? durch Rütteln an der Schulter? durch Schmerzreize? Augenöffnen? |
| Untersuchung der Motorik | Spontanbewegungen? alle Extremitäten? nur eine Seite (Hemiparese)? nur Arme (Paraplegie)?<br>gezielte Bewegungen auf Aufforderung alle Extremitäten? nur eine Seite (Hemiparese)? nur Arme (Paraplegie)?<br>Reaktion auf Schmerzreize bei bewusstlosen Patienten (gezielte Abwehr? Beugen? Strecken? keine Reaktion? |
| Untersuchung der Sensibilität | Störungen des Sehens? plötzliche Blindheit auf einem Auge? auf beiden Augen? Gesichtsfeldausfälle? Flimmern vor den Augen?<br>Störungen der Körperwahrnehmung? Gefühl überall vorhanden? Normale Wahrnehmung einer Berührung der Arme oder Beine? |
| Untersuchung der Pupillen | Pupillengröße weit? eng?<br>Pupillensymmetrie beidseits gleich groß (isokor)? ungleich große Pupillen (anisor)?<br>direkte Lichtreaktion Verkleinerung der Pupille auf Lichteinfall ins Auge prompt? verzögert? nicht vorhanden?<br>indirekte Lichtreaktion Verkleinerung der Pupille auf Lichteinfall ins andere Auge prompt? verzögert? nicht vorhanden? |

Differenziertere Untersuchungen der verschiedenen Eigen- und Fremdreflexe (Patellarsehnenreflex, Babinski-Reflex) sowie der Koordinationsfähigkeit (Gangsicherheit, Finger-Nase-Versuch) sind zumeist unnötig und würden zu einem ungerechtfertigten Zeitverlust vor dem Transport in die Klinik führen. Entschließt man sich jedoch, den Patienten nicht in die Klinik einzuweisen, so kann die Untersuchung und Dokumentation zusätzlicher neurologischer Funktionen wichtig sein.

## 2.8 Leichenschau

### 2.8.1 Situationen der Todesfeststellung

Jede Todesfeststellung ist eine **ärztliche Aufgabe**, jedoch keine genuine Aufgabe des Notarztes. In vielen Bundesländern ist es nicht klar geregelt, ob der Notarzt zur

Leichenschau verpflichtet werden kann oder nicht. Praktisch kommt es aber immer wieder vor, dass der Notarzt in folgenden Situationen mit der Todesfeststellung konfrontiert wird:

- Der Patient ist bei Eintreffen des Notarztes offensichtlich tot. Der Notarzt ergreift keine therapeutischen Maßnahmen.
- Der Patient ist bei Eintreffen des Notarztes leblos und wird erfolglos reanimiert.
- Der Patient stirbt während des Einsatzes.

Nachdem der Notarzt den Tod festgestellt hat, muss er auf dem Totenschein Todeszeitpunkt, Todesursache und Todesart vermerken. Dabei gelten in verschiedenen Bundesländern z. T. abweichende Regelungen (und es gibt auch unterschiedliche Formulare).

### 2.8.2 Feststellung des Todes

Präklinisch wird der Tod festgestellt, wenn ein irreversibles Aussetzen von Kreislauf, Atmung und Hirnfunktion vorliegt. Der isolierte **Hirntod** kann dagegen **nie präklinisch**, sondern nur in der Klinik unter intensivstationären Bedingungen festgestellt werden. Man unterscheidet unsichere und sichere Todeszeichen (◘ Tab. 2.3). **Unsichere Todeszeichen** sind Zeichen des »klinischen Todes«. Sie reichen allein nicht aus, um sicher eine fehlerhafte Todesfeststellung auszuschließen. Auch heute noch wird immer wieder über »scheintote« Patienten und Wiederauftreten von Lebenszeichen im Bestattungsinstitut berichtet. Besondere Vorsicht mit der Todesfeststellung ist geboten bei unterkühlten, exsikkierten und intoxikierten Patienten (vor allem Barbituratintoxikationen).

Sind **sichere Todeszeichen** erkennbar, so ist die Todesfeststellung – wie der Name schon sagt – meist kein Problem. Nach erfolgloser Reanimation oder Versterben des Patienten während des Notarzteinsatzes steht der Notarzt jedoch vor dem Problem, dass er noch geraume Zeit bei dem Toten verbringen müsste, um auf das Auftreten sicherer Todeszeichen zu warten. Dies ist praktisch nicht möglich, da der Notarzt für weitere Einsätze verfügbar sein muss. Der Tod wird dann bei Vorliegen der **klinischen Todeszeichen und einer sicher nachgewiesenen Asystolie über 5–10 Minuten** festgestellt. Alternativ kann der Notarzt auch einen anderen Arzt, etwa den Hausarzt, bitten, den Tod festzustellen und den Totenschein auszufüllen.

### 2.8.3 Feststellung des Todeszeitpunkts

Bei EKG-Ableitung wird der Beginn der Asystolie als Todeszeitpunkt gewählt. Wird während einer Reanimation noch einmal eine Herzaktion erzielt, so wird

**Tab. 2.3** Todeszeichen

| | |
|---|---|
| Unsichere Todeszeichen | keine sichtbare Atemtätigkeit (**Atemstillstand**)<br>Pulslosigkeit (**Kreislaufstillstand**)<br>Fehlen von Herztönen (**Herzstillstand**)<br>Reflexlosigkeit<br>»Totenblässe« der Haut |
| Sichere Todeszeichen | **Totenflecken** treten nach 30–60 min auf und sind bis zu 36 h wegdrückbar<br>**Totenstarre** tritt nach 1–2 h meist am Kiefergelenk auf, ist nach etwa 6–12 h voll ausgeprägt und löst sich nach 36–48 h<br>**Leichenfäulnis** tritt je nach äußeren Umständen (Wärme, Feuchtigkeit) nach Stunden oder Tagen auf und bleibt manchmal auch aus (Mumifizierung)<br>nicht mit dem Leben zu vereinbarende Verletzungen (z. B. Dekapitation, Zerstückelung) |

ebenfalls der Beginn der definitiven Asystolie als Todeszeitpunkt gewählt. Wird keine Herzaktion mehr erzielt, so liegt der Todeszeitpunkt vor dem Beginn der Reanimation. Bei nicht beobachtetem Todeseintritt ist die Todeszeitfestlegung schwierig. Hinweise geben die Körpertemperatur (je nach Umgebungstemperatur Abfall der Rektaltemperatur um etwa 1 °C/h), die Konstellation der sicheren Todeszeichen und die Befragung von Angehörigen oder Augenzeugen. Im Zweifel muss ein Rechtsmediziner zu Rate gezogen werden.

### 2.8.4 Feststellung der Todesursache

Der Notarzt kennt den Patienten und seine genaue Vorgeschichte meist nicht. Er muss sich auf Angaben der Angehörigen, Schilderungen der Symptome vor Todeseintritt, die Umstände des Todes und indirekte Schlussfolgerungen aus eingenommenen Medikamenten verlassen. Er sollte, wenn irgend möglich, versuchen, mit dem Hausarzt des Verstorbenen zu sprechen (▶ Aus der Notfallpraxis). Dennoch bleibt die genaue Todesursache bei nichttraumatologischen Notfällen und oft auch bei Traumata ohne Obduktion letztlich spekulativ. Vor der Feststellung der Todesursache muss der Patient in entkleidetem Zustand von oben bis unten und von vorn und hinten inspiziert werden. Nur so lässt sich sicher verhindern, dass ein Herzinfarkt als Todesursache diagnostiziert wird, während im Rücken ein Messer steckt.

**Aus der Notfallpraxis**

Der Notarzt wird zu einem 43-jährigen Patienten gerufen, der nach einem Wannenbad noch im Badezimmer zusammengebrochen sei. Der adipöse Patient liegt regungslos mit grau-zyanotischer Hautfarbe neben der Wanne. Der Notarzt diagnostiziert Atemstillstand, Kreislaufstillstand und im EKG eine Nulllinie. Wiederbelebungsversuche bleiben erfolglos. Der Notarzt ist sich über die Todesursache nicht im Klaren. Die Angehörigen sagen, der Patient sei nie richtig krank gewesen und habe keine Medikamente genommen; er habe jedoch vor 1 Woche wegen »des Herzens« den Arzt aufgesucht, es sei aber nichts Ernstes gewesen. Der Notarzt erwägt eine Benachrichtigung der Polizei, entschließt sich jedoch, zunächst den Hausarzt anzurufen. Der Anruf erbringt folgende Informationen: Der Patient war von Beruf Vertreter, starker Raucher, Hypertoniker und wies in der letzten Blutuntersuchung eine deutliche Hypercholesterinämie auf. Der Patient hatte mit Brustschmerzen den Arzt aufgesucht, jedoch eine von diesem vorgeschlagene eingehende Untersuchung in der Klinik »aus beruflichen Gründen« abgelehnt, da die Schmerzen auch schon wieder weg seien. Der Notarzt vermutet daher im Einklang mit dem Hausarzt einen akuten, schweren Myokardinfarkt als Todesursache. Er vermerkt einen »natürlichen Tod«. Von einer Polizeibenachrichtigung wird abgesehen.

### 2.8.5 Feststellung der Todesart

Der Arzt hat auf den meisten Formularen die Wahl zwischen folgenden Möglichkeiten:

- **Nichtnatürlicher Tod:** Dieser liegt immer dann vor, wenn er auf eine äußere (Gewalt-)Einwirkung zurückzuführen ist (Unfall, Vergiftung, Suizid, Mord u. ä.) Der Zeitraum zwischen Gewalteinwirkung und Tod spielt keine Rolle (er kann Sekunden bis Jahre betragen).
- **Natürlicher Tod:** Ein natürlicher Tod liegt vor, wenn er auf eine natürliche Erkrankung zurückzuführen ist, oder, negativ definiert, wenn kein nichtnatürlicher Tod vorliegt.
- **Nichtaufgeklärter Tod:** Häufig kann der Notarzt auf der Basis der ihm vorliegenden Informationen nicht sicher entscheiden, ob ein nichtnatürlicher oder natürlicher Tod vorliegt. Dann wird auf dem Totenschein diese 3. Kategorie angekreuzt.

**Bei jedem »nicht natürlichen Tod« oder »nicht aufgeklärten Tod« und bei jeder unidentifizierten Leiche muss die Polizei oder die Staatsanwaltschaft informiert werden. Der Staatsanwalt entscheidet dann, ob eine rechtsmedizinische Untersuchung und Obduktion erfolgt.**

# Grundlegende notfallmedizinische Maßnahmen

3

## Lerninhalte

Kenntnisse über die wesentlichen Rettungs-, Schienungs- und Lagerungstechniken sind grundlegend für die Tätigkeit als Notarzt oder Rettungsassistent. Die Rettung erfolgt unter Beachtung der Eigensicherung situationsangepasst mit den verfügbaren Hilfsmitteln. Zu den Rettungsmaßnahmen ohne Hilfsmittel gehört der Rautek-Griff. Das wichtigste medizinische Hilfsmittel der Rettung ist die Schaufeltrage. Eine Schienung ist bei traumatologischen Notfällen erforderlich zur Ruhigstellung einer Extremität (Vakuum- oder Luftkissenschienen), der Halswirbelsäule (immobilisierende Halskrause) oder der gesamten Wirbelsäule (Vakuummatratze). Lagerungstechniken können die Therapie verschiedener Erkrankungen unterstützen, vor allem der Herzinsuffizienz (Oberkörperhochlagerung) und des Volumenmangels (Kopftieflagerung, sog. Schocklage). Eine korrekt durchgeführte Seitenlagerung kann zum Offenhalten der Atemwege ohne weitere Hilfsmittel bei Bewusstlosigkeit beitragen.

## 3.1 Rettung

**Begriffserläuterungen.** Unter **Rettung** versteht man die Verbringung lebender Personen und unter **Bergung** die Verbringung von Leichen oder Sachgütern aus einem Gefahrenbereich in sichere Zonen. Die Bergung ist keine Aufgabe des Notarztes. Bei der Rettung muss der Notarzt jedoch durch Anweisungen und häufig auch durch eigenes Anpacken mitwirken oder sie gar selbst durchführen. Er ist jedoch nicht verpflichtet, sich selbst in unzumutbare Gefahr zu bringen. In einem weiteren Sinne umfasst der Begriff **Rettung** alle präklinischen Maßnahmen (daher die Begriffe Rettungsdienst, Rettungswagen und Rettungsmedizin).

**Rettungssituationen.** Es gibt unübersehbar viele Situationen, aus denen Patienten gerettet werden müssen – alltägliche oder außergewöhnliche, einfache und schwierige. Beispiele schwieriger Rettungssituationen sind eingeklemmte Personen in einem Fahrzeug, Personen mit eingeklemmten Armen oder Beinen in einer Maschine, verschüttete Personen, hilflose Bergsteiger oder hilflose Personen in brennenden Häusern oder im Wasser. Schwierigkeiten können durch die Situation selbst oder den Zustand der Patienten bedingt sein. Besonders schwierig ist oft die Rettung bewusstloser Patienten, die keinerlei Mithilfe bei den Rettungsmaßnahmen zeigen, oder andererseits agitierter Patienten, die sich gegen die Rettung womöglich noch wehren. Die Rettung muss stets so erfolgen, dass dem Patienten kein zusätzlicher Schaden zugefügt wird. So bald wie möglich müssen adäquate Schienungs- und Lagerungsmaßnahmen erfolgen.

**Hilfsmittel.** Je nach Situation kommen viele verschiedene Hilfsmittel zum Einsatz: Rettungsscheren, Atemschutzgeräte, Drehleitern oder sogar Kräne. Häufig muss zunächst situationsangepasst mit zufällig verfügbaren Mitteln (Leitern, Seilen, Tüchern etc.) improvisiert werden.

**Rautek-Griff.** Dieser wird häufig verwendet, um Patienten aus engen und schwer zugänglichen Bereichen zur Trage oder zum Rettungswagen zu befördern (◘ Abb. 3.1). Aufgrund schwerwiegender Komplikationsmöglichkeiten (Arm- oder Rippenfrakturen) darf der Rautek-Griff nur dann angewandt werden, wenn andere, sicherere Transportformen unmöglich sind.

**Trage.** Die Tragen moderner Rettungswagen sind gepolstert und mit aufstellbarem Rückenteil versehen, so dass der Patient auch in einer sitzenden oder halbsitzenden Lage transportiert werden kann. Moderne Tragen haben ein integriertes ausklappbares Rollgestell, das den Transport zumindest auf ebenem Untergrund erleichtert. Ansonsten müssen sie von zwei, bei längeren Strecken und schweren Patienten besser vier Helfern getragen werden. (Achtung: Eine Trage ist keine Bahre! Bahren sind für Leichen vorgesehen.)

**Schaufeltrage und Spineboard.** Normalerweise muss der Patient entweder selber auf die Trage steigen, oder er wird von Helfern darauf gelegt. Dies kann bei Verletzungen schmerzhaft sein und evtl. zu Sekundärtraumatisierungen besonders der Wirbelsäule führen. Mit einer **Schaufeltrage** kann dieses Problem umgangen werden. Eine solche Trage besteht aus dünnem, ungepolstertem Stahl und wird in der Längsachse halbiert von beiden Seiten unter den Patienten geschoben und dort wieder zusammengesetzt (◘ Abb. 3.2). Alternativ kann ein sog. **Spineboard** verwendet werden: Ein stabiles Brett, das unter den Patienten geschoben wird (oder auf das der Patient achsengerecht gedreht wird), und auf dem dieser dann mittels mehrerer Spanngurte über Kopf, Thorax, Becken und Beine gut fixiert und immobilisiert wird.

**Praktisches Vorgehen**

**Lagerung eines Patienten auf der Schaufeltrage**

- Die Trage wird halbiert, von beiden Seiten unter den Patienten geschoben und wieder zusammengesteckt. Hierzu muss der Patient kaum bewegt werden.
- Der Patient wird mit der Schaufeltrage auf eine normale Trage oder Vakuummatratze gelegt. Danach wird die Schaufeltrage wieder halbiert und unter dem Patienten weggezogen.

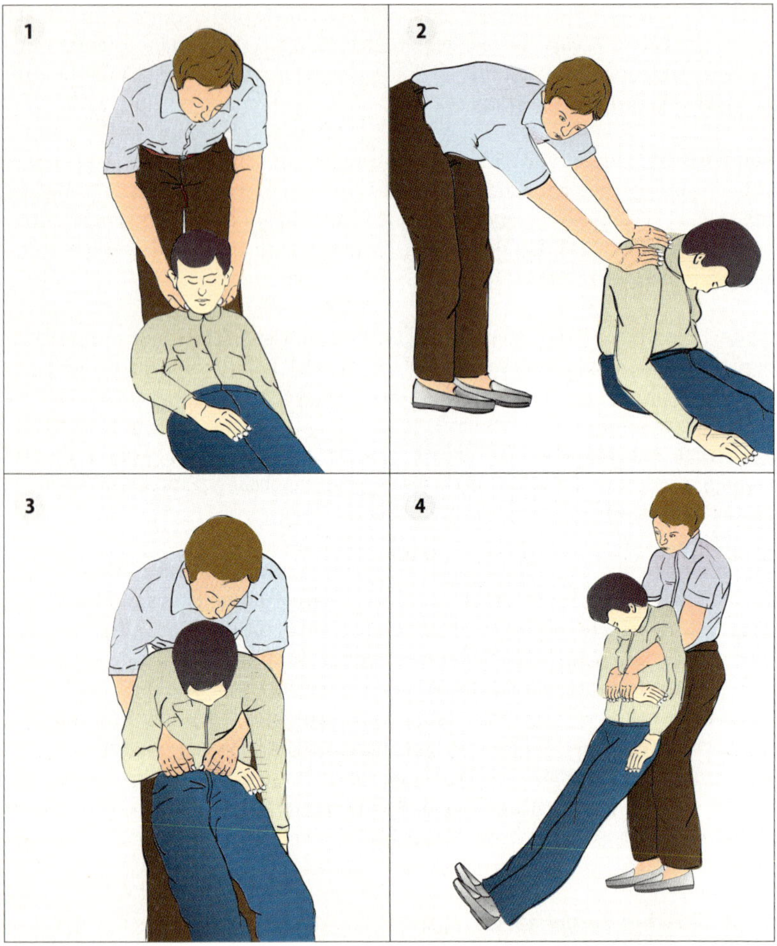


**Abb. 3.1** Rautek-Griff. Der Helfer greift von hinten unter beiden Achseln des Patienten hindurch und umfasst mit beiden Händen einen quer über den Thorax abgewinkelten Arm des Patienten. Der Patient wird auf den Oberschenkeln des Helfers abgestützt und kann von diesem, rückwärts gehend, über kurze Strecken transportiert werden. Beachte: Rautek-Griff nur dann anwenden, wenn sicherere Transportformen unmöglich sind

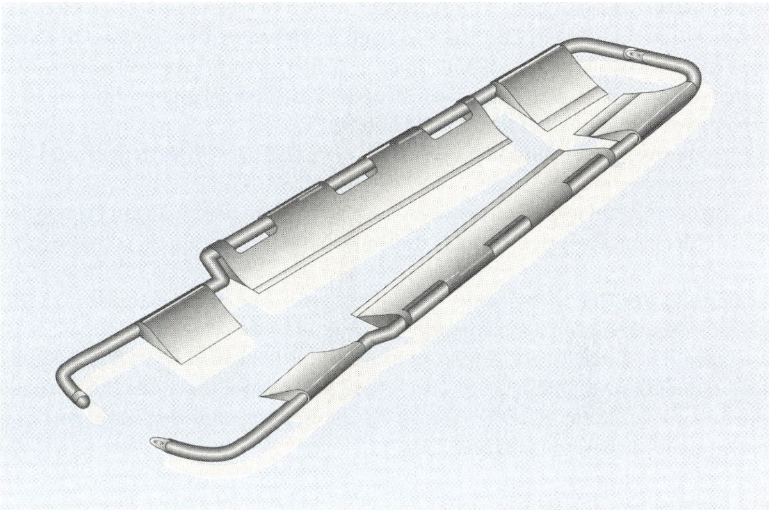

**Abb. 3.2** Schaufeltrage. Die Trage lässt sich in der Mitte der Längsachse auseinander nehmen und wieder zusammensetzen

## 3.2 Schienung

Die Schienung dient der Immobilisation des gesamten Körpers, der Körperextremitäten oder der Wirbelsäule, insb. der Halswirbelsäule. Dadurch werden weitere Gewebe-, Gefäß- und Nervenschäden vermieden und die Schmerzen verringert. Eine Wirbelsäulenschienung kann z. B. durch das schon erwähnte Spineboard erfolgen; weitere gängige Schienungshilfen sind Vakuummatratze und Extremitätenschienen sowie immobilisierende Halskrausen.

**Vakuummatratze.** Eine Vakuummatratze ist ein mit kleinen Polyesterkügelchen gefüllter Sack, aus dem Luft herausgesaugt werden kann. Im normalen Zustand ist die Vakuummatratze weich, verformbar und kann dem Patienten anmodelliert werden. Im »Vakuumzustand« wird sie hart und dient als Schienung des gesamten Patienten. Traumatisierte Patienten – insbesondere mit Verdacht auf ein Wirbelsäulentrauma – sollen grundsätzlich so transportiert werden. Diese Matratze kann jedoch nur dann Schienungsfunktion ausüben, wenn sie auch wirklich als Vakuummatratze verwendet wird, d. h. wenn tatsächlich genügend Luft herausgesaugt wird, um sie hart werden zu lassen.

**Extremitätenschienungen.** Frakturen der Arme oder Beine sollten so bald wie möglich unter dosiertem Zug reponiert und geschient werden. Im Notfall (ohne modernen Rettungsdienst) behilft man sich hierfür mit Latten, Tüchern und Seilen. In modernen Rettungswagen werden spezielle Schienungshilfen für verschiedene Indikationen mitgeführt (◘ Abb. 3.3):

- **Vakuumschienen** funktionieren nach dem oben geschilderten Prinzip der Vakuummatratze.
- **Luftkissenschienen** funktionieren nach genau dem gegenteiligen Prinzip. Sie werden dem Patienten angelegt und aufgeblasen.

**Schienung der Halswirbelsäule.** Besonders gefürchtet sind sekundäre Schädigungen des zervikalen Rückenmarks bei Frakturen der Halswirbelsäule. Sie ist am wenigsten durch Muskelgewebe geschützt. Eine hohe Rückenmarkschädigung hat besonders schlimme Folgen. Durch spezielle **immobilisierende Halskrausen** (Orthesen) kann die Halswirbelsäule für die Rettung und den Transport von außen stabilisiert werden (◘ Abb. 3.4).

**Praktisches Vorgehen**

**Anlegen einer Halskrause**

- Die Halskrause (passende Größe!) wird um den Hals des Patienten gelegt, möglichst ohne diesen dabei zu bewegen. Der Kopf kann zur Stabilisierung leicht in Richtung der Längsachse gezogen werden. Beugungen des Kopfes nach vorn müssen unbedingt vermieden werden!
- Die Halskrause wird vorn mittels Klettverschluss verschlossen.
- Es sind Modelle zu bevorzugen, die sowohl die Rotation als auch die Flexion des Kopfes verhindern und bei liegender Halskrause die Palpation des Karotispulses noch ermöglichen.

**! Die Wirbelsäule, besonders die Halswirbelsäule ist für zusätzliche Schädigungen während der Rettung besonders gefährdet. Bei jedem Verdacht auf eine Halswirbelsäulenverletzung muss dem Patienten so früh wie möglich eine Halskrause angelegt werden!**

**Antischockhose.** Die Antischockhose (»Military Anti-Shock Trousers«: MAST) ist gleichsam eine Luftkissenschiene für die untere Patientenhälfte. Mit der Antischockhose erfolgt eine dosierte Kompression der unteren Extremitäten, der Beckenregion und des Abdomens. Die Antischockhose wird dem Patienten angelegt

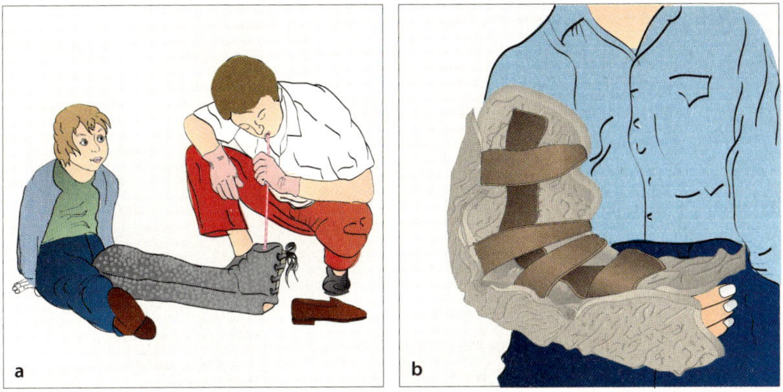


■ **Abb. 3.3a, b** Schienungshilfen. **a** Luftkissenschiene; **b** Vakuumschiene

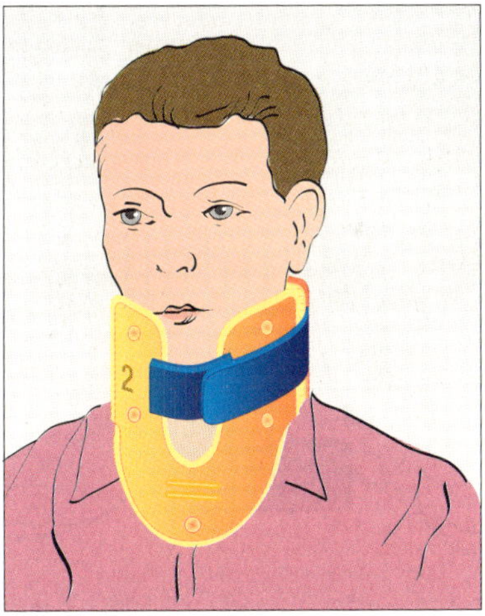

■ **Abb. 3.4** Immobilisierende Halskrause

und dosiert aufgeblasen (■ Abb. 3.5). Sie kann eine Tamponierung der Blutung in diesen Körperregionen bewirken. In der »S3-Leitlinie Polytrauma/Schwerverletztenbehandlung« (2011) wird der Einsatz einer Antischockhose jedoch nicht empfohlen.

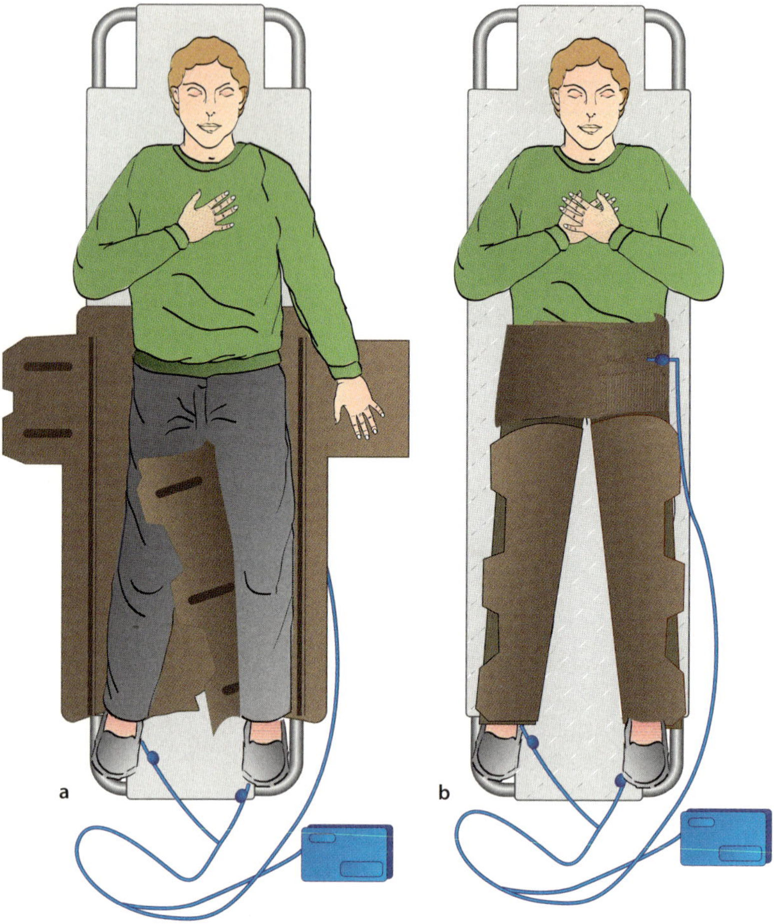


**Abb. 3.5a, b** Antischockhose. **a** Der Patient wird auf die entfaltete Hose gelegt; **b** diese wird um Beine und Unterbauch des Patienten geschlungen und anschließend aufgeblasen

## 3.3 Lagerung

**Rückenlagerung.** Die meisten Patienten werden auf dem Rücken gelagert. Die Rückenlage bietet die günstigsten Voraussetzungen für:

- die Untersuchung des Patienten (► Kap. 2.1)
- die Venenpunktion (► Kap. 5)
- bei Atem- und Kreislaufstillstand für die Atemwegssicherung, Beatmung und Herzdruckmassage (CPR; ► Kap. 7)

**Schocklagerung.** Durch Hochlagerung der Beine oder Kopftieflagerung des gesamten Patienten (◘ Abb. 3.6) wird eine **Blutvolumenverschiebung von 500–1000 ml** aus der unteren Körperhälfte in wichtigere Regionen (Herz, Lunge, Gehirn) erreicht. Diesen Vorgang bezeichnet man auch als **Autotransfusion**. Er wird durch Ausstreichen oder Auswickeln der Beine in Richtung Becken unterstützt. Indiziert ist die Schocklagerung bei allen ausgeprägt hypotensiven Zuständen des Notfallpatienten, insbesondere beim hypovolämischen Schock. Durch die Tieflage des Kopfes steigt allerdings der Hirndruck an, so dass ein Schädel-Hirn-Trauma eine (relative) Kontraindikation darstellt.

**Oberkörperhochlagerung.** Die **Hochlagerung** des **Oberkörpers** um etwa 30° (◘ Abb. 3.7) bewirkt einen verbesserten venösen Abfluss des Blutes aus dem Gehirn und wird daher besonders bei Schädel-Hirn-Trauma und vermutetem Hirndruck durchgeführt. Alternativ kann der gesamte Patient 15° hoch gelagert werden. Darüber hinaus fühlen sich die meisten Patienten ohnehin wohler, wenn ihr Oberkörper leicht erhöht gelagert ist. Legt man eine Rolle unter die Knie, so wird die Bauchdecke entspannt (Lagerung bei akutem Abdomen und Bauchtrauma, ► Kap. 12.2 und ► 18.6).

**Sitzende und halbsitzende Lagerung.** Dadurch wird der venöse Rückfluss zum Herzen vermindert. Die resultierende Vorlastsenkung kann zur Entlastung eines insuffizienten Herzens beitragen. Durch das Herabhängenlassen der Beine kann dieser Effekt noch verstärkt werden. Außerdem kann sich ein Patient mit Atemnot besser auf der Trage abstützen und seine Atemhilfsmuskulatur einsetzen (Lagerung bei Linksherzinsuffizienz, Lungenödem und Atemnot unterschiedlicher Ursachen). Wichtig ist bei jeder Form der Oberkörperhochlagerung, dass auf einen ausreichend hohen Blutdruck geachtet wird, da ansonsten durch die erhöhte Kopflagerung der zerebrale Perfusionsdruck abfallen kann.

**! Keine Oberkörperhochlagerung im dekompensierten Schock!**

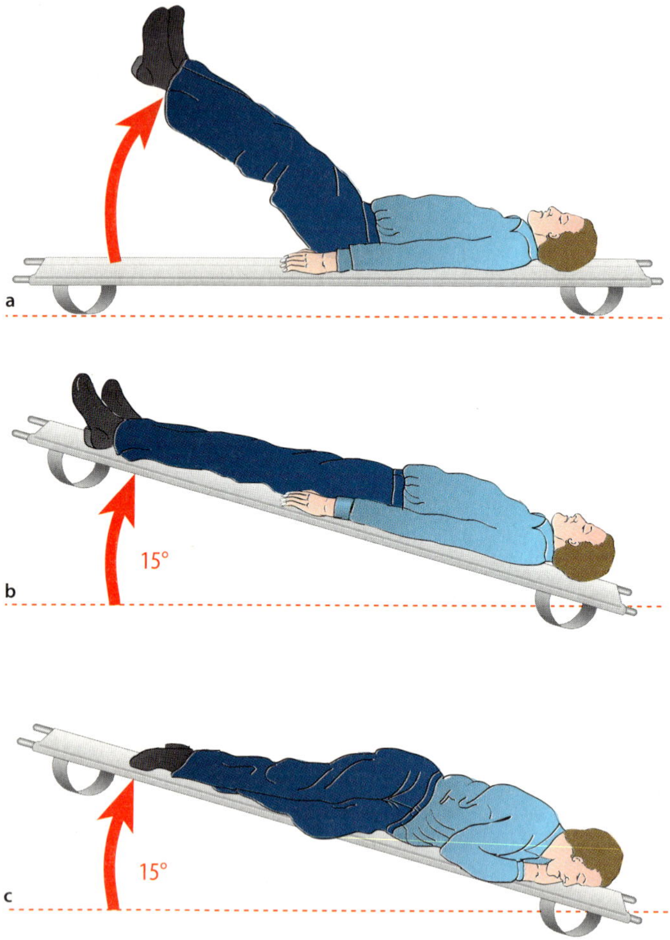


**Abb. 3.6a–c** Schocklagerung. **a** Hochlegen oder Hochhalten der Beine; **b** Kopftieflagerung bei 15° (Trendelenburg-Lagerung); **c** Schocklagerung in Seitenlage

**Abb. 3.7a–e** Oberkörperhochlagerung. **a** Hochlagerung des Oberkörpers um etwa 30°; **b** Hochlagerung des gesamten Patienten um etwa 15° (Anti-Trendelenburg-Lagerung); **c** halbsitzende Lagerung; **d** Lagerung bei akutem Abdomen; **e** sitzende Lagerung mit herabhängenden Beinen ►

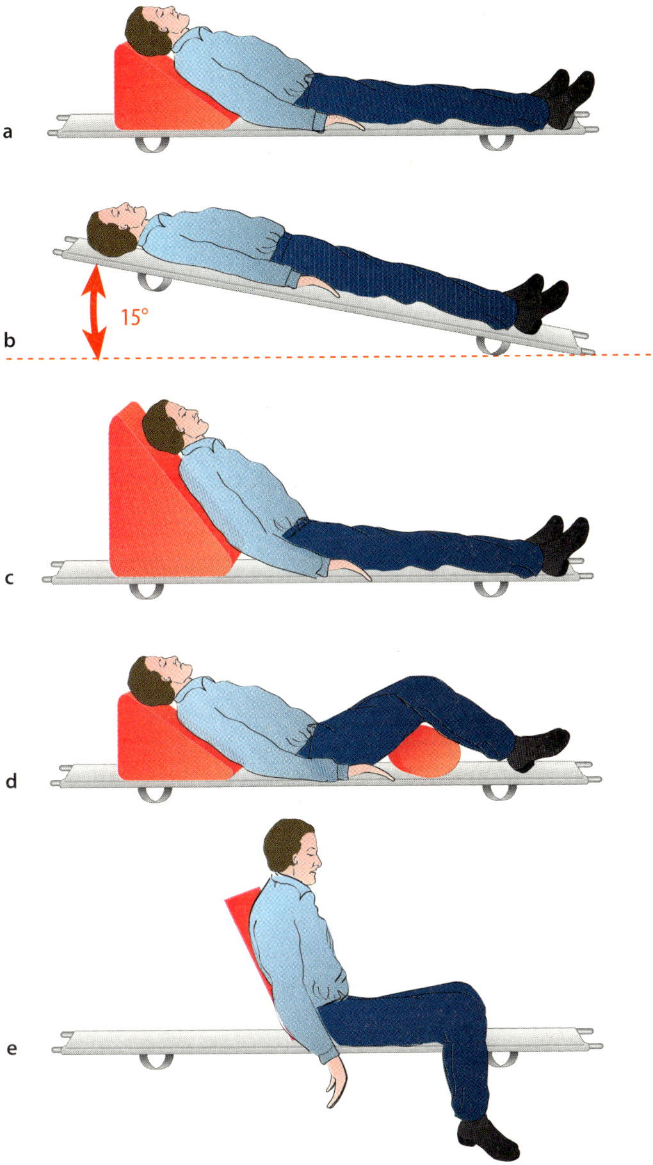
a
15°
b
c
d
e

**Seitenlagerung.** Die Seitenlagerung ist eine Erstmaßnahme, um beim spontan atmenden, bewusstseinsgetrübten Patienten einer Atemwegsverlegung und einer Aspiration entgegenzuwirken. Der erwünschte Effekt der Seitenlagerung ist vor allem, dass die Zunge nicht mehr zurückfallen und Erbrochenes nach außen abfließen kann. Im Detail gibt es verschiedene sinnvolle Möglichkeiten, wie man einen Patienten auf die Seite drehen und lagern kann. Das vom ERC aktuell empfohlene Vorgehen ist unten aufgeführt: die sog. Erholungsposition oder **»Recovery-Position«**. Hierbei kommt das **obere Bein** angewinkelt nach vorn zu liegen, um das »Nach-vorn-Kippen« zu verhindern (◘ Abb. 3.8). Demgegenüber wird bei der klassischen **stabilen Seitenlagerung** (»NATO-Lagerung«) das **untere Bein** nach vorn angewinkelt und der untere Arm nach hinten gelagert, so dass eine größere »Kippstabilität« entsteht (◘ Abb. 3.9).

Keine dieser Seitenlagerungen bietet jedoch einen wirklich sicheren Schutz vor Aspiration und Atemwegsverlegung. Eine Beatmung ist ebenfalls kaum möglich. Bei bewusstlosen Patienten sollte daher im professionellen Rettungsdienst ein Atemwegsmanagement mittels endotrachealer Intubation oder Tubusalternativen erfolgen (► Kap. 4). Patienten ohne ausreichende Spontanatmung dürfen nicht in Seitenlage gebracht werden! Sie müssen vielmehr in Rückenlage beatmet werden (► Kap. 7).

### Praktisches Vorgehen

**Seitenlagerung (»Recovery-Position«) laut ERC 2010**

- Der Helfer kniet sich seitlich neben den Patienten, dessen beide Beine ausgestreckt sind.
- Der dem Helfer zugewandte Arm wird rechtwinklig zum Körper im Ellenbogen gebeugt mit der Handfläche nach oben.
- Der entfernt liegenden Arm wird über den Brustkorb mit dem Handrücken gegen die dem Helfer zugewandte Wange des Patienten gelegt.
- Das entfernt liegende Bein wird angewinkelt.
- An diesem Bein wird sodann der Patient zum Helfer hin auf die Seite gerollt, während die Hand des Patienten weiterhin an dessen Wange gedrückt bleibt.
- Das oben liegende Bein wird dann so ausgerichtet, dass es an Hüfte und Knie jeweils rechtwinklig abgewinkelt ist.
- Der Hals wird durch Beugen des Kopfes in den Nacken überstreckt, um die Atemwege frei zu halten, und der Kopf soll auf der Hand so gelagert werden, dass das Gesicht nach unten zeigt, um den Abfluss von Flüssigkeiten aus dem Mund zu ermöglichen.
- Die Atmung ist regelmäßig zu überprüfen.

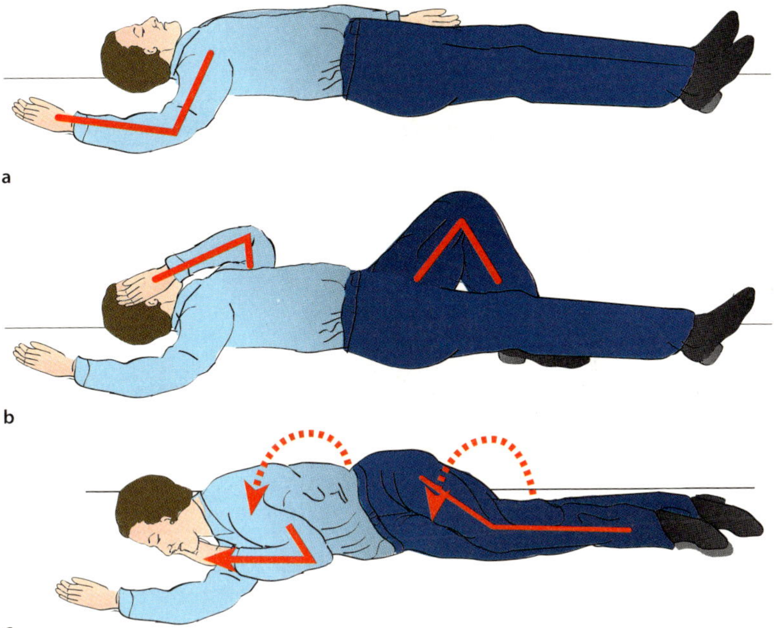

a

b

c

**Abb. 3.8** Durchführung der Seitenlagerung nach ERC (»Recovery-Position«). Hierbei kommen das obere Knie und beide Arme nach vorn zu liegen

**Seitenlagerung bei Verdacht auf Wirbelsäulenverletzung.** Auch bei bewusstlosen Patienten mit (dringendem Verdacht auf) Wirbelsäulenverletzung muss im Rahmen der Erstversorgung durch Laien für freie Atemwege gesorgt werden. Hierbei besteht jedoch die Gefahr der sekundären Rückenmarkschädigung. Bei diesen Patienten wird nach den AHA-Leitlinien 2010 für Erste Hilfe eine Modifikation der Seitenlagerung empfohlen, die als »**HAINES-Recovery-Position**« bezeichnet wird. Dabei steht der Name als Akronym für »High Arm IN Endangered Spine«: Der Patient wird über einen nach oben ausgestreckten Arm auf die Seite gerollt, auf dem dann der Kopf zu liegen kommt, und die Beine sollen zur Stabilisierung leicht gebeugt werden.

**Seitenlagerung in der Spätschwangerschaft.** Eine besondere Indikation für Lagerung auf der Seite statt auf dem Rücken besteht bei Patientinnen in der **Spät-**

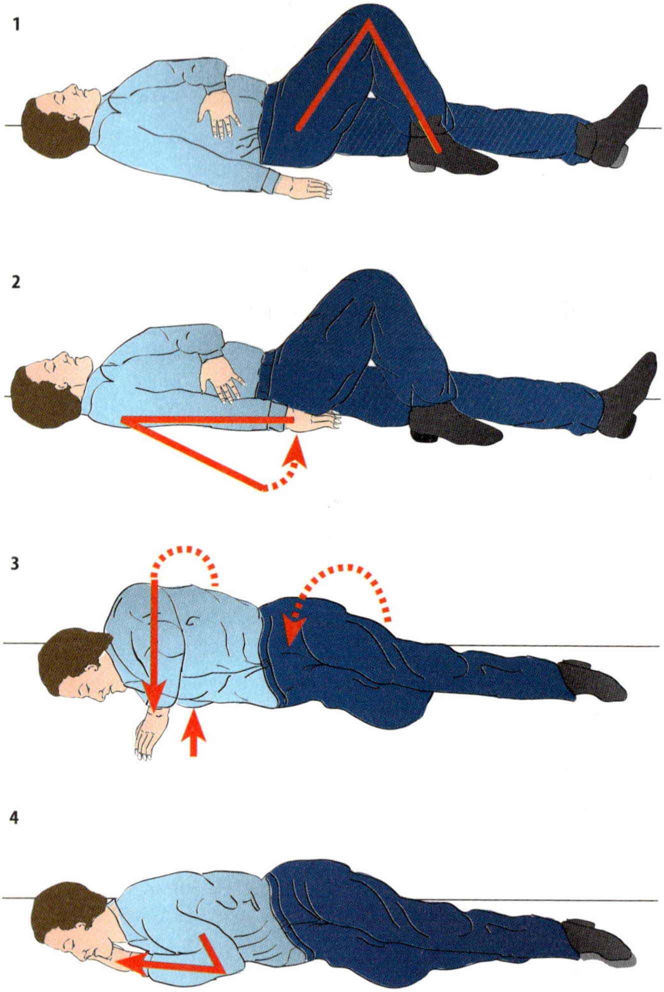


**Abb. 3.9** Durchführung der stabilen Seitenlagerung (»NATO-Lagerung«). Hierbei kommen das untere Knie und der obere Arm nach vorn zu liegen und der untere Arm nach hinten

**schwangerschaft**, weil sich dadurch das aortokavale Kompressionssyndrom durch den schweren Uterus weitgehend vermeiden lässt (▶ Kap. 16.1).

## 3.4 Vorgehen bei Einklemmung

Gerade bei Verkehrsunfällen, aber auch bei Arbeitsunfällen kommt es nicht selten vor, dass sich die Rettung verzögert, weil der Patient im Fahrzeug oder etwa unter einem umgefallenen Gerüst oder in einer Maschine eingeklemmt ist. Bis der Patient durch Feuerwehr oder andere technische Helfer befreit ist, muss der Notarzt seine Versorgungsmaßnahmen situationsangepasst je nach Zugangsmöglichkeit zum Patienten durchführen. Folgendes ist bei eingeklemmten Patienten meist möglich und sinnvoll:

- Orientierende Untersuchung (▶ Kap. 2.1)
- Pulsoximetrie und EKG-Ableitung (▶ Kap. 2.4.2 und 2.5.2)
- Sauerstoffgabe über Maske (▶ Kap. 4.4)
- Legen eines venösen Zugangs an einer erreichbaren Extremität (▶ Kap. 5.1.1)
- Anlegen einer immobilisierenden Halskrause (▶ Kap. 3.2)
- Analgesie: vorsichtige Opioid- oder Ketamingabe unter Vermeidung einer Atemdepression (▶ Kap. 6.6)

Wichtig ist, dass der Notarzt in solchen Situationen, die für alle Beteiligten quälend sind und in denen die Zeit oft nicht zu vergehen scheint, besonnen handelt und sich nicht in therapeutische Abenteuer mit ungewissem Ausgang stürzt (z. B. Intubation eines noch spontan atmenden Patienten, dessen Atemwege für den Notarzt nicht sicher erreichbar sind).

# Atemwegssicherung, Intubation und Beatmung

## Lerninhalte

Atemwegsmanagement und Beatmung gehören zu den wichtigsten notfallmedizinischen Maßnahmen und sind elementare Bestandteile der kardiopulmonalen Reanimation. Atemwegsmanagement beinhaltet das Freimachen und Freihalten der Atemwege, ggf. mit der Möglichkeit zur Beatmung. Das **Freimachen** kann ohne Hilfsmittel durch digitales Ausräumen des Mundes erfolgen, erfolgt im professionellen Rettungsdienst aber meist mit Hilfsmitteln wie Absaugpumpe oder Magill-Zange. In Erstickungssituationen aufgrund tiefer in die Atemwege eingedrungener Fremdkörper sind Schläge auf den Rücken, in schweren Fällen auch Thorax- oder Oberbauchkompressionen (Heimlich-Manöver) erforderlich. Das **Freihalten** erfolgt am sichersten durch die endotracheale Intubation. Alternativen zum Endotrachealtubus mit etwas geringerem Schutz vor Aspiration und Dislokation sind Larynxmaske, Larynxtubus und Kombitubus. Einfachere Mittel wie oro- oder nasopharyngeale Tuben können ebenfalls ausreichend sein. Auch ohne Hilfsmittel lassen sich die Atemwege meist durch Seitenlagerung, Reklination des Kopfes und Anheben des Unterkiefers oder den sog. Esmarch-Handgriff offen und frei halten. Ist ein Atemwegsmanagement mit den bisher beschrieben Methoden nicht möglich, muss rechtzeitig der Entschluss zur Koniotomie gefasst werden. Beatmet wird entweder über eine Beatmungsmaske, einen Endotrachealtubus oder die o. g. Tubusalternativen. Die **Beatmung** kann mit einem manuellen Beatmungsbeutel oder einem transportablen Beatmungsgerät erfolgen, in den meisten Notfallsituationen vorzugsweise mit erhöhter $FiO_2$ (50–100 %). Hauptziele der Beatmung sind das Sicherstellen einer ausreichenden arteriellen Sauerstoffkonzentration (**Oxygenierung**) und einer ausreichenden Abatmung von Kohlendioxid (**Ventilation**) zur Vermeidung von Hypoxie, Hyperkapnie und respiratorischer Azidose.

## 4.1 Atemwegssicherung

Das Atemwegsmanagement, also die Sicherung der Atemwege durch Freimachen und Freihalten ist oft die wichtigste notfallmedizinische Maßnahme und ein wichtiger Bestandteil der kardiopulmonalen Reanimation. Je nach Notfallsituation, den verfügbaren Mitteln und der Kompetenz des Rettungspersonals kommen eine Reihe von Möglichkeiten in Betracht (Tab. 4.1). Die Atemwegssicherung ist besonders wichtig bei Ateminsuffizienz, Atemstillstand, Bewusstlosigkeit und obstruierenden Erkrankungen oder Verletzungen der Atemwege.

Die **Ziele** der Atemwegssicherung sind:

- Vermeidung oder Beseitigung von Hypoxie und Hyperkapnie
- Verhinderung der Aspiration von Erbrochenem

**Tab. 4.1** Freihalten der Atemwege – Möglichkeiten ohne und mit Hilfsmitteln

| | |
|---|---|
| Ohne Hilfsmittel | Seitenlagerung<br>Reklination des Kopfes und Anheben des Unterkiefers (HTCL)<br>Esmarch-Handgriff |
| Einfache Hilfsmittel | Oropharyngealtubus (Guedel)<br>Nasopharyngealtubus (Wendl) |
| Effektivere Hilfsmittel | Endotrachealtubus<br>Larynxmaske<br>Larynxtubus<br>Kombitubus |

- Beseitigung einer Atemwegsverlegung
- Ermöglichung einer Beatmung.

> **Atemwegssicherung und Beatmung gehören zu den zentralen Aufgaben des Notarztes und können erheblich zur Überlebensverbesserung des Notfallpatienten beitragen.**

### 4.1.1 Freimachen der Atemwege

Zur Atemwegsverlegung durch Fremdkörper kann es beim wachen und beim bewusstlosen Patienten kommen. Die Fremdkörper können sowohl supraglottisch auf der Ebene des Pharynx und Hypopharynx, als auch infraglottisch im Kehlkopf und der Trachea zum Ersticken führen (tiefer, distal der Carina festsitzende Fremdkörper führen dagegen meist nicht zu akut lebensbedrohlichen Zuständen, müssen jedoch dennoch in der Klinik extrahiert werden). Beim drohenden Ersticken muss als entscheidende Maßnahme unbedingt versucht werden, den Fremdkörper aus den Atemwegen zu entfernen. Auch beim Bewusstlosen und bei kardiopulmonaler Reanimation müssen grundsätzlich Mund und Rachen von Fremdkörpern oder Erbrochenem freigemacht werden. Dies erfolgt durch folgende Methoden.

**Digitales Ausräumen des Mundes.** Das Ausräumen erfolgt mit Zeige- und Mittelfinger (Abb. 4.1). Nachteilig ist, dass zum einen nur die Mundhöhle und keine tieferen Abschnitte der Atemwege gereinigt werden können, und zum andern,

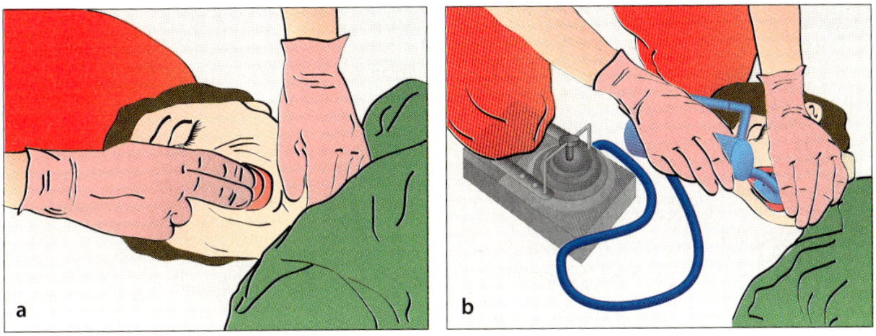


**Abb. 4.1a, b** Freimachen der Atemwege. **a** Digitales Ausräumen der Mundhöhle; **b** Absaugen von Erbrochenen mit einer transportablen Vakuumpumpe

dass dabei Patienten mit noch erhaltenen Abwehrreaktionen zubeißen und den Helfer verletzen können. Zur Vermeidung solcher Bissverletzungen sollte die Wange des Patienten von außen mit 1 oder 2 Fingern zwischen die Zähne bzw. die Kiefer gedrückt werden. Bei Gebissträgern gilt: Ein lockeres Gebiss wird entfernt, ein festsitzendes kann belassen werden.

**Blinde oder wiederholte Auswischversuche sind zu unterlassen; dadurch könnte der Fremdkörper noch tiefer in den Rachen geschoben werden.**

**Absaugen mit einer Vakuumpumpe.** Erbrochenes (kleinere Partikel, breiige Masse und Flüssigkeit) kann mit Hilfe einer Vakuumpumpe und eines großlumigen Absaugkatheters entfernt werden. Hierzu muss ein ausreichender Sog erzeugt werden. Gebräuchlich sind Systeme, bei denen der Sog durch eine Fuß- oder Handpumpe, eine elektrische Pumpe oder nach dem Venturi-Prinzip mit Hilfe einer Sauerstoff-Überdruckflasche erzeugt wird. Wenn irgend möglich, soll bei jeder Intubation eine Absaugvorrichtung inklusive eines großlumigen Absaugkatheters bereitstehen.

**Fremdkörperextraktion mit Hilfe der Magill-Zange.** Größere partikuläre Bestandteile und tiefer im Rachen, im Hypopharynx und vor dem Kehlkopfeingang befindliche Fremdkörper können oft auch mit dieser speziellen Intubationszange (ggf. unter Zuhilfenahme eines Laryngoskops) entfernt werden (Abb. 4.7c).

**Intrathorakale Druckerhöhungen.** Tiefer in den Atemwegen liegende, obstruierende Fremdkörper, die weder digital noch mit einer Magill-Zange zu entfernen sind, können manchmal durch Schläge auf den Rücken, Thoraxkompressionen

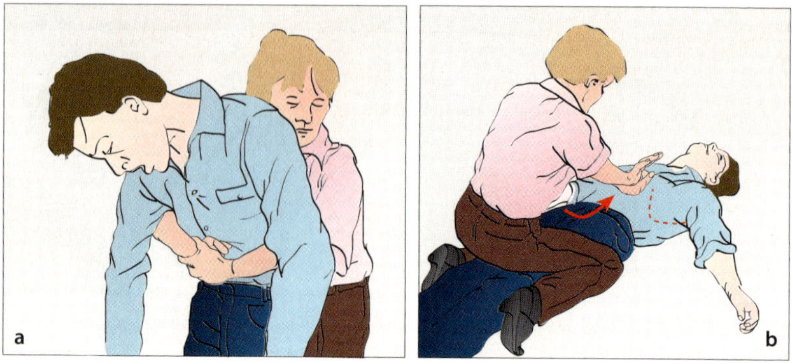


Abb. 4.2a, b Heimlich-Handgriff. **a** Beim bewusstseinsklaren Patienten im Stehen; **b** beim liegenden Patienten

(ähnlich wie bei Herzdruckmassage) und/oder Oberbauchkompressionen (sog. Heimlich-Handgriff) herausbefördert werden (Abb. 4.2). Das Prinzip dieser Maßnahmen ist eine schlagartige intrathorakale Druckerhöhung, die zur Expulsion des Fremdkörpers aus Hypopharynx, Larynx oder Trachea führen soll. Dabei gilt nach den aktuellen Empfehlungen des ERC bei Patienten mit schwerem Erstickungsanfall:

- **Rückenschläge** (»back blows«) werden bei noch nicht bewusstlosen Patienten aller Altersklassen empfohlen.
- **Oberbauchkompressionen** (»abdominal thrusts«, Heimlich-Handgriff) sind indiziert bei noch nicht bewusstlosen Erwachsenen und Kindern (nicht jedoch bei Säuglingen!), sofern Rückenschläge allein wirkungslos sind.
- **Thoraxkompressionen** (»chest thrusts« oder »chest compressions«) werden bei noch nicht bewusstlosen Säuglingen empfohlen, sofern Rückenschläge allein wirkungslos sind; außerdem bei allen bewusstlosen Patienten (Erwachsenen und Kindern) im Rahmen der Reanimation (► Kap. 7).

**Praktisches Vorgehen**

**Rückenschläge**

- Der Helfer steht neben oder etwas hinter dem Patienten.
- Mit einer Hand unterstützt er von vorn den vornüber gebeugten Oberkörper und mit der anderen Hand gibt er dem Erstickenden bis zu 5 scharfe Schläge zwischen die Schulterblätter.

▼

- Anschließend wird der Erfolg der Maßnahme überprüft (Inspektion des Mundes, Beatmungsversuche).

**Oberbauchkompressionen (bei Erwachsenen und Kindern > 1 Jahr)**

- Beim stehenden Patienten wird der Oberbauch von hinten mit beiden zur Faust geballten Händen umfasst und ruckartig komprimiert.
- Beim auf dem Rücken liegenden Patienten wird der Oberbauch mit einem Handballen des rittlings über ihn gebeugten Helfers ruckartig eingedrückt (wird bei bewusstlosen Erwachsenen heute nicht mehr empfohlen).
- Nach bis zu 5 Kompressionen wird der Erfolg der Maßnahme überprüft (Inspektion des Mundes, Beatmungsversuche).
- Gefahren liegen vor allem in lebensbedrohlichen Verletzungen der Oberbauchorgane (Leber-, Milz-, Magenruptur).
- Achtung: nicht bei Säuglingen (Kinder < 1 Jahr) anwenden: hohe Verletzungsgefahr der Oberbauchorgane.

**Thoraxkompressionen (bei Säuglingen)**

- Der Säugling liegt auf dem Rücken, der Helfer kniet oder steht neben ihm.
- Das Sternum wird an gleicher Stelle wie zur Herzdruckmassage (HDM) im Rahmen einer CPR komprimiert (▶ Kap. 7); die Kompressionen sollen allerdings ruckartiger und stärker sein als bei der CPR und mit geringerer Frequenz erfolgen.
- Nach bis zu 5 Kompressionen wird der Erfolg der Maßnahme überprüft (Inspektion des Mundes, Beatmungsversuche).

**Bei bewusstlosen Patienten aller Altersklassen infolge Erstickung soll eine Standard-CPR mit HDM erfolgen (▶ Kap. 7). Allerdings sollen die oberen Atemwege häufiger kontrolliert und ggf. von den herausbeförderten Fremdkörpern gereinigt werden.**

**Abnehmen von Integralhelmen.** Der Helm verhindert bei verunglückten Motorradfahrern eine adäquate Atemwegssicherung und Primärversorgung. Er muss daher – entgegen einer offenbar nicht auszurottenden Fehlmeinung – besonders bei bewusstlosen, ateminsuffizienten und schwer verletzten Patienten unbedingt abgenommen werden, ohne jedoch dabei eine mögliche Halswirbelsäulenverletzung zu verschlimmern (◻ Abb. 4.3). Selbstverständlich muss bei Integralhelmen als erste Maßnahme sofort das Visier geöffnet werden.

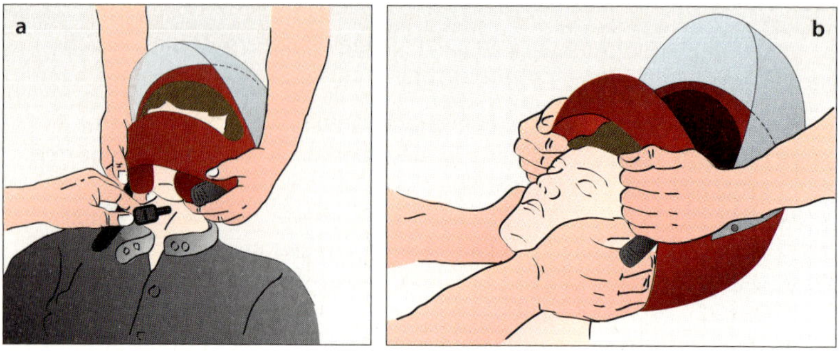


**Abb. 4.3a, b** Abnehmen eines Integralhelms. **a** Der Helmverschluss wird geöffnet (dies kann aufgrund der vielfältigen Verschlussarten schwierig sein; ggf. Kinngurt mit Schere durchtrennen); **b** danach wird der Helm von einem Helfer in Körperlängsrichtung vorsichtig abgezogen. Ein zweiter Helfer stabilisiert gleichzeitig Kopf und Hals von unten nachgreifend mit beiden Händen

**Verhindern des Zurückfallens der Zunge.** Das Zurückfallen der Zunge führt beim bewusstlosen Patienten aufgrund des Tonusverlustes der Pharynxmuskulatur in Rückenlage (und auch in Bauchlage, nicht jedoch in Seitenlage) häufig zu einer partiellen oder sogar kompletten Atemwegsverlegung, die durch Lagerungsmaßnahmen, spezielle Handgriffe oder Tuben unbedingt verhindert werden muss (Tab. 4.1).

**Die häufigste Ursache für eine Atemwegsverlegung beim bewusstlosen Patienten ist die zurückfallende Zunge!**

## 4.1.2 Freihalten der Atemwege ohne Hilfsmittel

Bei ausreichend spontan atmenden, bewusstlosen Patienten ist die **Seitenlagerung** (▶ Kap. 3.3) indiziert. Ateminsuffiziente Patienten müssen jedoch zur Beatmung in **Rückenlage** gebracht werden. Zwei Varianten sind gängig, um das Zurückfallen der Zunge zu verhindern:

- **Reklination des Kopfes** und Anheben des Unterkiefers (HTCL: head tilt and chin lift maneuver), wird zur Durchführung der Mund- zu-Mund-Beatmung empfohlen
- **Esmarch-Handgriff**, ist komplizierter, aber oft effektiver (Abb. 4.4).

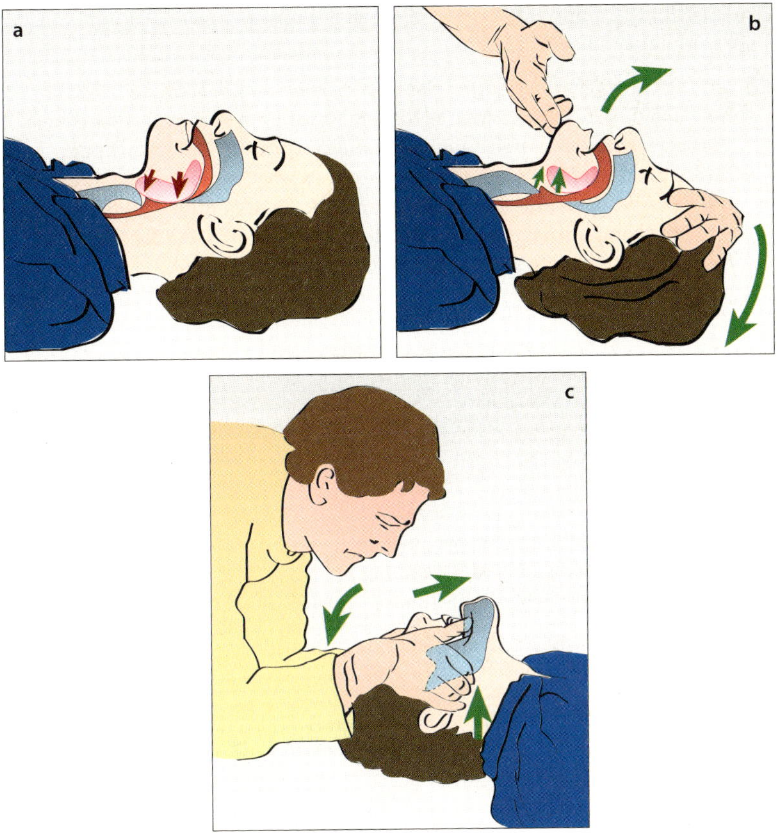


**Abb. 4.4a–c** Freihalten der Atemwege ohne Hilfsmittel. **a** Verlegung der Atemwege durch die zurückfallende Zunge; **b** Reklination des Kopfes und Anheben des Unterkiefers (HTCL-Manöver): Der Patient liegt auf dem Rücken, der Helfer kniet neben dem Patienten. Eine Hand fasst unter das Kinn und hebt dieses an, während die andere Hand auf die Stirn des Patienten gelegt wird und diese nach unten drückt (head tilt and chin lift: HTCL); **c** Esmarch-Handgriff (Dreifachhandgriff): Der Patient liegt auf dem Rücken, der Helfer kniet hinter dem Patienten. Er fasst mit dem Zeigefinger beider Hände unter den Kieferwinkel und legt die Daumen beider Hände auf den Unterkiefer. Dann wird: 1. der Kopf nach hinten überstreckt, 2. der Mund geöffnet und 3. der Unterkiefer vorgezogen (subluxiert)

Beide Methoden führen dazu, dass die Zunge indirekt angehoben und von der Rachenhinterwand entfernt wird.

**Ein zu starkes Zurückbeugen des Kopfes kann zu Schäden der Halswirbelsäule und des Rückenmarks führen! Besondere Vorsicht ist stets bei Verdacht auf Halswirbelsäulenverletzungen geboten. Hier darf der Kopf nur so wenig wie möglich bewegt werden. Dennoch muss auch bei bewusstlosen und ateminsuffizienten Patienten mit Halswirbelsäulenverletzung unbedingt für freie Atemwege gesorgt werden, um eine Hypoxie und deren deletäre Auswirkungen zu vermeiden.**

## 4.1.3 Freihalten der Atemwege mit Pharyngealtuben

Die Tuben werden durch Mund bzw. Nase bis in den Rachen eingeführt, so dass die Öffnung im Hypopharynx vor dem Larynxeingang zu liegen kommt. Die oberen Atemwege werden dadurch freigemacht und freigehalten; das Zurückfallen der Zunge wird verhindert. Die Pharyngealtuben bezeichnet man deshalb auch als **Luftbrücken** (**Airways**). Es gibt zwei Typen:
- Oropharyngealtubus (Guedel-Tubus)
- Nasopharyngealtubus (Wendl-Tubus).

**Ein Pharyngealtubus schützt nicht vor Aspiration!**

### Oropharyngealtuben

Im Rettungsdienst wird vorwiegend der **Guedel-Tubus** (Abb. 4.5) verwendet, der anatomisch geformt und in Höhe der Zahnreihe durch Metall oder Kunststoff verstärkt ist, um ein Zubeißen zu verhindern. Ist der Patient nicht (mehr) bewusstlos, wird der Guedel-Tubus meist schlecht toleriert und kann Würgen und Erbrechen auslösen. Guedel-Tuben sind in verschiedenen Größen erhältlich: von 000 für Neugeborene bis 6 für große Erwachsene, gängig ist für Erwachsene die Größe 4. Die richtige Länge entspricht in etwa der Entfernung vom **Mundwinkel** bis zum **Ohrläppchen**. Der Guedel-Tubus kann im Rettungsdienst folgende Funktionen erfüllen:
- Er dient zum Offenhalten der Atemwege und zum Schutz vor der Atemwegsverlegung durch die zurückfallende Zunge beim spontan atmenden, bewusstlosen Patienten.
- Er dient der Erleichterung der Maskenbeatmung. Wenn die Maskenbeatmung ohne Guedel-Tubus nicht gelingt, soll nicht mit dem Einlegen eines Pharyngealtubus gezögert werden. Der Guedel-Tubus erleichtert die Maskenbeat-

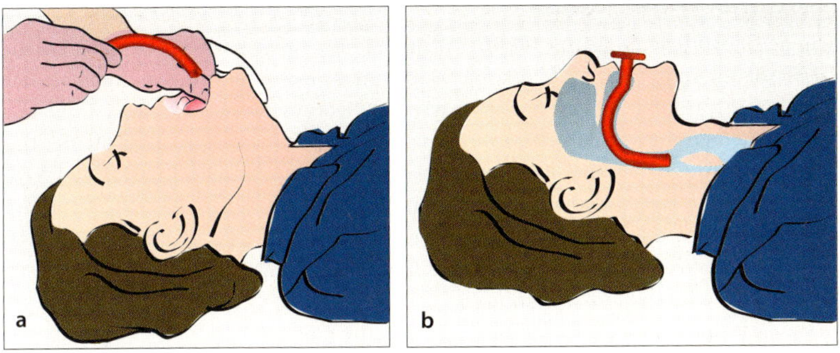


**Abb. 4.5a, b** Guedel-Tubus. **a** Der Tubus wird zunächst so in den geöffneten Mund eingeführt, dass die konkave Seite nach oben (zur Nase) zeigt; **b** nach einigen cm (beim Erwachsenen etwa 5 cm) wird der Tubus um 180° gedreht und weiter vorgeschoben. Jetzt weist die konkave Seite nach unten und untertunnelt die Zunge

mung oft erheblich oder macht sie (besonders bei zahnlosen Patienten) überhaupt erst möglich.

- Er dient als Beißschutz bei orotracheal intubierten Patienten. Der Guedel-Tubus wird neben dem Endotrachealtubus eingeführt und meist zusammen mit diesem fixiert. Dabei empfiehlt es sich darauf zu achten, dass die Öffnung des Guedel-Tubus nicht mit Pflaster zugeklebt wird, da sie bei Fehlintubation lebensrettend sein kann (► Fallbeispiel S. 87)!

## Weitere oropharyngeale Tuben

Es gibt einige Modifikationen des Guedel-Tubus, die gegenwärtig im professionellen Rettungsdienst nicht oder nicht mehr weit verbreitet sind. Hierzu gehört der COPA (Cuffed Oropharyngeal Airway), der gewissermaßen einen mit einer blockbaren Manschette versehenen oropharyngealen Tubus darstellt, und an den direkt ein Beatmungsgerät oder -beutel angeschlossen werden kann. Der Safar-Tubus besteht im Prinzip aus zwei S-förmig aneinander montierten Guedel-Tuben, um das Einblasen von Luft bei der Beatmung mit dem Mund ohne direkten Kontakt mit dem Patientenmund zu ermöglichen. Dem gleichen Zweck – allerdings erheblich moderner – dient der Weinmann-Lifeway; er besteht aus einer Art verkürztem Guedel-Tubus mit extraoraler Mundabdichtung, einem Nicht-Rückatemventil, einem Einblas-Ansatzstück und einer Klemme zum Verschluss der Nase.

## Nasopharyngealtuben

Am gebräuchlichsten ist der **Wendl-Tubus** (◘ Abb. 4.6). Er wird (ggf. nach Lubrifizierung mit einem Gel, Silikonspray oder, am einfachsten, mit dem Speichel des Patienten) transnasal bis in den Hypopharynx vorgeschoben. Einige Sondermodelle haben zusätzlich zum Hauptlumen ein Nebenlumen für die supplementierende Zuleitung von Sauerstoff. Wenn allerdings kein solches Sondermodell verwendet wird, soll der Sauerstoff beim spontan atmenden Patienten am besten über eine Sauerstoffmaske zugeführt werden. Ein häufiger Fehler besteht darin, den Sauerstoff per Sonde oder Katheter durch das Hauptlumen des Wendl-Tubus zuzuführen. Dadurch kann der Tubus jedoch seiner Funktion als »Luftbrücke« nicht mehr gerecht werden, da das Lumen durch die Sauerstoffsonde verlegt wird; er wird quasi zur »Einbahnstraße« für Sauerstoff.

Die Größen des Wendl-Tubus werden wie beim Endotrachealtubus in Charriere (Chr.) angegeben (1 Chr. = 1/3 mm); gängig sind für Erwachsene Tuben der Größe 30–32 Chr. Außendurchmesser.

Vor- und Nachteile sowie Gefahren beim Einsatz des Wendl-Tubus:

- **Vorteile**: Der Wendl-Tubus wird vom nichtbewusstlosen Patienten oft besser toleriert als der Guedel-Tubus und löst seltener Würgen und Laryngospasmen aus. Daher wird er in der klinischen Anästhesie vor allem in der Aufwachphase nach einer Narkose verwendet.
- **Nachteile**: Er ist beim tief bewusstlosen Patienten zum Freihalten der oberen Atemwege und zur Ermöglichung einer Maskenbeatmung oft weniger effektiv als der Guedel-Tubus.

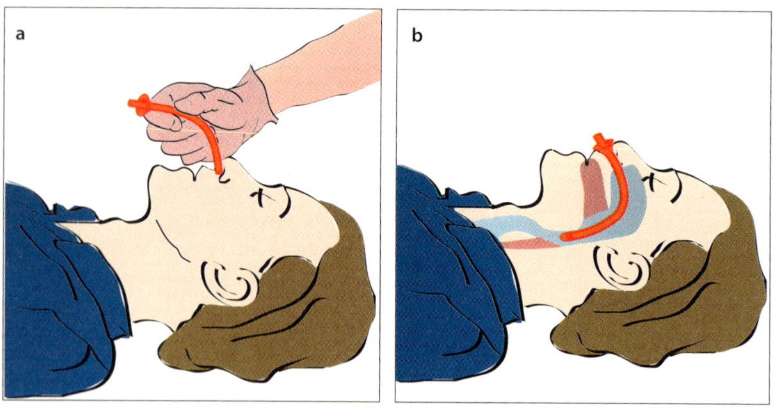


◘ **Abb. 4.6a, b** Einführen eines Wendl-Tubus: Der Wendl-Tubus wird unter vorsichtigem Drehen und sanftem Druck durch ein Nasenloch in den Rachen vorgeschoben

- **Gefahren**: Beim Einführen des Tubus kann Nasenbluten ausgelöst werden. Manchmal wird der Tubus nach Verletzung der Mukosa submukös vorgeschoben. Die Mukosa verlegt dann im Rachen die Tubusöffnung, und der Tubus kann seiner Funktion nicht gerecht werden, sondern führt sogar noch zu einer weiteren Einengung der Atemwege; wenn dann noch Sauerstoff insuffliert wird, kann es sogar zur katastrophalen Atemwegsverlegung kommen.

**! Wird ein Pharyngealtubus zu tief eingeführt, kann er im Ösophaguseingang liegen und die (Be)atmung behindern. Wird der zu knapp eingeführt, kann er die Atemwegsverlegung durch die Zunge nicht verhindern oder die Zunge gar noch gegen den Larynxeingang drücken.**

## 4.2 Endotracheale Intubation (ETI)

Ein korrekt eingeführter Endotrachealtubus (ET) ist zur Atemwegssicherung allen anderen Methoden überlegen, denn er:
- schützt am besten vor einer Verlegung der oberen Atemwege
- bietet den bestmöglichen Schutz vor Aspiration von Mageninhalt
- ermöglicht eine Überdruckbeatmung, ohne dass die Gefahr einer Überblähung des Magens besteht.

Die ETI sollte daher immer dann durchgeführt werden, wenn die Schaffung und Aufrechterhaltung eines sicheren Atemweges und eine künstliche Beatmung notwendig sind (Tab. 4.2). Voraussetzung dafür ist jedoch (neben der Verfügbarkeit des Zubehörs zur Intubation), dass die Intubation vom Anwender sicher beherrscht und die Überprüfung der korrekten Tubuslage auch in der Hektik der

**Tab. 4.2** Indikationen zur endotrachealen Intubation

| | |
|---|---|
| Notwendigkeit der Beatmung | Atemstillstand (Reanimationssituation)<br>schwere Oxygenierungsstörung<br>schwere Ventilationsstörung |
| Drohende oder manifeste Atemwegsverlegung | durch die Zunge<br>durch (nicht extrahierbare) Fremdkörper<br>durch Schwellungen der oberen Atemwege |
| Ausfall der Schutzreflexe bei | Koma jeglicher Genese<br>Notwendigkeit einer präklinischen Narkose |

Notsituation sorgfältig durchgeführt wird. Bei nicht gelingender endotrachealer Intubation müssen rechtzeitig und überlegt andere Verfahren der Atemwegssicherung zum Einsatz kommen.

### 4.2.1 Endotrachealtuben



Endotrachealtuben bestehen meist aus relativ weichem Kunststoff mit einem genormten ISO-Ansatzstück aus hartem Kunststoff am proximalen Tubusende, um die Verbindung zum Beatmungsbeutel oder -gerät herzustellen. Nahe dem distalen Ende ist meist eine aufblasbare Manschette (**Blockung**) zur Abdichtung zwischen Tubus und Luftröhre angebracht. Damit die Manschette aufgeblasen werden kann, verläuft in der Tubuswand eine dünne Zuleitung, die proximal mit einem Ansatzstück für eine Spritze und einem Kontrollballon (»Pilot balloon«) beginnt. Auch bei Kindern können nach heutiger Ansicht blockbare Tuben verwendet werden; früher wurden hier (bis etwa 8 Jahre) Tuben ohne Blockung empfohlen, um Trachealschäden zu vermeiden. Säuglingstuben hingegen sind nach wie vor nicht blockbar.

**Tubusarten.** Der heute bei weitem gängigste ET ist der **Magill-Tubus** (◘ Abb. 4.7d). Er hat eine runde Form (Kreissegment) und kann sowohl zur orotrachealen als auch zur nasotrachealen Intubation verwendet werden. Die Verwendung eines Führungsstabes ist sinnvoll, aber nicht unbedingt erforderlich. Nachteilig ist, dass er leicht zu tief eingeführt werden kann und ohne Fixierung auch leicht wieder herausrutscht. Einige dieser Nachteile lassen sich durch Verwendung eines **Oxford-Tubus** vermeiden (◘ Abb. 4.7e). Dieser ist nämlich rechtwinklig gebogen, kann praktisch nicht zu tief eingeführt werden kann und hat eine geringere Tendenz zur spontanen Dislokation aus der Trachea als die Magill-Tuben. Allerdings kann er nur zur orotrachealen Intubation verwendet werden.

**Tubusgröße.** Die Tubusgröße wird meist als Innendurchmesser (ID) in mm angegeben, gelegentlich aber auch noch als Außendurchmesser (AD) in Charrière (1 Chr. = 1/3 mm). Eine Umrechnung von Chr. (AD) in mm (ID) oder umgekehrt setzt die Kenntnis der Tubuswanddicke (TW) voraus. Diese ist bei den einzelnen Modellen etwas unterschiedlich, insbesondere sind ältere Tuben oft dickwandiger als die neueren. Grundsätzlich gilt die Formel:

$$(\text{ID [mm]} + 2 \times \text{TW [mm]}) \times 3 = \text{AD [Chr.]}$$

**Tubusgröße bei Erwachsenen.** Meist werden Tuben der Größe 7,0–8,0 mm für Frauen und 7,5–8,5 mm für Männer gewählt.

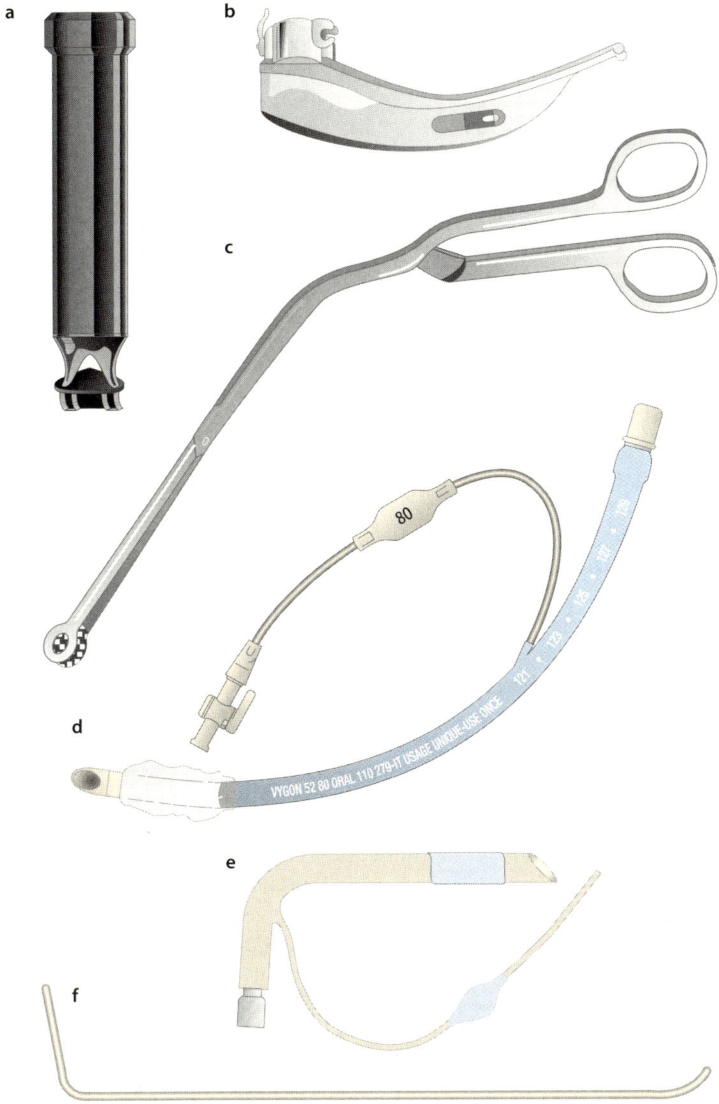


**Abb. 4.7a–f** Intubationszubehör. **a** Laryngoskopgriff; **b** Laryngoskopspatel; **c** Magill-Zange; **d** Magill-Tubus; **e** Oxford-Tubus; **f** Führungsstab

**Ein Tubus der Größe 7,5 mm ID bzw. 30 Chr. AD kann im Notfall für praktisch alle Erwachsenenintubationen verwendet werden.**

**Tubusgröße bei Kindern.** Für Kinder kann die richtige Tubusgröße nach folgenden Formeln ermittelt werden:



$$ID_{mm} = 4 + (Alter_{in\ Jahren}/4)$$

$$AD_{Chr.} = 18 + Alter_{in\ Jahren}$$

**Nach einer für jedes Alter geltenden Faustregel sollte der Außendurchmesser des Tubus etwa so groß sein wie der Durchmesser des kleinen Fingers des Patienten.**

## 4.2.2 Intubationszubehör

**Laryngoskop.** Dies ist das wichtigste Zubehör für eine ETI. Es dient der Darstellung des Kehlkopfeingangs während des Intubationsvorgangs. Ein Laryngoskop besteht grundsätzlich aus Griff und Spatel. Meist liegen Griff und Spatel separat vor, und der Spatel muss vor der Anwendung aufgesteckt werden. Im Griff sind Akkus oder Batterien enthalten, die den Strom für die in der Nähe der Spatelspitze angebrachte Lichtquelle liefern, um eine gute Sicht im Mund zu ermöglichen (◘ Abb. 4.7a, b). Es gibt grundsätzlich gerade und gebogene Spatel; meist werden gebogene bevorzugt. Außerdem gibt es natürlich Spatel in verschiedenen Größen für Kinder und Erwachsene. Die Spatel sind traditionell aus Metall und müssen dann nach jedem Gebrauch resterilisiert werden; alternativ werden heute oft auch Einmal-Spatel aus Kunststoff verwendet.

**Weiteres Intubationszubehör.** Neben dem Tubus sind folgende Materialien für eine ETI erforderlich:

- Eine **Intubationszange (Magill-Zange)** ist manchmal bei nasotrachealer Intubation erforderlich, um die Spitze des Tubus zwischen die Stimmlippen einzuführen. Außerdem kann sie zur Entfernung tief im Rachen liegender Fremdkörper genutzt werden (◘ Abb. 4.7c).
- Ein **Führungsstab** dient der Versteifung des Tubus während der orotrachealen Intubation (◘ Abb. 4.7f). Er kann die Einführung in den Kehlkopf erheblich erleichtern. Der Führungsstab wird unmittelbar nach der Intubation entfernt.

- **Blockungsmaterial**: Um den Tubus nach erfolgter Intubation blocken zu können, müssen eine Spritze (10 ml) und eine Klemme greifbar sein. Neuere Tuben haben jedoch meist ein in die Blockungszuleitung integriertes Rückschlagventil oder einen Zweiwegehahn, so dass keine Klemme erforderlich ist.
- **Fixiermaterial**: Nach erfolgreicher Intubation muss der Tubus stets sicher fixiert werden, um eine lebensgefährliche unbeabsichtigte Tubusdislokation zu vermeiden. Meist wird hierzu gut klebendes Pflaster verwendet. Kann kein Pflaster geklebt werden (Kälte, Schweiß, Erbrochenes oder Verbrennungen im Gesicht), so wird der Tubus mit einer um den Nacken des Patienten geführten Mullbinde befestigt. Zudem gibt es auch spezielle Fixierungsvorrichtungen für Tuben.
- **Beißschutz**: Um zu verhindern, dass der Patient über dem Tubus zubeißt und sich dadurch selbst den Atemweg verlegt, wird als Beißschutz meist ein neben dem Endotrachealtubus eingelegter Guedel-Tubus verwendet, oder aber der Beißschutz ist Bestandteil der speziellen Tubusfixierungsvorrichtung.
- **Absaugvorrichtung**: Wenn immer möglich ist eine funktionstüchtige Absaugeinrichtung mit großlumigem Absaugkatheter bereitzuhalten. Diese kann jedoch bei Intubationen außerhalb des Notarztwagens nicht immer bereitgestellt werden.
- **Medikamente**: Ist der Patient bewusstlos (z. B. bei Reanimation), so kann auf Medikamente zur Intubationserleichterung oft verzichtet werden. Ist der Patient jedoch vor Intubation wach oder zeigt noch Abwehrreaktionen, müssen vorher sedierende oder hypnotische Medikamente und evtl. Muskelrelaxanzien verabreicht werden.

### 4.2.3 Durchführung der endotrachealen Intubation

#### Intubationswege

Im klinischen Alltag versteht man unter **endotrachealer Intubation** entweder:
- die **orotracheale Intubation** (durch den Mund) oder
- die **nasotracheale Intubation** (durch die Nase).

Beide Intubationsvarianten werden auch unter dem (allerdings wenig gängigen) Begriff **translaryngeale Intubation** zusammengefasst, da ihre Gemeinsamkeit darin besteht, dass der Tubus auf seinem Weg in die Trachea Stimmlippen und Larynx passieren muss. Demgegenüber werden endotracheale Tubusplatzierungen durch eine künstlich geschaffene zervikale Öffnung in der Tracheal- oder unteren Laryngealwand als **Tracheotomie** resp. **Koniotomie** bezeichnet. Aber auch diese

Verfahren der subglottischen Atemwegseröffnung stellen prinzipiell Varianten der ETI (im weiteren Sinne) dar.

## Orotracheale Intubation

Die Methode der Wahl am Notfallort ist die orotracheale Intubation unter Sicht mit Hilfe eines Laryngoskops, da sie meist am schnellsten und am sichersten durchgeführt werden kann. Außerdem sind die meisten Notärzte mit diesem Intubationsverfahren am besten vertraut.

### Praktisches Vorgehen

**Orotracheale Intubation** (◘ Abb. 4.8)

- Atmet der Patient noch spontan, wird Sauerstoff über eine Maske verabreicht (**Präoxygenierung**).
- Der Kopf wird leicht überstreckt und erhöht gelagert, um die Sicht auf die Glottis zu verbessern (Cave: Halswirbelsäulentrauma!). Dies nennt man auch die »verbesserte Jackson-Position« (◘ Abb. 4.8a, b)
- Jetzt wird das Injektionshypnotikum und ggf. das Muskelrelaxans verabreicht.
- Ein Helfer drückt den Ringknorpel mit zwei Fingern gegen die Wirbelsäule, um der Regurgitation von Mageninhalt entgegenzuwirken (Krikoiddruck oder Sellick-Handgriff).
- Das Laryngoskop wird mit der linken Hand so eingeführt, dass die Zunge nach links zur Seite geschoben wird. Die Spitze des Laryngoskopspatels wird in die Mitte gerichtet und bis in die glossoepiglottische Falte (Vallecula epiglottica) vorgeschoben (dies gilt für den meist verwendeten gebogenen Spatel. Einen geraden Spatel schiebt man über die Epiglottis vor).
- Das Laryngoskop wird nach vorn-oben gezogen. Mundboden und Kehldeckel werden dadurch ebenfalls nach oben gezogen und der Blick auf die Stimmlippen freigegeben.
- Der Tubus wird mit der rechten Hand durch die Stimmlippen so tief eingeführt, dass die Blockung dahinter verschwindet.
- Die Blockungsmanschette wird mit 5–8 ml Luft gefüllt, bis bei Beatmung keine Luft mehr inspiratorisch aus der Trachea entweicht (bei Kindern unter 8 Jahren erfolgt entweder keine Blockung, oder es muss sehr vorsichtig geblockt werden).
- Der Führungsstab wird entfernt und die Beatmung begonnen. Heute wird dabei meist ein sog. Beatmungsfilter zur Atemgasanfeuchtung

▼

und als Bakterienfilter zwischen Tubus und Beatmungsgerät geschaltet.
- Die korrekte Tubuslage wird durch Inspektion der Thoraxbewegungen, Auskultation über Thorax und Epigastrium und (wenn möglich) Kapnometrie überprüft.
- Der Guedel-Tubus wird als Beißschutz neben dem Tubus in den Mund eingeführt. Der Endotrachealtubus wird mit Pflaster oder Mullbinde sicher fixiert.

**Kontrolle der korrekten Tubuslage.** Folgende Methoden eignen sich unter Beatmung zur Überprüfung einer korrekten Tubuslage:
- **Inspektion des Thorax:** hebt sich der Thorax symmetrisch?
- **Inspektion des Tubus:** Das Beschlagen eines durchsichtigen Tubus während der Exspiration spricht für eine Lage im Tracheobronchialsystem..
- **Palpation des Thorax** unterhalb der Schlüsselbeine: hebt sich der Thorax symmetrisch?
- **Auskultation beider Thoraxseiten** möglichst weit lateral: Sind die Lungen beidseits gut belüftet?
- **Auskultation über dem Epigastrium:** Ein blubberndes Geräusch dort spricht für eine Tubuslage im Ösophagus.
- **Direkte laryngoskopische Kontrolle.** Wenn es gelingt, im Rahmen einer erneuten Laryngoskopie bei liegendem Tubus diesen eindeutig zwischen den Stimmbändern zu visualisieren, ist dies ein sehr sicheres Kriterium zum Ausschluss einer ösophagealen Fehlintubation. Hierzu muss der Notarzt jedoch besonnen und intubationserfahren sein.
- **Verwendung eines Kapnometers:** Der Nachweis von Kohlendioxid in der Ausatemluft über mindestens 3 Atemzüge ist die sicherste Methode zum Ausschluss einer versehentlichen ösophagealen Fehlintubation. Eine zu tiefe (endobronchiale) Intubation lässt sich dadurch jedoch nicht feststellen.

**Verlässlichkeit der Überprüfungsmethoden für eine korrekte Tubuslage.** Von den oben erwähnten Methoden können nur die letzten beiden – direkte Sicht auf den zwischen den Stimmbändern verschwindenden Tubus und $CO_2$-Nachweis über mehr als 3 Atemhübe – eine ösophageale Fehlintubation sicher ausschließen. Alle anderen sind für sich allein genommen keine unbedingt verlässlichen Zeichen einer trachealen Intubation; sie müssen daher immer in der Zusammenschau mit anderen Intubationszeichen sowie dem Verlauf der Oxygenierung ($psaO_2$) und des klinischen Zustands beurteilt werden (► Fallbeispiel S. 67).

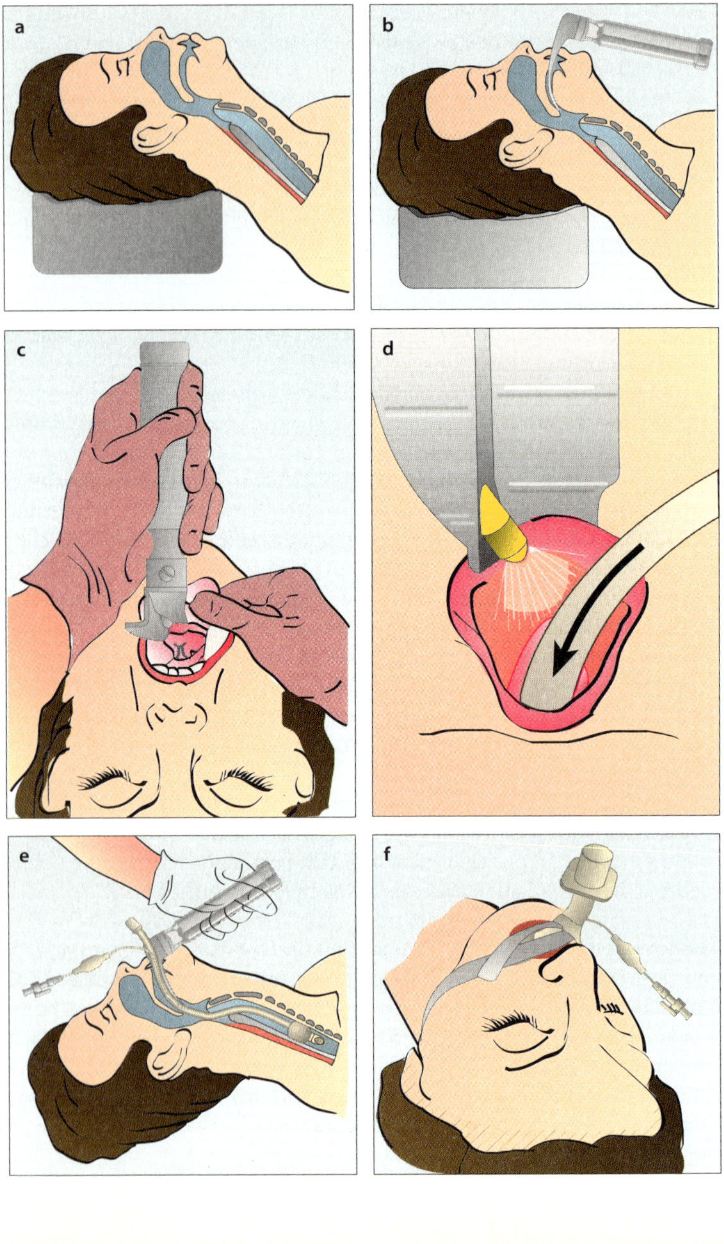
a
b
c
d
e
f

◀ **Abb. 4.8a–f** Orotracheale Intubation. **a** Lagerung des Kopfes; **b** Einsetzen des Laryngoskops; **c** Einstellung des Larynxeingangs; **d** Vorschieben des Tubus durch die Glottis unter Sicht; **e** richtige Lage des Tubus; **f** Fixierung des Tubus mit Guedel-Tubus als Beißschutz

**Weiteres Vorgehen nach Intubation.** Nach der erfolgreichen ETI soll der Patient bis zur Krankenhausaufnahme künstlich beatmet werden. Geschieht dies nicht, hat der Notarzt keine Kontrolle über die Ventilation des Patienten. Es können folgende Komplikationen auftreten:
- Hypoventilation und Hyperkapnie
- Anstieg des Hirndrucks beim Schädel-Hirn-Trauma
- Hypoxie durch Abfall der funktionellen Residualkapazität, Atelektasenbildung und erhöhten Rechts-Links-Shunt.

**Im Rettungsdienst gilt: Keine Intubation ohne Beatmung!**

**Medikamente zur Ermöglichung der endotrachealen Intubation.** Bei Patienten mit erhaltenem Bewusstsein ist die Gabe von Injektionshypnotika zur orotrachealen Intubation unabdingbar. Aber sie sollte auch bei bewusstlosen Patienten erwogen werden, da selbst beim komatösen Patienten eine Intubation ohne Anästhetikum erhebliche kardiozirkulatorische Veränderungen (Tachykardie, Hypertension) sowie Husten- und Würgereflexe auslösen kann. Zum Einsatz kommen vor allem Ketamin, Etomidate, Thiopental, Propofol und Midazolam (▶ Kap. 6.8). Sie können allein oder in Kombination mit einem Opioid (z. B. Morphin oder Fentanyl) eingesetzt werden, und auch eine Kombination untereinander kann sinnvoll sein (z. B. Ketamin mit Midazolam oder einem anderen Injektionshypnotikum, oder Etomidate mit Midazolam).

Wirkungsweise der Injektionshypnotika:
- **Etomidate** hat den Vorteil, dass Atmung und Kreislauf wenig beeinflusst werden. Allerdings sind die Intubationsbedingungen mit Etomidate allein oft nicht besonders gut, können jedoch durch Kombination mit Midazolam verbessert werden. Etomidate supprimiert die Nebennierenrindenfunktion. Es ist jedoch nicht klar, ob dies bei einmaliger Gabe klinisch bedeutsam ist.
- **Ketamin** hat den Vorteil, dass die Atmung erhalten bleibt, der Blutdruck steigt eher an. Wegen der unter alleiniger Ketamingabe beschriebenen Albträume und Halluzinationen wird eine Kombination mit einem Benzodiazepin wie Midazolam empfohlen.
- **Propofol** führt von allen Injektionshypnotika allein gegeben zu den besten Intubationsbedingungen, wirkt allerdings atemdepressiv und ausgeprägt blutdrucksenkend.

- **Thiopental** wirkt ähnlich wie Propofol atem- und kreislaufdepressiv; es liegt jedoch in Pulverform vor und muss daher vor der Injektion erst aufgelöst werden, was gerade in Notsituationen problematisch sein kann (dafür ist es problemlos lagerbar).
- **Midazolam** ist ein kurzwirksames Benzodiazepin und kann adjuvant zu den anderen Injektionshypnotika gegeben werden; es erleichtert dann die Intubation durch eine zentrale Muskelrelaxierung und verstärkt die hypnotische Wirkung des Kombinationspartners. Allein gegeben ist es für eine rasche Intubation meist unzureichend.

Die Frage: »Soll die Intubation mit oder ohne **Muskelrelaxanzien** erfolgen?« wird nach wie vor kontrovers diskutiert. Während einige Notfallmediziner die präklinische Verwendung von Muskelrelaxanzien wie Succinylcholin oder Rocuronium grundsätzlich ablehnen, halten andere deren Gabe für angemessen oder sogar geboten.

- **Vorteile** der Intubation mit Muskelrelaxanzien: Bessere Intubationsbedingungen, höherer Intubationserfolg, Verminderung der Stimmbandtraumatisierung; daher werden **innerklinisch** im Rahmen der Narkoseeinleitung endotracheale Intubationen in aller Regel unter Verwendung von Muskelrelaxanzien vorgenommen.
- **Nachteile** und **Gefahren** der Intubation mit Muskelrelaxanzien: Auch bei misslingender Intubation muss unbedingt eine suffiziente Beatmung erfolgen, da ansonsten durch den muskelrelaxansinduzierten Atemstillstand unausweichlich eine schwere Hypoxie mit Todesfolge eintritt. Außerdem haben Muskelrealxanzien seltene, aber unter Umständen lebensbedrohliche Nebenwirkungen (vor allem das schnellwirksame Succinylcholin).

Daher sollte der in der Intubation und Atemwegssicherung weniger geübte Notarzt auf die Gabe von Muskelrelaxanzien verzichten und, wenn ihm eine Intubation mit Injektionshypnotika alleine nicht gelingt, besser alternative Methoden der Atemwegssicherung wie Larynxmaske oder Larynxtubus anwenden.

## Nasotracheale Intubation

Sie ist schwieriger, zeitraubender und mit mehr Komplikationsmöglichkeiten (v. a. schweres Nasenbluten) behaftet als die orotracheale Intubation und daher präklinisch üblicherweise nicht indiziert; der Erfahrene kann sie aber beispielsweise bei schweren Verletzungen des Unterkiefers oder der Lippen erwägen. Eine Sonderrolle nimmt die **blinde nasotracheale Intubation** ein. Sie kann ausnahmsweise beim spontan atmenden Patienten durchgeführt werden, wenn eine orotracheale Intubation nicht möglich ist (◘ Abb. 4.9). Sie sieht zwar einfach aus, erfordert jedoch viel Übung und gelingt auch dem Geübten nicht immer.

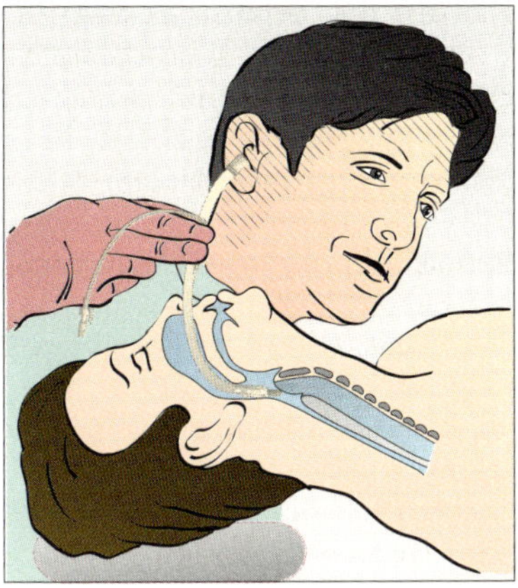

**Abb. 4.9** Blinde nasotracheale Intubation. Der Tubus wird durch die Nase (zunächst wie ein Wendel-Tubus) so weit eingeführt, bis an seinem proximalen Ende mit dem Ohr ein deutliches Atemgeräusch zu vernehmen ist. Er wird sodann durch geschickte Drehungen so vorgeschoben, dass er während der Inspiration des Patienten dessen Stimmlippen passiert

## Andere Intubationswege

Nur in Sondersituationen werden präklinisch andere Intubationswege als der orotracheale beschritten.

**Direkte Intubation durch die Trachea.** Diese wird bei Patienten durchgeführt, die bereits **tracheotomiert** oder **tracheostomiert** sind. Von einer **Tracheotomie** spricht man, wenn die Trachea unterhalb des Larynx eröffnet ist. Bei einer **Tracheostomie** ist der Kehlkopf entfernt (z. B. bei einem Larynxkarzinom) und die Trachea endet (bzw. beginnt) am Tracheostoma. Der Tubus wird in diesen Fällen einige cm (beim Erwachsenen 4–5 cm) in das Tracheostoma eingeführt, oder es wird, wenn vorhanden, eine spezielle Trachealkanüle verwendet.

**Die direkte Intubation durch den Larynx nach Durchführung einer Koniotomie.** Dieses Vorgehen wird gewählt, wenn der Patient nicht oro- oder nasotracheal intubiert werden kann, eine Intubation jedoch dringend erforderlich ist. Der Tubus wird dann nach notfallmäßiger Inzision des Lig. cricothyreoideum im unteren Larynxbereich endotracheal platziert (► Abschn. 4.3.4).

### 4.2.4 Komplikationen der endotrachealen Intubation

**Komplikationsmöglichkeiten.** Die ETI ist zwar häufig lebensrettend, kann aber auch zu lebensbedrohlichen Komplikationen führen, die entweder durch den Intubationsvorgang oder durch eine falsche Tubuslage (◘ Abb. 4.10) verursacht werden können.

Die wichtigsten, weil akut lebensgefährlichen Komplikationsmöglichkeiten sind folgende:

- Einführen des ET fälschlicherweise in den Ösophagus (◘ Abb. 4.10b); ausführliche Kommentierung s. u.
- Hypoxie durch zu lang dauernde Intubationsversuche ohne zwischenzeitliche Beatmung
- Hypoxie durch unbemerkte Dislokation eines bereits korrekt eingeführten, aber unzureichend befestigten Tubus.

Ebenfalls lebensbedrohlich oder deletär können folgende Komplikationen sein:

- Erbrechen und Aspiration während des Intubationsvorgangs
- sekundäre Rückenmarkschädigung durch zu starkes Überstrecken des Kopfes bei Halswirbelsäulentrauma oder auch Patienten mit Polyarthritis (Cave Densfraktur!).

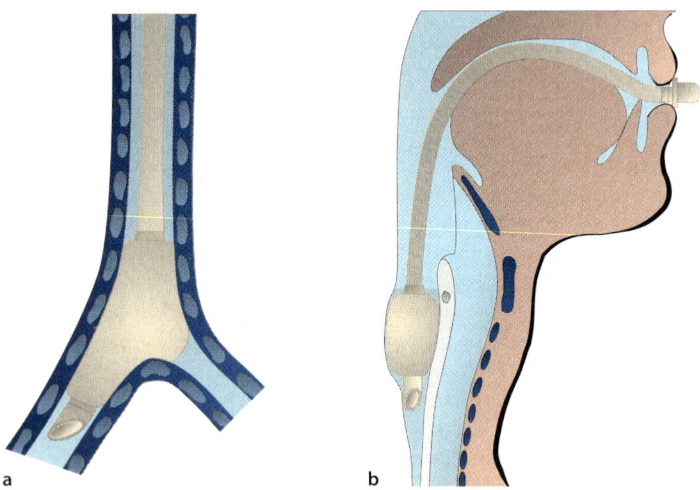


◘ **Abb. 4.10a, b** Fehllagen des Endotrachealtubus. **a** Endobronchiale Intubation; **b** ösophageale Fehlintubation

Strukturelle Schäden können während des Intubationsvorgangs weiterhin ausgelöst werden durch:

- Beschädigung der Stimmlippen und des Kehlkopfs beim Einführen des Tubus
- Beschädigung oder sogar Luxation der Zähne (besonders gefährdet: die Schneidezähne des Oberkiefers) beim Einführen des Laryngoskops; im schlimmsten, jedoch seltenen Fall kann ein dislozierter Zahn während der Intubation aspiriert werden. Zur Vermeidung solcher Zahnschäden gibt es Einmal-Zahnprotektoren aus weichem Kunststoff, die vor der Intubation rasch eingelegt werden können, im lebensbedrohlichen Notfall fehlt hierfür jedoch meist die Zeit.

Eine der häufigsten Komplikationen der Intubation ist das zu tiefe Einführen des ET in einen Hauptbronchus: die **endobronchiale Tubusfehllage** (▫ Abb. 4.10a).

## Endobronchiale Intubation

Die Intubation eines Hauptbronchus führt dazu, dass nur der von diesem Bronchus versorgte Teil der Lunge belüftet wird. Meist gelangt der zu tief eingeführte Tubus in den rechten Hauptbronchus. Da der rechte Oberlappenbronchus sehr hoch vom rechten Hauptbronchus abgeht – und daher leicht von der Blockung verlegt werden kann – wird oft nur der rechte Unter- und Mittellappen belüftet. Die Folge ist eine schwere Oxygenierungsstörung mit bedrohlicher Hypoxie durch einen großen Rechts-Links-Shunt. Gelegentlich wird fälschlich aufgrund des einseitig fehlenden Atemgeräusches ein Pneumothorax diagnostiziert! Gerade der Anfänger führt den Tubus oft zu tief ein (► Aus der Notarztpraxis). Aber auch dem Erfahrenen kann das zu tiefe Einführen des Tubus unterlaufen, insbesondere bei der Intubation kleiner Kinder.

### Aus der Notfallpraxis

Eine polytraumatisierte Patientin wird nach einem Autounfall noch am Notfallort intubiert. Sie hat offensichtlich multiple Frakturen der unteren Extremitäten und blutende Kopfplatzwunden. Der Notarzt kann nach der Intubation bei der kreislaufinstabilen Patientin auf der linken Seite kein Atemgeräusch auskultieren. Er vermutet dort einen Pneumothorax, wenn nicht gar einen Spannungspneumothorax und schickt sich an, eine Thoraxdrainage zu legen. Einem hinzukommenden, besonnen Rettungsassistenten fällt auf, dass vom Magill-Tubus fast nur noch der Konus extraoral zu erkennen ist. Der Tubus liegt

▼

mit etwa 30 cm im Niveau der Zahnreihe. Der Notarzt wird überredet, den Tubus bis auf 23 cm wieder herauszuziehen. Daraufhin ist die linke Lunge gut belüftet, auf die Thoraxdrainierung kann verzichtet werden. Die Kreislaufinstabilität ist, wie sich später herausstellt, durch eine Leberruptur zu erklären.

4

## Ösophageale Fehlintubation

Die versehentliche und unbemerkte Intubation des Ösophagus ist die schlimmste Komplikation der Intubation (Abb. 4.10b). Der Patient erleidet zwangsläufig eine schwere Hypoxie mit Todesfolge, wenn er nicht neben dem fehlerhaft eingeführten Tubus weiter atmen kann oder wenn die Fehllage nicht rechtzeitig bemerkt wird. Unter künstlicher Beatmung wird zudem der Magen beatmet, der intraabdominelle Druck steigt an, die Atmung wird somit zusätzlich behindert und die Regurgitations- und Aspirationsgefahr wird erhöht.

**! Eine ösophageale Tubuslage muss unbedingt sofort erkannt und behoben werden! Besteht ein begründeter Zweifel an einer korrekten endotrachealen Tubuslage, muss der Tubus entfernt werden: »If in doubt, take it out.«**

### Aus der Notfallpraxis

Ein Patient mit Oberschenkelfraktur, stumpfem Bauchtrauma und Schädel-Hirn-Trauma nach einem Verkehrsunfall wird vom Notarzt intubiert und beatmet im Schockraum eines Schwerpunktkrankenhauses dem Notaufnahmeteam übergeben. Der Notarzt berichtet, der Patient habe zwar noch geatmet, sei aber bewusstseinsgetrübt gewesen. Er habe dem Patienten vor etwa 30 min nach Gabe von 20 mg Etomidate unter erheblichen Schwierigkeiten intubiert. Danach habe er ihm 10 mg Midazolam und fraktioniert insgesamt 200 mg Ketamin verabreicht. Die Sauerstoffsättigung beträgt bei Aufnahme 94 %. Der aufnehmende Anästhesist überprüft die Tubuslage durch Auskultation und hört beidseits ein deutliches Atemgeräusch über dem Thorax. Dann verabreicht er dem kreislaufstabilen Patienten zur Weiterführung der Anästhesie 0,5 mg Fentanyl und beatmet ihn mit einer $FiO_2$ von 50 %. Etwa 1 Minute später beginnt die Sauerstoffsättigung zu fallen. Eine erneute Untersuchung der Tubuslage mit direkter Laryngoskopie ergibt, dass eine ösophageale Intu-

▼

bation vorliegt. Der Patient hatte über mehr als 30 Minuten durch die (glücklicherweise nicht überklebte) Öffnung des neben dem Tubus als Beißschutz eingeführten Guedel-Tubus atmen können, da ihm präklinisch keine erheblich atemdepressiven Substanzen verabreicht wurden. Die Eigenatmung täuschte bei der Auskultation eine korrekte Tubuslage vor. Erst in der Klinik hörte die Eigenatmung nach Gabe der stark atemdepressiv wirkenden Menge eines Opioids auf. Der Patient wurde sofort korrekt endotracheal intubiert und überlebte ohne zerebrale Folgeschäden.

## Schwierige oder unmögliche Intubation

Gelegentlich gelingt die ETI nicht auf Anhieb und auch nach dem zweiten Versuch ist der Tubus immer noch nicht korrekt platziert. In dieser Situation ist es für den Patienten lebenswichtig, dass der Notarzt besonnen und zielgerichtet einem Handlungsplan folgt, der unter Verwendung der vor Ort verfügbaren Beatmungs- und Atemwegshilfsmittel eine ausreichende Oxygenierung des Patienten auch ohne Intubation sicherstellt.

**Die Intubation darf nicht um jeden Preis erzwungen werden! Patienten kommen nicht dadurch zu Schaden, dass die Intubation misslingt, sondern dadurch, dass sie während unüberlegter und verbissener Intubationsversuche hypoxisch werden.**

Beim nicht mehr atmenden Patienten muss zwischen zwei Intubationsversuchen (spätestens nach jeweils 30 s bzw. wenn die Sauerstoffsättigung auf unter 90% abfällt) mit der Maske beatmet werden.

**Gum elastic bougie.** Die Intubation bei schwer einstellbarer Glottis kann durch Verwendung dieser Intubationshilfe oft erheblich erleichtert oder überhaupt nur ermöglicht werden. Es handelt sich dabei um einen etwa 60 cm langen und ca. 5 mm dicken, halbelastischen, an der Spitze hockeyschlägerartig geformten Stab, der auch unter schwierigen Sichtbedingungen zumeist in die Trachea eingeführt werden kann (◘ Abb. 4.11). Über den tracheal liegenden Bougie wird dann der Tubus unter leichtem Drehen vorgeschoben, und der Bougie wird anschließend entfernt (es handelt sich also um eine Art Seldinger-Technik für die Intubation). Trotz der deutlichen Verbesserung des Intubationserfolgs in schwierigen Fällen und der nach ein wenig Übung einfachen Handhabung gehört dieses simple und preiswerte Instrument bislang leider nicht zur Routineausstattung im Notarztwagen. Daher wird der »gum elastic bougie«

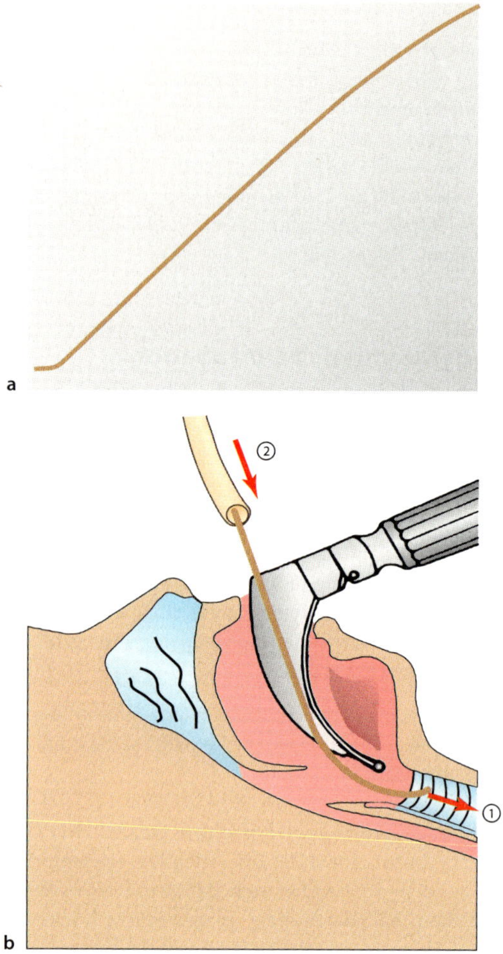


**Abb. 4.11a, b** Gum elastic bougie. **a** Beachte die hockeyschlägerartig gebogene Spitze, mit der es relativ leicht ist, unter der Epiglottis in die Trachea zu gelangen. **b** Intubation mit dem gum elastic bougie. Zunächst wird die Glottis mit dem Laryngoskop so gut wie möglich eingestellt. Dann wird der gum elastic bougie in die Trachea eingeführt (1). Ist dies erfolgreich geschehen, wird der Tubus über den gum elastic bougie in die Trachea vorgeschoben (2). Dabei muss er gelegentlich mit sanftem Druck ein wenig gedreht (»geschraubt«) werden, um die Stimmlippen zu passieren. Dann wird der gum elastic bougie entfernt, und der Tubus wird mit dem Beatmungsgerät verbunden

ironisch auch als das »bestgehütete Geheimnis einer erfolgreichen Intubation« bezeichnet.

**Was tun, wenn die ETI trotz allem scheitert?** Gelingt die endotracheale Intubation nicht, oder hat der Arzt keine ausreichende Erfahrung mit der Intubation, so muss ein alternativer Weg der Atemwegssicherung gewählt werden:

- Einführen eines **Kombitubus** (▶ Abschn. 4.3.1) oder
- Einführen einer **Larynxmaske** bzw. eines **Larynxtubus** (▶ Abschn. 4.3.2 und 7 Abschn. 4.3.3).
- Schlagen alle Methoden fehl und kann eine ausreichende Ventilation weder durch Spontanatmung noch durch Maskenbeatmung aufrechterhalten werden, so muss rechtzeitig eine **Koniotomie** durchgeführt werden (▶ Abschn. 4.3.4).

## 4.3 Alternativen zur endotrachealen Intubation

Ist die ETI nicht möglich, sind folgende Möglichkeiten situationsabhängig zu erwägen:

- Verzicht auf die Intubation und **Aufrechterhaltung der Spontanatmung** unter Freihalten der Atemwege, ggf. unter Verwendung von **Pharyngealtuben** (▶ Abschn. 4.1.3)
- **Beatmung** über eine **Maske**, ggf. mit Hilfe von Pharyngealtuben (▶ Abschn. 4.1.3)
- **Beatmung** über einen **ösophagotrachealen Kombitubus** (▶ Abschn. 4.3.1)
- Einlegen einer **Larynxmaske** (▶ Abschn. 4.3.2)
- Verwenden eines **Larynxtubus** (▶ Abschn. 4.3.3).

**Stellenwert und Grenzen.** Die Verwendung der Tubusalternativen **Kombitubus, Larynxmaske** und **Larynxtubus** im Rahmen der Reanimation gilt als Therapie der Wahl, wenn keine Intubation möglich ist. Ein heute üblicher Sammelbegriff für solche Tubusalternativen ist **SAD** (»supraglottic airway device«). SADs haben folgende Gemeinsamkeiten:

- Sie sind in der Regel – vor allem durch den weniger Geübten und unter schwierigen Bedingungen – einfacher korrekt zu platzieren als ein Endotrachealtubus.
- Sie bieten aber einen geringeren Aspirations- und Dislokationsschutz als die endotracheale Intubation. Die Aspirationswahrscheinlichkeit ist jedoch bei korrekter Verwendung offenbar gering und auf jeden Fall erheblich geringer als bei reiner Maskenbeatmung.
- Sie können nicht funktionieren, wenn Larynx- bzw. Trachealeingang verlegt sind, z. B. durch ein subglottisches Ödem oder einen Fremdkörper.

**Die rechtzeitige (!) Berücksichtigung dieser Tubusalternativen ist oft lebensrettend.**

**Vorgehen beim Versagen der Alternativmaßnahmen.** Wenn auch die erwähnten SADs keine ausreichende Beatmung ermöglichen, und keine ausreichende Spontanatmung aufrechterhalten werden kann, muss eine **Koniotomie** (▶ Abschn. 4.3.4) durchgeführt werden. Liegt jedoch die Ursache der Unmöglichkeit zur Beatmung in einer Obstruktion der Atemwege im Bereich der unteren Trachea, wird auch eine Koniotomie nicht zum Erfolg führen. Dann bleibt als einzige Rettungsmöglichkeit zu versuchen, den obstruierenden Fremdkörper (wenn es denn einer ist) durch Thoraxkompressionen, ggf. kombiniert mit Schlägen auf den Rücken und Oberbauchkompressionen, herauszuschleudern (▶ Abschn. 4.1.1). Eine sehr seltene Ursache der Unmöglichkeit zu beatmen stellt das »**Mediastinal Mass Syndrome**« dar. Hier führt eine »mediastinale Masse« (z. B. ein großer Tumor) bei erschlafften Patienten unter Beatmung in Rückenlage zur Obstruktion der Trachea durch Kompression von mediastinal. Die Therapie besteht dann darin, den Patienten auf die Seite oder den Bauch zu drehen.

## 4.3.1 Ösophagotrachealer Tubus (Kombitubus)

**Prinzip.** Der Kombitubus (■ Abb. 4.12) ist die älteste der heute verwendeten Tubusalternativen. Er besteht aus zwei potenziellen »Beatmungslumina« und zwei blockbaren Manschetten. Er wird blind peroral eingeführt, und beide Blockungsmanschetten werden mit Luft gefüllt: die distale im Ösophagus oder in der Trachea liegende Manschette mit 10 ml, die proximale im Pharynx liegende Manschette mit 100 ml.

Es gibt nun zwei Möglichkeiten: Entweder der Tubus wurde (was fast immer geschieht) in den Ösophagus eingeführt, oder er ist zufällig in die Trachea gelangt.

- 1. Möglichkeit: Der **Tubus** liegt **im Ösophagus**: Dies ist der Regelfall. Durch die Blockung erfolgt eine Abdichtung nach oben (Pharynx) und unten (Ösophagus und Magen). Der Patient wird über das zweite Lumen beatmet, das unmittelbar unter der oberen Manschette endet. Die Luft strömt durch die Stimmlippen in die Trachea ein. Mageninhalt kann über das distale Lumen nach außen abfließen.
- 2. Möglichkeit: Der **Tubus** liegt **in der Trachea**. Der Patient wird durch das distal endende Lumen beatmet; der ösophagotracheale Tubus wird wie ein Endotrachealtubus weiter verwendet. Das zweite, proximal endende Lumen bleibt ungenutzt.

a

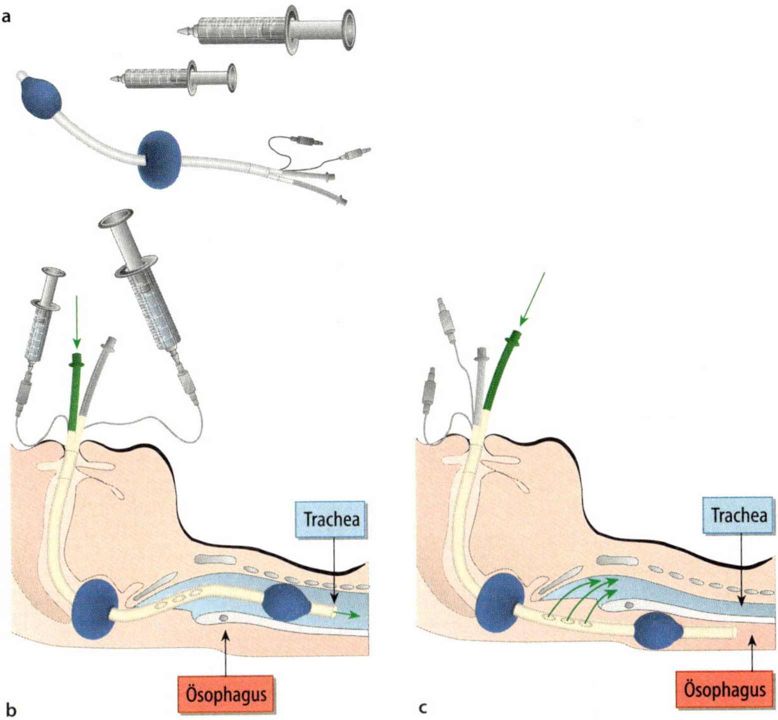


b c

**Abb. 4.12a–c** Kombitubus. **a** Kombitubus mit aufgeblasenen Manschetten; **b** Tubus liegt in der Trachea; **c** Tubus liegt im Ösophagus

**Bewertung.** Der Kombitubus ist in den USA im Paramedic-gestützten Rettungssystem recht weit verbreitet und wird auch vom ERC als mögliche Tubusalternative empfohlen; allerdings werden heute zunehmend andere SADs wie Larynxmaske oder Larynxtubus verwendet. Problematisch ist vor allem, dass der Kombitubus innerklinisch sehr selten verwendet wird, so dass eine Vertrautheit in der Anwendung aus der klinischen Routine meist fehlt.

## 4.3.2 Larynxmaske

**Prinzip.** Die Larynxmaske wurde in den 1980er Jahren durch den englischen Anästhesisten Archie Brain entwickelt (daher auch die Bezeichnung »Brain-Mask«) und hat seit Anfang der 1990er Jahre eine weltweite Verbreitung gefunden. Es handelt sich gewissermaßen um ein Mittelding zwischen Tubus und Maske (▣ Abb. 4.13), wobei die Maske bis vor den Kehlkopfeingang vorgeschoben wird und diesen dort dicht umschließt.

**Anwendung.** Es gibt zahllose beschriebene, im Detail unterschiedliche Möglichkeiten, eine Larynxmaske zu platzieren. Mit der folgenden **Standardtechnik** lässt sich bei etwa 95 % der Patienten ein korrekter Maskensitz erzielen:

**Praktisches Vorgehen**

**Vorgehen bei Verwendung einer Larynxmaske**

- Richtige Larynxmaskengröße auswählen (▣ Tab. 4.3).
- Wenn erforderlich, Narkoseeinleitung mit einem Induktionshypnotikum (Propofol gilt für das Einführen der Larynxmaske als Mittel der Wahl, andere Hypnotika können jedoch auch verwendet werden).
- Präoxygenierung.
- Beim Einführen darauf achten, dass der Cuff (Luftmanschette) entleert ist.
- Mit der linken Hand den Kopf leicht überstrecken, so dass sich der Mund öffnet (dazu am besten unter Hinterkopf/Nacken greifen).
- Mit der rechten Hand die Larynxmaske wie einen Stift halten, wobei der Zeigefinger auf der Verbindung zwischen Cuff und Tubus liegt.
- Maske so einführen, dass die Maskenöffnung zur Zunge zeigt und die Rückseite der Larynxmaske mit der Spitze des Cuffs nach oben gegen den harten Gaumen gedrückt wird.
- Vorschieben der Larynxmaske in den Hypopharynx, bis ein deutlicher Widerstand zu spüren ist. Der einführende Finger soll dabei den Tubus während des gesamten Einführvorgangs gegen den Gaumen drücken, um ein Aufrollen der Spitze zu vermeiden.
- Cuff mit Luft füllen.
- Beatmung beginnen, Beatmungserfolg durch Auskultation der Lungen und wenn möglich Kapnometrie überprüfen.
- Maske mit Pflaster fixieren.

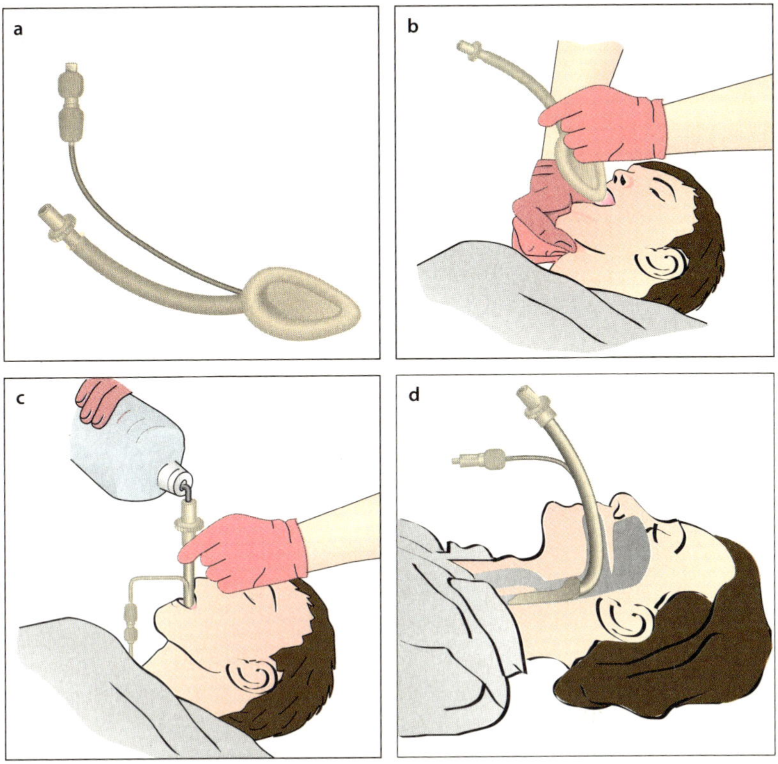


■ **Abb. 4.13a–d** Verwendung der Larynxmaske. **a** Larynxmaske; **b** Einführen der Larynxmaske; **c** Anschluss des Beatmungsbeutels; **d** Lage der Larynxmaske im Hypopharynx

Die Larynxmaske lässt sich mit geringem Druck einführen. Während des Einführvorgangs soll keine unangemessene Kraft aufgewendet werden, sonst können intraorale Blutungen ausgelöst werden. Bei der Beatmung ist darauf zu achten, dass die Beatmungsdrücke möglichst unter 20 mbar liegen.

**Variationen der Larynxmaske.** Heute werden gerade im Rettungsdienst üblicherweise Einmal-Produkte verwendet. Neben der »klassischen« Larynxmaske sind mittlerweile weitere Modellvarianten als Einmalmaterial erhältlich (■ Abb. 4.14):

- **Larynxmasken mit klassischer Form**: Diese sind den Original-Larynxmasken nachempfunden (■ Abb. 4.14a).

**Tab. 4.3** Verfügbare Größen der Larynxmasken und Larynxtuben

| Larynxmaske | | Larynxtubus | | |
|---|---|---|---|---|
| Nummer | Altersgruppe | Nummer | Altersgruppe | Farbkodierung |
| 1 | Neugeborene/Kleinkinder bis zu 5 kg | 0 | Neugeborene bis zu 6 kg | transparent |
| 1½ | Kleinkinder von 5–10 kg | 1 | Babys von 6–15 kg | weiß |
| 2 | Kleinkinder/Kinder von 10–20 kg | 2 | Kinder von 1 5–30 kg | grün |
| 2½ | Kinder von 20–30 kg | 3 | Jugendliche und kleine Erwachsene bis 1,55 m | gelb |
| 3 | Kinder von 30–50 kg | 4 | Erwachsene von 1,55–1,80 m | rot |
| 4 | Erwachsene von 50–70 kg | 5 | große Erwachsene über 1,80 m | violett |
| 5 | Erwachsene von 70–100 kg | | | |
| 6 | große Erwachsene über 100 kg | | | |

- **Larynxmasken mit rechtwinkliger Form**: Solche Masken habe einen etwas festeren Sitz im Mund, gerade auch bei zahnlosen Patienten (Abb. 4.14b).
- **2-Lumige Larynxmasken**: Über ein zweites Lumens, das in die Maske integriert ist, an der Spitze des Cuffs endet und somit – in situ – im Ösophaguseingang liegt, kann Mageninhalt nach außen ablaufen oder abgesaugt werden. Dadurch kann die Aspirationsgefahr reduziert werden. Alternativ kann durch dieses Lumen eine Magensonde eingeführt werden (Abb. 4.14c).
- **I-gel-Larynxmaske**: Es handelt sich um eine Larynxmaske aus thermoplastischem Elastomer, das – richtig platziert – den Larynxeingang bei Körpertemperatur gewissermaßen von selbst ausreichend abdichtet. Eine Blockung ist nicht erforderlich und auch nicht möglich (Abb. 4.14d).

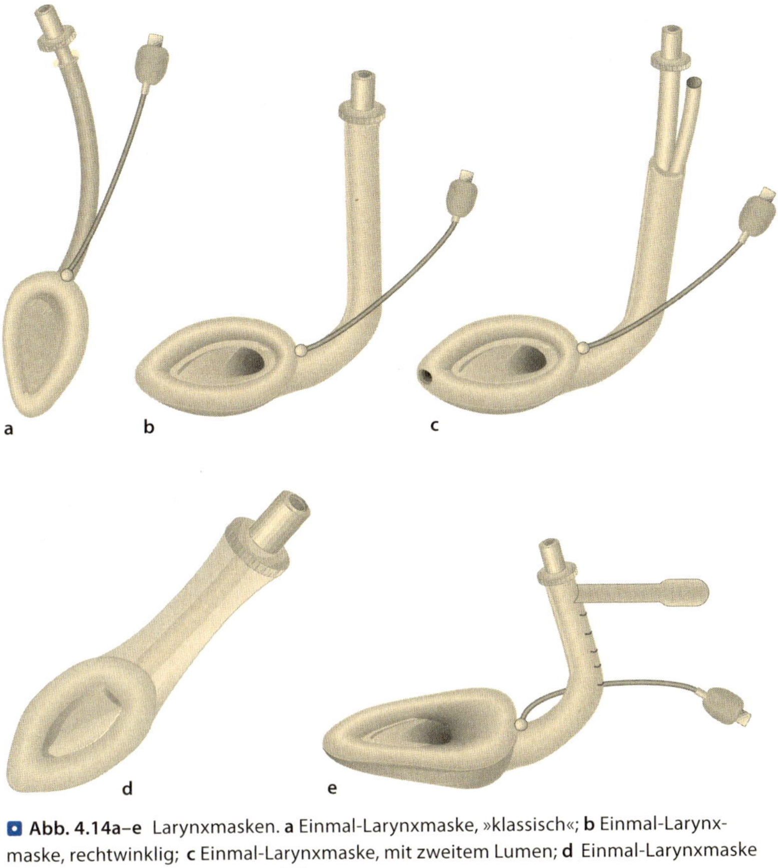


**Abb. 4.14a–e** Larynxmasken. **a** Einmal-Larynxmaske, »klassisch«; **b** Einmal-Larynxmaske, rechtwinklig; **c** Einmal-Larynxmaske, mit zweitem Lumen; **d** Einmal-Larynxmaske I-gel (ohne Blockung); **e** Fast Trach®

- **Fasttrach®-Larynxmaske**: Diese rechtwinklig vorgebogene Maske ist deutlich starrer als die klassische Larynxmaske. Dadurch ist es auch in schwierigeren Fällen möglich, einen ausreichend dichten Sitz der Maske zu erreichen. Außerdem kann durch diese Maske ein dünner Tubus in die Trachea eingeführt werden (daher auch die Bezeichnung »Intubating Laryngeal Mask«: ILMA); dieses Vorgehen erfordert jedoch eine gewisse Übung und weiteres Instrumentarium und ist daher für den präklinischen Einsatz nur bedingt geeignet (Abb. 4.14e).

**Bewertung.** Nachdem mittlerweile in vielen Kliniken ein großer Teil (z. T. sogar die überwiegende Zahl) aller Narkosen unter Verwendung einer Larynxmaske durchgeführt wird, hat sich dieses Instrumentarium auch im Rettungsdienst als SAD etabliert. Die Larynxmaske wird von der ERC im Rahmen der Reanimation ausdrücklich empfohlen, wenn eine Intubation unmöglich ist oder nicht beherrscht wird. Auch weniger geübtem Rettungspersonal gelingt (nach adäquater Anweisung) in den allermeisten Fällen eine korrekte Platzierung nach maximal 2 Einführversuchen. Auch für die Neugeborenenreanimation ist die Larynxmaske geeignet. Die Larynxmaske kann oft auch dann eingeführt werden, wenn sich der Notarzt nur neben oder vor dem Patienten platzieren kann. Allerdings ist zu bedenken, dass ein korrekter Sitz der Larynxmaske nicht immer erzielt werden kann.



### 4.3.3 Larynxtubus

**Prinzip.** Dieser einlumige Tubus ist seit Ende der 1990er Jahre erhältlich. Er stellt – wenn man so will – eine verkürzte und »abgespeckte« Version des Kombitubus oder auch ein Mittelding zwischen Kombitubus und Larynxmaske dar (◘ Abb. 4.15). Der Tubus ist mit **zwei Cuffs** versehen, von denen einer im Oropharynx und einer im oberen Anteil des Ösophagus zu liegen kommen soll. Zwischen beiden Cuffs ist eine Beatmungsöffnung, die sich bei korrekter Tubusplatzierung vor dem Larynxeingang befindet (◘ Abb. 4.15, ◘ Abb. 4.17). Eine neuere Variante des Larynxtubus verfügt über ein zweites Lumen, das einen freien Ablauf oder das Absaugen von Mageninhalt ermöglicht (sog. Gastro-Larynxtubus).

**Anwendung.** Den Larynxtubus gibt es in verschiedenen farbkodierten Größen (◘ Tab. 4.3). Er wird (wie die Larynxmaske oder der Kombitubus) blind peroral eingeführt. Dann wird er mit der für die jeweilige Tubusgröße empfohlenen Menge an Luft geblockt, die sich automatisch in beiden Cuffs verteilt:

- der **obere Cuff** dichtet den Oropharynx gegen die Mundöffnung und den Nasopharynx ab
- der **untere Cuff** dichtet den Ösophagus ab; dadurch soll einerseits unter Beatmung das Einströmen von Luft in Ösophagus und Magen und andererseits die Regurgitation von Mageninhalt verhindern werden.

**Bewertung.** Die Verbreitung des Larynxtubus ist in der Klinik erheblich geringer als die der Larynxmaske, allerdings lässt er sich offenbar vom Ungeübten noch einfacher erfolgreich einführen als eine Larynxmaske. In den aktuellen ERC-Leitlinien wird der Larynxtubus gleichwertig mit der Larynxmaske als SAD empfohlen.

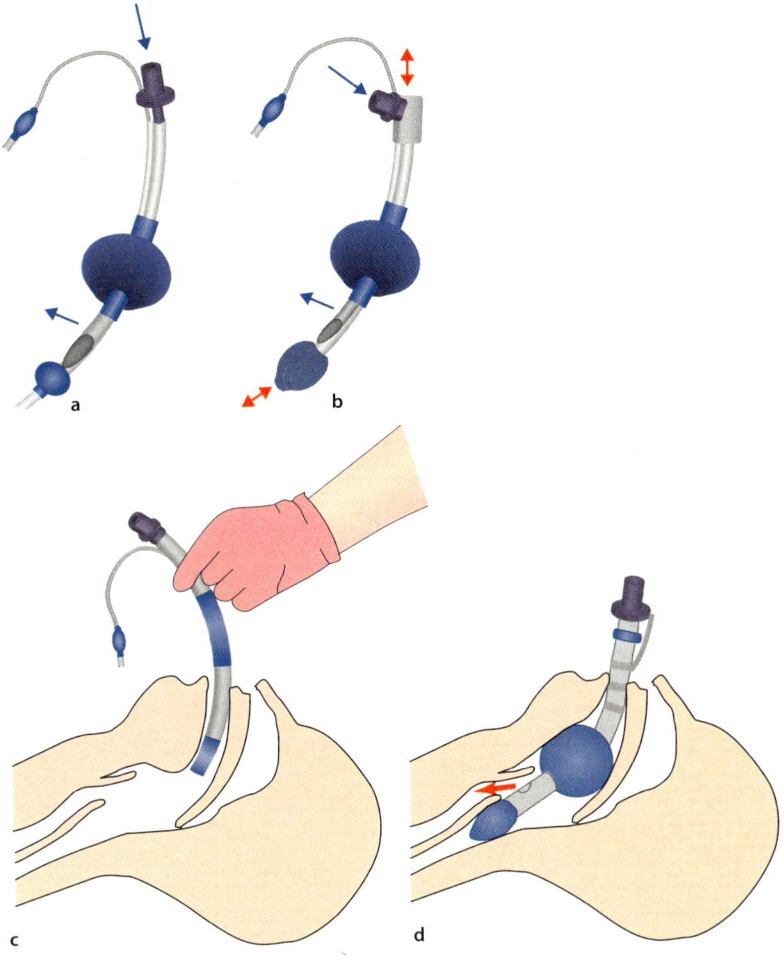


**Abb. 4.15a–d** Larynxtuben. **a** Larynxtubus; **b** Gastro-Larynxtubus mit 2. Lumen; **c** Einführen des Larynxtubus; **d** korrekte Lage des Larynxtubus; blaue Pfeile: Ein- und Austritt der Atemluft; rote Pfeile: Zugang zum Ösopghagus

**Larynxmaske und Larynxtubus stellen wichtige Alternativen zum Endotrachealtubus dar, wenn die endotracheale Intubation nicht möglich ist.**

### 4.3.4 Koniotomie



**Definition.** Als Koniotomie bezeichnet man die Eröffnung des Lig. cricothyreoideum zwischen Schild- und Ringknorpel. Dadurch erhält man sehr schnell und einfach Zugang zur Trachea.

**Durchführung.** Es gibt 2 Möglichkeiten:

- **Koniotomie mittels Koniotomieset**: Spezielle Koniotomiesets mit blockbaren Tuben sind seit einigen Jahren erhältlich (z. B. Quicktrach II®). Sie werden nach einer Stichinzision über einen Trokar direkt in die Trachea vorgeschoben (Abb. 4.16)
- **Chirurgische Koniotomie**: Hierzu sind lediglich erforderlich: Ein Skalpell, eine Schere und ein dünner Tubus (z. B. Größe 6,0). Vorteilhaft ist, dass auf diese Weise eine Koniotomie mit in jedem Rettungswagen verfügbarem Material durchgeführt werden kann.

**Praktisches Vorgehen**

**Durchführung der chirurgischen Koniotomie** (Abb. 4.17)

- Schildknorpel (»Adamsapfel«) und darunter (kaudal) liegender Ringknorpel werden bei leicht überstrecktem Kopf getastet.
- Mit einem Skalpell wird ein etwa 2 cm langer kutaner Einschnitt quer zwischen beiden Knorpeln gemacht.
- Die Wunde wird mit der Schere gespreizt, und mit einem weiteren queren Einschnitt wird das darunter liegende Lig. cricothyreoideum ca. 1,5 cm eröffnet.
- Durch die Öffnung wird ein Tubus (bei Erwachsenen z. B. 6,0 mm Innendurchmesser) einige Zentimeter (bei Erwachsenen 4–5 cm) tief endotracheal eingeführt und geblockt. Der Patient kann jetzt beatmet werden.

**Komplikationsmöglichkeiten.** Diese liegen vor allem in der Verletzung laryngealer und trachealer Strukturen sowie in der Auslösung von Blutungen. Bei unüberlegtem, zu forschem Vorgehen kann beispielsweise (gerade bei Kindern) die Tracheahinterwand verletzt oder sogar durchtrennt werden.

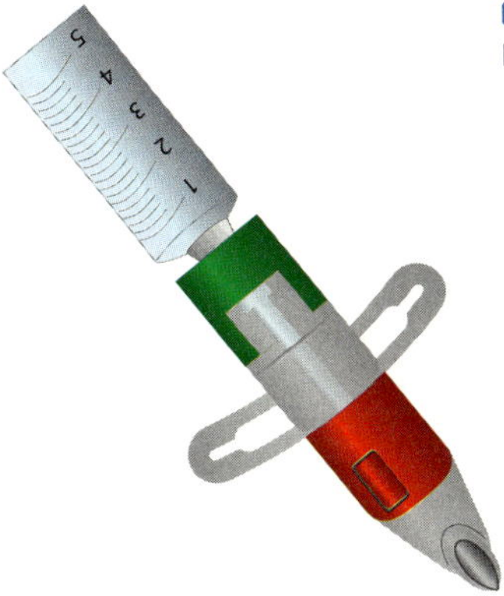


**Abb. 4.16** Koniotomieset. Quicktrach II mit blockbarer Trachealkanüle

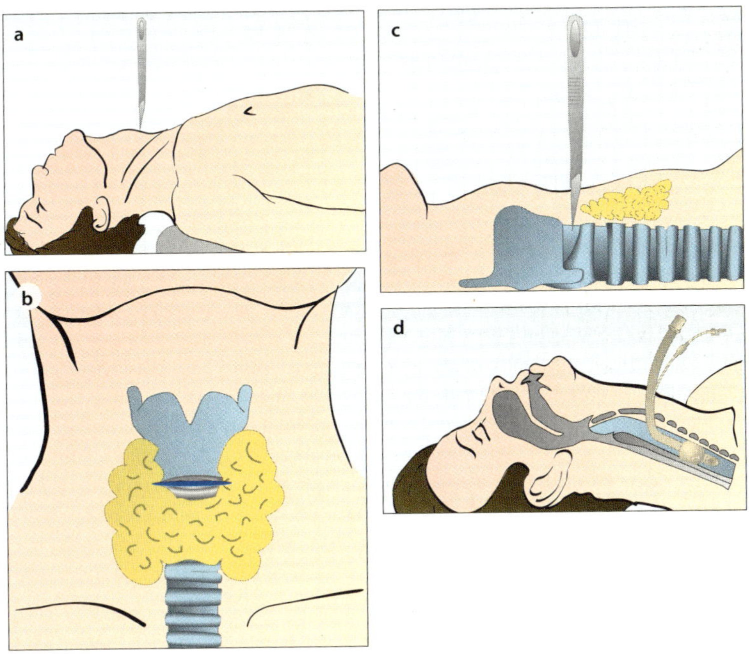


**Abb. 4.17a–d** Chirurgische Koniotomie. **a** Überstreckte Lagerung des Kopfes; **b** Hautinzision; **c** Inzision des Lig. cricothyreoideum (Lig. conicum); **d** Einführen eines Endotrachealtubus oder einer Trachealkanül

**Alternativen.** Die Koniotomie hat die erheblich schwieriger durchzuführende, zeitaufwendigere und komplikationsträchtigere Tracheotomie als Notfallmaßnahme (**Nottracheotomie**) abgelöst. Weitgehend ineffektiv ist das früher gelegentlich empfohlene transligamentäre »**Spicken**« der Trachea mit Injektionskanülen, da diese (auch in großer Zahl) selbst für eine notdürftige Atmung zu englumig sind. Lediglich mit einem sog. Jet-Ventilator – der jedoch präklinisch nie und auch innerklinisch nur sehr selten zur Verfügung steht – ist die Beatmung über eine großlumige Kanüle möglich.

**Bewertung.** Die Koniotomie stellt einen sicheren Zugang zu den Atemwegen dar, der in den meisten Fällen auch dann noch möglich ist, wenn keine endotracheale Intubation und keine Beatmung über Maske oder SADs möglich ist. Entscheidend ist, dass der Notarzt in solch kritischen Situationen (»**can't intubate, can't ventilate**«) nicht zu lange mit der Durchführung der Koniotomie zögert, auch wenn der »Schnitt oder Stich in den Hals« für die meisten Notärzte eine Überwindung darstellt.

**Man muss sich zur Koniotomie entschließen, bevor der Patient durch Hypoxie geschädigt ist.**

## 4.4 Sauerstofftherapie

Eine Erhöhung der inspiratorischen Sauerstofffraktion ($FiO_2$) führt zur Erhöhung des alveolären und arteriellen Sauerstoffpartialdrucks ($paO_2$). Der arterielle Sauerstoffgehalt wird im Bereich niedriger bis normaler Sauerstoffpartialdrücke (unter 100 mmHg) vorwiegend über eine Erhöhung der Sauerstoffsättigung des Hämoglobins verbessert, physikalisch wird nur sehr wenig Sauerstoff gelöst. Bei hohem Sauerstoffpartialdruck kann die Menge an gelöstem Sauerstoff jedoch besonders bei ausgeprägter Anämie und Dyshämoglobinämie sowie in Situationen einer kritischen oder grenzwertigen Sauerstoffversorgung der Organe durchaus bedeutsam sein. Maximal können unter Atmosphärendruckbedingungen bei einer $FiO_2$ von 100 % etwa 2 ml $O_2$/100 ml Blut physikalisch gelöst werden, beim Erwachsenen mit 5 l Blutvolumen also insgesamt etwa 100 ml $O_2$; dies entspricht ca. 30 % des Sauerstoffverbrauchs. Bei starker Anämie gilt nach einer Faustregel des Physiologen Zander:

**Über eine Hyperoxie (100% $O_2$) kann kurzfristig ein Hb-Defizit von 1,5 g/dl entsprechend einer Transfusion von etwa 2 EK ersetzt werden.**

**Indikationen.** In folgenden Situationen sollte eine zusätzliche Sauerstoffzufuhr erfolgen:

- Störungen der pulmonalen Sauerstoffaufnahme mit Hypoxie (primäre oder sekundäre Oxygenierungsstörungen, z. B. Lungenödem oder Asthmaanfall)
- Störungen der globalen Sauerstoffversorgung (z. B. Reanimation, Schock jeglicher Genese, akute Blutung, Kohlenmonoxidvergiftung)
- prophylaktisch zur Erhöhung des alveolären Sauerstoffgehaltes vor bestimmten Maßnahmen (Präoxygenierung, z. B. vor Intubation).

> **Minimalziel der Sauerstoffzufuhr ist meist eine Sauerstoffsättigung von 90 %.**

Niedrigere Werte (zwischen 80 und 90 %) können unter besonderen Bedingungen toleriert werden (► Kap. 2.5.2).

**Kontraindikationen und Gefahren.** Insbesondere bei längerfristiger Anwendung (Stunden und Tage) kann eine erhöhte $FiO_2$ über eine vermehrte Produktion von sog. **Sauerstoffradikalen** (ROS = reactive oxygen species) zur Organschädigung führen: vor allem der Lunge, aber auch anderer Organe. Neugeborene und vor allem Frühgeborenen sind besonders gefährdet. In den neuesten ERC-Empfehlungen wird in 3 Situationen keine oder nur eine situationsangepasste, vorsichtige Sauerstoffanreicherung der Atemluft empfohlen:

- **Neugeborenenreanimation**: Hier soll zunächst nur die Beatmung mit Raumluft (21% $O_2$) erfolgen (► Kap. 16)
- **Myokardinfarkt**: Stabilen, nicht-hypoxischen Patienten mit ACS soll – im Gegensatz zu früheren Empfehlungen – keine erhöhte Sauerstoffkonzentration zugeführt werden, da eine ROS-induzierte Verstärkung des myokardialen Schadens befürchtet wird (► Kap. 11)
- **Post reanimationem**: Nach einer erfolgreichen Reanimation soll Sauerstoff ebenfalls vorsichtig dosiert werden, um reperfusionsbedingte Organschäden nicht weiter zu verstärken (► Kap. 7).

Eine weitere (seltene) Kontraindikation gegen die Gabe von Sauerstoff stellen Herbizidvergiftungen (► Kap. 20) dar: Hier kann der Lungenschaden durch $O_2$ verstärkt werden. Abgesehen von diesen Spezialfällen gilt jedoch nach wie vor:

> **Vital gefährdeten Notfallpatienten sollte so bald wie möglich Sauerstoff zugeführt werden!**

**Sauerstoffzufuhr beim spontan atmenden Patienten.** Beim spontan atmenden, nichtintubierten Patienten kann die Sauerstoffzufuhr über eine Gesichtsmaske oder die Nasensonde erfolgen (■ Abb. 4.18).

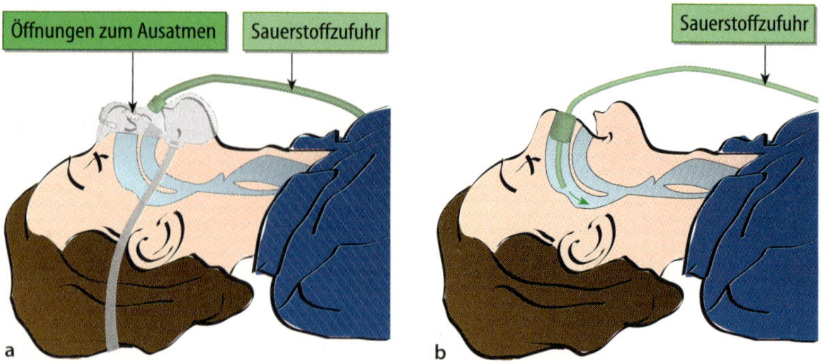


**Abb. 4.18a, b** Sauerstoffzufuhr beim spontanatmenden Patienten. **a** Sauerstoffmaske; **b** Sauerstoffnasensonde

**Zur Abschätzung der effektiven $FiO_2$ gibt es folgende Faustregel: Jeder Liter $O_2$ erhöht die $FiO_2$ zunächst um 3–5 %. Eine Erhöhung des Sauerstoff-Flow über 8 l bringt jedoch nur noch wenig zusätzlichen Effekt. Maximal kann so eine inspiratorische Sauerstoffkonzentration von etwa 40–60% erreicht werden. Normalerweise werden 4–8 l Sauerstoff pro Minute verabreicht.**

**Sauerstoffzufuhr beim beatmeten Patienten.** Hier erfolgt die $O_2$-Zufuhr über das Beatmungsgerät oder den Beatmungsbeutel. An den gängigen Geräten kann zumindest zwischen einer $FiO_2$ von etwa 50 % (Air-mix) oder 100 % (no Air-mix) gewählt werden, an neueren Geräten kann die $FiO_2$ stufenlos genau eingestellt werden. Mit einem Beatmungsbeutel (**Rubenbeutel**) kann bei hohem Sauerstoff-Flow (z. B. 8 l/min) eine $FiO_2$ von etwa 50 % erreicht werden, bei Verwendung eines vorgeschalteten Sauerstoffreservoirs auch mehr (bis 90 %).

**Sauerstoffzufuhr bei chronisch-obstruktiver Lungenerkrankung (COPD).** Einige Patienten mit schwerer COPD sind chronisch an sehr niedrige Sauerstoffpartialdrücke adaptiert und regulieren ihren Atemantrieb über den $paO_2$ und nicht – wie normalerweise – über den $paCO_2$ (»Hypoxic drive«). Spontan atmende COPD-Patienten können daher auf Sauerstoffzufuhr mit Hypoventilation und $CO_2$-Anstieg reagieren. In seltenen Fällen führt dies zur sog. $CO_2$-Narkose. Die Kenntnis dieser Gefahr darf jedoch nicht dazu führen, COPD-Patienten, die durch Hypoxie vital bedroht sind, Sauerstoff vorzuenthalten (▶ Kap. 11.6.3). Auch diese Patienten profitieren von der Sauerstoffzufuhr, aber sie müssen sorgfältig überwacht und bei schwerer Hypoventilation notfalls beatmet werden.

**Auch beim COPD-Patienten muss durch Sauerstoffzufuhr eine ausreichende Sauerstoffsättigung erzielt und aufrechterhalten werden. Ziel ist eine $psaO_2$ von etwa 90 %.**

## 4.5 Beatmung

**Ziel.** Das wichtigste Ziel der künstlichen Beatmung ist die Aufrechterhaltung oder Wiederherstellung eines adäquaten $paO_2$ (**Oxygenierung**) und $paCO_2$ bzw. pH (**Ventilation**).

**Indikationen.** Eine Beatmung ist immer dann indiziert, wenn eine manifeste oder drohende Störung von Oxygenierung und Ventilation vorliegt (Tab. 4.4).

**Unterschied zwischen Spontanatmung und Beatmung.** Beim spontan atmenden Patienten wird während der Inspiration durch Kontraktion des Zwerchfells und der inspiratorischen Atemmuskulatur ein negativer intrathorakaler und intrapulmonaler Druck erzeugt und dadurch die Luft in die Lunge hineingesogen. Der negative intrathorakale Druck unterstützt zudem den venösen Rückfluss zum Herzen. Die Exspiration erfolgt normalerweise durch die passiven Retraktionskräfte von Lunge und Thorax, die das intrapulmonale Gas nach außen drücken, und wird nur in besonderen Situationen durch die exspiratorische Atemmuskulatur aktiv unterstützt (z. B. im Status asthmaticus). Die moderne künstliche Beatmung mit Beatmungsbeutel oder Beatmungsgerät (aber auch die Mund-zu-Mund-Beatmung) ist hingegen eine **Überdruckbeatmung**: Während der Inspiration wird das Atemgas durch einen am Mund oder Tubus erzeugten Überdruck in die Lunge hineingepresst. Dadurch entsteht inspiratorisch ein positiver intrapulmonaler und intrathorakaler Druck. Die Exspiration erfolgt wie bei der Spontanatmung.

**Bei der künstlichen Beatmung herrscht während der Inspiration ein positiver intrapulmonaler und intrathorakaler Druck, bei der normalen Spontanatmung hingegen ein negativer intrapulmonaler und intrathorakaler Druck.**

**Positiv endexspiratorischer Druck (PEEP).** Normalerweise herrscht am Ende der Ausatmung in der Lunge der gleiche Druck wie in der umgebenden Atmosphäre. Der endexspiratorische Druck ist dann definitionsgemäß Null. Durch ein sog.

**Tab. 4.4** Beatmungsziele und -indikationen

| | |
|---|---|
| Hauptziele | Ausreichende Oxygenierung ($paO_2$, $saO_2$ und $caO_2$)<br>Ausreichende Ventilation ($paCO_2$ und pH) |
| Unterziele | Beseitigung von Atemnot<br>Ermöglichung von Sedierung, Narkose und Muskelrelaxierung<br>Senkung des atemmuskulären, systemischen und myokardialen Sauerstoffbedarfs<br>Senkung des Hirndrucks<br>Stabilisierung des Thorax |
| Grundsätzliche Indikation | manifeste oder drohende respiratorische Insuffizienz: Oxygenierungs- und/oder Ventilationsversagen |
| Spezielle Indikationen | Atemstillstand<br>Reanimation<br>Schock, gleich welcher Genese<br>Koma, gleich welcher Genese<br>Zyanose<br>ausgeprägte Dyspnoe<br>(drohende) Verlegung der oberen Atemwege<br>schweres Polytrauma<br>schweres Thoraxtrauma<br>schwere Verletzungen der oberen Atemwege (Gesicht, Hals)<br>schweres Schädel-Hirn-Trauma<br>Notwendigkeit einer Narkose<br>Status asthmaticus<br>dekompensierte COPD<br>Lungenödem (kardiogen oder nichtkardiogen)<br>Inhalationstrauma<br>Status epilepticus<br>zentrale Atemlähmung<br>periphere Atemlähmung oder Atembehinderung |

PEEP-Ventil (Abb. 4.19), das auf den Beatmungsbeutel oder das Richtungsventil eines Beatmungsgeräts aufgesteckt werden kann, wird ein endexspiratorischer Abfall auf Null verhindert. Bei modernen Notfall-Respiratoren ist ein entsprechendes Ventil bereits in das Gerät selbst integriert. Durch den PEEP bleibt die Lunge am Ende der Exspiration etwas gedehnt. Das hat folgende Auswirkungen:

- Funktionelle Residualkapazität und Gasaustauschfläche nehmen zu.
- Die Atelektasenbildung wird erschwert.

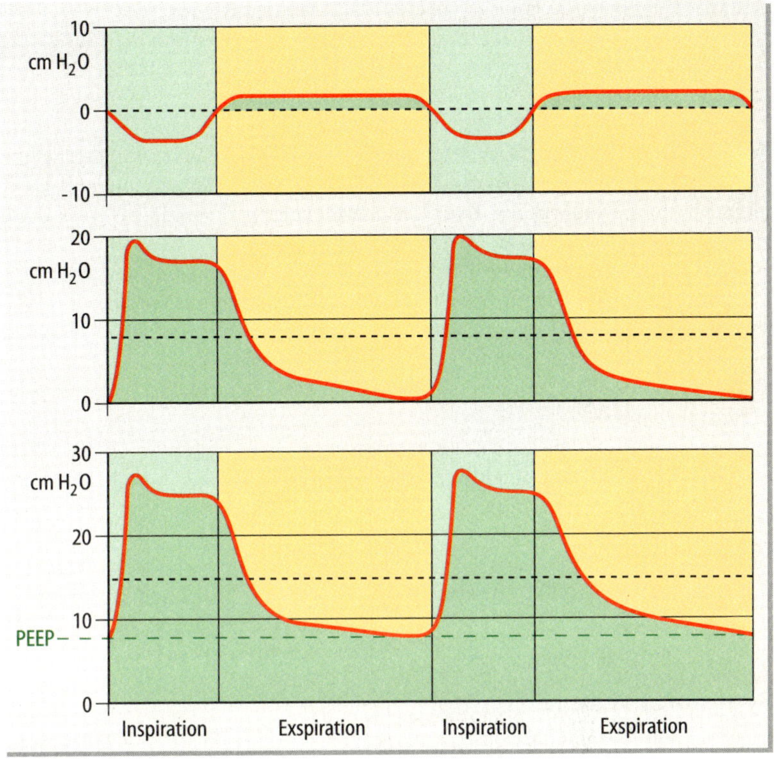


**Abb. 4.19** Künstliche Beatmung und Spontanatmung. Oben: Druckverlauf in den Atemwegen bei Spontanatmung; Mitte: Druckverlauf in den Atemwegen bei mandatorischer Beatmung; unten: Druckverlauf in den Atemwegen bei Beatmung mit PEEP

- Ein Rechts-Links-Shunt wird verringert.
- Die intraalveoläre Flüssigkeit beim Lungenödem wird ins Interstitium verlagert.

All dies führt normalerweise zu einer **Oxygenierungsverbesserung**. Andererseits können durch PEEP die unerwünschten Beatmungseffekte auf Kreislauf, Hirndruck und Nierenfunktion verstärkt werden. Es ist nicht erwiesen, dass generell die bereits präklinische Beatmung mit PEEP zu einer Verminderung späterer Lungenschäden oder gar zu einer Prognoseverbesserung führt. Dennoch ist bei Oxygenierungsstörungen oder Lungenödem auch schon präklinisch die Einstellung eines PEEP sinnvoll. Dieser wird meist im Bereich von 5–10 mbar gewählt, bei schweren Störungen auch bis 15 mbar.

**Auswirkungen der Überdruckbeatmung.** Unerwünschte Auswirkungen auf die Lunge und andere Organsysteme sind größtenteils durch den erhöhten intrapulmonalen und intrathorakalen Druck zu erklären. Sie werden durch Verwendung von PEEP weiter akzentuiert.

- Durch zu hohe Atemwegsdrücke kann die Lunge geschädigt werden (**Barotrauma**). Dadurch kann sich ein Spannungspneumothorax entwickeln.
- Der venöse Rückstrom zum Herzen und damit die Vorlast für den rechten und linken Ventrikel nehmen ab.
- Blutdruck und Herzminutenvolumen können dadurch abfallen (besonders bei Hypovolämie).
- Die Nierenfunktion kann sich verschlechtern.
- Der zerebralvenöse Rückfluss wird behindert; der Hirndruck kann ansteigen.

## 4.5.1 Beatmungsformen

Die Beatmung kann ohne und mit Hilfsmitteln durchgeführt werden.

### Beatmung ohne Hilfsmittel

Die Beatmung ohne Hilfsmittel ist die Mund-zu-Mund-Beatmung. Sie ist eine Basismaßnahme der kardiopulmonalen Reanimation (▶ Kap. 7.2.2). Im professionellen Rettungsdienst spielt sie normalerweise keine Rolle, da immer Beatmungshilfen zur Verfügung stehen.

### Beatmung mit Hilfsmitteln

Zur Beatmung stehen präklinisch ein manueller Beatmungsbeutel oder ein automatisches transportables Beatmungsgerät zur Verfügung:

- **Beatmungsbeutel**: Eine manuelle Beatmungseinheit besteht aus einem selbstfüllenden Beutel (**Rubenbeutel**), einem Richtungsventil und einer Zufuhrmöglichkeit von Sauerstoff. Zur Beatmung eines Erwachsenen wird der Beutel mit ein oder zwei Händen rhythmisch komprimiert (◘ Abb. 4.20). Zudem kann Sauerstoff (üblicherweise 4–8 l/min) zugeleitet werden, um die $FiO_2$ zu erhöhen. Manche Beatmungsbeutel verfügen optional über ein Sauerstoffreservoir; dadurch kann die $FiO_2$ maximiert werden.

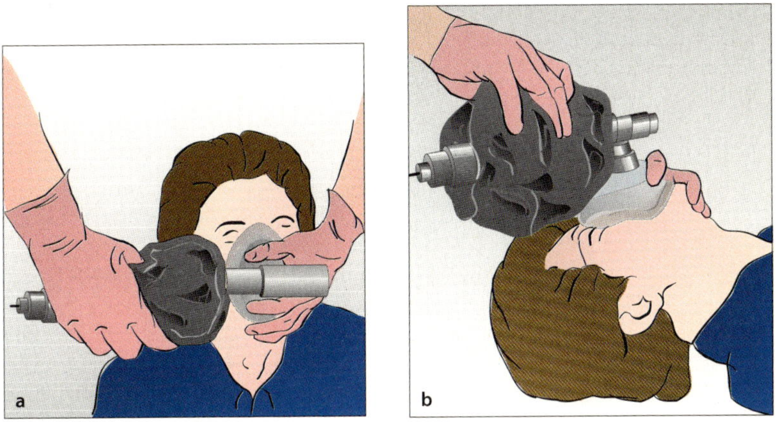


**Abb. 4.20** Beatmung mit Beatmungsbeutel und Beatmungsmaske

- **Beatmungsgerät**: Transportable Beatmungsgeräte (Abb. 4.21) werden entweder elektrisch (mit Akku) oder pneumatisch (durch den Druck in der Sauerstoffflasche) angetrieben. Ältere Beatmungsgeräte arbeiten meist ausschließlich **volumenkontrolliert**, d. h. es wird unabhängig vom Atemwegsdruck immer das eingestellte Hubvolumen verabreicht, und haben nur wenig Einstellmöglichkeiten, nämlich **Hubvolumen (VT)**, **Atemfrequenz (AF)** und inspiratorischen Sauerstoffkonzentration (**FiO2**). Eine differenzierte Beatmung ist mit diesen Geräten nicht möglich, dafür sind sie leicht einzustellen. Neueste Geräte bieten praktisch das gesamte Spektrum moderner volumen- oder druckkontrollierter Beatmungsformen (Beatmungsmodi), wie sie auch auf der Intensivstation zur Langzeitbeatmung Anwendung finden.

## Beatmungsformen

**Formen der maschinellen Beatmung.** Die wichtigste notfallmedizinische Beatmungsform ist die **kontinuierliche mandatorische Beatmung (CMV)**. Ältere Beatmungsgeräte verfügen überhaupt nur über diesen Beatmungsmodus. Neue Geräte erlauben weitere Beatmungsformen, wie sie auch auf einer Intensivstation angewendet werden. Dieses Spektrum reicht von der erwähnten CMV über IMV bis hin zu Spontanatmungsformen wie CPAP und PSV.

**CMV.** In diesem Beatmungsmodus übernimmt der Respirator die gesamte Kontrolle über die Atmung des Patienten (»die Maschine macht alles, der Patient

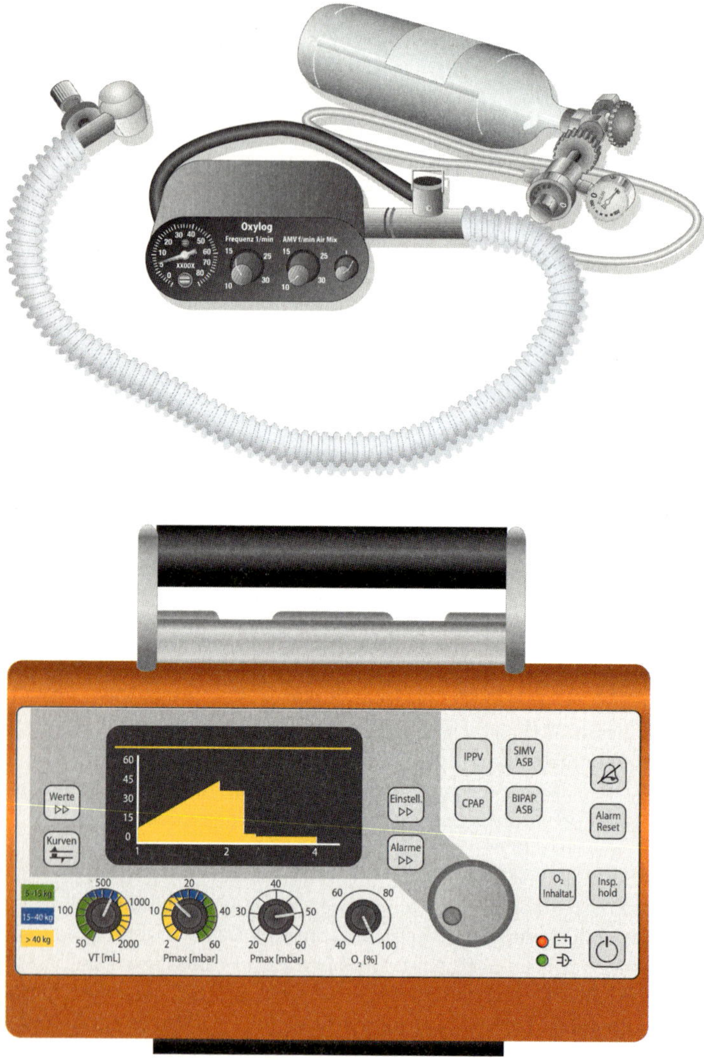


a

b

**Abb. 4.21a, b** Transportbeatmungsgeräte. **a** älteres transportables Beatmungsgerät mit aufgestecktem PEEP-Ventil und Sauerstoffflasche; **b** Respirator der neuesten Generation mit vielfältigen Atemmodi und Einstellmöglichkeiten nichts«); allenfalls kann dieser den Beginn der Atemzüge beeinflussen (»triggern«), dann spricht man auch von »assistierender Beatmung« oder A/C (Assist/Control). CMV kann **volumenkontrolliert** (VC-CMV) oder **druckkontrolliert** (PC-CMV) erfolgen.

- **VC-CMV**: Hier wird vom Gerät primär ein eingestelltes Hubvolumen verabreicht (z. B. 500 ml); der daraus resultierende Atemwegsdruck ist die abhängige Größe, d.h. der Atemwegsdruck am Ende der Inspiration ist bei »steifer« Lunge hoch, und bei gut dehnbarer Lunge niedrig.
- **PC-CMV**: Bei der druckkontrollierten Beatmung wird vom Gerät solange Atemgas appliziert, bis das eingestellte inspiratorische Druckniveau erreicht ist (z. B. 20 mbar); das daraus resultierende Hubvolumen ist die abhängige Größe, d. h. es ist bei »steifer« Lunge niedrig, und bei gut dehnbarer Lunge höher.

Es gibt keine klaren Hinweise darauf, dass die druckkontrollierte Beatmung der (üblichen) volumenkontrollierten Beatmung überlegen ist – weder auf der Intensivstation bei Langzeitbeatmung, erst recht nicht präklinisch. CMV ist immer indiziert bei Atemstillstand (Beatmung bei Reanimation) und Ausfall der spontanen Atemregulation. Patienten, die nicht tief bewusstlos sind, empfinden diese »Zwangsbeatmung« (so die wörtliche deutsche Übersetzung des englischen Ausdrucks »mandatory ventilation«) aber oft als unangenehm und kämpfen dagegen an. Es muss dann eine tiefe Sedierung, evtl. kombiniert mit einer Unterdrückung des Atemantriebs durch Opioide erfolgen, oder aber es wird eine andere Beatmungsform gewählt. Alternative Bezeichnungen für CMV sind IPPV (»intermittend positive pressure ventilation«), CPPV (= IPPV mit PEEP) oder auch A/C (Assist/Control) oder einfach nur (verkürzt und unscharf) »kontrollierte Beatmung«.

**IMV.** Der Patient kann in diesem Modus zwischen zwei mandatorischen Atemhüben beliebig oft spontan atmen, meist in Form einer »synchronized intermittent mandatory ventilation«, SIMV, d. h. er kann die Atemhübe triggern. Dieser Modus kann für weniger stark sedierte Patienten mit teilweise erhaltener Eigenatmung angenehmer sein, und er kann an neueren Transportbeatmungsgeräten eingestellt werden.

**CPAP und PSV.** Es handelt sich um Spontanatmungsformen, d. h. der Patient bestimmt Atemfrequenz, Einatmungszeitpunkt und Dauer des Atemzugs vollständig selbst. Voraussetzung ist natürlich ein weitgehend intakter Atemantrieb, CPAP bedeutet »continuous positive airway pressure«, also die Spontanatmung auf einem PEEP-Niveau. Ziel ist eine Oxygenierungsverbesserung durch Erhöhung der funktionellen Residualkapazität. Allerdings erfolgt bei CPAP keinerlei maschinelle Atemunterstützung. Diese bietet die druckunterstütze Atmung (PSV = »pressure support ventilation«; andere Bezeichnung: ASB = »assisted spontaneous breathing«). Hier unterstützt der Respirator jeden Atemzug des Patienten bis zu einem vorwählbaren Druckniveau solange, bis der Patient sich entschließt wieder auszuatmen.

**Manuelle Beatmung.** Die Handbeatmung mittels Rubenbeutel kann einige der oben erwähnten maschinellen Atemmodi imitieren. Meist erfolgt im Rettungsdienst eine mandatorischen Handbeatmung (»manuelle CMV«): der Beatmende bestimmt durch Kompression des Beutels nach eigenem Ermessen den Ablauf der Atemzyklen vollständig. Er kann aber auch – bei Patienten mit erhaltener Eigenatmung – gelegentlich oder immer auf die Inspiration des Patienten warten und dann mit sofortiger Beutelkompression reagieren und so die Atmung des Patienten »assistieren« – das entspricht einer mandatorischen Beatmung mit Triggerung der Inspiration durch den Patienten. Wenn der handbeatmende Arzt dem Patienten zwischen zwei Beutelkompressionen erlaubt, ein wenig selbstständig spontan zu atmen, so handelt es sich um eine IMV-Variante.

**Im Rettungsdienst ist die volumenkontrollierte mandatorische Beatmung (VC-CMV, IPPV oder CPPV) nach wie vor die wichtigste und am weitesten verbreitete Beatmungsform.**

## 4.5.2 Durchführung der Beatmung

**Beatmungsfilter.** Die Beatmung erfolgt entweder über eine Gesichtsmaske oder über einen Endotrachealtubus bzw. eine SAD. Dabei wird heute zumeist ein sog. Beatmungsfilter zwischen Beatmungsgerät bzw. -beutel und Tubus oder Maske geschaltet (Abb. 4.22). Dieser Filter erfüllt folgende Funktionen:

- Er soll als **Bakterienfilter** Kontaminationen des Beatmungsgeräts durch den Patienten und umgekehrt verhindern.
- Er vermindert als sog. **»heat and moisture exchanger« (HME)** die beatmungsassoziierte Austrocknung der pulmonalen Schleimhaut (Prinzip der passiven Atemgasanfeuchtung).
- Er ist praktisch immer mit einem Adapter zum Anschluss einer Kapnometrie-Leitung versehen und dient somit der Ermöglichung der endexspiratorischen **$CO_2$-Messung**.

**Beatmung über einen Tubus.** Bei korrekt liegendem und sicher fixiertem Endotrachealtubus bzw. SAD werden Beatmungsgerät oder Beatmungsbeutel unter Zwischenschaltung des Beatmungsfilters oder zur Not auch direkt mit dem ISO-

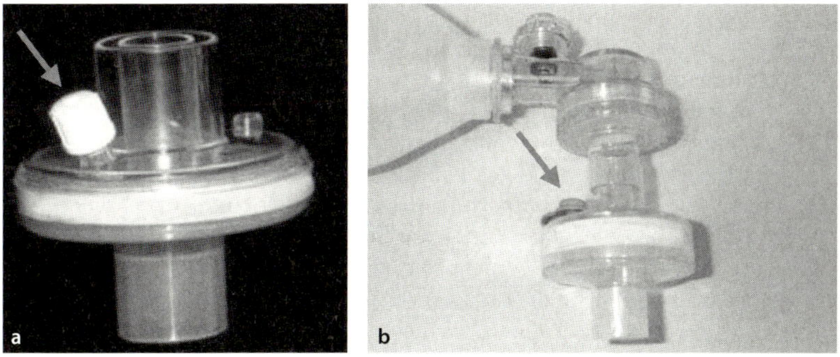


**Abb. 4.22a,b** Beatmungsfilter. **a** Kombinierter HME und Bakterienfilter. Der obere Teil wird mit dem Beatmungsgerät/-beutel konnektiert, der untere auf Tubus bzw. Maske aufgesteckt. **b** Beatmungsbeutel mit bereits aufgestecktem Filter. → Der Pfeil weist in beiden Abbildungen auf die Adapter zur $CO_2$-Messung

Adapter des Tubus oder der Larynxmaske konnektiert. Dann kann die Beatmung beginnen.

**Die Beatmung über einen Endotrachealtubus ist nach wie vor der »Goldstandard« der Notfallbeatmung; gelingt keine endotracheale Intubation, kann ein SAD verwendet werden. Im Rahmen der Reanimation darf die Intubation/SAD-Platzierung die Herzdruckmassage jedoch nicht verzögern oder zu lange unterbrechen.**

**Maskenbeatmung.** Etwas schwieriger ist es, den Patienten mit einer Maske zu beatmen. Zunächst erfolgt die Konnektion von Beatmungsgerät oder -beutel (+/– Beatmungsfilter) mit der Maske. Diese wird über Mund und Nase des Patienten gelegt und dichtet sich unter sanftem Druck gegen das umgebende Gesicht durch einen weichen Wulst aus Gummi oder Silikon ab (Abb. 4.20). Es gibt Masken in verschiedenen Formen und Größen für Neugeborene, Kinder und Erwachsene.

**Praktisches Vorgehen**

**Durchführung der Maskenbeatmung**
- Der Helfer kniet hinter dem Patienten.
- Der Kopf des Patienten wird rekliniert (sofern keine Kontraindikationen bestehen).

▼

- Die Maske wird mit der linken Hand zwischen Daumen und Zeigefinger genommen und über Mund und Nase sanft dem Gesicht des Patienten angedrückt. Der kleine Finger und der Ringfinger liegen unter dem Kinn, der Mittelfinger liegt auf dem Kinn des Patienten.
- Mit der rechten Hand wird der Beatmungsbeutel vorsichtig so lange komprimiert, bis sich der Thorax des Patienten hebt.
- Während der Exspiration atmet der Patient passiv durch Maske und Richtungsventil aus.
- Vor dem Aufsetzen der Maske kann ein Pharyngealtubus eingelegt werden.
- Kann eine Maskenbeatmung nicht suffizient durchgeführt werden, so muss die Maske mit beiden Händen gefasst und unter modifizierter Anwendung des Esmarch-Handgriffs über Mund und Nase aufgesetzt und dichtgehalten werden. Die Beatmung erfolgt dann manuell durch einen Helfer oder ein Beatmungsgerät (Cave: Magenüberdehnung durch insufflierte Luft!).

**Noninvasive Ventilation (NIV).** Dies ist eine Sonderform der **Masken(be)atmung mit einem Beatmungsgerät**. Ziel hierbei ist es meist, mittels eines PEEP und evtl. auch einer Atemunterstützung die Oxygenierung zu verbessern und die Atemanstrengung zu reduzieren, ohne den Patienten intubieren zu müssen (meist mit CPAP oder PSV). Die Maske wird bei NIV entweder dem Patienten mit der Hand angedrückt, oder sie wird am Kopf mit einem Gummibandsystem festgeschnallt. Da die Masken oft nicht ganz dicht sitzen, weisen moderne Intensivbeatmungsgeräte einen sog. NIV-Modus auf, in dem auch größere Leckagen kompensiert werden können. Die beiden wichtigsten Indikationen für NIV auf der Intensivstation sind dekompensierte COPD und kardiogenes Lungenödem. Transportbeatmungsgeräte der neuesten Generation erlauben NIV auch bereits präklinisch.

> **NIV kann präklinisch erwogen werden bei bewusstseinsklaren Patienten mit dekompensierter COPD und kardiogenem Lungenödem.**

**Risiken und Probleme der Maskenbeatmung.** Diese können sowohl bei der »normalen« Maskenbeatmung als auch bei NIV auftreten:

- Mangelhafte Lungenbelüftung durch Undichtigkeiten (besonders bei Bartträgern) oder Atemwegsverlegungen.
- Belüftung des Magens, die zur Magenüberdehnung führen kann. Das Risiko der Magenüberdehnung ist besonders hoch bei Beatmung mit Inspirations-

drücken über 20 mbar sowie bei Maskenbeatmung mit Hilfe eines Beatmungsgerätes.

- Regurgitation und Aspiration von Mageninhalt (dieses Risiko wird durch Belüftung des Magens mit Anstieg des intragastralen Drucks weiter verstärkt).
- Bindung des Notarztes/eines Rettungsassistenten dauerhaft am Kopf des Patienten, um die Maske dicht zu halten. Er steht für andere Tätigkeiten nicht mehr zur Verfügung.

**Maschinelle Beatmung - Initiale Einstellung.** Bei der Vielzahl der heute verfügbaren Atemmodi in einem Notfallrespirator fragt sich der intensivmedizinisch nicht so versierte Notarzt: »Welchen der vielen Modi soll ich denn nun wählen«? Eine pragmatische Antwort lautet: Für die meisten Situationen und die allermeisten Patienten, die präklinisch einer Beatmung bedürfen, reicht der volumenkontrollierte **CMV-Modus** aus. Als Initialeinstellung für Erwachsene kann meist eine **AF von 10/min** und ein **Hubvolumen von 500 ml** sowie zunächst ein **PEEP von 5** gewählt werden (weitere Details Tab. 4.5).

**Praktisches Vorgehen**

**Vorgehen bei einem Patienten, der präklinisch beatmet werden muss**

- Der Patient sollte zur Beatmung möglichst endotracheal intubiert werden (es sei denn, es ist eine NIV vorgesehen). Vor der Intubation – zur Optimierung der Sauerstoffreserven während des Intubationsvorgangs – und zwischen Intubationsversuchen – zur Optimierung der Sauerstoffreserven für einen erneuten Versuch – ist in diesem Zusammenhang auch eine Maskenbeatmung sinnvoll oder sogar erforderlich.
- Wenn keine Intubation möglich ist – in der Regel nach 2 vergeblichen Intubationsversuchen –, oder diese nicht sicher beherrscht wird, sollten SADs wie Larynxmaske oder Larynxtubus zum Einsatz kommen. Auch hier ist wieder vor und zwischen den Einführversuchen zur Hypoxievermeidung eine Maskenbeatmung indiziert.
- Wenn auch dies nicht möglich ist, oder wenn SADs nicht verfügbar sind, muss der Patient bis zur Übergabe im Krankenhaus über eine Gesichtsmaske beatmet werden, ggf. unter Zuhilfenahme eines Pharyngealtubus.
- Ist auch damit keine zufrieden stellende Ventilation und Oxygenierung möglich, muss eine Koniotomie erfolgen. Die Beatmung erfolgt über einen durch die Koniotomieöffnung in die Trachea eingeführten Tubus.

### 4.5.3 Gefahren und Probleme der Beatmung

Die unter Umständen **lebensbedrohlichen Gefahren der Beatmung** in der Notfallmedizin dürfen trotz ihrer potenziell lebensrettenden Funktion niemals vergessen werden:

- Ein starker **Blutdruckabfall** mit Beginn der Überdruckbeatmung (verstärkt durch Anästhetika/Analgetika/Sedativa zur Ermöglichung der Beatmung) verschlechtert die ohnehin gestörte Organdurchblutung bei Patienten mit Hypovolämie, hämorrhagischem Schock bzw. Polytrauma weiter.
- Ein **Abfall der Hirndurchblutung** durch (versehentliche oder sogar beabsichtigte) ausgeprägte Hyperventilation mit Hypokapnie kann zu ischämischen zerebralen Folgeschäden führen, insbesondere bei Patienten mit Schädel-Hirn-Trauma, Schlaganfall oder Hirnblutung.
- Durch die **Barotraumatisierung** der Lunge unter Überdruckbeatmung kann ein Pneumothorax sich vergrößern oder überhaupt erst ausbilden oder sich ein vorhandener Pneumothorax zum lebensgefährlichen Spannungspneumothorax entwickeln.
- Unter Maskenbeatmung, aber auch während des Intubationsvorgangs kann der Patient **regurgieren** und **aspirieren**. Dadurch kann eine Hypoxie verstärkt oder überhaupt erst ausgelöst werden. Die Aspiration kann weiterhin eine sog. Aspirationspneumonie oder in besonderen Situationen (sehr saurer Magensaft in größeren Mengen) eine chemische Verätzung der Lunge (sog. **Pneumonitis** oder **Mendelsohn-Syndrom**) auslösen.
- Meist wird der Patient vom Notarzt für die präklinische Beatmung endotracheal intubiert. Sofern dies problemlos gelingt, ist das die beste Lösung. Durch unbemerkte **Fehlintubationen**, Verrutschen des Tubus (oder eines SAD) auf dem Transport oder ein planloses Atemwegsmanagement bei Intubations- und Beatmungsschwierigkeiten kann der Patient jedoch ernsthaft Schaden nehmen oder sogar iatrogen zu Tode gebracht werden.

**Probleme bei der Beatmung.** Schwerwiegende Beatmungsprobleme können sich vor allem folgendermaßen bemerkbar machen:

- Starker Anstieg oder plötzlicher Abfall des Atemwegsdrucks
- Abfall des Atemhubvolumens
- Abfall der $psaO_2$ oder Zyanose
- Keine $CO_2$-Messung mehr möglich
- Erheblicher Widerstand bei der manuellen Kompression des Beatmungsbeutels (→ Obstruktion), oder gar kein Widerstand mehr (→ Diskonnektion)

In jedem Fall muss der Notarzt dann an folgende mögliche Ursachen denken, die unter dem verheißungsvollen Akronym DOPE memoriert werden können:

- **D = Dislokation des Tubus.** Liegt der Tubus überhaupt noch in der Trachea? Oder ist er zu tief in einen Hauptbronchus gerutscht? Bei SADs: Sind Larynxmaske oder Larynxtubus zu tief hinein- oder zu weit herausgerutscht?
- **O = Obstruktion des Tubus/der Atemwege.** Ist der Tubus durch Fremdkörper blockiert? Oder durch einen Schleimpfropfen/durch Blutkoagel? Ist der Tubus abgeknickt?
- **P = Pneumothorax.** Ist eine Lungenblase geplatzt und liegt ein Spannungspneumothorax vor? Ist einseitig kein oder nur noch sehr leises Atemgeräusch zu hören (▶ Kap. 18.5)?
- **E = Equipment-Versagen.** Arbeitet das Beatmungsgerät noch korrekt? Ist es überhaupt eingeschaltet? Ist das Ventil des Beatmungsbeutels richtig zusammengesetzt? Ist die Sauerstoffflasche aufgedreht, und ist noch genügend $O_2$ darin?

## 4.5.4 Ventilation und Oxygenierung unter Beatmung – Einstellung der Beatmung

**Ventilation und Totraumventilation.** Durch die künstliche Beatmung, insbesondere die volumenkontrollierte mandatorische Beatmung kann die Ventilation der Lunge durch den Notarzt kontrolliert werden. Entscheidend ist hierfür das **Atemminutenvolumen (AMV)**, das sich aus dem Produkt von Atemzugvolumen ($V_T$) und Atemfrequenz pro Minute (AF) ergibt. Nicht das gesamte $V_T$ bzw. AMV nimmt jedoch am Gasaustausch teil: Ein Teil jedes Atemzugs wird dazu aufgewendet, den sog. **Totraum** zu belüften, bestehend aus oberen Atemwegen, Trachea und Bronchien. Der Totraum beträgt normalerweise etwa 2 ml/kg KG, kann jedoch pathologisch vergrößert sein. Die Intubation reduziert den Totraum um etwa die Hälfte.

**Wahl des Hubvolumens (VT).** Modernen Beatmungskonzepten folgend soll heute normalerweise mit Hubvolumina von **6–8 ml/kg** beatmet werden, maximal 10 ml/kg, bei schweren Lungenerkrankungen 6 ml/kg. Als Referenz dient dabei nicht das (im Rettungsdienst ohnehin meist nur geschätzte) **aktuelle Körpergewicht**, sondern das (ebenfalls natürlich nur geschätzte) **ideale Körpergewicht**; eine grobe Formel für das ideale Körpergewicht lautet:

(geschätzte) Körpergröße (in cm) – 100 – 10 % ≈ ideales Körpergewicht in kg.

**Normoventilation.** Das AMV ist eine entscheidende Determinante der $CO_2$-Abatmung und damit des arteriellen $pCO_2$ ($paCO_2$). Normalerweise wird eine

**Tab. 4.5** Empfohlene Grundeinstellung des Beatmungsgeräts

| Einstellgröße | Erwachsene | Kinder |
|---|---|---|
| $V_T$ (ml/kg) | 6–8 | 6–8 |
| AF (1/min) | 10–14 | 15–20 |
| AMV (ml/kg) | 80–90 | 150–160 |
| $FiO_2$ (%) | 100 | 100 |
| *Weitere Einstellungen (wenn möglich)* | | |
| I:E | 1:2 | 1:2 |
| $P_{max}$ (mbar) | 30–35 | 30–35 |
| PEEP (mbar) | 5 (0–10) | 5 (0–10) |

Folgende situationsangepasste Modifikationen sind sinnvoll:

- **Ausgeprägte Oxygenierungsstörungen**: Beatmung mit PEEP 10–15 mbar
- **Leichtere Oxygenierungsstörungen**: Beatmung mit PEEP 5–10 mbar
- **Keine Oxygenierungsstörung**: $FiO_2$ reduzieren auf 50 % (bzw. Air-mix)
- **Hyperventilation erforderlich** (selten!): AMV-Erhöhung auf 100–150 ml/kg (AF und/oder $V_T$-Erhöhung)
- **Schwerere vorbestehende Lungenerkrankungen**: von vornherein niedrige Hubvolumina (6 ml/kg) und dafür ggf. höhere AF (15–20/min)
- **Reanimation**: Erhöhung von $P_{max}$ auf 60 mbar (während der Phase der Herzdruckmassage); keine Hyperventilation (AF 8–10/min); kein PEEP
- **Obstruktive untere Atemwegserkrankungen (Asthma, COPD)**: Verkleinern des I/E auf 1:3, wenn möglich; kein oder nur geringer PEEP

An den meisten volumenkontrollierten Beatmungsgeräten wird das **Hubvolumen** eingestellt; das AMV errechnet sich bei mandatorischer Beatmung: AMV = $V_T \times$ AF.
$V_T$ = Hubvolumen (Tidalvolumen); AF = Atemfrequenz; AMV = Atemminutenvolumen; I:E = Inspirations- zu Exspirationsverhältnis; $P_{max}$ = maximaler oberer Atemwegsdruck; PEEP = positiver endexspiratorischer Druck

**Normoventilation** angestrebt, also ein $paCO_2$ zwischen 35 und 45 mmHg. Dies kann jedoch präklinisch mangels verfügbarem Monitoring meist nicht überprüft werden, weil dazu eine Blutgasanalyse angefertigt werden müsste. Als Anhalt für die Einstellung der Ventilation dienen die in Tab. 4.5 gegebenen Daten, deren Berücksichtigung meist in etwa zu einer Normoventilation führt.

**Kapnometrie zur Beurteilung der Ventilation.** Steht ein Kapnometer zur Verfügung (in einigen neueren Beatmungsgeräten ist die Kapnometrie integriert), kann der endexspiratorische $pCO_2$ ($pETCO_2$) als Anhalt für die Höhe des arteriellen $pCO_2$ genommen werden. Dieser ist unter normalen Umständen ca. 2–4 mmHg niedriger als der $paO_2$. Allerdings sind unter pathologischen Kreislaufverhältnissen und bei pulmonalen Erkrankungen die Differenzen oft erheblich und quantitativ nicht voraussagbar größer.

**Hyperventilation.** Eine Hyperventilation ($paCO_2$ unter 35 mmHg) wird durch Erhöhung des Atemminutenvolumens erreicht. Dabei sind Erhöhungen des $V_T$ effektiver als Erhöhungen der AF, da bei AF-Erhöhungen ein Teil des erhöhten AMV lediglich zu einer verstärkten Totraumventilation beiträgt und nicht am Gasaustausch teilnimmt. Andererseits soll das $V_T$ nicht zu stark erhöht werden (nicht über 10 ml/kg), um Lungenüberdehnungen zu vermeiden. Eine Hyperventilation ist nach heutiger Ansicht präklinisch selten indiziert:

- Das **schwere Schädel-Hirn-Trauma** galt lange als Indikation zur Hyperventilation, um einen möglicherweise erhöhten Hirndruck zu senken. Dieses Vorgehen der »prophylaktischen präklinischen Hyperventilation bei SHT« ist jedoch heute wegen mangelnder Effektivität verlassen worden.
- Auch die Hyperventilation während und nach **kardiopulmonaler Wiederbelebung** zur respiratorischen Kompensation einer metabolischen Azidose ist nicht indiziert. Sie geht offenbar mit einer erhöhten Letalität einher. Dennoch werden nach wie vor viele Reanimations-Patienten hyperventiliert. So lautet der Titel einer 2004 publizierten Studie: »Death by hyperventilation. A common and life threatening problem during CPR«.
- Lediglich bei klarem Hinweis auf eine **zunehmende Hirndrucksteigerung** mit beginnender zerebraler Herniation (erkennbar etwa an sich während der präklinischen Versorgung entwickelnder Anisokorie) kann eine mäßige Hyperventilation ($paCO_2 < 35$, aber über 30 mmHg) angestrebt werden.

**! Eine ausgeprägte Hyperventilation mit $paCO_2 < 30$ mmHg zieht eine kritische Abnahme der zerebralen und myokardialen Durchblutung, Alkalose und Hypokaliämie nach sich und ist daher unbedingt zu vermeiden.**

**Hypoventilation.** Eine Hypoventilation mit einem $paCO_2 > 45$ mmHg ist praktisch nie erklärtes Ziel der Beatmungstherapie: Eine Hypoventilation führt zur respiratorischen Azidose und kann zudem bei Schädel-Hirn-Trauma oder anderen akuten zerebralen Erkrankungen zum Hirndruckanstieg beitragen. Liegen jedoch solche zerebralen Erkrankungen nicht vor, kann bei schweren Atemwegserkrankungen wie Asthma bronchiale oder COPD eine Hypoventilation hingenommen werden, solange durch adäquate Sauerstofftherapie eine Hypoxie vermieden wird (sog. **permissive Hyperkapnie**, wie sie heute auch im intensivmedizinischen Bereich beispielsweise in der Beatmung von Patienten mit ARDS und schwerem Asthma gängig ist).



**Oxygenierung.** Wichtigstes Ziel jeder Beatmungstherapie ist eine gute Oxygenierung. Die normale Sauerstoffsättigung ($saO_2$) im arteriellen Blut beträgt etwa 96 %. Sie kann pulsoximetrisch bereits im Rahmen der Erstversorgung gemessen werden ($psaO_2$, ► Kap. 2.5.2). Unter Sauerstoffzufuhr und Beatmung wird dann meist eine $psaO_2 \geq 90$ % angestrebt. In kritischen Situationen (akute kardiozirkulatorische und pulmonale Erkrankungen, Blutung, Trauma, Schock, Koma) empfiehlt es sich zunächst, durch Beatmung mit einer möglichst hohen inspiratorischen Sauerstoffkonzentration sicherheitshalber möglichst hohe $saO_2$-Werte zu erzielen. Wichtige Ausnahmen: Patient **nach** Reanimation mit wiederhergestelltem Spontankreislauf; hier keine $saO_2 > 98\%$ anstreben (► Abschn. 4.4), sowie Neugeborenenreanimation (► Kap. 16.5). Zur Verbesserung der Sauerstoffaufnahme unter Beatmung tragen im Wesentlichen 2 Maßnahmen bei:

- **$FiO_2$-Erhöhung** bis 100 % (ist in kritischen Fällen die Grundeinstellung des Respirators)
- **PEEP-Erhöhung** bis etwa 15 mbar (Cave: Blutdruck- und Herzzeitvolumenabfall, besonders bei Hypovolämie).

# Venöser Zugang

## Lerninhalte

Die Schaffung eines Zugangs zum Gefäßsystem ist eine Standardmaßnahme bei jedem vitalbedrohlichen Notfall. Der Zugang dient der Medikamentenapplikation und Infusionstherapie. Ganz überwiegend wird ein periphervenöser Zugang mit einer Venenverweilkanüle angelegt. Wenn keine periphere Vene punktiert werden kann, kann ein zentralvenöser Zugang über die V. jugularis interna oder subclavia erwogen werden; dieser soll jedoch nur vom Geübten gelegt werden, da die Gefahr einer arteriellen Punktion und Verletzung der Lunge besteht. Stattdessen wird heute bei Patienten jeden Alters eher ein intraossärer Zugang empfohlen.

## 5.1 Übersicht

Das Legen eines venösen Zugangs ist eine Standardmaßnahme bei jedem Notfall mit Vitalbedrohung. Der Zugang dient der Injektion und Infusion von Medikamenten und Volumenersatzlösungen sowie zu Blutabnahmen für Blutzuckeruntersuchungen im NAW und in der Klinik.

**Zugangsmöglichkeiten.** Es gibt folgende perkutane Zugangsmöglichkeiten zum venösen Gefäßsystem:

- **Periphervenöse Punktion (PVK)**: Das Ende der Kanüle bzw. des kurzen Katheters liegt in einer peripheren Vene, meist etwa 3–5 cm von der Einstichstelle entfernt.
- **Zentralvenöse Punktion (ZVK)**: Das Ende des Katheters liegt in einer zentralen Vene (normalerweise V. cava superior, selten V. cava inferior), je nach Punktionsstelle etwa 12–16 cm von der Einstichstelle entfernt (bei Vorschieben von der Ellenbeuge aus bis zu 40 cm).
- **Intraossäre Punktion (IOP)**: Das Ende der Kanüle liegt in der Markhöhle eines Röhrenknochens.

**Tracheale oder endobronchiale Medikamentengabe.** Als weitere Zugangsmöglichkeit zum Gefäßsystem im Notfall wurde früher der sog. **pulmonale Zugang** angesehen, d. h. die Applikation von Medikamenten endobronchial über einen Beatmungstubus. Dieses Vorgehen wurde vor allem für Adrenalin im Rahmen der Reanimation empfohlen, solange noch kein Venenzugang geschaffen worden ist. Die Resorption ist jedoch unsicher und die Effektivität zweifelhaft. Nach den neuesten ERC-Leitlinien wird von diesem Vorgehen abgeraten; allenfalls im Rahmen der Kinder- oder Neugeborenenreanimation kann eine pulmonale Medikamentenapplikation (Adrenalin) in Erwägung gezogen werden.

## 5.2 Periphervenöser Zugang

**Kanülen.** Heute werden praktisch ausschließlich Venenverweilkanülen aus Kunststoff verwendet, die über eine Stahlkanüle in die Vene eingeführt werden. Meist haben diese peripheren Venenverweilkanülen Flügel zur Fixierung mit Pflaster und einen Zuspritzkonus mit Rückschlagventil zur Applikation intravenöser Pharmaka. Sie liegen in verschiedenen Größen mit normierter Farbskala vor (◘ Tab. 5.1). Eine prinzipielle Gefahr besteht für die Anwender darin, sich bei der Venenpunktion mit den Patientenblut-kontaminierten Kanülen zu verletzen. Dadurch können Infektionen wie Hepatitis und HIV übertragen werden. Das Verletzungsrisiko für die Helfer ist besonders hoch im Rahmen der präklinischen Versorgung, die oft nicht so ruhig und geordnet abläuft wie etwa eine innerklinische Narkoseeinleitung. Glücklicherweise gibt es seit einigen Jahren Kanülensysteme, die das Verletzungsrisiko deutlich minimieren. Das Prinzip dieser »Sicherheitskanülen« besteht darin, dass die als Stahlmandrin fungierende scharfe Punktionskanüle an der Spitze mit einem Sicherheitsclip ausgestattet ist, der sich nach Entfernen des Mandrins aus der Kunststoffkanüle mittels eines Federmechanismus sofort schützend vor die scharfe Kanülenspitze legt und diese umschließt. Solche »Safety-Kanülen« sollten aus Gründen des Arbeitsschutzes heutzutage nur noch verwendet werden (◘ Abb. 5.1).

**Zugangswege.** Folgende Venen bieten sich in erster Linie an:
- **Arm**: Handrückenvenen, Unterarmvenen, Kubitalvenen
- **Bein**: Fußrückenvenen
- **Hals**: V. jugularis externa.

◘ **Tab. 5.1** Periphere Venenverweilkatheter – Fabkodierung und Flussraten. *G* Größe in Gauge; *ID* Innendurchmesser; *AD* Außendurchmesser; bei den maximalen Flussraten (Flow) handelt es sich um Ungefährangaben bei Schwerkraftinfusion

| Farbe | Gelb | Blau | Rosa | Grün | Weiß | Grau | Orange |
|---|---|---|---|---|---|---|---|
| G | 24 | 22 | 20 | 18 | 17 | 16 | 14 |
| AD (mm) | 0,7 | 0,9 | 1,1 | 1,3 | 1,5 | 1,7 | 2,2 |
| ID (mm) | 0,4 | 0,6 | 0,8 | 1,0 | 1,1 | 1,3 | 1,7 |
| Flow (ml/min) | 13 | 36 | 60 | 100 | 130 | 200 | 340 |
| Flow (l/h) | 0,8 | 2 | 3,5 | 6 | 7,5 | 12 | 20 |

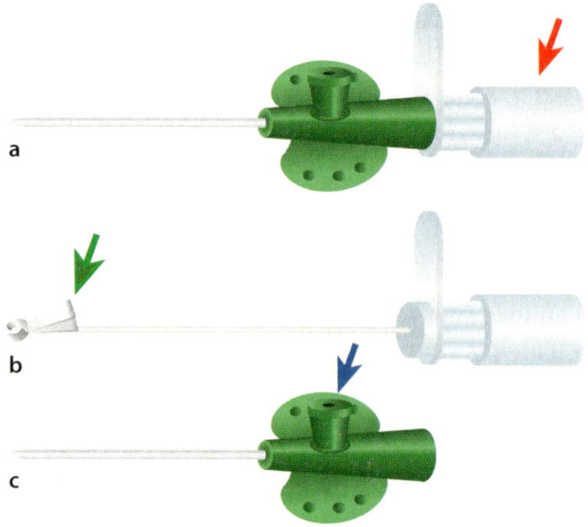


**Abb. 5.1a–c** Venenverweilkanüle mit Sicherheitsspitze (Safety-Kanüle). **a** Kanüle mit Mandrin (punktionsbereit); beachte die durchsichtige Indikatorkammer für zurückfließendes Blut am Ende des Stahlmandrins (*roter Pfeil*); **b** Stahlmandrin; man beachte den Clip, der sich schützend vor die Spitze gelegt hat (*grüner Pfeil*); **c** Verweilkanüle aus Kunststoff mit Fixierflügeln und Zuspritzmöglichkeit (*blauer Pfeil*)

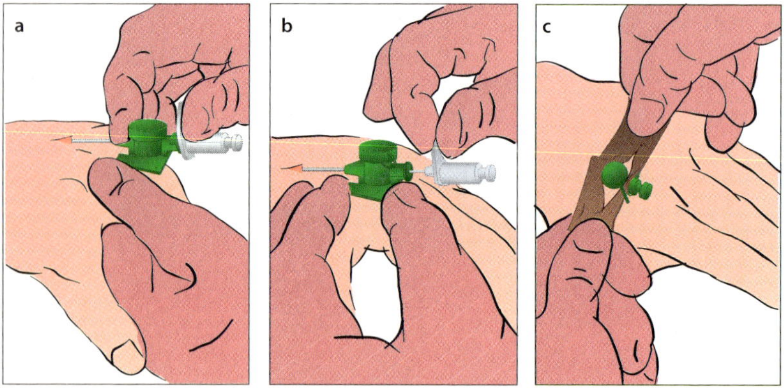


**Abb. 5.2a–c** Punktion einer peripheren Vene am Handrücken. **a** Die Vene wird perkutan anpunktiert; **b** der Stahlmandrin wird zurückgezogen und die Plastikkanüle vorgeschoben; **c** die Kanüle wird mit Pflaster fixiert

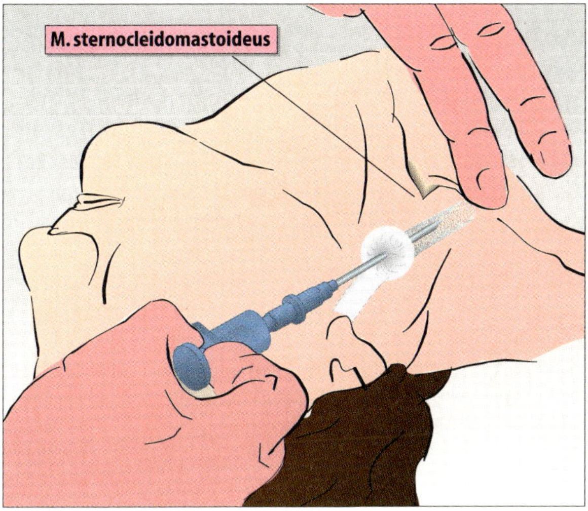


**Abb. 5.3** Punktion der V. jugularis externa

**Technik.** Normalerweise wird zunächst nach geeigneten Handrücken- oder Unterarmvenen gesucht (Abb. 5.2). Wenn hier keine Punktion gelingt, kann in der Ellenbeuge eine Kubitalvene (V. basilica oder V. cephalica) anpunktiert werden. Hier besteht jedoch die Gefahr der versehentlichen arteriellen Punktion. Ausnahmsweise können auch Fußvenen punktiert werden. Die V. jugularis externa nimmt eine Sonderposition ein: Aufgrund der Nähe zum Herzen kann eine in die V. jugularis externa eingeführte Verweilkanüle gewissermaßen als »quasi-zentraler Venenkatheter« angesehen werden. Die V. jugularis externa kann besonders bei Patienten mit Herzinsuffizienz oder Herzversagen oft gut punktiert werden, da sie durch den erhöhten Venendruck meist deutlich sichtbar und palpabel ist (Abb. 5.3).

**Praktisches Vorgehen**

**Punktion einer peripheren Vene**

- Proximal der Punktionsstelle werden Stauschlauch oder Blutdruckmanschette angelegt (außer bei V. jugularis externa).
- Der Stauschlauch wird gestrafft bzw. die Manschette bis etwa 50 mmHg aufgeblasen (niemals höher als $RR_{syst}$).

▼

- Die Vene wird palpiert und die Haut über der Vene desinfiziert; das Desinfektionsspray sollte mindestens 15 s einwirken (gilt nicht für vitale Notfälle!).
- Beim wachen Patienten kann – wenn genügend Zeit ist – mit einer dünnen Nadel und einem Lokalanästhetikum (z. B. Lidocain 1 %) eine Hautquaddel zur Minderung des Punktionsschmerzes gesetzt werden.
- Die Haut wird über oder knapp neben der Vene durchstochen, und die Vene wird anpunktiert.
- Die intravaslae Lage der Kanülenspitze wird durch Füllung der Indikatorkammer am Ende des Stahlmandrins mit Blut angezeigt; dann wird die Kanüle mit Mandrin noch 1–2 mm vorgeschoben.
- Die Verweilkanüle wird über den Stahlmandrin vorgeschoben, dieser entfernt, eine Infusion angeschlossen und die Verweilkanüle mit Pflaster fixiert.

**! In der Ellenbeuge verläuft die A. brachialis knapp unterhalb der V. basilica. Gefahr der versehentlichen arteriellen Punktion!**

**Sonderform des venösen Zugangs: Venae sectio.** Darunter versteht man die chirurgische Freilegung einer Vene. Diese wurde früher als indiziert angesehen, wenn keine perkutane Punktion möglich war. Heute wird in einem solchen Fall jedoch ein intraossärer Zugang (► Abschn. 5.4) empfohlen. Eine präklinische Venae sectio wird normalerweise nicht mehr praktiziert. Das prinzipielle Vorgehen sei jedoch hier kurz angeführt: Meist wird die **V. tibialis anterior** knapp oberhalb des Fußes im Bereich des Innenknöchels präpariert. Nach einer 2 cm langen Inzision wird dort die darunter verlaufende Vene aufgesucht und mit einer gebogenen Klemme unterfasst. Die Vene wird distal ligiert und proximal mit einem Haltefaden angeschlungen. Dann wird sie zwischen den beiden Fäden unter Sicht inzidiert, und durch den Einschnitt wird ein Katheter etwa 15 cm nach proximal vorgeschoben. Der proximale Anteil der Vene wird schließlich über dem liegenden Katheter ebenfalls ligiert, so dass der Katheter fest in situ liegt.

## 5.3 Zentralvenöser Zugang

**Indikationen.** Der wichtigste Vorteil eines ZVKs besteht darin, dass die Medikamente so in »Herznähe« appliziert werden und somit gerade im Schock und unter Reanimationsbedingungen zuverlässiger und schneller an ihre Wirkorte gelangen

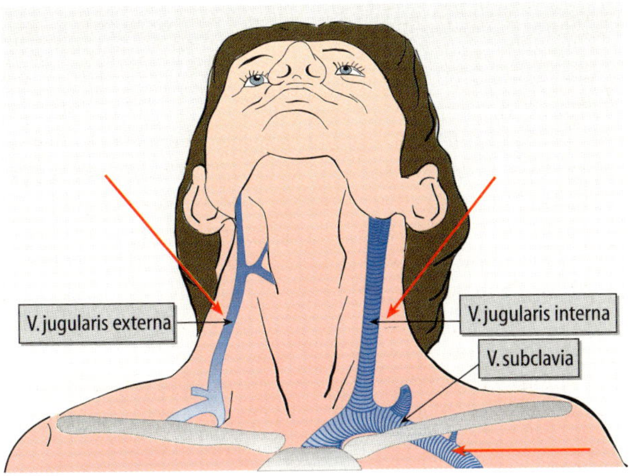


**Abb. 5.4** Zugangswege für zentrale Venenkatheter im Hals und Brustbereich

können. Außerdem können via ZVK auch stark venenreizende Medikamente sicher appliziert werden. Zentrale Zugänge sind jedoch mit einer deutlich höheren Rate an Punktionskomplikationen und Infektionen verbunden als periphere Venenkanülen, und ein präklinischer Nutzen ist (trotz der theoretischen Vorteile) nicht nachgewiesen. Ein ZVK ist somit im Rettungsdienst nur dann indiziert, wenn kein peripherer Zugang geschaffen werden kann – und auch dann soll nur der Geübte einen ZVK legen. Stattdessen wird – bei Unmöglichkeit der peripheren Venenpunktion – heute eher die intraossäre Punktion empfohlen (▶ Abschn. 5.4).

**Zugangswege.** Ein ZVK kann über die V. subclavia, die V. jugularis interna, die V. jugularis externa oder die V. femoralis eingeführt werden (Abb. 5.4). Auch über die V. jugularis externa und V. basilica kann ein zentraler Katheter vorgeschoben werden. Dies ist jedoch präklinisch praktisch nie erforderlich: Wenn diese Venen punktiert werden, lässt man die Plastikverweilkanüle in situ.

**Technik.** Innerklinisch wird ein ZVK heute meist mittels der sog. »**Seldinger-Technik**« gelegt. Dabei wird zunächst die Vene punktiert, dann ein dünner Draht vorgeschoben, dann die Punktionsnadel entfernt, und dann der Katheter über den liegenden Draht vorgeschoben. Der Zeitaufwand hierfür ist jedoch relativ hoch, und insbesondere muss aufwendig steril abgedeckt und gearbeitet werden, um eine Kontamination der Materialien zu vermeiden. Daher empfiehlt sich präklinisch eher die sog. »**Through-the-Needle**«-**Technik**, bei der die Punktion zunächst mit einer Kanüle nach Art der Venenverweilkanülen erfolgt, und der Katheter durch die Plastikkanüle vorgeschoben wird.

**Ein- und mehrlumige Katheter.** Neben den »normalen« ZKVs mit einem Lumen werden in der Klinik zunehmend ZKVs mit 2, 3 oder sogar noch mehr Lumina verwendet. Dadurch ist es möglich, mehrere miteinander inkompatible Medikamente und Dauerfusionen parallel über nur einen Zugang zu verabreichen. Für die präklinische Notfallmedizin spielen diese (teuren) Mehrlumenkatheter jedoch keine Rolle, zumal sie in der Regel mittels Seldinger-Technik einzuführen sind.

### Praktisches Vorgehen

**Punktion einer zentralen Vene (»Through-the-Needle«-Technik)**

- Nach Hautdesinfektion wird die Punktion mit einer aufgesetzten Spritze durchgeführt. Während der Punktion wird ständig sanft aspiriert.
- Schwallartige dunkle Blutaspiration zeigt die intravenöse Lage der Kanülenspitze an.
- Die Plastikkanüle wird ein wenig über die Punktionsnadel vorgeschoben. Danach wird die Punktionsnadel entfernt und der ZVK durch die Plastikkanüle vorgeschoben (beim Erwachsenen etwa 12–16 cm).
- Eine versehentliche intraarterielle Lage macht sich bei ausreichendem Blutdruck durch pulsierendes Zurückströmen des Blutes aus der Kanüle und in das Infusionssystem bemerkbar, bei guter Oxygenierung auch durch die hellrote Farbe des Blutes.
- Der ZVK muss in der Klinik stets einer Röntgenkontrolle unterzogen werden. Zudem sollten präklinisch gelegte ZVKs in der Klinik aus infektionspräventiven Gründen bald entfernt werden.

Besonderheiten der einzelnen Zugangswege:

- **V. subclavia**: Die V. subclavia wird durch das umgebende straffe Gewebe auch noch bei schwerer Hypovolämie offengehalten (◘ Abb. 5.5). Geübte können oft sehr rasch die V. subclavia anpunktieren, aber der Zugang ist mit Gefahren verbunden: Verletzungen der A. subclavia und der Pleura mit der Gefahr von Pneumothorax, Infusothorax (wenn Infusionslösungen in die Pleurahöhle fließen) sowie Luftembolie.
- **V. jugularis interna**: Die Punktion der V. jugularis interna ist relativ schwierig (◘ Abb. 5.6). Punktionskomplikationen sind Verletzungen der A. carotis oder (selten) der Pleura sowie Luftembolie.

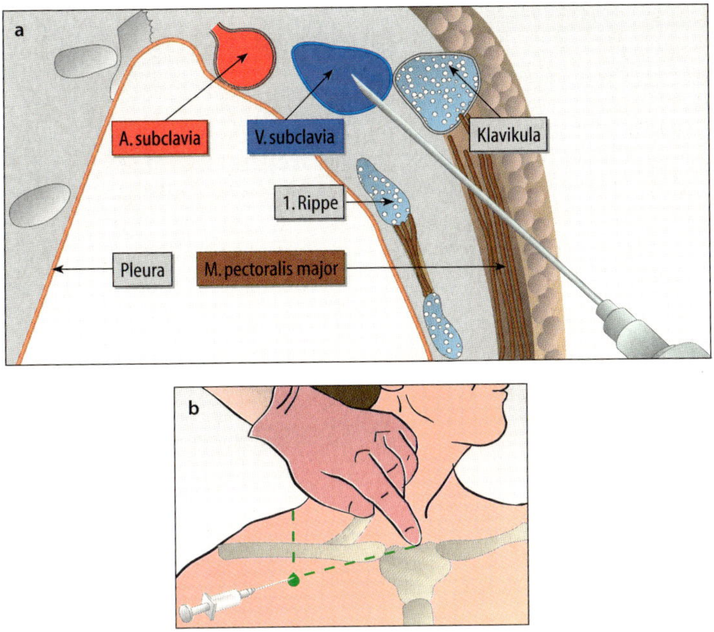


Abb. 5.5a, b Punktion der V. subclavia. **a** Anatomische Verhältnisse; **b** Punktion: Mit einer ca. 6 cm langen Punktionskanüle wird von einer Punktionsstelle lateral der Medioklavikularlinie knapp unterhalb der Klavikula (»Mohrenheim-Grube«) flach zur Haut in Richtung Sternoklavikulargelenk punktiert. Nach etwa 4–5 cm wird meist die V. subclavia getroffen

- **V. femoralis**: Als Notfallzugang ist die V. femoralis wegen ihrer einfachen Punktion und der möglicherweise geringeren Gefahr schwerwiegender Punktionskomplikationen besonders für den in der Venenkanülierung weniger erfahrenen Arzt geeignet. Wegen der erhöhten Gefahr von Infektionen sowie einer tiefen Beinvenenthrombose ist der Zugang für eine längere Liegedauer des ZVKs allerdings nicht zu empfehlen (Abb. 5.7). Die wichtigste Komplikationsmöglichkeit ist die Verletzung der A. femoralis, die jedoch bei Bedarf gut komprimiert werden kann. Ein über die V. femoralis eingeführter Katheter liegt mit der Spitze in der V. iliaca oder der unteren Hohlvene – im Gegensatz zu den über die Venen der oberen Körperhälfte eingeführten zentralen Venenkathetern, deren Spitze in der oberen Hohlvene (oder einer zuführenden Vene wie der V. brachiocephalica) zu liegen kommt. Dieser Unterschied ist jedoch für die notfallmedizinisch entscheidenden Zwecke des ZVKs unerheblich.

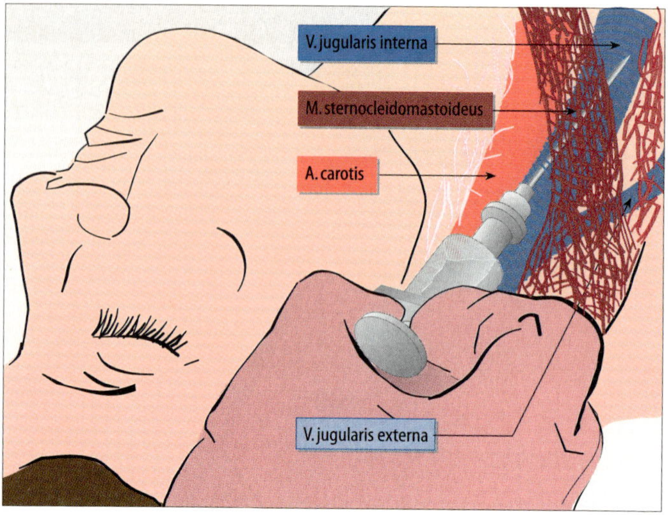


**Abb. 5.6** Punktion der V. jugularis interna. Mittlerer Zugang zur V. jugularis interna: Mit einer Hand wird in Höhe des Schildknorpels die A. carotis palpiert. Unmittelbar lateral wird vor dem M. sternocleidomastoideus im Winkel von ca. 30° zur Hautoberfläche nach lateral in Richtung der gleichseitigen Mamille punktiert. Nach 3–4 cm gelangt man so meist in die Vene

## 5.4 Intraossärer Zugang

Besonders bei kleineren Kindern und Säuglingen kann die Punktion einer Vene sehr schwierig oder unmöglich sein, aber auch bei Erwachsenen im Schock oder unter Reanimation; und gerade dann ist ein Zugang zum Venensystem unbedingt erforderlich. In einer solchen Situation ist eine intraossäre Punktion (IOP) indiziert, denn:

**! Der Markraum ist vergleichbar mit einer knöchernen Vene, die auch im Schock, bei Vasokonstriktion und bei Hypovolämie nicht kollabiert.**

**Prinzip.** Jede in die Markhöhle infundierte Flüssigkeit wird über die Marksinusoide und die ableitenden Knochenvenen innerhalb von Sekunden systemisch resorbiert. Somit lassen sich Im Notfall fast alle erforderlichen Medikamente und Infusionslösungen applizieren; auch die Gabe von Blutprodukten und sogar

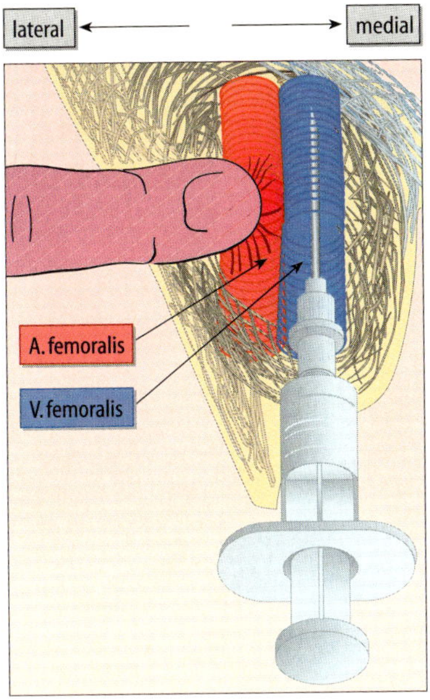


**Abb. 5.7** Punktion der V. femoralis. Die V. femoralis verläuft stets unmittelbar medial der A. femoralis. Die Arterie wird palpiert und die Punktionskanüle wird ca. 1 cm daneben im Winkel von ca. 70° zur Hautoberfläche vorgeschoben. Nach 2–4 cm gelangt man in die Vene

Blutentnahmen sind möglich (Hypertone und alkalische Lösungen wie z. B. Natriumbikarbonat sollen allerdings wegen erhöhter Komplikationsgefahr nicht intraossär gegeben werden). Die erreichbare Infusionsgeschwindigkeit ist jedoch geringer als bei großlumigen Venenkanülen; mit Druck kann man aber über 100 ml/min infundieren.

**Indikation.** Eine IOP sollte immer dann erwogen werden, wenn
- kein venöser Zugang liegt und
- ein Zugang zum Venensystem dringend erforderlich ist (Reanimation, Schockbehandlung) und
- keine periphere Vene in angemessener Zeit (laut ERC während CPR: innerhalb von 2 min) punktiert werden kann.

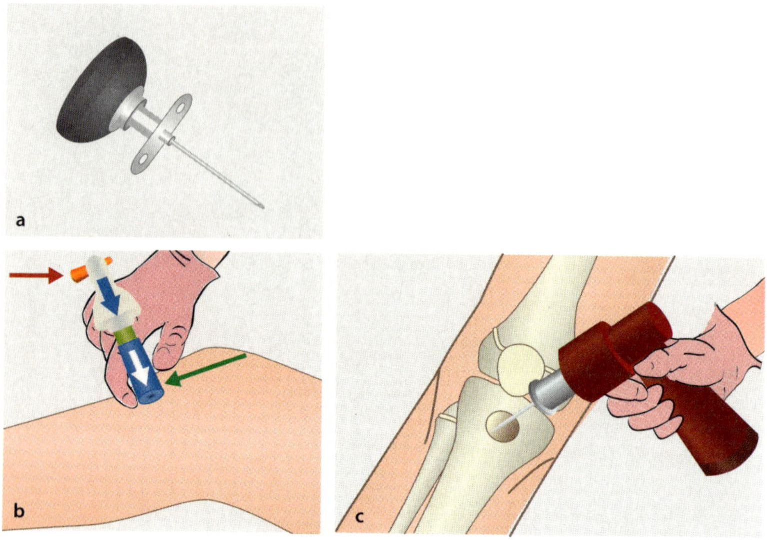

**Abb. 5.8a–c** Intraossärer Zugang. Punktionssysteme. **a** Spezialkanüle mit Mandrin (Cook); diese wird unter drehenden Bewegungen durch die Corticalis vorgeschoben. Nach 1–2 cm zeigt ein plötzlicher Widerstandsverlust das Erreichen der Markhöhle an. Der Mandrin wird entfernt und eine Infusion angeschlossen. **b** Bone injection gun (BIG). Mittels des Abstandshalters wird die Eindringtiefe der Nadel eingestellt (*grüner Pfeil*); dann wird der Injektionsapparat über der Punktionsstelle aufgesetzt, der Sicherungsbolzen (*roter Pfeil*) wird entfernt, und die Injektion wird ausgelöst. Die Stahlkanüle wird mit Federkraft durch die Corticalis in die Markhöhle getrieben. **c** Akkuschrauber EZ-IO. Die Stahlakanüle wird elektrisch durch die Corticalis in die Markhöhle gebohrt

**Punktionssysteme.** Es sind unterschiedliche Punktionssysteme verfügbar, immer sind dabei intraossäre Nadeln in verschiedenen Größen für Erwachsene und Kinder erhältlich.

- Möglichkeit 1: Die intraossäre Nadel wird manuell in die Markhöhle eingebracht: Cook-Nadeln (Abb. 5.8a)
- Möglichkeit 2: Die intraossäre Nadel wird mittels eines Stahlfedersystems in den Knochen geschossen: »bone injection gun« (BIG) (Abb. 5.8b)
- Möglichkeit 3: Die intraossäre Nadel wird elektrisch in den Knochen gebohrt, und zwar mittels eines Akkuschraubers: EZ-IO (Abb. 5.8c)

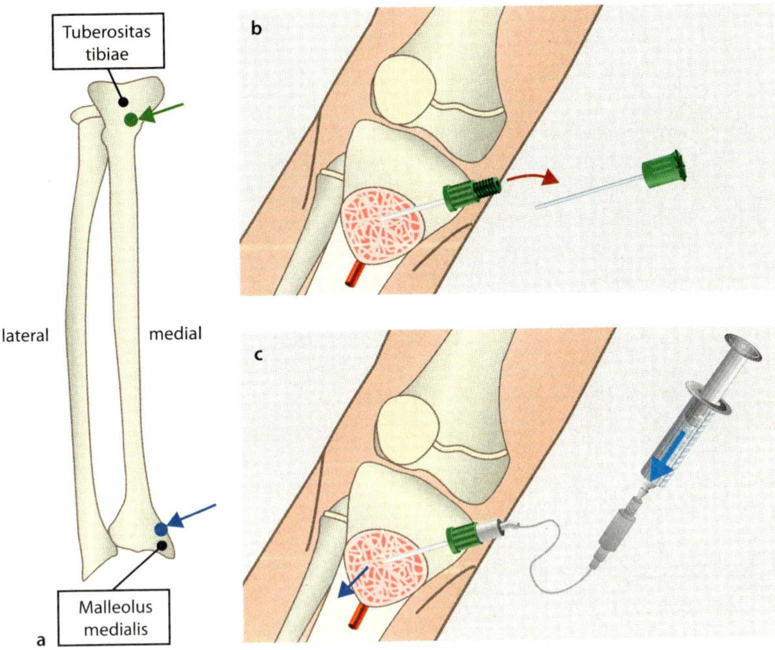


**Abb. 5.9a–c** Intraossärer Zugang. a mögliche Punktionsorte an der Tibia: knapp medial-unterhalb der Tuberositas tibiae (*grüner Pfeil*) oder knapp oberhalb des Innenknöchels (*blauer Pfeil*). b Die Stahlkanüle hat den Markraum erreicht, der Mandrin wird entfernt. c Injektion von Kochsalz oder eines Medikamentes in die Markhöhle

**Punktionsorte.** Wichtigster Punktionsknochen ist die Tibia, die proximal oder distal punktiert werden kann:

- **Proximaler Anteil** der Tibia knapp medial der Tuberositas tibiae. Dies ist ein geeigneter Punktionsort bei Kindern und Erwachsenen (Abb. 5.9).
- **Distaler Anteil** der Tibia knapp oberhalb des Malleolus medialis (Innenknöchel). Geeignet insbesondere bei Erwachsenen wegen der dünneren Corticalis.

Als weitere Möglichkeiten bieten sich bei Kindern der distale Anteil des Femurs und bei Erwachsenen der proximale Anteil des Humerus an.

**Praktisches Vorgehen**

**Intraossärer Zugang**

- Entscheidung für eine Punktionsstelle und Zurechtlegen des Punktionssystems
- Hautdesinfektion; falls erforderlich Lokalanästhesie
- Punktion der Markhöhle durch die Substantia corticalis des Knochens
- Vorsichtiges Entfernen des Mandrins bzw. des Punktionssystems
- Aspiration von Knochenmark zur Verifizierung der Kanülenlage (dies gelingt jedoch nicht immer)
- Sicherung des Zugangs an der Haut
- Injektion eines Kochsalzbolus und Anschluss eines Infusionssystems, möglichst über eine flexible Zwischenleitung mit Zuspritzmöglichkeit (wie Dreiwegehahn)
- Applikation der gewünschten Pharmaka

**Komplikationen und weiteres Vorgehen.** Eine intraossäre Nadel stellt stets nur eine Übergangslösung dar: Wenn sich der Patient in der Klinik stabilisiert hat und ein (zentraler) Venenkatheter gelegt worden ist, sollte die intraossäre Nadel so schnell wie möglich wieder entfernt werden, um die Gefahr einer Infektion möglichst gering wie halten. Die Inzidenz einer Osteomyelitis wird mit 0,6 % angegeben; andere Komplikationen wie die Verletzung der Epiphysenfuge (bei Kindern) sind sehr selten.

# Notfallmedikamente und Infusionslösungen

## Lerninhalte

Infusions- und medikamentöse Therapie stellen einen wesentlichen Teil der präklinischen Behandlung des Notfallpatienten dar. Wichtigste Indikation der **Infusionstherapie** ist ein Volumenmangelzustand (Volumenersatztherapie). Hier sind vor allem kristalloide Vollelektrolytlösungen (NaCl 0,9 %, Ringer-Lösung) indiziert. Die meisten und wichtigsten Notfallmedikamente entstammen den Bereichen Sympathomimetika, Sympatholytika und Vasodilatanzien sowie Analgetika, Sedativa und Narkotika. Das präklinisch bedeutsamste Sympathomimetikum ist Adrenalin. Die wichtigsten vasodilatatorisch wirkenden Pharmaka sind Nitroglycerin und Urapidil. Gängige Analgetika umfassen das fiebersenkende Paracetamol, das entzündungs- und thrombozytenaggregationshemmende ASS, das schwach wirksame Opioid Tramadol, das stark wirksame Opioid Morphin (oder Piritramid) sowie Ketamin. Das meistverwendete Sedativum ist Midazolam. Die präklinische Narkose – möglichst immer als Intubationsnarkose – kann mit einem Injektionshypnotikum (Thiopental, Propofol, Etomidate, Ketamin) eingeleitet und einem Opioid (z. B. Fentanyl) oder Ketamin plus Midazolam oder Propofol aufrechterhalten werden.

## 6.1 Applikationswege

**Intravenös (i. v.).** Pharmaka werden im Rettungsdienst überwiegend intravenös verabreicht. Nur so kann sichergestellt werden, dass die gesamte Dosis auch rasch in die Blutbahn und damit an den Wirkort gelangt. Es werden nur dann andere Applikationswege gewählt, wenn kein intravenöser Zugang geschaffen werden kann, wenn die Medikamente auf einem anderen Applikationsweg ähnlich gut oder sogar besser oder sicherer wirksam sind, oder wenn die Pharmaka nicht in Injektionsform vorliegen bzw. nicht zur intravenösen Injektion zugelassen sind.

**Notfallmedikamente werden vorzugsweise intravenös verabreicht.**

**Intraossär (i. o.).** Die intraossäre Medikamentengabe ist der i. v.-Applikation praktisch gleichwertig (▶ Kap. 5.4).

**Intramuskulär (i. m.) und subkutan (s. c.).** Diese Injektionsformen sind für die Notfallversorgung normalerweise nicht geeignet. Die Resorption der Pharmaka aus Muskel- oder Subkutangewebe ist gerade im Schockzustand nicht sicher vorhersagbar. Ausnahmen sind Pharmaka wie **Ketamin** (Analgetikum, Narkosemittel), die nachgewiesenermaßen auch i. m. rasch resorbiert werden, oder andere wie **Terbutalin** (Antiobstruktivum), die nicht für die i. v.-Injektion zugelassen sind. Weitere mögliche Ausnahme: **Adrenalin** bei Anaphylaxie (▶ Kap. 9.4).

**Pulmonal.** Zur Therapie einiger pulmonaler oder tracheobronchialer Erkrankungen ist die topische Applikation von **Antiobstruktiva** ($\beta_2$-Mimetika) und **Kortikosteroiden** per inhalationem (p. i.) indiziert. Eine systemische Resorption der Pharmaka ist nicht erwünscht, findet jedoch in unterschiedlichem Ausmaß dennoch statt. Im Falle der $\beta_2$-Mimetika macht man sich die systemische Resorption für die Indikation »Wehenhemmung« zunutze. Von der früher besonders während der Reanimation empfohlenen Adrenalin-Instillation über einen Tubus in das Tracheobronchialsystem zur Erzielung einer systemischen Wirkung wird heute wegen unsicherer Effektivität abgeraten.

**Sublingual (s. l.).** Vor allem **Nitropräparate** werden sehr gut sublingual resorbiert und können als Kapsel (die vorher zerbissen werden muss) oder Spray auf diese Art verabreicht werden.

**Oral (p. o.).** Die orale Medikamentengabe ist bei Notfallpatienten normalerweise nicht geeignet, da die Zeit bis zum Wirkungseintritt meist zu lang und Magendarmfunktion und somit Medikamentenresorption zudem in Schockzuständen gestört sind. Ausnahme: **Nifedipin** und Nitrendipin werden rasch zum großen Teil noch im Magen resorbiert.

**Rektal.** Vor allem bei Kindern können Medikamente als Suppositorien oder Rektiolen verabreicht werden: **Kortikoide, Diazepam** und **Paracetamol.**

**Intrakardial.** Heroische intrakardiale Injektionen (»Adrenalin direkt ins Herz«) werden nicht mehr durchgeführt, da sie komplikationsreich sind (Verletzung der Herzkranzgefäße, des Herzmuskels oder der Lungen) und nicht effektiver als i. v. oder i. o. Injektionen.

## 6.2 Pharmakagruppen und Indikationsspektren

**Pharmakagruppen.** Die Notfallmedikamente können in folgende Gruppen eingeteilt werden (◘ Tab. 6.1):
- Pharmaka mit vorwiegender Wirkung auf das Herz-Kreislauf-System
- Pharmaka mit vorwiegender Wirkung auf die Atmung
- Pharmaka mit vorwiegender Wirkung auf das zentrale Nervensystem
- sonstige Pharmaka inkl. Antidote.

Ein Beispiel für eine mögliche medikamentöse Ausstattung eines Notarztwagens mit kursorischen Erläuterungen gibt die Medikamententabelle im **Anhang**.

**Tab. 6.1** Einteilung der Notfallmedikamente (in Klammern gängige Beispiele)

| | |
|---|---|
| **Pharmaka mit vorwiegender Wirkung auf das Herz-Kreislaufsystem** | **Infusionslösungen** (Tab. 6.2)<br>**Inotropika** (Adrenalin, Noradrenalin, Dobutamin)<br>**Vasokonstriktoren** (Adrenalin, Noradrenalin, Dopamin, Vasopressin)<br>**Vasodilatatoren** und **Antihypertensiva** (Nitroglycerin, Nifedipin, Urapidil)<br>**Antianginosa** (Nitroglycerin, β-Blocker)<br>**Anticholinergika** (Atropin)<br>**Diuretika** (Furosemid)<br>**Antiarrhythmika** (Amiodaron, Lidocain, β-Blocker, Verapamil, Adenosin, Digoxin)<br>**Antikoagulanzien** (Heparin: UFH oder NMH)<br>**Fibrinolytika** (t-PA) |
| **Pharmaka mit vorwiegender Wirkung auf die Atmung** | **Bronchodilatatoren** (Fenoterol, Reproterol, Theophyllin) |
| **Pharmaka mit vorwiegender Wirkung auf das zentrale Nervensystem** | **Analgetika** (Morphin, Piritramid, Tramadol; ASS, Diclofenac, Paracetamol, Metamizol; Ketamin)<br>**Sedativa** (Diazepam, Midazolam, Promethazin)<br>**Neuroleptika** (Haloperidol)<br>**Narkosemittel** (Etomidate, Thiopental, Propofol, Fentanyl)<br>**Antikonvulsiva** (Diazepam, Thiopental) |
| Sonstige | **Antiallergika** (Methylprednisolon, Clemastin, Fenestil)<br>**Antihypoglykämika** (Glukose)<br>**Muskelrelaxanzien** (Succinylcholin, Rocuronium)<br>**Spasmolytika** (Butylscopolamin, Nitroglycerin)<br>**Tokolytika** (Fenoterol)<br>**alkalisierende Medikamente** (Natriumbikarbonat)<br>**Antidota** (Atropin, 4-DMAP) |

**Medikamentenauswahl.** Die konkrete Medikamentenauswahl wird je nach regionalen Gepflogenheiten und Vorlieben der Einsatzleiter vorgenommen, so dass die Ausstattung verschiedener Notarztwagen durchaus unterschiedlich sein kann. Bei der Auswahl müssen die begrenzten räumlichen Gegebenheiten in NAW, RTW, RTH und erst recht im Notarztkoffer bedacht werden. Es ist nicht sinnvoll, mehrere Medikamente mit ähnlichem Wirkmechanismus mitzuführen, die sich nur marginal unterscheiden.

## 6.3 Infusionstherapie

Einen Überblick über gängige Infusionslösungen gibt ◘ Tab. 6.2. Die Infusionstherapie dient vor allem dem Volumenersatz und der protrahierten oder kontinuierlichen Medikamentenzufuhr. Vielfach wird aber eine Infusion auch nur angelegt, um die Koagulation im venösen Zugang zu verhindern und diesen offen zu halten. Wird ein Medikament zugespritzt, beschleunigt die Infusion das Einschwemmen ins Gefäßsystem.

**! Eine (versehentliche) schnelle Volumenapplikation und Überinfusion kann besonders bei Patienten mit Herzinsuffizienz zum Lungenödem führen. Bedroht von einer akzidenziellen Volumenüberladung sind zudem kleine Kinder. Hier sollten zur Sicherheit von vornherein kleinere Gebinde (250-ml- oder 100-ml-Beutel) verwendet werden.**

### 6.3.1 Infusion und Injektion von Medikamenten

Infusionslösungen werden auf folgende Weise zur Medikamentenapplikation verwendet:

- Die Infusionslösung ist bzw. enthält bereits selbst das Medikament, z. B. Glukose 40 % und alkalisierende Lösungen wie Natriumbikarbonat.
- Eine kleine Menge Infusionslösung wird verwendet, um ein Medikament vor der intravenösen Injektion zu verdünnen. Notfallmedizinisch relevante Beispiele: Adrenalin liegt üblicherweise in 1-ml-Portionen zu 1 mg vor und

**◘ Tab. 6.2** Infusionslösungen (in Klammern Beispiele für Handelsnamen)

| | | |
|---|---|---|
| **Kristalloide Lösungen** | Glukosehaltige Lösungen | Glukose 5 %<br>Glukose 40 % |
| | Vollelektrolytlösungen | NaCl 0,9 %, Ringer-Lösung, Ringer-Laktat, Ringer-Acetat |
| **Kolloidale Lösungen** | Hydroxyaethylstärke | HAES 200 00 10 % (HAES-steril)<br>HAES130 00 6 % (Voluven) |
| | Gelatine | succinylierte Gelatine 4 % (Gelafundin) |
| **Alkalisierende Lösungen** | | Natriumbikarbonat 8,4 % |

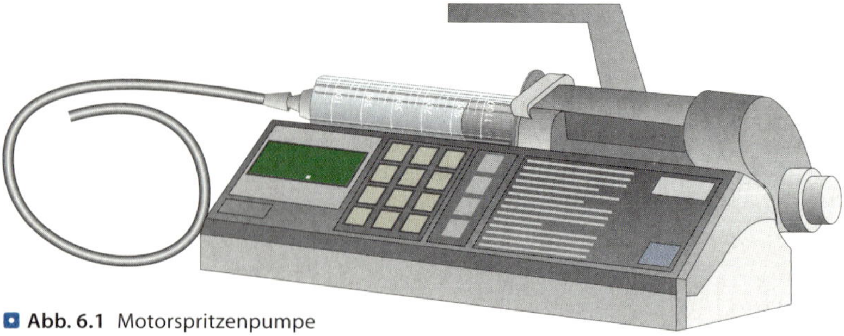

Abb. 6.1 Motorspritzenpumpe



wird üblicherweise zur i. v.-Injektion mit NaCl 0,9 % auf 10 ml oder 100 ml verdünnt. Das Antiarrhythmikum Amiodaron (300 mg) soll vor der Injektion auf 20 ml G5 % verdünnt werden. Die meisten Medikamente sind mit einer Elektrolytlösung kompatibel, einige jedoch nur mit G5 % (z. B. Amiodaron).

- Die Infusionslösung fungiert als Trägerlösung für Medikamente, die erst noch zugespritzt werden müssen, bis die gewünschte Konzentration erreicht ist. Diese können dann kontinuierlich verabreicht werden, wie es besonders für Vasodilatatoren (z. B. Nitroglycerin) und Katecholamine (z. B. Noradrenalin) sinnvoll ist. Die Infusion wird sodann über einen Tropfenzähler, eine Infusionspumpe oder (meist in 50-ml-Portionen) über eine Motorspritzenpumpe verabreicht (Abb. 6.1). Ist dergleichen nicht vorhanden, so kann die Infusionsgeschwindigkeit nach einer **Faustregel** abgeschätzt werden.

**20 Tropfen entsprechen etwa 1 ml.**

## 6.3.2 Volumenersatztherapie

**Indikationen.** Eine Volumenersatztherapie ist immer dann indiziert, wenn ein **Volumenmangel** vorliegt:

- Bei einem **absoluten Volumenmangel** ist Blutvolumen aus dem Gefäßsystem verloren gegangen.
- Beim **relativen Volumenmangel** ist das Gefäßsystem ist aufgrund einer Vasodilatation für das vorhandende Volumen zu groß geworden.

**Auswirkungen.** Ein Volumenmangel liegt bei vielen Schockformen vor, insbesondere beim präklinisch bedeutsamen hämorrhagischen Schock. Blutkonserven oder andere sauerstoffträgerhaltige Lösungen stehen zurzeit präklinisch nicht zur Verfügung. Somit hat jede Infusionstherapie zwangsläufig einen Verdünnungseffekt und geht mit einer Abnahme des arteriellen Hämoglobin- und Sauerstoffgehalts einher (anämische Hypoxämie, ▶ Kap. 8.1.2). Eine **anämische Normovolämie** wird jedoch besser toleriert und führt zu weniger Organkomplikationen als eine **normämische Hypovolämie**. In der Klinik wird die Transfusion von Erythrozytenkonzentraten meist erwogen, wenn die Hämoglobinkonzentration unter 7–8 g % liegt; bei kritisch kranken Patienten mit Sepsis oder akutem Koronarsyndrom kann ein höherer Transfusionstrigger (10 g%) sinnvoll sein.

## Kristalloide und Kolloide

Zur Flüssigkeits- und Volumentherapie stehen grundsätzlich kristalloide und kolloidale Lösungen zur Verfügung. (Manche Autoren reservieren den Begriff »Volumenersatztherapie« für kolloidale Lösungen und bezeichnen die Infusion kristalloider Lösungen lediglich als »Flüssigkeitsersatztherapie«. Diese Unterscheidung wird hier nicht getroffen.)

Bei den **Kristalloiden** lassen sich unterscheiden **Elektrolytlösungen** (zur präklinischen Flüssigkeits- und Volumentherapie) und **Glukoselösungen** (in ersten Linie zur Therapie der Hypoglykämie). Kristalloide unterliegen – je nach Elektrolytkonzentration – einer mehr oder weniger ausgeprägten Umverteilung in extravaskuläre Körperkompartimente (◘ Abb. 6.2).

Bei den **Kolloiden** können natürliche (körpereigene) Kolloide von künstlichen Kolloiden unterschieden werden. Kolloidale Lösungen verbleiben überwiegend im Intravasalraum. Sie haben daher einen deutlich besseren Volumeneffekt als reine Vollelektrolytlösungen. Ist die Volumenwirkung sogar größer als die infundierte Menge – was bei hyperonkotischen Lösungen der Fall ist – so werden diese Lösungen auch als Plasmaexpander bezeichnet.

### Elektrolytlösungen

Zur Volumenersatztherapie sind lediglich Elektrolytlösungen geeignet, die das wichtigste extrazelluläre Kation (nämlich Natrium) in einer Konzentration enthalten, die in etwa der des Plasmas entspricht (normale Natriumkonzentration im Plasma: ca. 140 mmol/l). Diese Voraussetzung erfüllen nur die sog. **Vollelektrolytlösungen**, die per definitionem eine Natriumkonzentration über 120 mmol/l haben. Die Lösungen verteilen sich rasch im Extrazellulärraum (◘ Abb. 6.2), der insgesamt etwa 4-mal so groß ist wie der Intravasalraum.

Zur Volumentherapie weit verbreitete Vollelektrolytlösungen sind:

- **Physiologische Kochsalzlösung** (NaCl 0,9 %): enthält 154 mmol/l Natrium und 154 mmol/l Chlorid

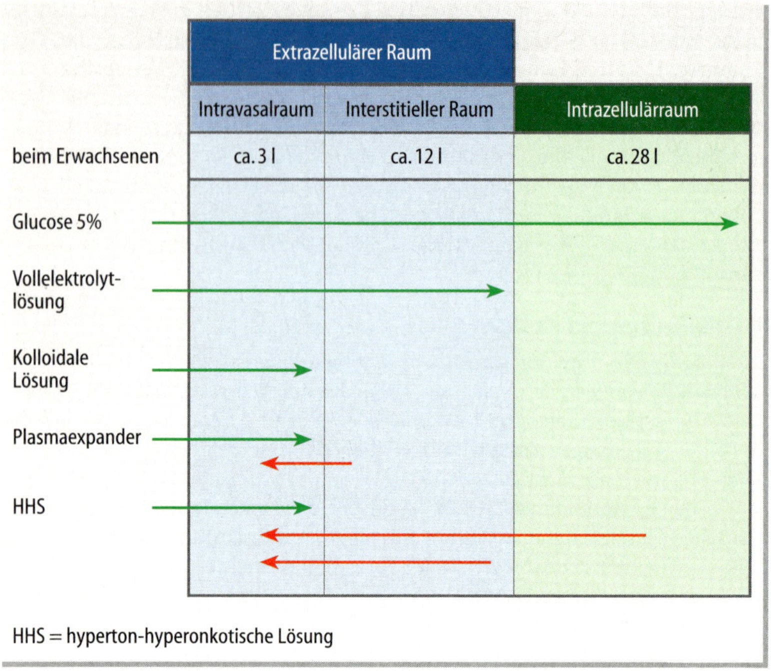


**Abb. 6.2** Verteilungsvolumina der Infusionslösungen (vereinfachtes Schema beim Erwachsenen)

- **Ringer-Lösung** (RL): enthält etwa 145 mmol/l Natrium (plus weitere Kationen wie Kalium und Kalzium) und als Anion ebenfalls ausschließlich Chlorid: etwa 150 mmol/l.
- **Ringer-Laktat** (RiLac) und **Ringer-Acetat** (RiAc): enthalten etwa 130 mmol/l Natrium (plus weitere Kationen wie Kalium und Kalzium) und als Anionen etwa 110 mmol/l Chlorid und 30 mmol Lactat (RiLac) oder Acetat (RiAc).

Die ersten beiden erwähnten Lösungen haben als Anion ausschließlich Chlorid, das zur Bewahrung der Elektroneutralität deutlich höher konzentriert sein muss als im Plasma (normale Chloridkonzentration im Plasma: ca. 100 mmol/l). Größere Mengen solcher Lösungen können eine Azidose auslösen: eine sog. hyperchlorämische Azidose, auch Dilutionsazidose genannt. Vollelektrolytlösungen, die neben Chlorid organische Anionen wie Laktat (in RiLac) oder Acetat (RiAc) enthalten, führen zu einer geringeren Hyperchlorämie, und die organischen Anionen können zu Bikarbonat metabolisiert werden (▶ Kap. 13.2.2). Allerdings ist bislang nicht geklärt, ob dieser Aspekt für die Volumenersatztherapie eine entscheidende Bedeutung hat. Größere Mengen Kristalloide verstärken über die Umverteilung ins Interstitium ein interstitielles Ödem. Die klinische Bedeutung auch dieses Aspektes ist jedoch nach wie vor unklar.

> **Vollelektrolytlösungen sind präklinisch die Infusionslösungen der Wahl.**

## Glukoselösungen

Zu den kristalloiden Lösungen gehören auch Zuckerlösungen wie Glukose 5 %. Sie enthalten kein Natrium. Die Lösung ist zwar ungefähr isoton, verhält sich aber nach Verstoffwechselung der Glukose wie freies Wasser und verteilt sich im gesamten intra- und extrazellulären Raum (◘ Abb. 6.2). Der Volumeneffekt ist also sehr gering. Zudem können intrazelluläre Ödeme verstärkt werden und es kommt zur Hyperglykämie. Glukoselösungen sind zur Volumentherapie nicht indiziert, beim Schädel-Hirn-Trauma sogar kontraindiziert. Auch glukosehaltige Elektrolytlösungen sind zur präklinischen Infusionstherapie ungeeignet. Glukoselösungen (vorzugsweise als Konzentrate; 20–50 %) werden präklinisch jedoch zur Therapie der akuten Hypoglykämie benötigt.

> **Reine Glukoselösungen, aber auch glukosehaltige Elektrolytlösungen sind zur präklinischen Volumentherapie nicht indiziert.**

## Natürliche Kolloide

Humanalbumin-Lösungen enthalten ausschließlich körpereigene Kolloide. Sie werden präklinisch aufgrund ihres hohen Preises und des administrativen Aufwands (es sind Blutprodukte: Dokumentationspflicht!) bei fehlenden klaren Vorteile nicht verwendet.

## Künstliche Kolloide

Drei Arten von künstlichen Kolloiden gibt es zurzeit:

- **Hydroxyaethylstärke (HAES)-Lösungen**: HAES wird auf Stärkebasis hergestellt. Es sind unterschiedlich konzentrierte Lösungen mit unterschiedlichem mittlerem Molekulargewicht erhältlich. Am gängigsten ist heute 6 % HAES 130 (d. h, 6 g HAES pro 100 ml mit einem mittleren Molekulargewicht von 130.000). Ältere HAES Präparate (etwa HAES 200) wurden mit erhöhter Inzidenz von Nierenversagen assoziiert; möglicherweise gilt dies für die neueren niedermolekularen Präparationen in geringerem Maße. Anaphylaktische Reaktionen sind sehr selten.

- **Gelatine-Lösungen**: Sie werden auf Protein- bzw. Kollagenbasis unter Verwendung verschiedener Vernetzungsmittel hergestellt. Die Volumenwirkung ist etwa geringer als bei den meisten HAES- oder Dextrane-Lösungen. Anaphylaktische Reaktionen sind häufiger als bei HAES, verlaufen jedoch meist mild.
- **Dextrane-Lösungen**: Sind auf Zuckerbasis synthetisiert. Dextrane haben das höchste allergene Potential aller Kolloide. Die Inzidenz schwerer anaphylaktischer Reaktionen kann zwar durch Vorweggabe des Haptens »Promit« (Dextran 1; Dosierung: 20 ml bzw. 0,3 ml/kg) erheblich reduziert werden. Dennoch werden Dextrane in Deutschland praktisch nicht mehr verwendet.



Alle künstlichen Kolloide hemmen (in unterschiedlichem Ausmaß) die Blutgerinnung und können somit eine Blutung verstärken; die Blutgerinnungshemmung nimmt vermutlich in folgender Reihenfolge zu: **Gelatine < HAES < Dextrane**.

> **Künstliche Kolloide wie HAES können präklinisch zum Volumenersatz eingesetzt werden.**

## Small Volume Resuscitation (SVR)

Eine stark hypertone Kochsalzlösung (NaCl 7,2–7,5 %ig) kombiniert mit einer hyper- oder isoonkotischen kolloidalen Lösung (6 % Dextrane oder 10 % HAES) führt schon in sehr kleinen Mengen zu einer schnellen, jedoch vorübergehenden Wiederherstellung der Zirkulation. Dies geschieht durch rasche Volumenmobilisation aus dem interstitiellen und intrazellulären Raum (Erythrozyten, Endothelzellen) in den Intravasalraum (■ Abb. 6.2). Als Dosierung werden im hämorrhagischen Schock 4 ml/kg KG empfohlen. Beim Erwachsenen entspricht das einer Menge von nur etwa 250 ml. Eine wiederholte Gabe ist wegen der Möglichkeit schwerer Elektrolytimbalancen (Hypernatriämie) nicht indiziert, d. h. nach einer SVR muss die Volumenersatztherapie mit konventionellen Infusionslösungen fortgesetzt werden. Hypertone-hyperonkotische Lösungen sind mittlerweile in 250-ml-Portionen kommerziell erhältlich (z. B. HyperHAES). Die SVR könnte besonders zur Therapie ausgeprägter Volumenmangelzustände mit begleitendem schwerem Schädel-Hirn-Trauma geeignet sein; klare Überlebensvorteile sind jedoch auch heute (nach über 25-jähriger Forschung) noch nicht belegt.

> **Die SVR hat keinen festen Stellenwert in der Notfallmedizin.**

## Welche Infusionslösungen zum Volumenersatz?

Eine suffiziente präklinische Volumenersatztherapie kann sowohl mit Vollelektrolytlösungen als auch mit kolloidalen Infusionslösungen erfolgen. Manchmal wird bei größeren Blutverlusten ein bestimmtes Volumenverhältnis von Kolloiden zu Vollelektrolytlösungen empfohlen, etwa 1:1 oder 2:1 oder 1:2; solche Verhältnisse sind nicht evidenzbasiert. Tatsächlich sind Kolloide offenbar gänzlich verzichtbar. Viele Notärzte glauben dennoch, dass bei großen Blutverlusten zusätzlich zu Vollelektrolytlösungen die Gabe künstlicher Kolloide wie HAES indiziert ist; aber dafür gibt es keine Belege.

**Eine Infusions- und Volumenersatztherapie auch größerer Flüssigkeits- und Blutverluste kann präklinisch ausschließlich mit Vollelektrolytlösungen erfolgen; optional können auch Kolloide gegeben werden.**

## Dosierung der Infusionsmenge

Volumenersatzlösungen werden vor allem nach ihrer hämodynamischen Wirkung dosiert. Das Ziel besteht meist ein einer Erhöhung des Blutdrucks und ein dem Rückgang der Herzfrequenz. Die erforderliche Menge hängt von der Größe des Volumenverlustes und dem verwendeten Präparat ab. Präklinisch können mehrere Liter erforderlich sein.

Als Anhalt gilt für die zur Auffüllung des Gefäßsystems notwendige **Infusionsmenge** nach Blutverlust: Bei Infusion von

- **Vollelektrolytlösungen** ist die benötigte Menge bis zu 4-mal so groß wie der intravasale Volumenverlust;
- **kolloidalen Lösungen** ist die benötigte Menge etwa gleich groß wie der Volumenverlust;
- **hyperton-hyper/isoonkotischen Lösungen** ist sie erheblich geringer (1/4–1/8 des Blutverlustes).

**Obergrenzen.** Ein prinzipielles oberes Limit ist gegeben durch die zunehmende Blutverdünnung ohne gleichzeitige Gabe von Sauerstoffträgern (Blutkonserven, Erythrozytenkonzentraten). Unterhalb eines Hb von 5 g% steigt die Gefahr einer hypoxischen Zellschädigung (anämische Hypoxie); allerdings gibt es viele Berichte über sehr ausgeprägte und dennoch folgenlos überlebte Anämien auch unter 3 g%. Für Vollelektrolyt- und Gelatinelösungen gibt es keine über die Verdünnungsproblematik hinausgehende Höchstdosis. Für HAES- und Dextrane-Lösungen wird hingegen eine Höchstdosis von (je nach Konzentration der Lösung) etwa 1500–2500 ml/die angegeben.

## Gefahren der präklinischen Volumentherapie

Grundsätzlich ist die Wiederauffüllung des zirkulatorischen Systems bei schweren Volumenmangelzuständen gleich welcher Ursache ein wichtiges Ziel der Therapie.

Bei bestimmten Verletzungen kann die rasche Beseitigung von Hypovolämie und Hypotension jedoch die Prognose des Patienten verschlechtern. Das trifft besonders auf **unstillbare manifeste Blutungen** zu, vor allem bei einem Thorax- und abdominellen Trauma bzw. einer Aortenruptur oder Ruptur einer anderen großen Arterie. In dieser Situation kann eine aggressive Volumentherapie – bevor die Blutung chirurgisch gestillt ist – das Ausbluten fördern. In solchen Situationen kann also präklinisch eine zurückhaltende Infusionstherapie unter bewusster Inkaufnahme eines niedrigen arteriellen Blutdrucks erforderlich sein. Die weitere Volumentherapie muss in der Klinik begleitend zu den chirurgischen Blutstillungsmaßnahmen erfolgen. Eine weitere prinzipielle Gefahr der präklinischen Volumentherapie besteht in der **Überinfusion**, die besonders bei vorbestehender Herzinsuffizienz zum Lungenödem führen kann.



## 6.4 Katecholamine und Sympathomimetika

### 6.4.1 Wirkungsweise und Indikationen

**Wirkung.** Je nach verwendetem Präparat und gewählter Dosierung wirken die Katecholamine folgendermaßen (in Klammer die für die Wirkung vorwiegend verantwortlichen Rezeptoren; ◘ Tab. 6.3 und ◘ Abb. 6.3):

- positiv inotrop ($\beta_1$): Erhöhung der myokardialen Kontraktilität
- positiv chronotrop ($\beta_1$): Herzfrequenzsteigerung
- vasokonstringierend (α): Anstieg des peripheren Widerstands

◘ **Tab. 6.3** Rezeptoraktivität der Katecholamine bzw. Sympathomimetika

| Katecholamin | DA | β1 | β2 | α |
|---|---|---|---|---|
| Dopamin | +++ | ++ | + | +++ |
| Dobutamin | 0 | +++ | ++ | + |
| Noradrenalin | 0 | +++ | 0 | +++ |
| Adrenalin | 0 | +++ | ++ | +++ |
| Fenoterol und Salbutamol | 0 | + | +++ | 0 |
| Orciprenalin und Isoprenalin | 0 | +++ | +++ | 0 |

DA = Dopaminrezeptor

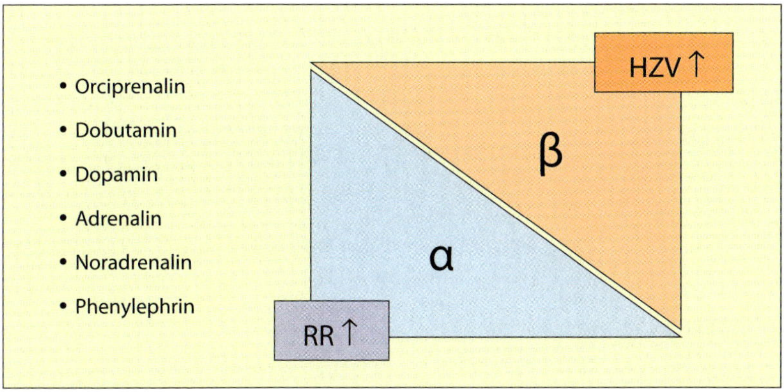


**Abb. 6.3** Katecholamine und Rezeptoraffinität (vereinfachte Darstellung).. Von oben nach unten zunehmende α-Affinität; von unten nach oben zunehmende β-Affinität. Phenylephrin ist in Deutschland nicht zugelassen. Eine Stimulation der α-Rezeptoren führt vor allem zum Blutdruckanstieg (RR ↑), und eine Stimulation der β-Rezeptoren zur Steigerung des Herzzeitvolumens (HZV ↑)

- vasodilatierend ($\beta_2$): Abfall des peripheren Widerstands
- bronchodilatierend ($\beta_2$): Senkung des Atemwegswiderstands
- tokolytisch ($\beta_2$): Wehenhemmung.

**Indikationen.** Daraus ergeben sich folgende notfallmedizinische Indikationen für den Einsatz von Katecholaminen (in Klammern die erwünschten Katecholaminwirkungen):
- Reanimation (Vasokonstriktion)
- Schock jeglicher Genese (Inotropiesteigerung, Vasokonstriktion, evtl. Vasodilation)
- schwere Bradykardie (Chronotropiesteigerung)
- akute Herzinsuffizienz (Inotropiesteigerung, Vasodilation)
- Status asthmaticus und akute dekompensierte COPD (Bronchodilation)
- vorzeitige Wehen (Tokolyse).

Je nach der gewünschten Wirkung und dem Indikationsbereich stehen eine Reihe von Katecholaminen mit unterschiedlicher Rezeptoraffinität zur Verfügung (Tab. 6.4).

**Tab. 6.4** Dosierungen wichtiger Katecholamine und Sympathomimetika (wenn nicht körpergewichtsbezogen angegeben, handelt es sich um durchschnittliche Erwachsenendosen)

| Medikament | Verabreichungsform | Dosierung |
|---|---|---|
| Adrenalin | Bolusgabe | Reanimation: 1 mg i. v. sonst: 0,05–0,2 mg i.v. |
| | kontinuierliche Gabe | 0,1–1 µg/kg/min i. v. |
| Akrinor | Bolusgabe | 0,5–2 ml i. v. |
| Dobutamin | kontinuierliche Gabe | 2–10 µg/kg/min i. v. |
| Dopamin | kontinuierliche Gabe | 2–30 µg/kg/min i. v. |
| Noradrenalin | Bolusgabe | 0,05–0,2 mg i. v. |
| | kontinuierliche Gabe | 0,05–1 µg/kg/min i. v. |
| Orciprenalin | Bolusgabe | 0,05–0,2 mg i. v. |
| | kontinuierliche Gabe | 0,05–1 µg/kg/min i. v. |
| Fenoterol | Spray | 2 Hübe à 0,1 mg p. i. |
| | kontinuierliche Gabe | 1–2(–5) mg/min i. v. |
| Terbutalin | Bolusgabe | 0,25–0,5 mg s. c. |
| Reproterol | langsam i. v. | 0,09 mg i. v. |

## 6.4.2 Medikamente

### Adrenalin

Adrenalin (internationale Bezeichnung: Epinephrin, Handelsname: Suprarenin) ist das wichtigste Katecholamin in der Notfallmedizin. Es wirkt immer positiv inotrop und chronotrop. Die **Wirkung** auf das Gefäßsystem in der Peripherie ist **dosisabhängig**:

- in niedriger Dosis (bis 5 µg/min) vasodilatierend
- in höherer Dosis (über 5 µg/min) vasokonstringierend (vasopressorisch).

Adrenalin ist das klassische Medikament zur medikamentösen Unterstützung der Zirkulation während der kardiopulmonalen Reanimation. Hier ist die vasokonstringierende Wirkung entscheidend. Es kann jedoch auch bei Bradykardie,

Schock und schwerem Bronchospasmus intermittierend oder als kontinuierliche Infusion eingesetzt werden. Adrenalin liegt in 1-ml-Ampullen zu 1 mg/ml (1:1000). Zur Reanimation wird meist eine Lösung 1:10.000 verwendet. Die 1-ml-Ampullen müssen dazu auf 10 ml NaCl 0,9 % verdünnt werden; dann entsprechen 1 ml 0,1 mg. Zur Bolusinjektion bei Anaphylaxie oder im Schock hingegen sollte eine Lösung 1:100.000 verwendet werden. Die 1-ml-Ampullen müssen dazu auf 100 ml NaCl 0,9 % verdünnt werden; dann entsprechen 10 ml 0,1 mg.

## Dopamin

Dopamin kann im Notarztdienst per infusionem zur Blutdruckstabilisierung nach Reanimation und im Schock eingesetzt werden. Es wirkt dosisabhängig auf alle Katecholaminrezeptoren:

- in niedriger Dosierung (bis 3 µg/kg/min) vorwiegend vasodilatierend im Nierenstromgebiet über eine Stimulation der Dopaminrezeptoren (das hat aber keine notfallmedizinische Bedeutung)
- in mittlerer Dosierung (3–10 µg/kg/min) vorwiegend positiv inotrop über eine Stimulation der β-Rezeptoren (bedeutsam bei Bradykardie und niedrigem HZV)
- in hoher Dosierung (über 10 µg/kg/min) vorwiegend vasokonstringierend über eine Stimulation der Alpharezeptoren (führt zur Blutdrucksteigerung und ist indiziert im Schock)

## Dobutamin

Dobutamin wirkt vorwiegend positiv inotrop und ist vor allem bei Herzinsuffizienz ohne ausgeprägte Hypotension indiziert, um das Herzzeitvolumen zu steigern, ohne den peripheren Widerstand zu erhöhen. Es kann bei niedrigem Blutdruck im Verhältnis 1:1 oder 2:1 mit Dopamin kombiniert und gemischt (in einer Spritze aufgezogen) werden.

## Noradrenalin

Noradrenalin (international: Norepinephrin, Handelsname: Arterenol) wirkt vasokonstringierend und positiv inotrop. Es kann alternativ zu Adrenalin oder Dopamin eingesetzt werden, wenn in erster Linie eine Vasokonstriktion erwünscht ist, also beim schweren anaphylaktischen, neurogenen oder septischen Schock. Für die Therapie des kardiogenen Schocks ist Noradrenalin nach neuesten Studien besser geeignet als Dopamin. Noradrenalin ist auch bei Reanimation effektiv, aber nicht Mittel der Wahl.

## Orci- und Isoprenalin

Orciprenalin (Handelsname: Alupent) und Isoprenalin (in Deutschland nicht im Handel) stimulieren die $\beta_1$- und $\beta_2$-Rezeptoren und wirken somit positiv inotrop, broncho- und vasodilatierend. Aufgrund seiner $\beta_1$-mimetischen Wirkung wurde Orciprenalin früher zur Reanimation eingesetzt. Es zeigte sich jedoch, dass es aufgrund seiner vasodilatierenden Wirkung für diese Indikation wesentlich schlechter als Adrenalin, ja sogar schlechter als Placebo geeignet ist (sog. »**Alupent-Irrtum**«). Orci- und Isoprenalin konnen aufgrund der $\beta_2$-mimetischen Wirkung auch zur bronchodilatierenden Therapie verwendet werden, haben aber keine wesentlichen Vorteile gegenüber spezifischeren $\beta_2$-Mimetika oder Adrenalin. Heute werden diese Substanzen (wenn überhaupt) nur noch zur Therapie atropinresistenter Bradykardien eingesetzt. Auch hier ist jedoch die vasodilatierende Wirkung problematisch. Nach den aktuellen ERC-Empfehlungen ist Isoprenalin bei dieser Indikation lediglich eine mögliche Alternative zu Adrenalin. Die American Heart Association urteilte bereits 1990 über Isoproterenol (wie Isoprenalin in den USA heißt) folgendermaßen: »Patienten, die krank genug sind, um Isoproterenol zu brauchen, sind wahrscheinlich zu krank, um es zu vertragen«. (Leider findet sich diese schöne Formulierung in den aktuellen Leitlinien nicht mehr; aber auch hier kommt Isoproterenol im Bradykardie-Algorithmus nicht mehr vor.)

**! Orciprenalin und Isoprenalin sind kontraindiziert bei Reanimation, Schock und Hypotension! Auch bei atropinresistenter Bradykardie wird heute stattdessen eher Adrenalin empfohlen. Daher ist Orciprenalin in der Notfallmedizin verzichtbar.**

## Akrinor

Akrinor ist ein Mischpräparat aus einem Adrenalin- und einem Theophyllinderivat (Theodrenalin und Cafedrin). Es wirkt tonuserhöhend auf die venösen Kapazitätsgefäße und positiv inotrop. Akrinor wird oft bei Hypotension eingesetzt, oft begleitend zur Volumenersatztherapie. Vorteilhaft ist bei Schwangeren die offenbar fehlende Beeinträchtigung der Uterusdurchblutung. Die Wirkdauer ist länger als die der anderen Katecholamine. Akrinor kann daher gut intermittierend verabreicht werden.

## Beta-2-Mimetika

Fenoterol, Reproterol, Salbutamol und Terbutalin wirken im Wesentlichen auf $\beta_2$-Rezeptoren stimulierend und werden zur Bronchodilatation (z. B. beim Asthmaanfall) oder Wehenhemmung verwendet. Als unerwünschte Wirkung tritt trotz der relativen $\beta_2$-Selektivität oft eine Tachykardie auf. In seltenen Fällen wurde bei Schwangeren die Entwicklung eines akuten nichtkardiogenen Lungenödems beobachtet (**Fenoterol-assoziiertes Lungenödem**). Fenoterol kann per inhalationem und i. v. appliziert werden, Salbutamol nur p. i. und Terbutalin nur s. c. Reproterol ist zur Bolusapplikation i. v. beim schweren Asthmaanfall zugelassen.

## 6.5 Vasodilatatoren und Sympatholytika

### 6.5.1 Wirkungsweise und Indikationen

**Wirkung.** Im Notarztdienst werden vor allem eingesetzt:
- stickstoffhaltige Vasodilatatoren wie Nitroglycerin und Dihydralazin
- Kalziumkanal-Blocker wie Verapamil und Nifedipin oder Nitrendipin
- $\alpha_1$-Antagonisten wie Urapidil
- $\alpha_2$-Agonisten wie Clonidin
- β-Blocker wie Esmolol und Metoprolol.

Andere Pharmakagruppen wie ACE-Hemmer oder Phosphodiesterase-III-Hemmer sind im Notarztdienst zurzeit unüblich.

**Indikationen.** Vasodilatatoren und Sympatholytika sind bei folgenden Erkrankungen indiziert (in Klammern eingeschränkte Empfehlung; ▣ Tab. 6.5):
- hypertensive Krise: Nitroglycerin, Nitrendipin, Urapidil, Clonidin, Verapamil, Dihydralazin, (Nifedipin)
- Linksherzinsuffizienz und Lungenödem: Nitroglycerin
- Angina pectoris, reversible Myokardischämie: Nitroglycerin, β-Blocker, (Verapamil)
- akutes Koronarsyndrom, Myokardinfarkt: Nitroglycerin, (β-Blocker)
- supraventrikuläre Tachykardien: Verapamil, β-Blocker
- kolikartige Schmerzen: Nitroglycerin.

### 6.5.2 Präparate

#### Nitrate

Glyceroltrinitrat = Nitroglycerin oder Isosorbiddinitrat = ISDN wirken vasodilatierend, indem die Freisetzung des körpereigenen »Endothelium-derived relaxing Factor« (EDRF = Stickstoffmonoxid = NO) aus dem Gefäßendothel stimuliert wird. Nitrate
- wirken vorwiegend im venösen Schenkel und sind daher überwiegend **Vorlastsenker**.

**Tab. 6.5** Dosierungen wichtiger Vasodilatatoren und Sympatholytika (wenn nicht körpergewichtsbezogen angegeben, handelt es sich um durchschnittliche Erwachsenendosen)

| Medikament | Darreichungsform | Dosierung |
|---|---|---|
| Clonidin | Ampulle | 0,075–0,15 mg i. v. |
| Dihydralazin | Ampulle | 6,25–12,5 mg i. v. |
| Esmolol | Ampulle | 35 mg (0,5 mg/kg) über 1 min i. v.; dann evtl. 50–100 µg/kg/min kontinuierlich i. v. |
| Metoprolol | Ampulle | 2,5–5 mg i. v. |
| Nifedipin | Weichkapsel | 5–10 mg p. o. |
| Nitrendipin | Lösung (Phiole) | 5 mg p.o. |
| Nitroglycerin | Spray | 2–3 Hübe à 0,4 mg sublingual, eventuell repetitiv im Abstand von einigen Minuten |
| | Bolusinjektionen | 1 mg i. v., evtl. repetitiv |
| | kontinuierliche Gabe | 0,3–3 µg/kg/min i. v. |
| Urapidil | Ampulle | 25–50 mg i. v. |
| Verapamil | Ampulle | 5 mg i. v. |

- dilatieren in höheren Dosen auch die arteriellen Widerstandsgefäße.
- bewirken einen Abfall des arteriellen und pulmonal-arteriellen Blutdrucks sowie eine Verminderung des venösen Rückstroms und damit eine myokardiale Entlastung.
- wirken außerdem auf andere glatte Muskeln (Gallenblase, Darm, ableitende Harnwege, Uterus) dilatierend.

**Nitroglycerin** wird eingesetzt bei:
- Angina pectoris
- akutem Koronarsyndrom
- Linksherzinsuffizienz

- Lungenödem
- hypertensiver Krise
- Koliken.

Vorsicht ist jedoch geboten, wenn eine Bradykardie oder Hypotension mit systolischen Blutdruckwerten unter 90 mmHg vorliegt. Unerwünschte Wirkungen sind Reflextachykardie sowie Kopfschmerzen und Hirndrucksteigerung durch Dilatation zerebraler Gefäße.

## Dihydralazin

Dihydralazin wirkt vorwiegend im arteriellen Schenkel vasodilatierend und ist daher ein überwiegender **Nachlastsenker**. Die Wirkung tritt mit bis zu 20 min Verzögerung ein. Relativ oft kommt es zu unerwünschten Nebenwirkungen (ausgeprägte Reflextachykardie, Kopfschmerzen). Dihydralazin ist daher nur ein Reservetherapeutikum bei hypertensiver Krise, galt jedoch lange als Mittel der Wahl bei Schwangeren mit Präeklampsie, da die Uterusdurchblutung unter Dihydralazin nicht abnimmt. Mittlerweile werden jedoch auch hier eher Urapidil oder Nifedipin oder Nitrendipin empfohlen. Bei Tachykardie ist eine Kombination mit Clonidin oder β-Blockern möglich; dabei müssen aber die sich potenzierenden Wirkungen auf den Blutdruck beachtet werden!

## Kardioselektive Kalziumkanal-Blocker

Die kardioselektiven Kalziumkanal-Blocker Verapamil und Diltiazem wirken vasodilatierend, blutdrucksenkend, negativ inotrop und negativ dromotrop, also antiarrhythmisch (▶ Kap. 10.2). Sie können indiziert sein bei KHK und Angina pectoris, aber die Hauptindikation im Notarztdienst sind Tachykardien mit schmalen Kammerkomplexen: Vorhofflimmern mit schneller Überleitung und paroxysmale supraventrikuläre Tachykardie (außer bei Wolff-Parkinson-White-Syndrom, ▶ Kap. 10.2).

**! Bei Kombination von Verapamil mit β-Blockern kann es zu schweren Bradykardien und Blutdruckabfällen kommen! Bei ventrikulärer Tachykardie kann Verapamil deletäre Folgen haben. Daher im Zweifelsfall kein Einsatz bei Tachykardien mit breiten Kammerkomplexen!**

## Vasoselektive Kalziumkanal-Blocker vom Dihydropyridin-Typ

Die vasoselektive Kalziumkanal-Blocker vom Dihydropyridin-Typ Nifedipin, Nitrendipin und Nimodipin wirken vorwiegend arteriolär vasodilatierend (Nachlastsenkung), nur gering negativ inotrop und kaum negativ dromotrop.

**Nifedipin und Nitrendipin** sind bei hypertensiver Krise indiziert, auch im Rahmen einer Präeklampsie. Sie wirken nicht frequenzsenkend oder antiarrhythmisch. Insbesondere Nifedipin erzeugt aber eine unerwünschte Reflextachykardie und gelegentlich einen allzu starken Blutdruckabfall; daher wird oft empfohlen, Nitrendipin vorzuziehen. Beide Präparate werden in geeigneter Zubereitungsform schnell im Magen resorbiert und können daher gut p. o. verabreicht werden: Nitrendipin ist als Lösung (5 mg) in einer Phiole verfügbar, und Nifedipin als Weichkapsel (5 und 10 mg), die zerbissen und heruntergeschluckt werden soll. Nifedipin gibt es auch als i. v.-Präparation; die i.v.-Gabe ist aber im Notarztdienst nicht üblich (nur kontinuierlich per Motorspritzenpumpe, Dosierungsanhalt 1 mg/h).

**Nimodipin** ist nicht für die Hypertension, sondern für die Therapie des Vasospasmus nach Subarachnoidalblutung zugelassen. Die Entscheidung über eine Nimodipin-Therapie in diesem Fall wird jedoch nicht im NAW, sondern in der Klinik getroffen.

## Urapidil

Urapidil bewirkt eine Blockade der $\alpha_1$-Rezeptoren und eine Stimulation zentraler Serotonin-Rezeptoren (5-$HT_{1A}$-Rezeptoren). Es wirkt zuverlässig blutdrucksenkend über eine Vasodilatation im arteriellen und venösen Strombett, ohne den Hirndruck wesentlich zu erhöhen und ohne eine nennenswerte Reflextachykardie auszulösen.

> **Zur Therapie der hypertensiven Krise ist Urapidil ein Antihypertensivum der ersten Wahl und wird besonders bei hypertensiven neurologischen Notfällen bevorzugt, sofern dabei eine Blutdrucksenkung notwendig ist.**

## Clonidin

Clonidin senkt Blutdruck und Herzfrequenz (löst also im Gegensatz zu Dihydralazin oder Nifedipin keine Reflextachykardie aus). Als Wirkmechanismus wurde früher eine Sympathikolyse durch Stimulation zentraler $\alpha_2$-Rezeptoren angenommen; heute geht man jedoch davon aus, dass die Wirkung hauptsächlich über eine Stimulation zentraler Imidazolinrezeptoren entfaltet wird. Clonidin ist für die Indikation »hypertensive Krise« ein Alternativpräparat zu Urapidil, wirkt jedoch weniger rasch und weniger zuverlässig. Es muss langsam injiziert oder infundiert werden, da bei schneller Injektion der Blutdruck initial noch erhöht werden kann. Da Clonidin keine Tachykardie induziert, sondern im Gegenteil eher zu Bradykardie führt, ist es auch bei Patienten mit koronarer Herzerkrankung und Angina pectoris günstig. Darüber hinaus hat Clonidin sedierende und antidelirante Effekte und verstärkt die analgetische Wirkung von Opioiden (sog. **Co-Analgetikum**).

### β-Blocker

Metoprolol und Esmolol sind die notfallmedizinisch wichtigsten Vertreter. Es handelt sich um β-Rezeptor-Antagonisten mit überwiegender Wirkung auf $\beta_1$-Rezeptoren (sog. Kardioprävalenz) und ohne intrinsische Aktivität. Sie wirken negativ inotrop, negativ chronotrop und negativ dromotrop. Der myokardiale Sauerstoffverbrauch wird vermindert, eine vasodilatierende Komponente fehlt. Hauptindikationen sind die supraventrikuläre Tachykardie (▶ Kap. 10.2) und das akute Koronarsyndrom (Myokardinfarkt und instabile Angina pectoris), wenn es mit Tachykardie und Hypertension einhergeht (▶ Kap. 11.1). Esmolol hat eine sehr kurze Halbwertzeit (unter 10 min) und ist daher besser steuerbar als Metoprolol, aber etwas komplizierter in der Anwendung. Ein weiterer gelegentlich akutmedizinisch verwendeter β-Blocker ist Propanolol; diese Substanz weist keine Kardioselektivität auf: $\beta_1$- und $\beta_2$-Rezeptoren werden etwa gleich stark blockiert; eine mögliche Spezialindikation für Proponolol ist die hyperthyreote Krise (▶ Kap. 13.1.3).

**! Eine i. v.-Kombination von β-Blockern mit Verapamil ist kontraindiziert. Hingegen ist eine Kombination mit Kalziumantagonisten vom Dihydropyridin-Typ möglich.**

## 6.6 Analgesie

### 6.6.1 Dosierung und Substanzgruppen

**Dosierung.** Notfallpatienten reagieren sehr unterschiedlich auf Analgetika. Einerseits kann der Bedarf aufgrund starker Schmerzen sehr hoch sein, andererseits ist gerade im Schock, bei vermindertem Blutvolumen oder evtl. bestehender Alkoholisierung der Bedarf deutlich vermindert. Gelegentlich können schon durch geringe Dosen erhebliche respiratorische und kardiozirkulatorische Komplikationen ausgelöst werden. Daher sind die Patienten auch nach Gabe vermeintlich geringer Dosen dieser Pharmaka kontinuierlich zu überwachen (■ Tab. 6.6). Dies gilt auch für die Anwendung von Sedativa und Narkotika, und insbesondere für die kombinierte Gabe von Analgetika und Sedativa.

**› Die Dosierung von Analgetika, Sedativa und Narkotika muss stets vorsichtig erfolgen und nach Wirkung titriert werden.**

**Substanzgruppen.** Eine adäquate Analgesie ist bei allen Erkrankungen oder Verletzungen indiziert, die mit starken Schmerzen einhergehen. Wirkliche Kontraindikationen gibt es nicht. Grundsätzlich kommen für den präklinischen Einsatz sog. fiebersenkende Analgetika, Opioide und Ketamin infrage.

**Tab. 6.6** Dosierungen wichtiger Analgetika, Sedativa und Narkosemittel (wenn nicht körpergewichtsbezogen angegeben, handelt es sich um durchschnittliche Erwachsenendosen)

| Medikament | Dosierung |
|---|---|
| **Zyklooxygenaseinhibitoren** | |
| ASS | 500–1000 mg i. v. |
| Parecoxib | 40 mg i. v. (zur postoperativen Schmerztherapie) |
| Metamizol | 1–2,5 g langsam i. v. |
| Paracetamol (bei Erwachsenen) | 1000 mg als Kurzinfusion |
| Paracetamol (bei Kindern) | 125–250–500 mg als Suppositorium<br>(Anhalt: **initial** 30–40 mg/kg;<br>Folgedosen 10–20 mg/kg) |
| **Opioide** | |
| Morphin | 5–10 mg (0,1 mg/kg) |
| Piritramid | 5–10 mg (0,1 mg/kg) |
| Tramadol | 100–200 mg (3 mg/kg) |
| Fentanyl (zur Narkose) | 0,1–0,3 (-0,5) mg i. v. (1–4 µg/kg) |
| **Ketamin** | |
| analgetische Dosierung | 20–40 mg (0,2–0,5 mg/kg) i. v.<br>100–200 mg (1–2 mg/kg) i. m. |
| narkotische Dosierung | 50–200 mg (1–3 mg/kg) i. v.<br>300–1000 mg (5–12 mg/kg) i. m.<br>(Beachte: bei Verwendung von S-Ketamin jeweils etwa die Hälfte) |
| **Benzodiazepine** | |
| Diazepam, Injektionslösung<br>Rectiolen (beim Kind)<br>Tabletten | 5–10 mg (0,1 mg/kg) i. v.<br>5 mg (bis 15 kg) oder 10 mg (über 15 mg) rektal<br>5–10 mg p. o. |
| Midazolam | 2–8 mg (0,05–0,1 mg/kg) i. v. |
| **Neuroleptika** | |
| Promethazin | 25–50 mg (0,5 mg/kg) i. v. |
| Haloperidol | 5–10 mg (0,1 mg/kg) i. v. |
| ▼ | |

**Tab. 6.6** (Fortsetzung)

| Medikament | Dosierung |
|---|---|
| **Injektionshypnotika** | |
| Etomidate | 15–30 mg (0,2–0,4 mg/kg) i. v. |
| Propofol | 70–200 mg (1–2,5 mg/kg) i. v. |
| Thiopental | 200–500 mg (2–5 mg/kg) i. v. |
| **Muskelrelaxanzien** | |
| Succinylcholin | 1–1,5 mg/kg i. v. |
| Vecuronium | 0,05–0,1 mg/kg i. v. |
| Rocuronium | 0,5–1 mg/kg i. v. |
| Atracurium | 0,4–0,6 mg/kg i. v. |

### 6.6.2 Fiebersenkende Analgetika

**Wirkungsweise.** Die antipyretisch wirkenden Analgetika entfalten ihre Wirkungen über eine periphere und/oder zentrale Hemmung der Zyklooxygenase (COX), die eine zentrale Rolle in der Prostaglandinsynthese spielt. Sie werden daher global auch **Zyklooxygenaseinhibitoren** (COX-Inhibitoren) genannt. Heute werden mindestens 2 Isoenzyme der COX unterschieden:

- **COX-1** ist ubiquitär vorhanden und wird immer exprimiert. Über COX-1 wird auch die thrombozytenaggregationshemmende Wirkung der COX-Inhibitoren vermittelt.
- **COX-2** wird vor allem im Rahmen von Entzündungsreaktionen exprimiert.

**Klassen.** Je nach den bevorzugt gehemmten Isoenzymen werden mehrere Klassen von COX-Inhibitoren unterschieden:

- **Unselektive COX-Inhibitoren** wie Acetylsalicylsäure (ASS), Ibuprofen und Diclofenac wirken analgetisch, fiebersenkend, entzündungshemmend und thrombozytenaggregationshemmend. ASS führt zu einer irreversiblen, entsprechend dem Thrombozytenumsatz mehrere Tage anhaltenden Hemmung der Thrombozytenfunktion, und alle anderen zu einer reversiblen, nur einige Stunden anhaltenden Hemmung.
- **Selektive COX-2-Inhibitoren** wie Parecoxib (die sog. »Coxibe«) wirken ebenfalls analgetisch, fiebersenkend und entzündungshemmend, haben jedoch

keine thrombozytenaggregationshemmende Wirkung. Parecoxib liegt in intravenös applizierbarer Form vor; es ist bislang nur zur postoperativen Schmerztherapie zugelassen. Coxibe sind bei KHK kontraindiziert. Zurzeit gibt es keine gesicherte Indikation für eine präklinische Anwendung.

- **Zentrale COX-Inhibitoren** wie Paracetamol (amerik.: Acetaminophen) und Metamizol (amerik.: Dipyrone) wirken überwiegend zentral analgetisch und fiebersenkend (aber kaum entzündungshemmend oder thrombozytenaggregationshemmend). Metamizol hat wahrscheinlich die stärkste analgetische Wirkung aller fiebersenkenden Analgetika, insbesondere bei abdominalen und kolikartigen Schmerzen; demgegenüber hat Paracetamol wohl die schwächste analgetische Wirkung.

**NSAID.** Alle COX-Inhibitoren wirken fiebersenkend und sind daher auch **Antipyretika**. Nur Substanzen der ersten beiden Klassen hingegen (die unselektiven wie die COX-2-Inhibitoren) sind auch entzündungshemmend und bilden die Gruppe der **nichtsteroidalen antiinflammatorischen Pharmaka** (NSAID).

**Indikationen.** Der große Vorteil aller COX-Inhibitoren gegenüber den Opioiden ist die fehlende Gefahr der Atemdepression. Die analgetische Potenz ist jedoch für die meisten notfallmedizinisch relevanten, schweren Schmerzzustände (bei alleiniger Gabe) zu gering. Bei unzureichender Wirkung kann die Analgesie aber durch zusätzliche Opioidgaben ergänzt werden. **Metamizol** hat zudem eine spasmolytische Wirkung und ist daher bei kolikartigen Schmerzen besonders effektiv. Die fiebersenkende Wirkung von **Paracetamol** wird notfallmedizinisch auch beim Fieberkrampf im Kindesalter ausgenutzt. Außerdem sind Antipyretika zur Therapie einer erhöhten Körpertemperatur nach Reanimation und Schlaganfall indiziert (allerdings ist dies eher eine Therapiemaßnahme in der Klinik). Eine notfallmedizinisch wichtige **Spezialindikation** ergibt sich aus der langanhaltenden thrombozytenaggregationshemmenden Wirkung der **ASS**: das akute Koronarsyndrom (Herzinfarkt, instabile Angina pectoris, ▶ Kap. 11.1.2).

**Unerwünschte Wirkungen.** Hierzu gehören:

- Auslösung eines ACS insbesondere durch die Coxibe, aber möglicherweise auch durch andere NSAID (außer ASS)
- Verlängerung der Blutungszeit bei den unselektiven COX-Inhibitoren
- Hemmung des protektiven Effekts der Prostaglandine auf die Magenschleimhaut bei den unselektiven COX-Inhibitoren und in etwas geringerem Maße auch bei den COX-2-Inhibitoren
- Verminderung der Nierendurchblutung besonders im Volumenmangelschock (bei allen NSAID)

- Lebertoxizität bei Überdosierung von Paracetamol
- anaphylaktische Reaktion und Hypotension, vor allem bei schneller Injektion von Metamizol. Daher sollte Metamizol sicherheitshalber nur als Kurzinfusion in z. B. 100 ml NaCl 0,9 % über etwa 10 min verabreicht werden
- sehr selten: Agranulozytose bei Metamizol, aber auch anderen NSAID

**Kontraindikationen.** Für die einzelnen Gruppen der COX-Inhibitoren gelten aufgrund der unerwünschten Wirkungen folgende Kontraindikationen:
- **unselektive COX-Inhibitoren**: manifeste Blutungen, floride Magen-Darm-Ulzera, Volumenmangel und präexistente Nierenfunktionsstörungen
- **selektive COX-2-Inhibitoren**: koronare Herzerkrankung, floride Magen-Darm-Ulzera, Volumenmangel und präexistente Nierenfunktionsstörungen
- **Paracetamol**: schwerste Leberfunktionsstörungen.

### 6.6.3 Opioide

Opioide sind die wichtigsten und **wirksamsten Präparate** zur präklinischen **Analgesie**. Alle Opioide entfalten ihre Wirkung über die Stimulation spezifischer Opiatrezeptoren, vor allem des sog. μ-Rezeptors. Einige Opioide haben darüber hinaus auch nicht-Opiatrezeptor-vermittelte analgetische Eigenschaften (vor allem Tramadol) oder auch nicht-analgetische Eigenschaften (wie die spasmolytische Komponente bei Pethidin). Grundsätzlich werden schwach wirksame und stark wirksame Opioide unterschieden.

**Schwach wirksame Opioide.** Sie sind indiziert für die Therapie leichter bis mittlerer Schmerzen. Hierzu gehören z. B. **Codein** und **Tilidin**. Für den Rettungsdienst besonders bedeutsam und weit verbreitet ist **Tramadol**. Vorteilhaft ist nämlich, dass Tramadol nicht dem Betäubungsmittelgesetz (BTM) unterliegt und daher einfacher bevorratet und verwendet werden kann als starke Opioide. Außerdem fehlt weitgehend die bei allen übrigen Opioiden vorhandene atemdepressive Wirkung.

**Stark wirksame Opioide.** Hierzu gehören **Morphin**, **Piritramid** und **Pethidin** (Meperidin). Sie sind präklinisch indiziert für die Therapie mittlerer bis starker Schmerzen. **Fentanyl** ist ein stark und kurz wirkendes Analgetikum, das üblicherweise vor allem im Rahmen einer Narkose verwendet wird. Die noch kürzer wirkenden Opioide Sufentanil, Alfentanil und Remifentanil sind in der klinischen Anästhesie gängig, aber im Rettungsdienst eher unüblich. Alle stark wirksamen Opioide unterliegen dem Betäubungsmittelgesetz und müssen gesondert und gesichert aufbewahrt werden (z. B. in einer abschließbaren BTM-Box oder beim Notarzt).

Opioide können mit fiebersenkenden Analgetika kombiniert werden; dies steigert oft die Effektivität der analgetischen Therapie. Bei sehr starken Schmerzen kann auch die Kombination mit Ketamin sinnvoll sein (**multimodale Analgesie**).

**Opioidantagonisten.** Sowohl bei versehentlicher therapeutischer Überdosierung als auch bei einer Opioidintoxikation infolge Drogenmissbrauchs kann die atemdepressive, aber auch die analgetische Wirkung am μ-Rezeptor durch den Opioidantagonisten **Naloxon** aufgehoben werden (► Kap. 20.1.2 und Tabelle 20.2).

**Partiell antagonistisch wirkende Opioide.** Einige Opioide verfügen über partiell antagonistische Wirkungen am μ-Rerzeptor. Die Gefahr der Atemdepression soll etwas geringer sein als bei reinen Opioidagonisten. Allerdings ist für die notfallmedizinische Therapie insgesamt kein bedeutsamer Vorteil gegenüber den reinen Agonisten zu erkennen. Vertreter sind vor allem Buprenorphin und Nalbuphin. Letzteres unterliegt – wie Tramadol – nicht dem BTM-Gesetz und ist deshalb einfacher zu bevorraten.

**Unerwünschte Wirkungen.** Notfallmedizinisch relevante Nebenwirkungen sind Atemdepression, Blutdruckabfall, die Verstärkung einer Spastik der glatten Muskulatur sowie Übelkeit und Erbrechen.

- Die **atemdepressive Wirkung** soll bei verschiedenen Präparaten in äquianalgetischen Dosen in folgender Reihenfolge zunehmen: Tramadol < Piritramid < Morphin < Fentanyl. Allerdings ist die Gefahr einer relevanten Atemdepression bei vorsichtiger, titrierender Gabe des Opiods sehr gering. Bei eingetretener Atemdepression (z. B. durch versehentliche Überdosierung) kann diese durch den Opioid-Antagonisten Naloxon wieder aufgehoben werden (Antidote, ► Kap. 20.1.2); dann können aber auch die Schmerzen wiederkehren.
- Die **blutdrucksenkende Eigenschaft** der Opioid ist bei Volumenmangel besonders ausgeprägt. Sie ist bei Morphin und Pethidin stärker als bei Piritramid, Fentanyl oder Tramadol.
- Die **Tonuserhöhung an der glatten Muskulatur** im Gallengangs- und ableitenden Harnwegssystem ist gerade bei Koliken in diesem Bereich unerwünscht. Opioide sollen deshalb bei einer Kolik (wenn überhaupt) nur in Kombination mit einem Spasmolytikum wie Butylscopolamin oder Nitroglycerin verwendet werden. Das in diesem Fall am besten geeignete Opioid ist das Pethidin, da es die geringste spasmogene, ja sogar eine spasmolytische Wirkung aufweisen soll.

- Eine **emetische Wirkung** kann bei allen Opioiden auftreten, aber durch langsame Injektion oder Verabreichung als Kurzinfusion oft vermieden oder vermindert werden. Als besonders emetogen gilt Tramadol, und als relativ gering emetogen das Dipidolor. In schlimmen Fällen wird die zusätzliche Gabe eines potenten Antiemetikums wie Haloperidol (2,5 mg i. v.) empfohlen.

**Opioide sind die wichtigsten Medikamente zur Analgesie des Notfallpatienten. Ein häufig verwendetes schwach wirksames Opioid ist Tramadol. Das Referenzpräparat für die Gruppe der stark wirksamen Opioide ist Morphin.**

**Bei Überdosierung von Opioiden droht eine lebensgefährliche Atemdepression! Jeder Notfallpatient muss nach Opioidgabe kontinuierlich überwacht werden!**

### 6.6.4 Ketamin

**Wirkungsweise.** Ketamin wirkt in hohen Dosen narkotisch und in niedrigen Dosen analgetisch. Es erzeugt in narkotischen Dosen über seine NMDA-Rezeptor-antagonistische Wirkung eine sog. **dissoziative Anästhesie**: Der Patient ist nicht bei Bewusstsein, kann jedoch die Augen geöffnet haben.

#### Wirkungen von Ketamin auf verschiedene Bereiche

**Atmung.** Ketamin erzeugt eine nur geringe Atemdepression. Der Schluckreflex bleibt weitgehend erhalten. Seine ausgeprägte bronchodilatierende Wirkung lässt Ketamin als geeignetes Narkosemittel beim Asthmapatienten erscheinen und führt manchmal gar zur Durchbrechung eines schweren Status asthmaticus.

**Kreislauf.** Ketamin wirkt eher blutdrucksteigernd. Dieser Effekt ist im Schock erwünscht, bei Patienten mit koronarer Herzkrankheit (KHK) jedoch problematisch, da der myokardiale Sauerstoffverbrauch erhöht wird. Hypertonie sowie manifeste KHK und Myokardinfarkt gelten daher als Kontraindikationen für Ketamin (sofern kein Schock vorliegt). Allerdings lassen sich die stimulierenden Auswirkungen von Ketamin durch Kombination mit einem Benzodiazepin oder Opioid deutlich reduzieren.

**Psyche.** Ketamin ist ein Halluzinogen. Die halluzinatorischen Effekte können sich bei alleiniger Gabe von Ketamin bis zum Horrortrip entwickeln, aber auch einfach zum interessanten Erlebnis. Ketamin wird gelegentlich wegen dieser Wirkungen als Partydroge missbraucht (sog. Ketamin-Partys). Die halluzinatorischen und kardiozirkulatorischen Nebenwirkungen des Ketamins können durch Kombination mit einem Benzodiazepin oder Propofol deutlich vermindert werden.

**Hirndruck.** Die alleinige Gabe von Ketamin kann den Hirndruck steigern. Zu einem nennenswerten Anstieg kommt es bei Schädel-Hirn-Trauma allerdings nur, wenn der Patient nicht beatmet wird. Im Gegensatz zu früheren Empfehlungen ist Ketamin beim Schädel-Hirn-Trauma nach heutiger Ansicht daher **nicht kontraindiziert**, wenn gleichzeitig für eine adäquate Beatmung gesorgt wird. Im Gegenteil.



> **Ketamin gilt bei schweren Verletzungen mit begleitendem Schädel-Hirn-Trauma wegen seiner kardiozirkulatorisch stabilisierenden Wirkung und möglichen zerebroprotektiven Begleiteffekten als besonders geeignet.**

## Notfallmedizinische Indikationen für Ketamin

Ketamin wird aufgrund seines Wirkprofils besonders in kritischen und unübersichtlichen Situationen (eingeklemmter Patient, mehrere Verletzte), beim polytraumatisierten Patienten (auch und gerade mit begleitendem Schädel-Hirn-Trauma), im Schock, bei schweren Verbrennungen und zur Narkose im schweren Asthmaanfall eingesetzt. Die Wirkung hält etwa eine Viertelstunde an. Zur Not kann Ketamin auch in etwa drei- bis fünffach höherer Dosis intramuskulär gegeben werden.

**Ketamin und S-Ketamin.** Bei Ketamin handelt es sich um ein Razemat, dessen R-(–)-Enantiomer nicht wesentlich zum erwünschten Wirkprofil beiträgt. Seit einigen Jahren ist neben dem razematischen Ketamin auch das Enantiomer S-(+)-Ketamin (als gewissermaßen »gereinigtes« Ketamin) verfügbar. Es wirkt etwa doppelt so stark und hat etwas weniger unangenehme Nebenwirkungen.

**Praktisches Vorgehen**

**Analgesie des Notfallpatienten (Kontraindikationen und Gefahren ▸ Text, Dosierungen s. Tabelle 6.7):**

- leichtere Schmerzen: Paracetamol (i. v. oder bei Kindern auch rektal) oder Metamizol (als Kurzinfusion)
- mittelstarke Schmerzen: Tramadol oder niedrige Dosen Morphin oder Piritramid (Kombination mit Zyklooxygenasehemmstoffen möglich)

▼

- starke Schmerzen: Morphin oder Piritramid (Kombination mit Zyklooxygenasehemmstoffen möglich)
- starke Schmerzen beim Patienten im Schock oder mit schweren Verbrennungen: Ketamin, evtl. kombiniert mit Opioiden
- kolikartige Schmerzen: Metamizol oder ein anderes fiebersenkendes Analgetikum, kombiniert mit einem Spasmolytikum wie Buscopan, und/oder Nitroglycerin-Spray, und/oder kombiniert mit Pethidin oder einem anderen Opioid (akutes Abdomen, ▶ Kap. 12.2).

## 6.7 Sedierung

**Benzodiazepine.** Sie wirken sedierend, anxiolytisch, antikonvulsiv und in hohen Dosen auch hypnotisch. Benzodiazepine sind indiziert bei aufgeregten, ängstlichen oder agitierten Patienten, gelegentlich auch bei Angehörigen oder Umstehenden. Weitere Indikationen sind Krampfanfälle und in höherer Dosierung die Aufrechterhaltung einer Narkose. Benzodiazepine vermindern zudem die unangenehmen halluzinatorischen Nebenwirkungen von Ketamin. Gängige Benzodiazepine, die auch als i. v.-Präparationen vorliegen, sind Midazolam, Diazepam, Clonazepam und Lorazepam. Zur Sedierung und Narkose ist heute besonders das relativ kurz wirkende und damit gut steuerbare Midazolam beliebt. Dieses kann (wenn kein i. v.-Zugang liegt) auch nasal gegeben werden: es wird wie zur i. v.-Injektion aufgezogen, dann jedoch statt in eine Vene tief in die Nase injiziert – natürlich ohne Nadel! Es gibt dafür auch spezielle, auf eine Spritze aufsetzbare, abgerundete »Nasenapplikatoren«. Zur Therapie eines Status epilepticus sollte ein Benzodiazepin mit längerer Halbwertzeit gewählt werden: Lorazepam, Clonazepam oder Diazepam. Letzteres ist vielleicht nach wie vor das beste »All-round«-Benzodiazepin. Bei Kindern wird es zur Sedierung oder Krampfunterdrückung oft als Rectiole verabreicht.

**Benzodiazepine sind die wichtigsten Substanzen zur präklinischen Sedierung und antikonvulsiven Therapie.**

**! Benzodiazepine können die Atemdepression der Opioide deutlich verstärken!**

**Neuroleptika.** Sie gehören zu den Sedativa im weiteren Sinn (Major Tranquillizers). Von den vielen verschieden Präparaten werden notfallmedizinisch üblicherweise nur sehr wenige eingesetzt, v. a. folgende:

- Promethazin ist ein Phenothiazin mit überwiegend sedativem und praktisch fehlendem neuroleptischen Charakter. Vorteilhaft ist die fehlende Atemdepression.
- Haloperidol dagegen ist ein hochpotentes Neuroleptikum aus der Gruppe der Butyrophenone mit nur geringer sedierender Komponente und besonders beim agitierten, deliranten Patienten indiziert. Haloperidol und das verwandte Dehydrobenzperidol (DHB) sind darüber hinaus außerordentlich stark wirksame Antiemetika. In höheren Dosen können sie jedoch Rhythmusstörungen induzieren (Torsades de pointes).



Haloperidol, Promethazin und auch Benzodiazepine können in schweren Fällen bei stark agitierten und deliranten Patienten kombiniert werden.

**! Neuroleptika können besonders bei Hypovolämie zu Blutdruckabfall durch Vasodilation führen!**

## 6.8 Präklinische Narkose

**Indikationen.** Eine präklinische Narkose ist unter folgenden Umständen indiziert:

- schwere, sonst nicht beherrschbare Schmerzzustände
- schwere Traumen und Polytraumen
- psychisch stark belastende Verletzungen (z. B. Amputationen, Zerquetschungen)
- chirurgische oder schmerzhafte Eingriffe am Unfallort
- instabile Patienten, die mit dem Hubschrauber transportiert werden müssen.

**Durchführung.** Notfallpatienten sind nie sicher nüchtern. Somit besteht in Narkose immer die Gefahr der Aspiration. Daher soll die Narkose beim Notfallpatienten möglichst als Intubationsnarkose mit künstlicher Beatmung durchgeführt werden. Nur wenn eine Narkose unbedingt erforderlich, aber eine konventionelle endotracheale Intubation nicht möglich ist, kann auch eine Narkose unter Beatmung über eine Larynxmaske oder eine andere Tubusalternative erwogen werden. Eine weitere Ausnahme stellt die Ketaminnarkose unter schwierigen Bedingungen dar (eingeklemmter, unzugänglicher Patient). Auch hier sollte aber so bald wie möglich eine Intubation erfolgen (▶ Aus der Notfallpraxis).

### Aus der Notfallpraxis

Der Fahrer eines schweren Lastwagens fährt auf einen anderen Lastzug auf und wird im Führerhaus eingeklemmt. Er ist bei Eintreffen des Notarztes bewusstseinsklar, kreislaufstabil und hat sehr starke Schmerzen in beiden Beinen. Die Befreiung durch die Feuerwehr ist schwierig und dauert lange, da die beiden schweren Lastzüge ineinander verkeilt sind. Der Notarzt steigt durch die Frontscheibe zum Fahrer in die enge, zusammengedrückte Kabine, legt ihm eine Infusion an, infundiert insgesamt 1500 ml Ringer-Lösung und verabreicht 7,5 mg Piritramid. Die Schmerzen lassen nach. Nach ausgiebiger Aufdehnung der Fahrerseite mit hydraulischen Spreizern und Herausschneiden großer Teile der Fahrertür wird klar, dass das rechte Bein des Fahrers unterhalb des Knies subtotal amputiert ist. Mit zunehmender Dekompression des Beins nimmt außerdem die Blutung zu. Es ist nicht sicher, ob das Bein in toto befreit werden kann, oder ob es bei der Befreiung zur vollständigen Abtrennung des Unterschenkels kommt. Eine Intubationsnarkose ist räumlich unmöglich. Der Notarzt verabreicht dem Fahrer unmittelbar vor der detailliert geplanten und mit dem Patienten besprochenen Befreiung 70 mg Ketamin i. v. In Narkose wird der gut spontan atmende Patient zügig mitsamt Unterschenkel durch das auf der Fahrerseite geschaffene Loch gezogen und auf die bereitgestellte Trage gelegt. Er wird dann in Ruhe mit 20 mg Etomidate intubiert, die Narkose wird mit 10 mg Midazolam supplementiert, die Blutungsquelle wird komprimiert und der Patient stabil in der Klinik eingeliefert. Dort wird der nur noch durch eine Hautbrücke mit dem Körper verbundene Unterschenkel replantiert.

**Komponenten der Narkose.** Eine Narkose besteht grundsätzlich aus folgenden 4 Komponenten:
- **Hypnose** (Tiefschlaf): Zur Hypnose werden präklinisch Benzodiazepine und Injektionsanästhetika verwendet (Barbiturate, Etomidate oder Propofol).
- **Analgesie**: Zur Analgesie dienen Opioide und/oder Ketamin (wirken beide in hohen Dosen auch hypnotisch).
- **Muskelrelaxierung**: Eine Muskelrelaxierung ist (speziell im Rettungsdienst) nicht obligat. Wenn notwendig werden depolarisierende (Succinylcholin) oder nichtdepolarisierende (z. B. Rocuronium) Muskelrelaxanzien verwendet.
- **Vegetative Dämpfung**: Hypertensive und tachykarde Kreislaufentgleisungen können durch ausreichende Dosierung der Analgetika und Hypnotika erreicht werden – oder aber durch zusätzliche Gabe vasoaktiver und/oder sympatholytischer Substanzen wie Clonidin, Metoprolol o. ä. (▶ Abschn. 6.4)

**Phasen der Narkose.** Es werden drei Phasen unterschieden: Narkoseeinleitung, Narkoseaufrechterhaltung und Narkoseausleitung.

**Einleitung der Narkose.** Zur Narkoseeinleitung werden wie in der Klinik schnell und kurz wirksame Injektionshypnotika wie Thiopental, Etomidate, Propofol oder auch Ketamin verwendet. Dabei ist die kreislaufdepressive, hypotensive Wirkung der Pharmaka zu beachten. Sie nimmt in folgender Reihenfolge zu: Ketamin < Etomidate < Thiopental < Propofol. Ketamin führt oft eher zu einem Blutdruckanstieg und Etomidate beeinflusst den Blutdruck in der Regel auch im Schock und bei schlechter Myokardfunktion nur wenig; dafür bietet Propofol die besten Intubationsbedingungen ohne Verwendung eines Muskelrelaxans. Die Kombination Ketamin plus Propofol in jeweils etwas reduzierter Dosis ist möglich und sinnvoll, ebenso wie die Kombination Etomidate plus Midazolam (evtl. plus Ketamin). Zur Erleichterung der Intubation kann die zusätzliche Verwendung eines schnell und kurz wirkenden Muskelrelaxans erwogen werden; allerdings ist die Indikation hierzu gerade im Rettungsdienst strittig (▶ Kap. 4.2.3). Succinylcholin ist nach wie vor das einzige Relaxans, das die Kriterien »schnelle Anschlagzeit« und »kurze Wirkdauer« vereint. Wird zur Narkoseaufrechterhaltung und Beatmung eine weitere Muskelrelaxierung für notwendig erachtet, so kann diese durch repetitive Gaben nichtdepolarisierender Relaxanzien wie Rocuronium erfolgen.

### Praktisches Vorgehen

**Narkoseeinleitung**

- Der Patient wird so weit als möglich über das Vorhaben aufgeklärt.
- Er wird auf den Rücken gelagert; der Notarzt steht oder kniet hinter ihm.
- Intubationszubehör (möglichst auch Absaugvorrichtung) muss bereit sein und ein sicherer venöser Zugang muss liegen.
- Wenn immer möglich, wird dem Patienten Sauerstoff verabreicht (Präoxygenierung).
- Das Injektionshypnotikum wird injiziert, z. B. Propofol 1–2,5 mg/kg i. v.; ggf. sofort darauf Injektion von Succinylcholin 1 mg/kg i. v.
- Ein Helfer drückt den Schildknorpel gegen die Wirbelsäule (Sellick-Handgriff), um eine Regurgitation des Mageninhalts zu verhindern.
- Auf eine Maskenbeatmung wird möglichst verzichtet (sofern die $psaO_2 > 90\ \%$ bleibt). Der Patient wird nach etwa 40–60 s intubiert (weiteres Vorgehen ▶ Intubation).

**Aufrechterhaltung der Narkose.** Präklinisch kann eine intravenöse Kombinationsnarkose durchgeführt werden, bestehend aus einer analgetischen Komponente – meist ein Opioid wie Fentanyl und/oder Ketamin – und einer sedativ-hypnotischen Komponente – meist Midazolam oder Propofol. Für eine kurze Zeitdauer kann die Narkose durch repetitive Injektionen der Einzelsubstanzen aufrechterhalten werden; besser ist jedoch eine kontinuierliche Infusion per Perfusor oder Infusomat, insbesondere dann, wenn Propofol verwendet wird.

**Praktisches Vorgehen**

**Narkoseaufrechterhaltung (Beispiele; alle Dosierungen i. v.)**

- Mindestens 1 Analgetikum plus 1 Sedativum:
  - als analgetische Komponente: Fentanyl 2 μg/kg alle 15 min und/oder Ketamin 0,5 mg/kg alle 15 min
  - als sedativ-hypnotische Komponente: Midazolam 0,05 mg/kg alle 15 min oder 0,2 mg/kg/h oder Propofol 1% 1 ml/kg/h
- wenn notwendig: zusätzlich ein Muskelrelaxans, z. B. Rocuronium 0,15 mg/kg alle 30 min
- Beachte: alle Dosierungen gelten als grober Anhalt: Analgetika und/oder Sedativa bei Hypotension reduzieren, bei Hypertension erhöhen

**Ausleitung der Narkose.** Die Ausleitung einer präklinisch begonnenen Narkose bleibt grundsätzlich der Klinik vorbehalten. Nur in Ausnahmefällen wird der Patient präklinisch wieder extubiert. Der Tubus kann entfernt werden, wenn der Patient sicher kreislaufstabil, atemsuffizient und bei Bewusstsein ist sowie intakte Schluck- und Hustenreflexe vorhanden sind.

# Kardiopulmonale Reanimation (CPR)

## Lerninhalte

Hauptziel der kardiopulmonalen Reanimation (CPR) ist die rasche Wiederherstellung eines ausreichenden Kreislaufs unter Vermeidung irreversibler zerebraler Schäden. Die grundsätzlichen Maßnahmen lassen sich nach dem ABC-Schema merken: **A**temwege freimachen, **B**eatmung, **C**ompression des Thorax (Herzdruckmassage, HDM), **D**rugs (Medikamente), **E**KG-Diagnose, **F**ibrillationsbehandlung (Defibrillation). Einige Maßnahmen können von jedermann durchgeführt werden, sog. Basismaßnahmen (BLS), andere nur durch den professionellen Rettungsdienst, sog. erweiterte Maßnahmen (ALS). Die wichtigste **Basismaßnahmen** sind eine effektive und möglichst wenig unterbrochene HDM (100–120/min, HDM/B 30:2) und die Anwendung eines automatischen Defibrillators (AED); dazu kommen Freimachen und Freihalten der Atemwege durch Überstrecken des Kopfes und Hochziehen des Kinns und die Mund-zu-Mund-Beatmung. Die wichtigsten **erweiterten Maßnahmen** bestehen – neben der HDM wie bei BLS – in einer effektiveren Atemwegssicherung (Intubation oder Tubusalternativen), Beatmung mit erhöhter Sauerstoffkonzentration, der Gabe vasokonstringierender (Adrenalin) und antiarrhythmischer (Amiodaron) Medikamente und – wenn noch nicht durch AED geschehen – der schnellstmöglichen Defibrillation bei Kammerflimmern oder pulsloser Kammertachykardie (VF/VT). Parallel zur CPR müssen die **Ursachen des Kreislaufstillstands** gesucht und therapiert werden. Im Erwachsenenalter dominieren primär kardiozirkulatorische Probleme als Ursache des Kreislaufstillstands, insbesondere VF/VT im Rahmen eines akuten Koronarsyndroms, während im Kindesalter Ersticken und andere Atmungsprobleme mit sekundärem, hypoxischem Kreislaufstillstand vorherrschen. Daher ist im Kindesalter auch die Beatmung bereits zu Beginn der CPR wichtiger als im Erwachsenenalter. Nach der Reanimation kann eine **therapeutische Hypothermie** die zerebrale Erholung fördern.

## 7.1 Übersicht

### 7.1.1 Entwicklung der CPR

**Historische Entwicklung.** Der Ursprung der neuzeitlichen Beschäftigung mit der Reanimation liegt im 18. Jahrhundert. Seinerzeit galt das besondere Interesse in Holland und England offensichtlich der Wiederbelebung ertrunkener Patienten. Obwohl schon damals die Möglichkeit der erfolgreichen direkten Beatmung des Patienten mit der Ausatemluft eines Helfers bekannt war, wurden im 19. Jahrhundert die umständlichen und wenig effektiven Maßnahmen der indirekten Beatmung durch Thoraxbewegungen, z. B. Armbewegungen nach Sylvester angewendet; diese wurden teilweise noch bis in die 70er Jahre des 20. Jahrhunderts in deutschen Rettungsorganisationen gelehrt. In den 50er-und 60er-Jahren des 20. Jahrhunderts wurden die grundlegenden Methoden der modernen kardiopulmonalen Reanimation (CPR) entwickelt bzw. wieder entdeckt:

- P. Safar wies 1958 nach, dass die direkte **Mund-zu-Mund-Beatmung** effektiver ist als die Methoden der indirekten Thoraxexkursion.
- W. B. Kouwenhoven, J. R. Jude und G. G. Knickerbocker entwickelten 1960 in Baltimore das im Wesentlichen heute noch gültige Konzept der **extrathorakalen Herzdruckmassage (HDM)**. Die HDM wurde übrigens bereits 1884 vom deutschen Chirurgen F. König in seinem »Lehrbuch der allgemeinen Chirurgie« beschrieben und vorgeschlagen, geriet aber (wie die Mund-zu-Mund-Beatmung) zunächst wieder in Vergessenheit.
- Die Kombination beider Maßnahmen, also der Mund-zu-Mund- Beatmung und der HDM wurde 1961 explizit von P. Safar empfohlen und bildet auch heute noch, zusammen mit der zwischenzeitlich entwickelten elektrischen Defibrillation, den Kern der CPR.

**Internationale Reanimationsempfehlungen.** Bereits seit 1966 werden von der **American Heart Association (AHA)** in mehrjährigen Abständen überarbeitete Empfehlungen für die Durchführung der CPR herausgegeben. Seit Anfang der 1990er Jahre folgten ähnliche Empfehlungen des **»European Resuscitation Council« (ERC)**. Seit einigen Jahren gibt es zudem eine internationale Arbeitsgruppe, das **»International Liaison Committee on Resuscitation« (ILCOR)**, das die evidenzbasierte Bewertungen der Reanimationgrundlagen Länder- und Fachgesellschafts-übergreifend vornimmt. Auf der Grundlage des neuesten ILCOR-Consensus-Statements (*2010 International Consensus on Cardiopulmonary Resuscitation and Emergency Cardiovascular Care Science With Treatment Recommendations*) wurden zuletzt Ende 2010 nahezu zeitgleich umfangreiche Empfehlungen sowohl der europäischen als auch der amerikanischen Fachgesellschaften publiziert: Die *European Resuscitation Council Guidelines for Resuscitation 2010* sowie die *2010 American Heart Association Guidelines for Cardiopulmonary Resuscitation and Emergency Cardiovascular Care*. Leider differieren ERC- und AHA-Guidelines in einigen Punkten – auch wenn sie im Kern übereinstimmen. Die AHA-Guidelines gehen zudem über die ERC-Empfehlungen hinaus, indem sie auch die Schlaganfallsbehandlung und die Erste Hilfe umfassen, letztere zusammen mit dem Amerikanischen Roten Kreuz (American Red Cross, ARC).

**Grundlage der vorliegenden CPR-Darstellung.** Die Darstellung richtet sich vornehmlich nach den ERC-Guidelines 2010. Wichtige Unterschiede zu anderen Empfehlungen werden diskutiert. Zunächst wird die Reanimation Erwachsener besprochen, auf Besonderheiten der Kinderreanimation wird im ▶ Abschn. 7.5

eingegangen. Die im Notarztdienst glücklicherweise seltene Neugeborenenreanimation wird im Zusammenhang mit der Neugeborenenversorgung in ▶ Kap. 16 besprochen.

### 7.1.2 Versagen der wichtigsten Vitalfunktionen

Atem- und Kreislaufstillstand sind die Extreme einer respiratorischen oder kardiozirkulatorischen Vitalfunktionsstörung, die untereinander und mit dem Bewusstsein wie folgt zusammenhängen (◘ Tab. 7.1):

- **Kreislauf und Atmung** bilden eine **funktionelle Einheit** zur Versorgung des Organismus mit Sauerstoff und Entsorgung des Kohlendioxids. Daher zieht das vollständige Versagen einer dieser beiden Vitalfunktionen zwangsläufig rasch das Versagen der anderen Vitalfunktion und auch aller übrigen Körperfunktionen nach sich.
- Ohne ausreichende Kreislauf- oder Atmungsfunktion erlischt zwangsläufig das **Bewusstsein** innerhalb kürzester Zeit. Andererseits können ohne Bewusstsein sowohl Kreislauf als auch Atmung durchaus erhalten bleiben (etwa beim Komapatienten).

**Primärer Atemstillstand.** Versagt zunächst die Atmung, tritt sekundär innerhalb weniger Minuten durch zerebrale Hypoxie Bewusstlosigkeit und durch myokardiale Hypoxie ein Herz-Kreislauf-Stillstand ein (**sekundärer Kreislaufstillstand**). Man spricht dann auch vom »**asphyktischen Kreislaufstillstand**«.

**Primärer Kreislaufstillstand.** Ein primärer Kreislaufstillstand zieht aufgrund der fehlenden Durchblutung des Gehirns und der Atemmuskeln innerhalb weniger

◘ **Tab. 7.1** Folge des Versagens der wichtigsten Vitalfunktionen

| | |
|---|---|
| Kreislaufstillstand | 10–15 s nach Eintreten eines Kreislaufstillstandes erlischt das Bewusstsein<br>30–60 s nach Eintritt eines Kreislaufstillstandes sistiert die Atmung |
| Atemstillstand | 3–10 min nach Aussetzen der Atmung tritt ein Herz-Kreislauf-Stillstand ein<br>3–10 min nach Aussetzen der Atmung (Apnoe) erlischt das Bewusstsein |

Sekunden ein sekundäres Versagen der Atmung nach sich; ein primärer Kreislaufstillstand ist zumeist ein **kardiogener Kreislaufstillstand**.

**Unterschiede zwischen asphyktischem und kardiogenem Kreislaufstillstand.** Ein wichtiger Unterschied zwischen beiden Formen des Kreislaufstillstands besteht darin, dass unmittelbar nach kardiogenem Kreislaufstillstand die Sauerstoffreserven in Blut und funktioneller Residualkapazität zunächst noch erhalten, aber nach asphyktischem Kreislaufstillstand bereits völlig erschöpft sind. Dies erklärt, dass auch bei sofortigem Reanimationsbeginn die Prognose eines asphyktischen Kreislaufstillstands schlechter ist als die eines kardiogenen Kreislaufstillstands. Dies erklärt auch, dass die Beatmung zu Beginn der Reanimation beim asphyktischen Kreislaufstillstand eine höhere Bedeutung hat als beim kardiogenen Kreislaufstillstand.

Die **Ursachen** für einen Atem- oder Kreislaufstillstand sind vielfältig und können traumatologischer oder nichttraumatologischer Natur sein (◻ Tab. 7.2). Beim nichttraumatologischen Kreislaufstillstand überwiegen im Erwachsenenalter mit über 80 % kardiale Erkrankungen, davon wiederum ist die Mehrzahl auf ein akutes Koronarsyndrom zurückzuführen. Im Kindes- und Säuglingsalter überwiegt das primäre Atemversagen aufgrund einer Atemwegsverlegung oder einer zentralen Atemregulationsstörung. Andere Ursachen eines primären Atemversagens auch im Erwachsenenalter sind Drogenintoxikationen, Ertrinken, Ersticken und Unfälle mit schwerem Thorax- oder Schädel-Hirn-Trauma. Insgesamt ergibt sich bei etwa 5–10 % der Notarzteinsätze die Indikation zur CPR.

◻ **Tab. 7.2** Ursachen eines außerklinischen Kreislaufstillstandes (nach ERC 2005)

| Ursachen | Anteil (ca.) |
|---|---|
| Kardiale Erkrankung | 82 % |
| Nichtkardiale innere Erkrankung, davon | 9 % |
| Pulmonal | 4 % |
| Zerebrovaskulär | 2 % |
| Neoplasien | 1 % |
| Sonstige | 2 % |
| Nichtkardiale äußere Einwirkung, davon | 9 % |
| Trauma | 3 % |
| Ersticken | 2 % |
| Intoxikation | 2 % |
| Sonstige | 2 % |

### 7.1.3 Indikation zur CPR und Reihenfolge der Maßnahmen

**Indikation.** Eine Indikation zur CPR besteht grundsätzlich bei leblosen Personen mit Atem- und Kreislaufstillstand. Oberstes Ziel ist die schnellstmögliche Wiederherstellung eines ausreichenden eigenständigen Kreislaufs und einer ausreichenden Eigenatmung. Eine **CPR** ist **nicht indiziert** bei Patienten mit sicheren Todeszeichen, unüberlebbaren Verletzungen oder einer bekannten kardiozirkulatorischen, respiratorischen oder malignen Erkrankung im Endstadium. Die AHA hat es einmal so formuliert: Die Reanimation ist indiziert für »Herzen, die zu gut sind, um zu sterben«, und nicht für »Herzen, die zu krank sind, um zu leben«; sie sollte den Prozess des Lebens wiederherstellen und nicht den Prozess des Sterbens verlängern.

7

**Ablauf der kardiopulmonalen Reanimation.** Die prinzipiellen Maßnahmen der CPR lassen sich nach dem **ABC-Schema** merken (das ursprünglich englische Begriffe repräsentierte):
- **A** Airway: Atemwege frei machen
- **B** Breathing: Beatmen
- **C** Circulation, Compression: Zirkulation in Gang bringen, Kompression des Thorax (Herzdruckmassage)
- **D** Drugs: (Kreislaufwirksame) Medikamente
- **E** ECG: Elektrokardiogramm, EKG-Diagnose
- **F** Fibrillation: Defibrillation

**Basismaßnahmen (BLS) und erweiterte Maßnahmen (ALS).** Grundsätzlich sind zu unterscheiden:
- **Basismaßnahmen** (BLS: Basic Life Support): Diese können von **jedermann** durchgeführt werden.
- **Erweiterte Maßnahmen** (ALS: Advanced Life Support): Diese werden von **professionellen Helfern** durchgeführt.

**Reihenfolge der Maßnahmen.** Bei der erwähnten Aufzählung der Maßnahmen (ABCDEF) handelt es sich in erster Linie um eine Merkhilfe für die Komponenten der CPR; sie gibt nicht unbedingt die empfohlene Handlungsabfolge wider; diese kann den Algorithmen zur Reanimation entnommen werden (▪ Abb. 7.6, ▪ Abb. 7.8, ▪ Abb. 7.19, ▪ Abb. 7.21, ▪ Abb. 7.22 und ▪ Abb. 16.2).

## 7.2 Basismaßnahmen (BLS)

**Bedeutung der Basismaßnahmen.** Der professionelle Rettungsdienst kann auch nach sofortiger Alarmierung und unter optimalen Bedingungen meist frühestens 5–10 min nach beobachtetem Eintritt eines Kreislaufstillstands am Notfallort sein. In dieser Zeit können bereits irreversible Organschäden eingetreten sein. Bei sofort begonnener Basisreanimation durch Ersthelfer (**Laienreanimation**) bis zum Eintreffen des Rettungsdienstes kann die Überlebensrate verdoppelt oder verdreifacht werden (ERC 2010).

**Ziel der Basisreanimation.** Durch BLS soll ein Kreislauf mit sauerstoffhaltigem Blut aufrechterhalten werden. Dafür ist es vor allem entscheidend, die **Herzdruckmassage** (HDM) so früh wie möglich, so gut wie möglich und so wenig unterbrochen wie möglich durchzuführen.

> **Die optimale Durchführung der Herzdruckmassage ist von entscheidender Bedeutung für die Effektivität und Prognose der Reanimation.**

Außerdem muss durch **Beatmung** die Sauerstoffbeladung des Blutes in der Lunge ermöglicht werden. Allerdings ist in den ersten Minuten nach kardiogenem Kreislaufstillstand die Beatmung gegenüber der sofortigen HDM von untergeordneter Bedeutung. Bei Kreislaufstillstand aufgrund von Hypoxie bzw. Asphyxie (Ertrinken, Opioidintoxikation sowie den meisten kindlichen Kreislaufstillständen) ist hingegen die Beatmung von Beginn an entscheidend.

**Kriterien für den CPR-Beginn.** Bei einer leblos erscheinenden Person müssen unverzüglich Bewusstsein und Atmung überprüft werden. Sofern keine Bewusstseinszeichen und, nach Freimachen der Atemwege, auch keine ausreichende Atemtätigkeit festgestellt werden (agonale Schnappatmung darf nicht mit normaler Atmung verwechselt werden!), soll mit Herzdruckmassage und Beatmung begonnen werden. Vorher soll Hilfe herbeigerufen werden (◘ Abb. 7.6).

> **Kriterien für den CPR-Beginn: Bewusstlosigkeit und Atemstillstand**

**Praktisches Vorgehen**

**Diagnostisches Vorgehen im Rahmen des BLS**

- Feststellen der Bewusstlosigkeit:
  - Ansprechen des Patienten (»Alles in Ordnung?«)
  - Sanftes Rütteln an den Schultern.

▼

- Feststellen des Atemstillstandes (darf max. 10 s dauern!): Look, listen and feel!
  - Beobachten des Thorax (Bewegungen vorhanden?)
  - Hören auf Atemgeräusche am Mund des Patienten
  - Fühlen mit der eigenen Wange, ob Luft aus dem Patientenmund strömt.

**Kreislaufstillstand.** Früher wurde vor Beginn der Herzdruckmassage – neben der Feststellung von Bewusstlosigkeit und Atemstillstand – zusätzlich die Feststellung des Kreislaufstillstands gefordert. Dies sollte durch Tasten des **Karotispulses** erfolgen (◘ Abb. 7.12): Dessen Fehlen als Zeichen eines Kreislaufstillstands sollte innerhalb von maximal 10 s festgestellt werden. Diese Forderung erwies sich jedoch als praktisch unerfüllbar, was zu erheblicher Verzögerung des Reanimationsbeginns führte. Daher wurden Helfer in den sog. »2000er Empfehlungen« der Fachgesellschaften nur noch aufgefordert, auf »**Kreislaufzeichen**« zu achten: Atem- oder Patientenbewegungen, Husten und Schlucken. Aber auch dies kann den Beginn der CPR unangemessen verzögern. Dementsprechend wird in den aktuellen Empfehlungen für die Erwachsenenreanimation grundsätzlich und bewusst auf eine Feststellung des Kreislaufstillstands vor Beginn der Herzdruckmassage verzichtet. Die Konstellation »Patient ohne Bewusstsein und ohne Atmung, aber mit suffizientem Kreislauf« ist außerklinisch sehr selten; es kann sie überhaupt nur wenige Minuten geben. Die Wahrscheinlichkeit, dass einem Patienten durch unnötige HDM Schaden zugefügt wird, wird als sehr viel geringer angesehen als die Wahrscheinlichkeit, die Prognose eines Patienten durch Verzögerung des CPR-Beginns zu verschlechtern. Eine typische Situation, in der vorübergehend der Kreislauf bei fehlendem Bewusstsein und fehlender Atmung noch erhalten ist, ist das Ersticken durch Fremdkörper in den oberen Atemwegen; auch hier ist jedoch der Beginn der Herzdruckmassage nicht nur unschädlich, sondern eine geeignete Therapie zur Expulsion des Fremdkörpers aus den Atemwegen durch die Thoraxkompressionen (▶ Abschn. 7.2.4). Bei Kindern wird hingegen nach wie vor empfohlen, vor Beginn der HDM auf »Lebens- bzw. Kreislaufzeichen« zu achten (▶ Abschn. 7.5).

**Hilfe herbeirufen – Rettungsdienst aktivieren.** Da eine definitive Versorgung des Patienten nur mit professionellem Equipment erfolgen kann, muss außerhalb medizinischer Einrichtungen grundsätzlich so rasch wie möglich, d. h. bereits nach Feststellen der Bewusstlosigkeit, um Hilfe gerufen und spätestens nach Feststellen des Atemstillstands der Rettungsdienst aktiviert werden. Das geschieht in der Regel telefonisch. Insbesondere ein Kreislaufstillstand aufgrund von Kammerflimmern hat bei zügiger Defibrillation eine gute Prognose, kann jedoch ohne Defibrillator nicht zuverlässig therapiert werden.

**Die erste Maßnahme bei der Reanimation (ohne professionellen Rettungsdienst) lautet: Um Hilfe rufen!**

## 7.2.1 Atemwege frei machen und sichern

**Freimachen der Atemwege.** Der Mund wird durch Überstrecken des Kopfes und Anheben des Kinns (HTCL-Manöver) geöffnet, dann werden Mundhöhle und Pharynx unter Sicht durch digitales Ausräumen der Mundhöhle freigemacht. Bei Hinweisen auf eine tiefere Verlegung der Atemwege sind Thoraxkompressionen bzw. bei Patienten, die noch bei Bewusstsein sind, Rückenschläge und Oberbauchkompressionen indiziert (▶ Kap. 4.1.1 und ▶ Abschn. 7.2.4).

**Freihalten der Atemwege.** Zur Sicherung der Atemwege und der Atmung wird bei bewusstlosen Patienten wie folgt vorgegangen:

- Wenn der **Patient atmet** wird er in die Seitenlage (▶ Kap. 3.3) gebracht. Er muss kontinuierlich beobachtet, und die Atmung muss wiederholt überprüft werden. Dieses Vorgehen gilt für die Erste Hilfe durch Laien oder ohne weitere Hilfsmittel; im professionellen Rettungsdienst ist in einer solchen Situation meist eine Atemwegssicherung mit geeigneten Hilfsmitteln (z. B. Endotrachealtubus) indiziert.
- Wenn der **Patient nicht atmet,** wird er sofort auf den Rücken gedreht. Wenn er nach Freimachen der Atemwege weiterhin keine Atemaktivität zu erkennen ist, muss mit HDM und Beatmung begonnen werden.

## 7.2.2 Beatmung

**Beatmungsmethoden.** Das Standardverfahren der künstlichen Beatmung ohne Hilfsmittel ist bei Erwachsenen und Kindern > 1 Jahr die **Mund-zu-Mund-Beatmung**. Alternativ ist auch die Mund-zu-Nase-Beatmung möglich. Bei Säuglingen sollen Mund und Nase zusammen umschlossen werden, und bei laryngektomierten und tracheotomierten Patienten das Tracheostoma (◘ Abb. 7.1). Das Prinzip all dieser Beatmungsarten ist es, mit der eigenen **Ausatemluft**, in der noch etwa 17 % Sauerstoff enthalten sind, die Lungen des Patienten zu ventilieren und diesen zu oxygenieren; die Exspiration erfolgt passiv.

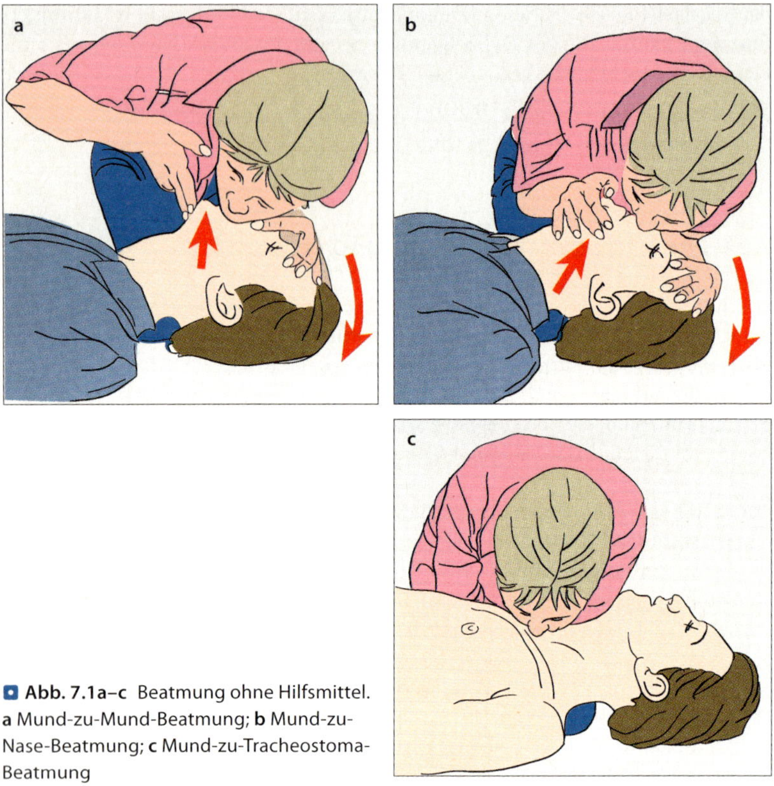


**Abb. 7.1a–c** Beatmung ohne Hilfsmittel. **a** Mund-zu-Mund-Beatmung; **b** Mund-zu-Nase-Beatmung; **c** Mund-zu-Tracheostoma-Beatmung

**Atemhubvolumen.** Jeder Atemhub ist so zu dosieren, dass sich der Brustkorb des Patienten gerade eben sichtbar hebt. Dies entspricht beim Erwachsenen einem Hubvolumen von etwa 500 ml (6–7 ml/kg KG). Diese Empfehlung gilt für alle Beatmungsvarianten, d. h. Mund-zu-Mund oder mit Beatmungsbeutel, mit oder ohne Sauerstoffsupplementierung. Höhere Atemhubvolumina, wie sie früher für die Beatmung ohne zusätzlichen Sauerstoff gefordert wurden, erhöhen die Gefahr einer deletären Hyperventilation, einer Magenüberdehnung mit Erbrechen und einer Erschöpfung des Helfers. Die Atemhübe sollen über je ca. 1 s verabreicht werden; dann mindestens 1 s Zeit zum Austmen geben. 2 aufeinanderfolgende Atemhübe sollen innerhalb von maximal 5 s verabreicht werden. Unter CPR soll nach dem 2. Atemhub die Ausatmung nicht mehr abgewartet, sondern sogleich die HDM wieder aufgenommen werden.

**Beatmungsfrequenz.** Die Beatmungshäufigkeit pro Minute ergibt sich im Rahmen der Basisreanimation durch das Verhältnis zur HDM; bei der Erwachsenenreanimation resultieren bei korrekter Durchführung knapp 6 Beatmungen/min. Wenn jedoch keine Koordination mit der HDM erfolgen muss, wird eine Beatmungsfrequenz von 8–10/min empfohlen, bei Kindern 12–20/min. Dies ist in folgenden Situationen der Fall:

- wenn nach Intubation keine Koordination mit der HDM mehr erforderlich ist.
- wenn ein Patient nur beatmet werden muss, also bei reinem Atemstillstand oder nach Wiederherstellung des Spontankreislaufs (»Return of Spontaneous Circulation«, ROSC).

**Praktisches Vorgehen**

**Mund-zu-Mund-Beatmung**

- Der Helfer kniet neben dem Patienten.
- Der Kopf des Patienten wird überstreckt, das Kinn dabei angehoben.
- Die Nase wird mit Zeigefinger und Daumen der auf der Stirn liegenden Hand verschlossen.
- Der Mund des Patienten wird ein wenig geöffnet, das Kinn weiter hochgehalten.
- Der Helfer holt tief Luft, umschließt mit seinem Mund den des Patienten und atmet ca. 1 s lang in die Lunge des Patienten aus, bis sich der Thorax des Patienten sichtbar hebt.
- Der Helfer entfernt seinen Mund von dem des Patienten, lässt diesen ausatmen und atmet selber tief ein. Danach erfolgt der nächste Atemhub.

**Mund-zu-Nase-Beatmung (Abweichungen von der Mund-zu-Mund-Beatmung)**

- Der Mund des Patienten wird mit der unter dem Kinn positionierten Hand geschlossen gehalten.
- Der Helfer holt tief Luft, umschließt mit seinem Mund die Nasenöffnung des Patienten und atmet in die Lunge des Patienten aus, bis der Thorax sich sichtbar hebt.

**Mund-zu-Mund-und-Nase-Beatmung (Abweichungen von der Mund-zu-Mund-Beatmung** ◘ Abb. 7.23)

- Indiziert bei Säuglingen (Kindern < 1 Jahr).
- Der Kopf des Babys wird in Neutralstellung gehalten (nicht überstreckt), das Kinn wird leicht angehoben.

▼

- Der Helfer holt tief Luft, umschließt mit seinem Mund Mund und Nase des Kindes und atmet in die Lunge des Patienten aus, bis der Thorax sich sichtbar hebt.

**Mund-zu-Tracheostoma-Beatmung (Abweichungen von der Mund-zu-Mund-Beatmung)**

- Der Helfer holt tief Luft, umschließt mit seinem Mund das Tracheostoma des Patienten und atmet in die Lunge des Patienten aus.

### 7.2.3 Herzdruckmassage

**Prinzip.** Bei einem Kreislaufstillstand muss die Zirkulation so lange künstlich aufrechterhalten werden, bis der Patient wieder eigene effektive Herzaktionen hat. Die **externe (extrathorakale, indirekte) Herzdruckmassage (HDM)** ist hierfür die Routinemethode. Mit ihr soll ein ausreichender Blutdruck und Blutfluss zur Perfusion der lebenswichtigen Organe (vor allem des Gehirns und der Koronarien) aufgebaut werden. Die HDM ist über eine Kombination folgender Mechanismen wirksam (Abb. 7.2):

- intermittierende Erhöhung des intrathorakalen Drucks (Thoraxpumpmechanismus),
- direkte Kompression des Herzens zwischen Brustbein und Wirbelsäule (Herzpumpmechanismus).

Da also nicht nur die Kompression des Herzens, sondern die Druckerhöhung im gesamten Thorax entscheidende Mechanismen sind, wird statt HDM heute auch oft einfach der Begriff **Thoraxkompressionen** gebraucht.

**Druckpunkt und Eindrücktiefe.** Der optimale Druckpunkt liegt in der unteren Hälfte des Sternums. Komplizierte Methoden zur Auffindung dieses Druckpunktes werden nicht mehr gelehrt; vielmehr heißt es: **Drücken Sie in der Mitte der Brust!** Die Thoraxkompressionen sollen bei Erwachsenen kräftig mit zwei übereinander gelegten, ineinander verschränkten Händen und einer Eindrücktiefe von mindestens 5 cm (aber nicht tiefer als 6 cm) erfolgen. Nach einer Thoraxkompression soll sich der Thorax wieder vollständig ausdehnen, bevor erneut komprimiert wird. Die empfohlene Kompressionsfrequenz beträgt mindestens 100/min (aber nicht mehr als 120/min). Die AHA bringt die entscheidenden Aspekte auf die knappe Formel: **Push hard and fast!**

> **Durchführung der HDM beim Erwachsenen: Kompressionsfrequenz 100–120/min, Druckpunkt Mitte der Brust, Eindrücktiefe 5–6 cm.**

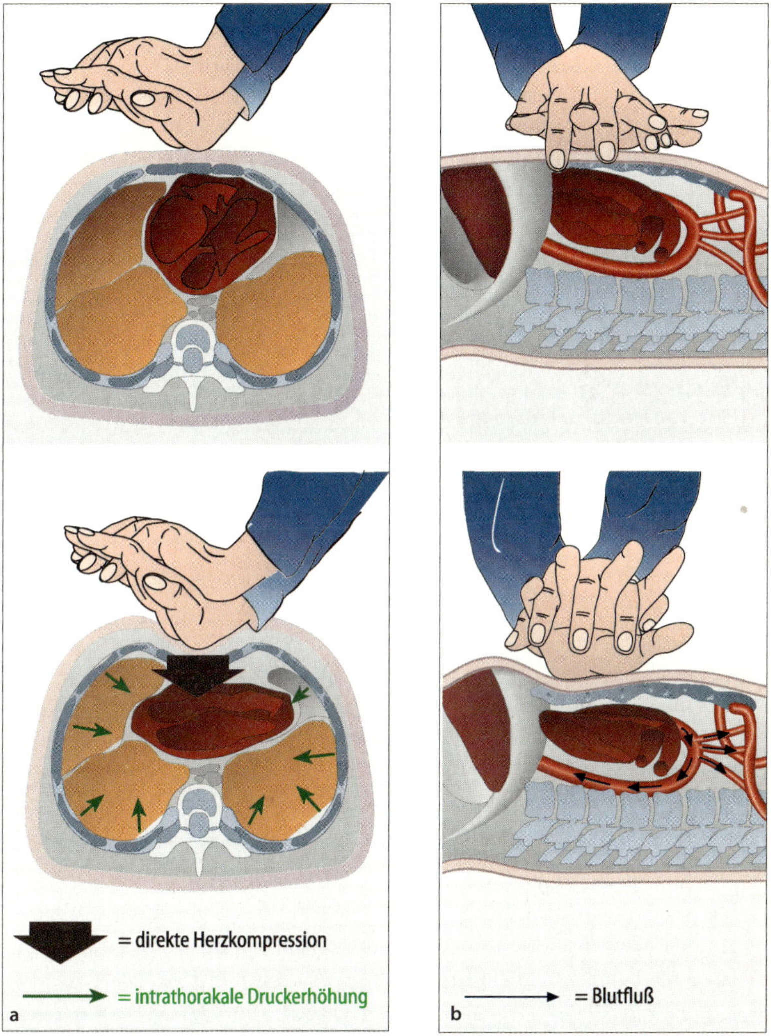


**Abb. 7.2a,b** Wirkmechanismen der Herzdruckmassage. **a** Durch Kompression des Sternum in Richtung Wirbelsäule wird das Herz direkt komprimiert und gleichzeitig eine globale intrathorakale Druckerhöhung erzielt; **b** Beide Mechanismen tragen zum Aufbau eines Blutflusses in der Aorta und ihren Ästen bei

**Herzzeitvolumen unter CPR.** Auch mit optimal durchgeführten Thoraxkompressionen kann nur ein Herzzeitvolumen von 30–60% der Norm erreicht werden. Jede Unterbrechung der HDM führt zu einem sofortigen Sistieren der Zirkulation und damit der zerebralen und kardialen Perfusion. Nach Wiederaufnahme der HDM dauert es stets einige Sekunden, bis das HZV wieder im Bereich vor der Unterbrechung liegt. Häufige Unterbrechungen der HDM verschlechtern den Reanimationserfolg erheblich.

## Lerninhalte

Eine effektive, möglichst wenig unterbrochene Herdruckmassage ist von entscheidender Bedeutung für die Prognose des Patienten.

### Praktisches Vorgehen

**Externe Herzdruckmassage (Abb. 7.3)**

- Der Helfer kniet (oder steht, wenn der Patient im Bett/auf einer Trage liegt) neben dem Patienten.
- Der Patient muss flach auf dem Rücken und auf einer harten Unterlage liegen. Wenn nötig, muss ein Brett untergelegt werden (z. B. bei CPR im Bett).
- Der Oberkörper des Patienten wird entblößt.
- Der Ballen einer Hand wird auf die »Mitte der Brust« (die untere Hälfte des Sternums) gelegt.
- Der Ballen der ersten Hand wird auf den Rücken der anderen Hand gelegt. Die Finger beider Hände werden miteinander verschränkt, um keinen Druck auf die Rippen auszuüben.
- Die Arme werden gestreckt, und der Helfer lehnt sich mit seinem Oberkörper direkt über die Brust des Patienten.
- Das Sternum wird zügig etwa mindestens 5 cm (etwa $^1/_3$ der Thoraxhöhe) streng senkrecht in Richtung Wirbelsäule niedergedrückt (Kompressionsphase).
- Danach wird losgelassen. Der Thorax dehnt sich selbstständig wieder aus (Dekompressionsphase). Die Hände des Helfers bleiben jedoch in Kontakt mit der Haut des Patienten. Der Thorax soll sich vollständig wieder ausdehnen.
- Kompressions- und Dekompressionsphase sollten gleich lang sein (je ca. 0,3 s).
- Die Kompression soll mit einer Frequenz von mindestens 100/min erfolgen.

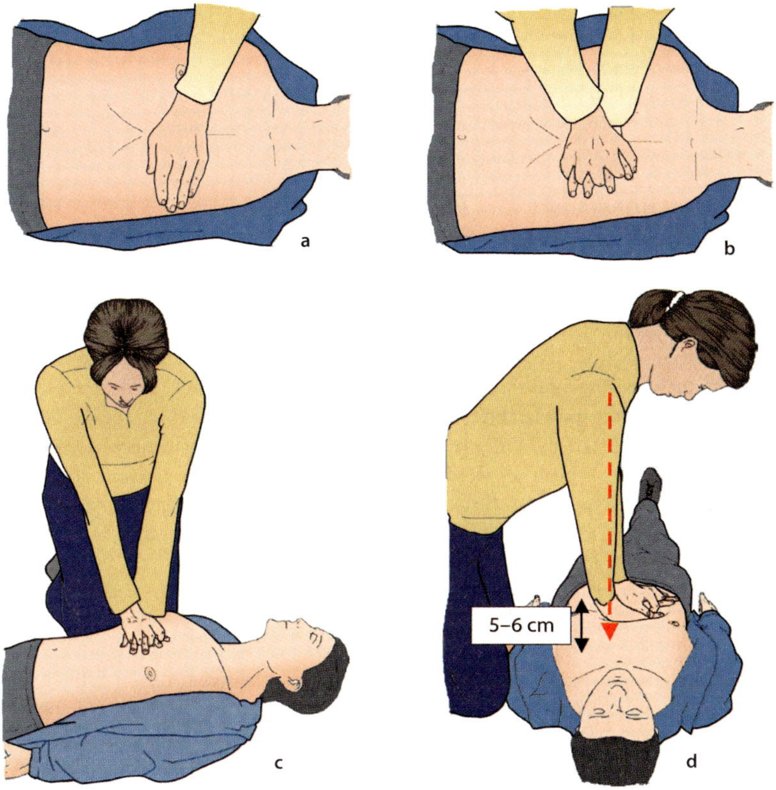


**Abb. 7.3a–d** Herzmassage beim Erwachsenen. **a, b** Aufsuchen des Druckpunkts (»Mitte der Brust«) und Fingerhaltung; **c, d** Körperhaltung

**Komplikationen.** Bei der Herzdruckmassage können mechanische, kompressionsbedingte Schäden entstehen:

- **Verletzungen des Thorax und thorakaler Organe**: Rippenfrakturen, Sternumfraktur, Pneumothorax, Herzkontusion
- **Verletzungen abdominaler Organe**: Leberruptur, Milzruptur, Magenruptur

Unsachgemäße Kompressionen erhöhen die Komplikationsgefahr und mindern die Effektivität. Auch bei korrekter CPR können Komplikationen aber nicht sicher vermieden werden. Häufige Fehler sind:

- Druckpunkt zu weit lateral (erhöhte Gefahr der Rippenfrakturen)
- Druckpunkt zu tief (im Oberbauchbereich; Gefahr der Ruptur von Oberbauchorganen)
- Druckpunkt zu hoch (erhöhte Gefahr einer Sternumfraktur)
- Richtung der Sternumkompression nicht senkrecht nach unten, sondern schräg nach lateral oder abdominal

## Herzdruckmassage und Beatmung

**Beginn mit Beatmung oder HDM?** Seit Publikation der ersten Reanimationsempfehlungen vor ½ Jahrhundert wurde jahrzehntelang empfohlen, die Basis-CPR nach Freimachen der Atemwege mit der Beatmung zu beginnen (»zwei effektive Atemhübe«) und erst dann, nach Feststellen des Kreislaufstillstands, die HDM durchzuführen (A→B→C). Aufgrund der überwiegend kardiogenen Genese eines Kreislaufstillstands soll jedoch nach den aktuellen ERC-Leitlinien auf die initialen Beatmungen verzichtet werden: Nach Öffnen der Atemwege und Feststellen des Atemstillstandes wird **sofort mit HDM begonnen**, erst nach der ersten HDM-Sequenz soll beatmet werden: also **A→C→B** (Die AHA propagiert neuerdings sogar die Sequenz C→A→B). Ausnahme: Bei einer Kinderreanimation (wo meist ein asphyktischer Kreislaufstillstand vorliegt) sollen erfahrenen Helfer weiterhin nach der traditionellen A→B→C-Reihenfolge vorgehen.

**Verhältnis von HDM zu Beatmung.** Um im Rahmen der Basisreanimation eine Beatmung zu ermöglichen, muss die HDM nach einigen Kompressionen kurz unterbrochen werden. Nach jeweils 30 Herzdruckmassagen, durchgeführt mit einer Frequenz von mindestens 100/min, sollen 2 Atemhübe über je 1 s erfolgen, unabhängig von der Zahl der Helfer. Nach dem 2. Atemhub soll die Ausatmung nicht mehr abgewartet werden. So ergeben sich etwa 6 Beatmungen pro Minute. Die Anzahl der tatsächlich verabreichten HDM pro Minute liegt durch die zur Beatmung notwendigen Unterbrechungen während einer regelgerecht durchgeführten Basisreanimation deutlich unter 100 (rechnerisch ca. 86/min, realiter wohl noch niedriger); es sollten netto mdst. 60 Thoraxkompressionen pro Minute resultieren. Bei intubierten Patienten soll die HDM für die Beatmung nicht mehr unterbrochen werden: hier soll mindestens 100-mal pro Minute kardiokomprimiert und zugleich mit regelmäßiger Frequenz beatmet werden, und zwar

- Erwachsene 8–10/min, d. h. 1 Hub alle 6–7 s, und
- Kinder 12–20/min, d. h. 1 Hub alle 3–5 s.

Von der »30:2-Empfehlung« gibt es eine Ausnahme: Professionellen Helfern in ausreichender Zahl (≥ 2) wird für die **Kinderreanimation** aufgrund der höheren

Bedeutung der Ventilation beim kindlichen Kreislaufstillstand ein kleineres Verhältnis (nämlich 15:2) nahegelegt:

**Aktuelle Empfehlungen zum Verhältnis HDM : Beatmung**
- **Reanimation durch Laien und Einzelhelfer: 30:2 für Erwachsene und Kinder**
- **Professionelle Reanimation mit ≥ 2 Helfern: 30:2 für Erwachsene, 15:2 für Kinder**

### Herzdruckmassage ohne Beatmung

**Compression-only-CPR.** Viele Menschen scheuen sich vor einer Mund-zu-Mund-Beatmung aus Ekel und Angst vor AIDS und unterlassen dann lieber jegliche Reanimationsbemühungen. Zur Herzdruckmassage sind jedoch die meisten Menschen bereit. Tatsächlich ist eine reine HDM auf jeden Fall besser als gar keine CPR – insbesondere beim nicht-asphyktischen Kreislaufstillstand. In einigen Studien gab es keine erkennbaren Nachteile gegenüber »klassischer« CPR.

**ERC-Empfehlung.** Die »klassische CPR« mit einem Kompressions-Beatmungs-Verhältnis von 30:2 bleibt die BLS-Methode der Wahl. Insbesondere führt das Unterlassen der Beatmung über länger Zeit (> 10 min) sowie bei asphyktischem Kreislaufstillstand wahrscheinlich nicht zum Erfolg. Laienhelfer sollten aber ermutigt werden, eine CPR ausschließlich mit Herzdruckmassage (mindestens 100/min) durchzuführen, falls sie nicht in der Lage oder nicht willens sind, eine künstliche Beatmung anzuwenden.

## 7.2.4 Atemwegsobstruktion und Ersticken

Die Atmung kann auf verschiedenen Ebenen des Respirationstraktes durch unterschiedliche Faktoren behindert sein (◘ Abb. 7.4). Besondere Maßnahmen verlangt dabei die Fremdkörperaspiration. Ursache ist häufig eine Verlegung der oberen Atemwege durch Speisebrocken. Ersticken durch Fremdkörper tritt daher oft beobachtet während einer Mahlzeit auf. Zwei Schweregradformen werden unterschieden:
- **Milde Obstruktion**. Der Fremdkörper führt zu einer partiellen Verlegung der Atemwege. Der Patient hustet stark, hat einen inspiratorischen Stridor und wirkt gequält, kann jedoch noch sprechen und vor allem atmen.
- **Schwere Obstruktion** Der Fremdkörper führt zu einer völligen Verlegung der Atemwege. Der Patient atmet nicht mehr, hustet nicht, ist unfähig zu sprechen und verliert nach einigen Minuten das Bewusstsein.

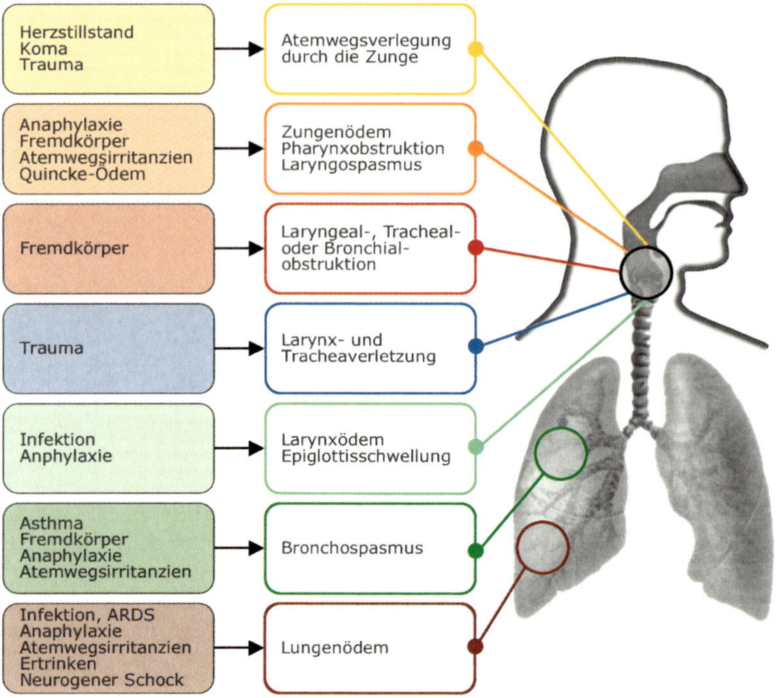


**Abb. 7.4** Ursachen der Atemwegobstruktion

Im ersten Fall, der milden Obstruktion, sind präklinisch keine weiteren Maßnahmen als die Ermutigung zu fortgesetztem Husten erforderlich (und natürlich die Organisation eines zügigen Transports in die Klinik). Bei der schweren Obstruktion hingegen ist entschlossenes Handeln angezeigt.

## Schwere Obstruktion durch Fremdkörperaspiration

**Schwere Obstruktion mit erhaltenem Bewusstsein.** Ist der Patient mit kompletter Atemwegsverlegung noch nicht bewusstlos, wird empfohlen, die Atemwege zunächst durch Schläge auf den Rücken und dann, wenn nicht erfolgreich, durch Oberbauchkompressionen freizumachen (nicht bei Säuglingen! Hier sollen stattdessen Brustkompressionen erfolgen; ▶ Abschn. 7.5). Die Oberbauchkompressionen werden auch als **Heimlich-Handgriff** bezeichnet, dessen Gefahren vor allem in Verletzungen der Oberbauchorgane (Leber-, Milz-,

Magenruptur) liegen. Zusammenfassend empfiehlt das ERC aktuell folgendes Vorgehen (Abb. 7.5):

**Praktisches Vorgehen**

**Therapeutisches Vorgehen beim Ersticken eines Patienten ≥ 1 Jahr mit erhaltendem Bewusstsein**

- Wenn der Patient noch atmet, soll er zum Husten aufgefordert werden, keine weiteren Maßnahmen.
- Wenn der Patient nicht mehr atmet oder nicht mehr husten kann, so sollen ihm scharfe **Schläge auf den Rücken** gegeben werden. Diese werden folgendermaßen durchgeführt:
  - Der Helfer steht neben oder etwas hinter dem Patienten.
  - Mit einer Hand unterstützt er den vornüber gebeugten Oberkörper.
  - Mit der anderen Hand gibt er dem Erstickenden bis zu 5 scharfe Schläge zwischen die Schulterblätter.
  - Anschließend wird der Erfolg der Maßnahme überprüft (Inspektion des Mundes, Extraktion etwaiger dort sichtbarer Fremdkörper unter Sicht mit dem Finger, Beatmungsversuche).
- Waren die 5 Rückenschläge erfolglos, sind **Oberbauchkompressionen (Heimlich-Handgriff)** wie folgt durchzuführen:
  - Beim stehenden Patienten wird der Oberbauch von hinten mit beiden zur Faust geballten Händen umfasst und ruckartig komprimiert.
  - Nach bis zu 5 Kompressionen wird der Erfolg der Maßnahme überprüft (Inspektion des Mundes, Extraktion etwaiger dort sichtbarer Fremdkörper unter Sicht mit dem Finger, Beatmungsversuche).
- Wenn diese Maßnahmen immer noch nicht erfolgreich waren, sollen erneut 5 Schläge auf den Rücken und dann wieder 5 Oberbauchkompressionen verabreicht werden, und so fort.

**Schwere Obstruktion mit erloschenem Bewusstsein.** Ist der Patient bewusstlos, oder wird er unter den oben geschilderten Maßnahmen bewusstlos, sollen sofort mit der CPR begonnen werden. Diese beinhaltet ja Herzdruckmassagen = Thoraxkompressionen, und offenbar sind Thoraxkompressionen effektiver als Rückenschläge und Oberbauchkompressionen, um den Fremdkörper durch intermittierende intrathorakale Druckerhöhungen hinauszubefördern. Die empfohlenen Thoraxkompressionen für diese Spezialindikation unterscheiden sich nicht von den Thoraxkompressionen zur HDM im Rahmen einer »normalen« Reani-

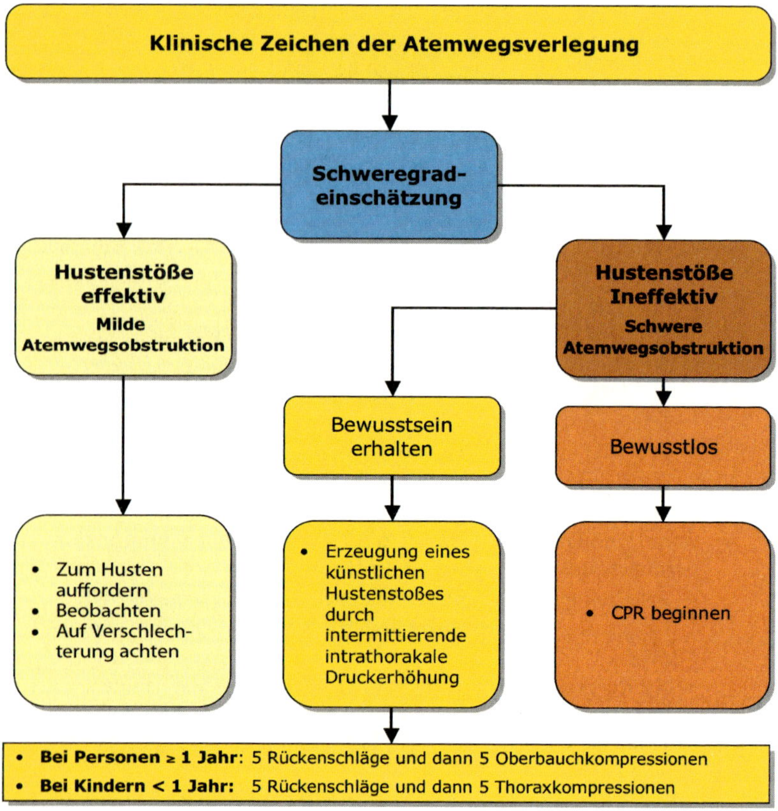


**Abb. 7.5** Vorgehen bei Ersticken im Erwachsenen- und Kindesalter. Beachte: Bei Säuglingen sollen wegen der erhöhten Gefahr eine Leber- und Milzruptur keine Oberbauchkompressionen durchgeführt werden

mation. Selbst wenn noch ein Kreislauf nachweisbar ist, etwa durch Palpation des Karotispulses, soll unverzüglich mit Thoraxkompressionen begonnen werden. Daher gilt für Patienten jeden Alters:

> **Bei einem aufgrund schwerer Obstruktion bewusstlosen Patienten ist unverzüglich mit Basisreanimation wie in Abb. 7.6 zu beginnen.**

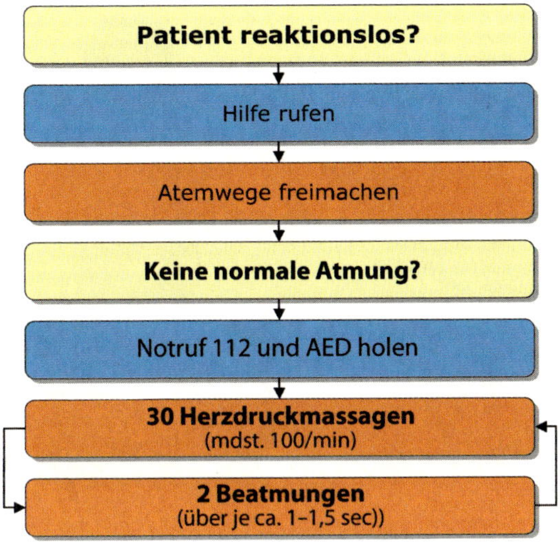


**Abb. 7.6** Allgemeiner Ablauf der Basismaßnahmen der Reanimation nach ERC 2010 (BLS-Algorithmus)

### 7.2.5 Reanimation mit AED

#### Automatische externe Defibrillatoren (AEDs)

**Ziel.** AEDs ermöglichen eine Defibrillation (► Abschn. 7.3.6) bereits dann, wenn noch kein Rettungsteam mit »normalem« Defibrillator am Notfallort eingetroffen ist. Der Grund für die möglichst früh angestrebte Defibrillation liegt darin, dass bei Kammerflimmern, dem weitaus häufigsten Grund für einen plötzlichen Kreislaufstillstand, die Überlebensrate mit jeder Minute ohne Defibrillation abnimmt, und zwar nach Angaben des ERC

- ohne Basisreanimation um ca. 7–10 % pro Minute und
- mit Basisreanimation um ca. 3–4 % pro Minute.

**Funktionsweise.** AEDs sind sehr robust und einfach konstruiert, so dass sie auch durch besonnene medizinische Laien bedient werden können. Sie haben nur 2 Tasten: eine zum Einschalten und eine zum Auslösen der Defibrillation. Weiterhin verfügen sie über ein Display und eine Sprachausgabeeinheit. Mit dem AED werden 2 Klebeelektroden (»Pads«) verbunden, über die ein EKG abgeleitet wird und ggf. die Defibrillation erfolgt (Abb. 7.7). Die Verwendung eines AED wird für

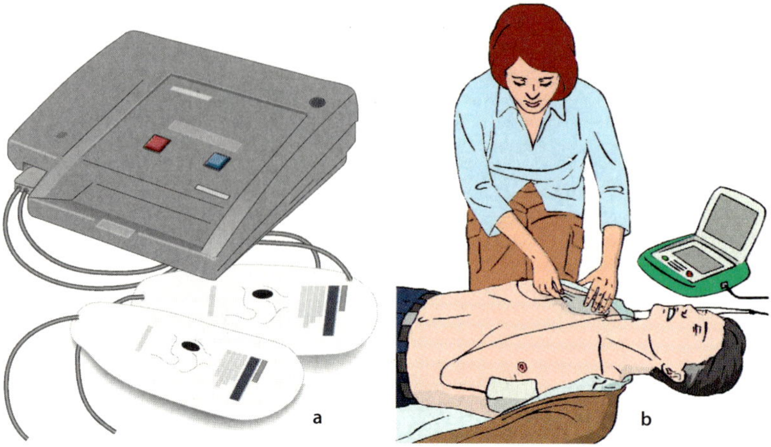


**Abb. 7.7a, b** Automatischer externer Defibrillator (AED) **a** Gerät mit 2 Klebeelektroden; **b** Anbringen der Elektroden

alle Patienten ≥ 1 Jahr empfohlen, bei Kindern < 8 Jahren möglichst (aber nicht obligat) unter Verwendung spezieller Kinderelektroden und Software mit kinderspezifischer Energieleistung. Die Wirkweise der Defibrillation ist in ▶ Abschn. 7.3.6 beschrieben; heutige AEDs funktionieren biphasisch und mit fest eingestellter (nicht variierbarer) Defibrillationsenergie.

**Verbreitung.** AEDs sind in vielen Ländern bereits jetzt recht weit verbreitet, insbesondere an öffentlichen Orten wie Flughafen, Bahnhof, Supermarkt etc. Auch bei einem großen deutschen Discounter gab es schon AEDs für Privatpersonen zu kaufen. Die Geräte kosten heute etwa so viel wie ein Laptop.

## Benutzung eines AED

- Bildsymbole und Sprachkommandos führen nach einem vorprogrammierten Algorithmus durch die Reanimation. Dieser sollte den aktuellen ERC-Empfehlungen entsprechen. Die Basisreanimation wird wie üblich begonnen (Abb. 7.6). Sobald der AED verfügbar ist, soll folgendermaßen vorgegangen werden (Abb. 7.8):
- Die Pads müssen mit dem AED verbunden sein.
- Die Pads werden entsprechend dem auf dem AED aufgezeichneten Schema beim Patienten angebracht:

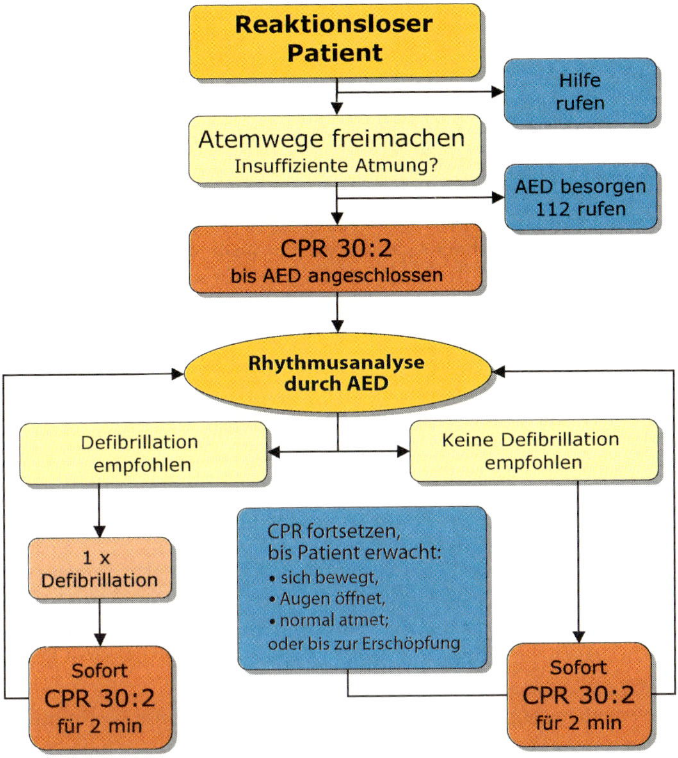


**Abb. 7.8** Automatische externe Defibrillation: empfohlenes Vorgehen nach ERC 2010. ***AED*** automatischer externer Defibrillator, ***CPR*** kardiopulmonale Reanimation bedeutet hier: Beatmung und Herzdruckmassage 30:2 entsprechend dem BLS-Algorithmus

  - eine Elektrode rechts parasternal-subklavikulär (2. ICR),
  - eine Elektrode in der linken Axillarlinie links unterhalb der Mamille (5. ICR).
- Falls mehrere Helfer anwesend sind, soll die **CPR dabei nicht unterbrochen** werden.
- Der AED wird durch Drücken einer entsprechend gekennzeichneten, gut sichtbaren Taste eingeschaltet.
- Das Gerät wertet automatisch das eingehende EKG-Signal aus und »entscheidet« nach einem internen Algorithmus, ob Kammerflimmern vorliegt.

- Im Fall von Kammerflimmern empfiehlt es eine Defibrillation, die vom Benutzer durch Drücken der Defibrillationstaste manuell ausgelöst werden muss.
- Danach die CPR sofort wieder mit 30:2 aufnehmen (ohne Überprüfung des Kreislaufs) und den optischen und akustischen Anweisungen des AEDs folgen.
- Die AED-gestützte Reanimation soll fortgeführt werden, bis
  - der professionelle Rettungsdienst eintrifft; oder
  - der Patient wach wird: sich bewegt, die Augen öffnet und normal atmet; oder
  - der/die Ersthelfer erschöpft sind.



## 7.3 Erweiterte lebensrettende Maßnahmen (ALS)

**Ausrüstung.** Erweiterte Maßnahmen der Reanimation (»advanced life support«, ALS), wie sie im Rettungsdienst sowie in der Klinik vorgenommen werden, setzen folgendes voraus:

- Instrumentarien zur Atemwegssicherung und Beatmung
- Notfallmedikamente, Infusionslösungen, Spritzen, Kanülen, Infusionsbesteck und -zubehör
- Defibrillator und EKG-Monitor (bzw. wenn möglich Multifunktionsmonitor mit zusätzlich Pulsoximetrie, Kapnometrie und non-invasiver Blutdruckmessung)
- ggf. weitere Instrumente und Geräte für spezielle, nicht zur Routine gehörende Maßnahmen.

### 7.3.1 Atemwegssicherung und Beatmung bei ALS

**Atemwegssicherung.** Die endotracheale Intubation (ETI) ist die beste Form der Atemwegssicherung unter Reanimation – aber nur, wenn sie zügig und erfolgreich durchgeführt wird. Wird die ETI jedoch von ungeübten Anwendern vorgenommen, sind die Risiken und Nachteile des Verfahrens unverhältnismäßig groß: lange Unterbrechung der Herzdruckmassage, hohe Rate des Misslingens, hohe Fehlintubtionsrate. Daher gilt nach den aktuellen Empfehlungen des ERC:

- **Personen, die die ETI sicher beherrschen** (das ERC fordert: »highly skilled individuals«), sollten dieses Verfahren unter CPR auch anwenden (▶ Kap. 4.2). Für den Intubationsvorgang darf die CPR aber nicht länger als 10 s unterbrochen werden, und eine erforderliche Defibrillation darf nicht verzögert werden.

- **Personen, die die ETI nicht sicher beherrschen**, sollen stattdessen Tubusalternativen wie Larynxmaske, Larynxtubus oder Kombitubus verwenden. Diese »supraglottic airway devices« (SADs) können auch ohne viel Übung mit hoher Erfolgsquote und in kürzerer Zeit richtig platziert werden. Sie sind auch dann indiziert, wenn eine Intubation durch den Geübten nicht zeitgerecht gelingt.

Gelingt weder eine Intubation, noch die Platzierung eines SAD, soll während CPR mit der Maske beatmet werden; ist auch das nicht möglich, ist eine Koniotomie erforderlich. Insgesamt konnte bislang nicht gezeigt werden, dass der Reanimationserfolg von der Art der Atemwegssicherung abhängt, also etwa durch eine ETI erhöht wird. Daher wird die Notwendigkeit einer ETI unter CPR in den aktuellen Leitlinien relativiert, und die ETI wird in ihrer Bedeutung zurückgestuft. Mittel- und längerfristig, etwa nach Wiedereinsetzen des Spontankreislaufs und/oder wenn intubationserfahrene Ärzte zugegegen sind, werden jedoch auch diejenigen Patienten endotracheal intubiert, bei denen die CPR ohne ETI durchgeführt wurde – diejenigen Fälle ausgenommen, in denen gar keine künstliche Beatmung mehr erforderlich ist.

> **Der Stellenwert der endotrachealen Intubation unter CPR ist in den aktuellen Leitlinien geringer geworden. Entscheidend ist eine ausreichende Ventilation und Oxygenierung – weniger entscheidend ist, ob diese über einen Endotrachealtubus oder über Tubusalternativen erfolgt.**

**Beatmung.** Während CPR kann die Beatmung manuell oder mittels eines Transportrespirators erfolgen. Ob eine dieser beiden Methoden Vorteile im Hinblick auf die Prognose der CPR hat, konnte bislang nicht gezeigt werden. Die Beatmung soll laut aktueller ERC-Empfehlung mit einem Minutenvolumen von etwa 60–70 ml/kg erfolgen, das entspricht beim Erwachsenen etwa 5 l/min (◘ Tab. 4.5):

- Hubvolumen 6–7 ml/kg (also etwa 500 ml beim Erwachsenen)
- Atemfrequenz 10/min.

Eine Hyperventilation ist unbedingt zu vermeiden, da sie das Reanimationsergebnis verschlechtert. Sind die Patienten endotracheal intubiert oder werden über eine SAD beatmet, soll keine Unterbrechung der HDM mehr für die Beatmung erfolgen. Zwar dichten SADs die Atemwege nicht so gut ab wie ein geblockter ET, aber das bei gleichzeitiger Thoraxkompression und Beatmung entstehende »Luftleck« soll hingenommen werden.

### 7.3.2 Herzdruckmassage

#### Standardvorgehen

Das unter BLS beschriebene Vorgehen der externen Herzdruckmassage (▶ Abschn. 7.2.3) ist gleichfalls das Standardvorgehen während ALS: Kompression des Thorax mit beiden, übereinander gelegten Händen in der Mitte der Brust mindestens 5 cm streng senkrecht in Richtung Wirbelsäule mit einer Frequenz von mindestens 100/min.

#### Alternativen

Zur Steigerung der Effektivität der Herzdruckmassage, zur Vermeidung der Ermüdung der Helfer oder für besondere Situationen sind einige Modifikationen dieses Standardvorgehens entwickelt worden. Von keinem dieser Verfahren konnte jedoch gezeigt werden, dass es die Prognose der Reanimation wirklich verbessert.

**Aktive Kompressions-Dekompressions-Verfahren (ACD-CPR).** Mit einer Art Saugglocke wird der Thorax nach der Kompression aktiv wieder ausgedehnt. Dies verbessert den venösen Rückstrom und die Herzfüllung in der Dekompressionsphase, das Herzminutenvolumen und den koronaren Perfusionsdruck. Eine spezielle, mit beiden Händen zu haltende Saugglocke ist kommerziell erhältlich (◘ Abb. 7.9). Eine Cochrane-Metanalyse zeigte keinen Vorteil des Verfahrens gegenüber der Standard CPR.

**▪▪▪ Hintegrundinformation**

Dieses Verfahren wurde übrigens erstmals erfolgreich von einer amerikanischen Hausfrau zur Reanimation ihres Ehemanns angewandt, und zwar mit einem mechanischen Abfluss-Frei-Gerät bestehend aus einem Holzgriff und einer roten Gummi-Saugglocke (engl.: plunger). Dies veranlasste Reanimatologen zu einer Untersuchung des Verfahrens und zu einem Kommentar mit dem Titel: »CPR- the »P« stands for Plunger's helper«.

**Simultane interponierte abdominale Kompression.** Während der Dekompressionsphase wird der Oberbauch von einem weiteren Helfer komprimiert (◘ Abb. 7.10a). Dadurch nimmt die Herzfüllung zu, diastolischer Druck und Koronardurchblutung werden erhöht. Besonderes Equipment ist (bei einer hinreichenden Anzahl von Helfern) nicht erforderlich. Allerdings wurde auch für diese Methode ein spezielles Gerät, der sog. **Lifestick** entwickelt (◘ Abb. 7.10b). Die Anwendung ist jedoch umständlich und verlangt einige Übung. Es konnte bislang keine klare Verbesserung des Reanimationserfolgs gezeigt werden.

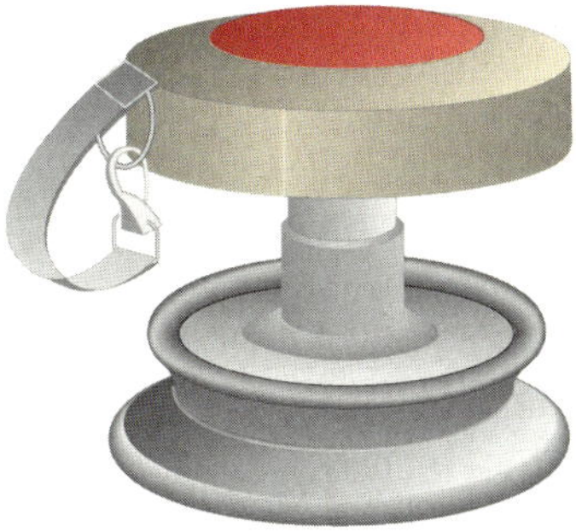

**Abb. 7.9** Saugglocke zur aktiven Kompressions-Dekompressions-Methode

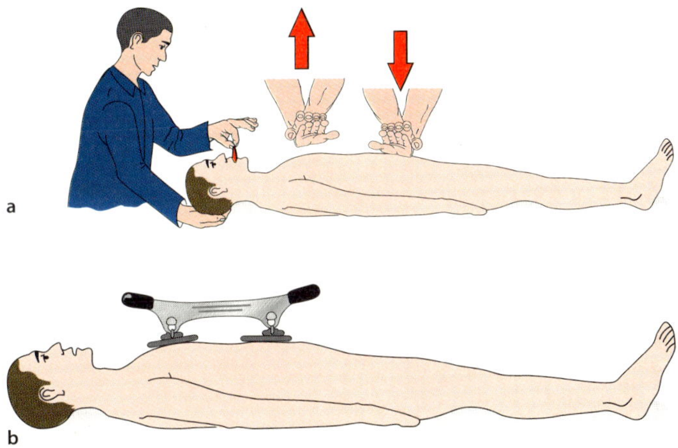

**Abb. 7.10a, b** Simultane interponierte abdominelle Kompression. **a** Während der thorakalen Dekompressionsphase erfolgt durch einen weiteren Helfer eine abdominale Kompression und umgekehrt. **b** Dies kann auch maschinell unterstützt durch den sog. Life-Stick erfolgen

**Westenreanimation oder »Load distributing band«.** Bei dieser Art der automatisierten Thoraxkompression wird dem Patienten eine aufblasbare Weste oder ein pneumatisches (»Last-verteilendes«) Band, das an einer harten Unterlage befestigt ist, um den Thorax gelegt. Weste oder Band werden rhythmisch und kräftig intermittierend bis auf über 200 mmHg aufgeblasen. So erfolgt eine effektive und gleichmäßige Druckerhöhung im Thorax (Thoraxpumpmechanismus!), und der koronare Blutfluss kann deutlich gesteigert werden: von 5–20 % bei der Standardtechnik auf 40–60 % der Norm. Ein Reanimationsgerät mit Load distributing band wird unter dem Namen AutoPulse (▣ Abb. 7.11) vertrieben. Die klinischen Studienergebnisse im Hinblick auf Überleben und neurologisches Ergebnis sind widersprüchlich.

**Maschinelle Thoraxkompression.** Die externe Herzdruckmassage kann auch von einer Maschine übernommen werden – ähnlich wie die Beatmung von einem Respirator. Eine modernes Gerät dieser Art ist das Lund University Cardiac Arrest System, LUCAS; ▣ Abb. 7.12): Hier erfolgt die Sternumkompression gasgetrieben über eine Saugglocke – es handelt sich also um eine maschinelle ACD-CPR. Dieses – und andere ähnliche Systeme – sind so heute konstruiert, dass sie auch präklinisch eingesetzt werden können. Bisher konnte kein klarer Überlebensvorteil bei Verwendung dieser automatisierten Thoraxkompressionssysteme gezeigt werden.

**Inspiratorische Impedanzerhöhung.** Während der Dekompressionsphase der CPR erzeugen die Retraktionskräfte des Thorax einen intrathorakalen Unterdruck. Bei offenen Atemwegen strömt zum Druckausgleich Luft bzw. Atemgas in die Lunge des Patienten. Wird dieser Druckausgleich durch ein spezielles Ventil zwischen Beatmungsgerät und Tubus/Maske (»Inspiratory Threshold Device«) verhindert, unterstützt der anhaltende Unterdruck den Rückstrom von Blut nach

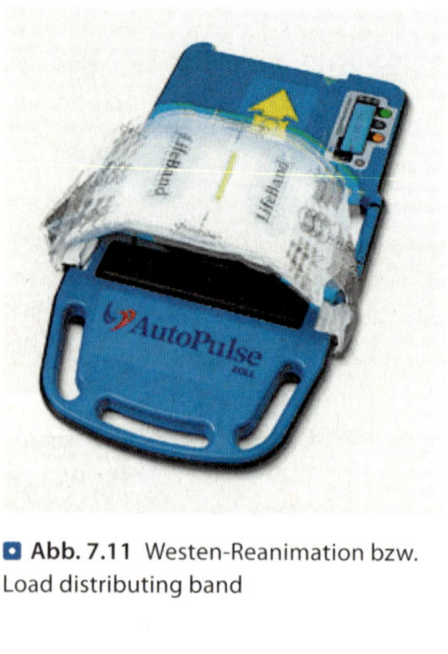


▣ **Abb. 7.11** Westen-Reanimation bzw. Load distributing band

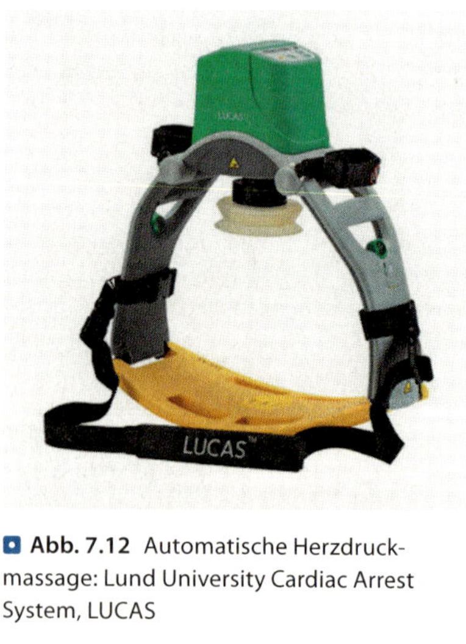


▣ **Abb. 7.12** Automatische Herzdruckmassage: Lund University Cardiac Arrest System, LUCAS

intrathorakal und erhöht dadurch die kardiale Füllung. Die Effizienz der darauf folgenden Kardiokompression wird damit vergrößert. Allerdings ließ sich bislang noch keine Steigerung der Langzeitüberlebensrate mit diesem Verfahren nachweisen. Die Routineverwendung wird vom ERC nicht empfohlen.

**Offene (interne, direkte) Herzmassage.** Die heroische Eröffnung des Thorax mit anschließender direkter Herzmassage am Notfallort kann die Prognose des Patienten wahrscheinlich nicht verbessern. In der Klinik kann jedoch bei Herzstillstand aufgrund einer traumatologischen Ursache oder auch intraoperativ durchaus eine sofortige Thorakotomie mit interner Herzmassage erwogen werden. Für die Durchführung der offenen Herzmassage bei nichttraumatologischer Ursache gibt es auch innerklinisch keine allgemein akzeptierten Richtlinien.

**Hustenreanimation.** Wenn bei einem Patienten – beispielsweise im Rahmen einer Herzkatheteruntersuchung – ein vorhersehbarer Herzstillstand auftritt, so kann er nach vorheriger Instruktion durch kräftiges, hochfrequentes (ca. 1/s) Husten für einige Minuten einen Minimalkreislauf aufrechterhalten und so bei Bewusstsein bleiben. Dieses Phänomen gilt als wichtiger Beleg für den »Thoraxpumpmechanismus«.

## Überprüfung der Effektivität der Herzdruckmassage

**Puls und Blutdruck.** Ob die durchgeführte HDM effektiv ist, wird in der Regel dadurch überprüft, dass ein Helfer während der Kompressionen den **Karotispuls** tastet (▪ Abb. 7.13). Ein tastbarer Karotispuls zeigt jedoch nur an, dass durch die HDM ein gewisser **systolischer Blutdruck** aufgebaut wird. Die **Koronardurchblutung** (deren Wiederherstellung ein wesentliches Ziel der HDM ist) wird jedoch entscheidend durch den **diastolischen Blutdruck** bestimmt. Dieser ist auch unter

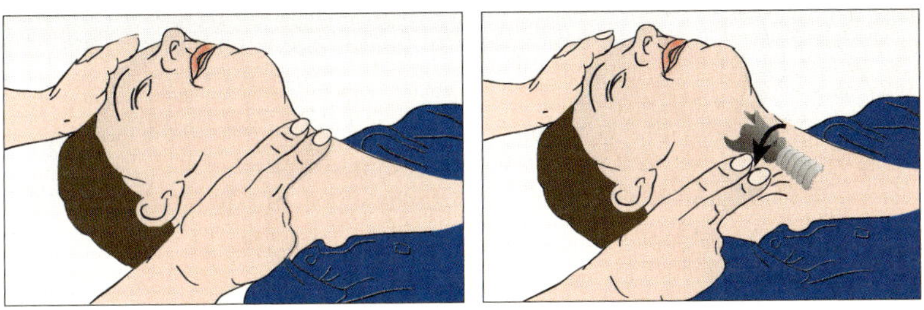

▪ **Abb. 7.13** Fühlen des Karotispulses: 2 Finger werden auf die Kehlkopfregion gelegt. Seitlich davon befindet sich die A. carotis

gut durchgeführter HDM meist sehr niedrig. So kann unter HDM zwar oft ein Herzminutenvolumen und zerebraler Blutfluss von 30–60 %, aber nur ein koronarer Blutfluss von 5–20 % der Norm erzielt werden. Präklinisch gibt es leider keine Möglichkeit, den diastolischen Blutdruck unter Reanimation zu bestimmen. Wenn jedoch im Rahmen einer innerklinischen Reanimation (im OP oder auf der Intensivstation) oder im Rahmen einer sog. »Intensivverlegung« eines Patienten von einem Krankenhaus zum anderen ein liegender arterieller Katheter eine invasive Blutdruckmessung erlaubt, kann der diastolische Blutdruck gemessen und evtl. durch gezielten Einsatz von Vasopressoren wie Adrenalin oder Vasopressin angehoben werden.

**Ein diastolischer arterieller Blutdruck ≥ 40 mmHg gilt als ausreichend für die Koronarperfusion und sollte unter CPR angestrebt werden.**

Die jeweiligen Blutdruckwerte haben unter HDM zusammengefasst folgende Bedeutung:

- Der **systolische arterielle Blutdruck** bewirkt, dass der Karotispuls getastet werden kann.
- Der **mittlere arterielle Blutdruck** ist eine wichtige Determinante des Herzzeitvolumens und der Hirndurchblutung.
- Der **diastolische arterielle Blutdruck** ist die wichtigste Determinante der Koronardurchblutung.

**Kapnometrie.** Neben dem diastolischen Blutdruck gibt vor allem die Höhe des $pETCO_2$ Aufschluss über die Effektivität der Maßnahmen (▶ Kap. 2.5.3). Ein unter HDM gemessen relativ hoher $pETCO_2$ (≥ 20 mmHg) reflektiert (bei normaler Beatmung) ein ausreichendes Herzzeitvolumen und ist mit einem guten Reanimationserfolg assoziiert. Wird jedoch ein $pETCO_2$ ≤ 10 mmHg gemessen, ist das Überleben extrem unwahrscheinlich.

**Unter CPR sollte ein $pETCO_2$ ≥ 10 mmHg erzielt werden. Wenn das nicht möglich ist, werden die Reanimationsbemühungen vermutlich erfolglos bleiben.**

Das Wiederherstellen des Kreislaufs (ROSC) geht meist mit einem Anstieg des pETCO2 einher. Insgesamt wird die Verwendung eines Kapnometers in den aktuellen CPR-Empfehlungen des ERC explizit empfohlen, um die Qualität der CPR besser beurteilen zu können.

### 7.3.3 Medikamentöse Therapie

#### Adrenalin

Adrenalin (Epinephrin, ► Kap. 6.4.2) gilt als das wichtigste Reanimationsmedikament. Entscheidend ist seine vasokonstriktorische, α-mimetische Komponente, die die Effektivität der Herzdruckmassage bei allen Formen des Kreislaufstillstands erhöht. Der Rückfluss des Blutes aus der Peripherie wird gesteigert, der Tonus der Aorta nimmt zu (die Aorta wird »steifer«), der Aortendruck und damit die myokardiale und zerebrale Perfusion werden verbessert. Andere vasokonstriktorische Katecholamine wie Noradrenalin sind ebenfalls effektiv, jedoch dem Adrenalin nicht überlegen.

**Dosierung.** Unter CPR wird 1 mg Adrenalin alle 3–5 min verabreicht. Höhere Bolusdosen (sog. »Hochdosis-Adrenalin-Therapie«) sind nicht angezeigt. Wenn kein venöser Zugang liegt, kann das Adrenalin auch intraossär gegeben werden, wohingegen die Gabe über einen Endotrachealtubus nicht mehr empfohlen wird.

> **Adrenalin ist bei allen Formen des Herz-Kreislauf-Stillstands indiziert. Die Standarddosierung beträgt 1 mg i. v., ggf. repetitiv alle 3–5 min.**

#### Vasopressin

Vasopressin (Argipressin) ist ein alternativer Vasopressor, der seine vasokonstriktorische Wirkung nicht über eine Stimulation der α-Rezeptoren entfaltet, sondern über spezifische Vasopressinrezeptoren. Vasopressin bewirkt eine Umverteilung des Blutes von nichtvitalen Organen (Haut, Muskulatur und Darm) hin zu Gehirn, Herz und Nieren. Vorteilhaft ist vermutlich auch das Fehlen einer β1-mimetischen Wirkung, die beim Adrenalin für eine Verstärkung der kardialen Schäden unter Reanimation verantwortlich gemacht wird. Eine Metaanalyse zeigte jedoch keinen bedeutsamen Vorteil gegenüber Adrenalin. In den aktuellen ERC-Empfehlungen wird Vasopressin nicht empfohlen. Die AHA-Guidelines hingegen enthalten folgenden Hinweis: 1 Dosis Vasopressin kann erwogen werden, um die erste oder zweite Adrenalindosis zu ersetzen.

**Dosierung.** 1 Dosis entspricht 40 I.E. i. v.

> **Vasopressin kann alternativ oder zusätzlich zu Adrenalin als Vasopressor erwogen werden, gilt jedoch zurzeit nicht als Standardtherapeutikum.**

## Antiarrhythmika

Ob Antiarrhythmika im Rahmen der CPR die Prognose verbessern ist nach wie vor unklar. Dennoch wird deren Gabe empfohlen bei therapieresistentem oder rezidivierendem Kammerflimmern, d. h. persistierendes Flimmern nach 3 Defibrillationen. Dabei gilt Amiodaron seit einigen Jahren als Mittel der Wahl, alternativ (nur wenn Amiodaron nicht verfügbar ist) kommt Lidocain infrage. Die Gabe von Magnesium ist in besonderen Situationen angezeigt, und andere Antiarrhythmika wie β-Blocker oder Propafenon werden während CPR nicht mehr empfohlen.

**Amiodaron – Indikation und Dosierung.** Liegt auch noch nach drei Defibrillationen VF/VT vor, soll 300 mg Amiodaron gegeben werden. Es soll vor Applikation auf 20 ml G5 % verdünnt werden. Wenn erforderlich, können weitere 150 mg als Bolus appliziert werden. Diese Initialdosierung wird optional gefolgt von der kontinuierlichen Gabe (mittels Infusion oder Motorspritzenpumpe) von 900 mg über 24 h.

**Lidocain – Indikation und Dosierung.** Lidocain ist nur indiziert, wenn Amiodaron nicht verfügbar ist (nicht zusätzlich!): 50–100 mg (1–1,5 mg/kg) i. v., Maximaldosis 3 mg/kg.

**Magnesium - Indikation und Dosierung.** Magnesium ist indiziert in folgenden Situationen (laut ERC 2010):

- Ventrikuläre oder supraventrikuläre Tachykardie bei Hypomagnesiämie (▶ Kap. 13.3, ◘ Tab. 13.4)
- Torsade-de-pointes-Tachykardie (▶ Kap. 10.2.3 und ◘ Abb. 10.7)
- Vergiftung mit/Überdosierung von Digitalisglykosiden z.B. Digoxin (▶ Kap. 20.2.7)

Die Dosierung beträgt 2 g = 4 ml = 8 mmol Magnesiumsulfat 50 % über 1–2 min i. v.; evtl. wiederholt nach 10–15 min.

> **Amiodaron ist das Antiarrhythmikum der Wahl, wenn nach der 3. Defibrillation noch kein stabiler Rhythmus erzielt werden konnte. Die Dosierung beträgt 300 mg i. v.**

## Fibrinolytika

Mehr als 70 % der Herzstillstände sind entweder durch Myokardinfarkt oder Lungenembolie bedingt, also durch akute thromboembolische Gefäßverschlüsse, die prinzipiell der fibrinolytischen Behandlung zugänglich sind (▶ Kap. 11.1). Dennoch verbessert eine routinemäßige Fibrinolytikagabe – so das Ergebnis zweier großer prospektiver Studien – den Reanimationserfolg nicht und wird daher nicht empfohlen. Lediglich bei vermuteter oder nachgewiesener **Lungenembolie** soll die Fibrinolyse unter CPR erwogen werden, z. B. 50 mg rtPA über 2 min (+ 5000 I.E. Heparin) i. v.; dann sollte die Reanimation aber auch für weitere 60–90 min fortgesetzt werden.

**Fibrinolytika sind keine Standardmedikamente der CPR. Sie sollen aber erwogen werden bei Lungenembolie.**

## Atropin

Atropin ist indiziert zur symptomatischen Therapie einer kreislaufwirksamen Bradykardie (ein weiteres, seltenes, aber wichtiges Indikationsgebiet für Atropin ist die Vergiftung mit Alkylphosphaten, ► Kap. 20.1.2 und Tab. 20.2). Eine Asystolie kann mit einem erhöhten Parasympathikustonus assoziiert sein, der möglicherweise die Konversion in einen effektiven Rhythmus behindert. Zur vollständigen Blockierung des Parasympathikus sind 0,04 mg/kg erforderlich, also etwa 3 mg beim Erwachsenen. Es konnte jedoch in mehreren Untersuchungen kein Nutzen einer Gabe von Atropin (zusätzlich zu Adrenalin) unter CPR nachgewiesen werden. Atropin wird unter CPR in den neuen ERC-Guidelines nicht mehr empfohlen.

**Atropin ist kein Standardmedikament der CPR.**

## Natrium-Bikarbonat ($NaHCO_3$)

Während des Kreislauf- und Atemstillstands kommt es regelmäßig zur Entwicklung einer metabolischen Azidose (► Kap. 13.2.2). Die Pufferung mit $NaHCO_3$ ist jedoch problematisch: Bikarbonat ist ein $CO_2$-generierender Puffer und kann die intrazelluläre Azidose verstärken und die Sauerstoffabgabe im Gewebe erschweren (► Kap. 13.2.2). Andere Puffersubstanzen, die kein $CO_2$ generieren, z. B. Tris-Puffer (**Tr**is**h**ydroxymethyl**a**mino**m**ethan, THAM) haben theoretische Vorteile ohne erwiesene klinische Überlegenheit. Die Prognose der Reanimation wird durch Natriumbikarbonat (oder andere Puffer) nicht generell verbessert. Allerdings hängt die Bewertung von Bikarbonat während der Reanimation von den konkreten Umständen ab (nach ERC 2010):

- **Natriumbikarbonat wird nicht empfohlen** als Routinemedikament bei CPR (besonders bei außerklinischer CPR) oder nach Wiedereinsetzen eines Spontankreislaufs;
- **Natriumbikarbonat wird empfohlen** bei lebensbedrohlicher Hyperkaliämie oder einem hyperkaliämischen Herzstillstand (► Kap. 13.3.1) sowie bei Überdosierung mit trizyklischen Antidepressiva (► Kap. 20.2.6).

Bei nachgewiesenem pH ≤ 7,1 kann die vorsichtige Gabe von Natriumbikarbonat erwogen werden. Die empfohlene Dosierung beträgt dann 50 mmol (= 50 ml $NaHCO_3$ 8,4 %), ggf. repetitiv i. v. in Kenntnis des pH-Werts (▶ Kap. 13.2.2). Eine überschießende Pufferung ist auf jeden Fall zu vermeiden! Eine Azidose wird unter Reanimationsbedingungen besser toleriert als eine Alkalose. Die beste Therapie sind die rasche Wiederherstellung einer adäquaten Gewebeperfusion und eine ausreichende Beatmung (aber **keine** Hyperventilation!).

> **Natriumbikarbonat oder andere Puffersubstanzen sind keine obligaten Komponenten der Reanimation.**

## Kalzium

Kalzium wurde früher oft zur CPR gegeben; es konnte jedoch kein genereller Nutzen nachgewiesen werden, im Gegenteil: Kalzium verstärkt offenbar die ischämie- und reperfusionsbedingten Organschäden nach Reanimation. Dennoch gibt es folgende Spezialsituationen, in denen auch heute noch Kalzium während CPR empfohlen wird:

- Hyperkaliämie, hyperkaliämischer Herzstillstand (hier ist auch Natriumbikarbonat indiziert) (▶ Kap. 13.3.1)
- Hypokalziämie (▶ Kap. 13.3.1, ◘ Tab. 13.4)
- Überdosierung und Vergiftung mit Kalzium-Kanal-Blockern (▶ Kap. 20.2.5) oder auch β-Blockern (▶ Kap. 20.2.4).

**Dosierung.** Hier wird es etwas schwierig. Die ERC empfiehlt Kalziumchlorid 10%, davon 10 ml (oder 0,1–0,2 ml/kg) über 5 min i. v., ggf. wiederholt. 1 ml Kalziumchlorid 10 % entspricht 0,68 mmol oder 1,36 mval $Ca^{++}$. Kalziumchlorid 10 % ist jedoch gegenwärtig in der Roten Liste nicht aufgeführt; dafür gibt es aber Kalziumchlorid 5,5 %. Umgerechnet beträgt die Dosis etwa 20 ml (oder 0,2–0,4 ml/kg). Allerdings ist diese Lösung nur als Infusionszusatz zugelassen. Zur Injektion ist in Deutschland derzeit lediglich Kalziumgluconat 10 % erhältlich: 1 ml entspricht dabei 0,23 mmol = 0,46 mval $Ca^{++}$; davon müssten dann also etwa 30 ml verabreicht werden, um auf die gleiche Menge $Ca^{++}$ zu kommen. (Dies zeigt die Schwierigkeiten auf, internationale Empfehlungen im Detail im eigenen Land korrekt umzusetzen.)

> **Kalzium ist kein Standardmedikament der CPR.**

### 7.3.4 EKG-Diagnose

**Kreislaufstillstand.** Einem Kreislaufstillstand können folgende Ursachen zugrunde liegen (◘ Abb. 7.14):

- Kammerflimmern (»ventricular fibrillation«, VF) oder pulslose ventrikuläre Tachykardie (»ventricular tachycardia«, VT)
- Asystolie
- Pulslose elektrische Aktivität (PEA).

**Herzstillstand.** Ein Herzstillstand im engeren Sinne liegt bei Asystolie vor. Bei VF/VT oder PEA ist der Herzauswurf jedoch ebenfalls völlig ineffektiv, es besteht ein funktioneller Herzstillstand (Herzstillstand im weiteren Sinne). Jeder dieser Rhythmen führt jedenfalls ohne Therapie zwangsläufig sofort zum **Kreislaufstillstand**. Die möglichst frühe EKG-Diagnose ist für das weitere therapeutische Vorgehen im Rahmen des ALS entscheidend.

**Kammerflimmern und pulslose Kammertachykardie (VF/VT).** Kammerflimmern ist der häufigste und auch am besten therapierbare primäre Rhythmus beim Kreislaufstillstand. Dem Kammerflimmern liegen ungeordnete Herzaktionen mit einer Frequenz von über 300/min zugrunde (◘ Abb. 7.14a). Ihm kann eine Kammertachykardie mit einer Frequenz zwischen 150 und 300/min vorausgehen, die

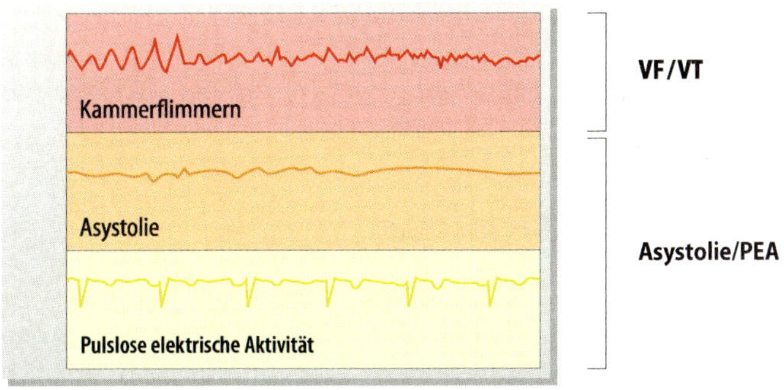


◘ **Abb. 7.14a–c** EKG-Formen bei Kreislaufstillstand. **a** Kammerflimmern: ungeordnete elektrische Aktivität ohne mechanische Aktivität; **b** Asystolie: fehlende elektrische und mechanische Aktivität; **c** Pulslose elektrische Aktivität (PEA): geordnete elektrische Aktivität ohne mechanische Aktivität. Kammerflimmern und Kammertachykardie werden auch als VF/VT bezeichnet, und die anderen Rhythmen bei Kreislaufstillstand werden als Asystolie/PEA zusammengefasst jedoch rasch in Flimmern übergeht. Die Überlebensrate nimmt mit jeder Minute Kammerflimmern um ca. 4 % (mit Basisreanimation) bzw. 8 % (ohne Basisreanimation) ab.

**Asystolie.** Am Herzen lassen sich weder elektrische noch mechanische Aktivitäten nachweisen. Die fehlende elektrische Aktivität korreliert im EKG mit einer **Nulllinie** (◘ Abb. 7.14b). Etwa 10–25 % aller Herz-Kreislauf-Stillstände sind durch primäre Asystolie verursacht. Längerfristig geht jeder Rhythmus beim Kreislaufstillstand, also auch Kammerflimmern und PEA, in eine sekundäre Asystolie über. Eine Reanimation hat dann kaum noch eine Aussicht auf Erfolg.

**Pulslose elektrische Aktivität (PEA).** Eine PEA (andere Bezeichnungen: Hyposystolie, elektromechanische Entkopplung bzw. Dissoziation) ist dadurch gekennzeichnet, dass koordinierte elektrische Herzaktionen zu erkennen sind, aber kein Puls getastet werden kann (◘ Abb. 7.14c). Es können unterschiedliche Störungen zugrunde liegen (◘ Abb. 7.15). Wenn die Ursachen nicht sofort erkannt und kausal therapiert werden können, ist die Prognose sehr schlecht.

**VF/VT oder Asystolie/PEA.** Da einerseits das Vorliegen von VF/VT eine spezifische Therapie erfordert (nämlich die Defibrillation), und anderseits die Therapie von Asystolie und PEA im Wesentlichen zunächst gleich ist, werden die dem Kreislaufstillstand zugrunde liegenden Rhythmen seit einigen Jahren für praktische Zwecke nur noch danach eingeteilt, ob VF/VT vorliegt oder nicht. Somit wird für praktische Zwecke unterschieden zwischen

- **VF/VT** (defibrillierbarer Rhythmus) und
- **Asystolie/PEA** (nicht defibrillierbarer Rhythmus; frühere Sammelbezeichnung: Non-VF/VT).

## 7.3.5 Präkordialer Faustschlag

**Bei Asystolie und VF/VT.** Durch einen präkordialen Faustschlag (◘ Abb. 7.16) lässt sich im Herzen ein elektrischer Impuls von kurzer Dauer erzeugen (Konversion von mechanischer in elektrische Energie). Dieser Impuls kann in Einzelfällen ausreichen, eine ventrikuläre Tachykardie, ein Kammerflimmern oder auch eine Asystolie in einen Rhythmus mit ausreichendem Auswurf zu konvertieren. Jedoch zeigten große Fallstudien, dass der präkordiale Faustschlag bei Kammerflimmern nicht zu einer spontanen Rückkehr der Kreislauftätigkeit führt. Komplikationsmöglichkeiten sind Sternumfrakturen, Osteomyelitis und Schlaganfall sowie die Induktion maligner Arrhythmien.

| | Ursachen | Therapie | Kapitel |
|---|---|---|---|
| H | **Hypovolämie** | Volumenersatztherapie ggf. Bluttransfusion | 6.3.2 |
| H | **Hypoxie** | Sauerstoffgabe, Beatmung | 4.3<br>4.4 |
| H | **Hyper- / Hypokaliämie** | Hyperkaliämie: Kalzium, Nabic<br>Hypokaliämie: Kalium (z.B. KCl) | 11.3.1 |
| H | **Hypothermie** | Wiedererwärmung, ggf. prolongierte CPR | 17.1.3 |
| T | **Tabletten/Toxine**<br>Intoxikation | Antidote, Detoxifikationsverfahren | 18 |
| T | **Tamponade des Herzbeutels**<br>Perikardtamponade | Herzbeutelpunktion, Perikardiozentese | 16.5.1 |
| T | **Tamponade der Lunge**<br>Spannungspneumothorax | Dekompression durch Thoraxdrainage | 16.5.1 |
| T | **Thromboembolien**<br>Lungenembolie, Herzinfarkt | Fibrinolyse, bei Herzinfarkt Akut-PCI | 9.1 |

**Abb. 7.15** Mögliche Ursachen eines Kreislaufstillstandes: die 4 »Hs« und die 4 »Ts« (bzw. HITs) (modifiziert nach ERC 2010). *Erste Spalte*: Mögliche Ursachen des Kreislaufstillstands, die bei jeder Reanimation, vor allem aber bei Asystolie/PEA differenzialdiagnostisch erwogen und gegebenenfalls möglichst rasch kausal therapiert werden müssen. *Zweite Spalte*: Therapie in Stichworten. *Dritte Spalte*: Die jeweiligen Kapitel in diesem Buch, in denen die Therapie besprochen ist

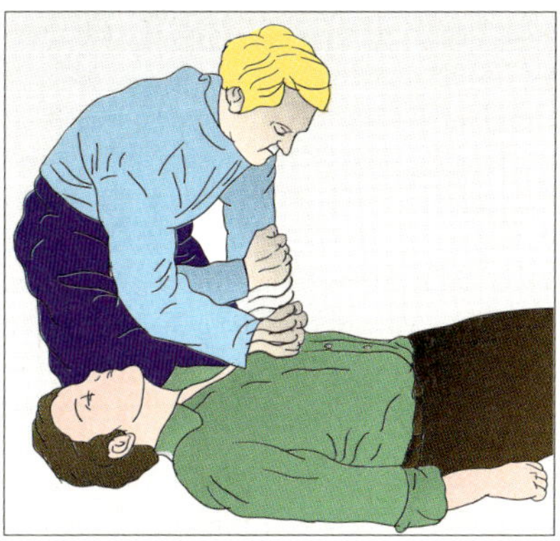

**Abb. 7.16** Präkordialer Faustschlag. Mit der geschlossenen Faust wird aus etwa 30 cm Höhe ein kräftiger, senkrechter Schlag auf die Mitte des Sternums ausgeübt

**Bei kreislaufwirksamer Bradykardie.** Das ERC empfiehlt rhythmisch wiederholte Faustschläge auf die linke untere Ecke des Sternums im Sekundentakt als Maßnahme bei ausgeprägter Bradykardie, um das Herz mit einer physiologischen Frequenz von 50–70/min zu stimulieren, wenn Atropin nicht wirkt und ein transkutaner Schrittmacher nicht sofort zur Verfügung steht (»fist pacing«).

> **Der präkordiale Faustschlag sollte beim nicht beobachteten präklinischen Herzstillstand nicht angewendet werden; er kann beim beobachteten Kreislaufstillstand erwogen werden, wenn ein Defibrillator nicht sofort verfügbar ist.**

### 7.3.6 Defibrillation und Kardioversion

**Begriffe.** Unter **elektrischer Kardioversion** versteht man im weiteren Sinne alle elektrischen Verfahren zur Therapie tachykarder Herzrhythmusstörungen (im Gegensatz zur medikamentösen Kardioversion, etwa mit Amiodaron). Das Prinzip besteht darin, dass Strom mit ausreichender Energie das Herz durchfließt und zur gleichzeitigen Depolarisation der Zellen des kardialen Reizleitungssystems führt. Dadurch können ungeordnete Herzaktionen (Flimmern oder Tachyarrhythmie) unterbrochen und ein hämodynamisch effektiver Rhythmus wieder hergestellt werden. Die elektrische Kardioversion kann R-Zacken-synchron oder -asynchron durchgeführt werden.

- **Synchrone Kardioversion = Kardioversion** im engeren Sinne. Wenn noch geordnete, abgrenzbare Kammerkomplexe zu erkennen sind, wird die Kardioversion synchronisiert durchgeführt, da ansonsten Kammerflimmern ausgelöst werden kann. Der Stromstoß wird automatisch etwa 20 ms nach einer R-Zacke – außerhalb der vulnerablen Phase – abgegeben.
- **Asynchrone Kardioversion = Defibrillation**. Bei Kammerflimmern sind keine geordneten R-Zacken zu erkennen. Daher muss eine asynchrone Defibrillation erfolgen. Gleichfalls sollte bei Kammerflattern und pulsloser Kammertachykardie von vornherein asynchron defibrilliert werden, um in diesen unmittelbar lebensbedrohlichen Situationen Verzögerungen und mögliche Probleme mit der R-Zacken-Erkennung und Synchronisation zu vermeiden.

**Geräte.** Die Geräte, mit denen eine Kardioversion oder Defibrillation erfolgt, werden als Defibrillatoren bezeichnet. Dabei werden manuelle (»traditionelle«) Defibrillatoren von automatischen Defibrillatoren (AEDs) unterschieden.

- **Moderne manuelle Defibrillatoren** verfügen über vielfältige Einstellmöglichkeiten und eine Schrittmacherfunktion (▶ Abschn. 7.3.7), haben immer auch einen EKG-Monitor integriert, oft auch weitere Monitoringfunktionen (Blutdruck, Pulsoximetrie, Kapnometrie). Solche Defibrillatoren sind im professionellen Rettungsdienst üblich.
- **AEDs** sind wesentlich einfacher zu bedienen: nur 2 Tasten – eine zum Einschalten, eine zum Auslösen der Defibrillation. Allerdings sind sie nicht variabel: sie erlauben nur eine asynchrone Defibrillation mit fest vorgegebener Energie. Besonderheiten der Reanimation mit AED sind in ▶ Abschn. 7.2.5 zu finden.

**Monophasische und biphasische Defibrillatoren.** Defibrillatoren geben die Energie entweder monophasisch oder biphasisch ab.

- **Monophasische Defibrillatoren.** Alle älteren Defibrillatoren arbeiten monophasisch; der Stromfluss verläuft als gedämpfte Sinusschwingung, seltenerer als trapezoidale Kurve in einer Richtung durch das Herz (◘ Abb. 7.17).
- **Biphasische Defibrillatoren.** Alle neueren Defibrillatoren und AEDs arbeiten biphasisch: der Strom ändert nach einer gewissen Zeit die Flussrichtung. Auch dabei sind verschiedene Kurvenverlaufsformen möglich (◘ Abb. 7.17). Die Schädigung der Herzmuskelzellen ist aufgrund der niedrigeren Energie geringer und die Erfolgswahrscheinlichkeit einer effektiven Kardioversion höher.

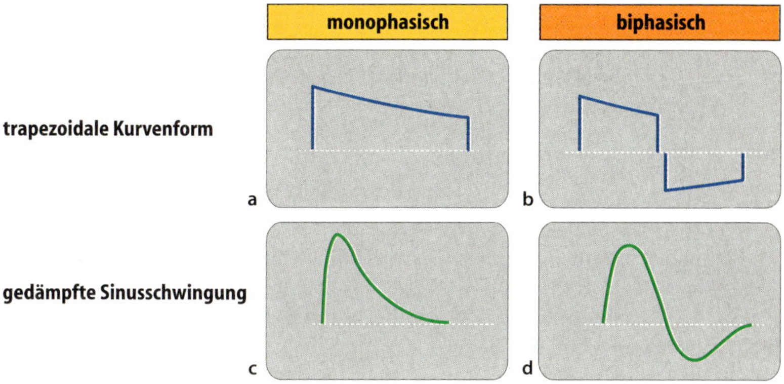


◘ **Abb. 7.17a–d** Stromkurvenverlauf bei Defibrillation. Stromverlauf bei monophasischer Defibrillation (links; **a, c**) und biphasischer Defibrillation (rechts; **b, d**); in beiden Fällen sind trapezoidale (oben; **a, b**) und sinusiodale Kurvenverläufe (unten; **c, d**) möglich

Weil gegenwärtig in der Praxis ältere monophasische neben neueren biphasischen Defibrillatoren zum Einsatz kommen, werden in den aktuellen Empfehlungen zur Defibrillation immer 2 Anhaltswerte für die zu wählende Defibrillationsenergie angegeben. Biphasische Geräte erzielen meist mit einer um ca. 40–60 % reduzierten Energie einen ähnlichen Effekt wie monophasische.

## Defibrillation

**Indikation.** Kammerflimmern und ventrikuläre Tachykardie (VF/VT) können zuverlässig nur durch Defibrillation therapiert werden, und sie sind die häufigsten primären Rhythmen, die einem Kreislaufstillstand zugrunde liegen. Daher hat die Defibrillation eine sehr hohe Priorität im Rahmen der CPR.

> **Aus der Notfallpraxis**
>
> Ein 48-jähriger Mann wird an seinem Arbeitsplatz von Kollegen bewusstlos aufgefunden. Der herbeigerufene Notarzt trifft etwa 6 min nach Alarmierung ein. Er stellt einen Atem- und Kreislaufstillstand fest und leitet als erstes ein EKG über die Elektroden des Defibrillators ab. Es liegt Kammerflimmern vor. Der Patient wird 2-mal defibrilliert. Das Flimmern kann in einen supraventrikulären Eigenrhythmus konvertiert werden. Der Karotispuls ist gut tastbar, im EKG sind jetzt ST-Streckenhebungen zu erkennen. Der Patient wird intubiert, mit 100 %-igem Sauerstoff beatmet und auf der Trage in den Notarztwagen verbracht. Der Blutdruck beträgt 130 mmHg systolisch. Auf dem Weg in die Klinik fängt der Patient an, selbstständig zu atmen und sich zu bewegen. Er erhält 10 mg Diazepam i. v. In der Klinik wird die Diagnose »Myokardinfarkt« bestätigt. Der Patient erhält eine Lysetherapie und ist am nächsten Tag wach, ansprechbar und kreislaufstabil. Er überlebt das Ereignis ohne erkennbare neurologische Residuen.

**Keine Indikation.** Die Defibrillation ist grundsätzlich **wirkungslos** und nicht indiziert bei **Asystolie** und **PEA;** diese Rhythmen werden daher auch als »nicht-defibrillierbare Rhythmen« bezeichnet (früher auch als »Non-VF/VT«). Bestehen Zweifel über den dem Kreislaufstillstand zugrunde liegenden Rhythmus, etwa bei feinem Kammerflimmern, so soll im Gegensatz zu den früheren Empfehlungen **nicht** defibrilliert, sondern sofort mit HDM und Beatmung begonnen werden. Grund: die Erfolgswahrscheinlichkeit einer Defibrillation feinen Kammerflimmerns ist extrem gering, kann aber durch optimale Basisreanimation möglicherweise verbessert werden.

**Unerwünschte Wirkungen.** Während der Defibrillation kommt es zwangsläufig zur myokardialen Zellschädigung, die jedoch in Abwägung gegen den Nutzen der Defibrillation hingenommen werden muss. Außerdem können Hautverbrennungen an den Aufsatzstellen der Elektroden entstehen. Helfer können einen Stromschlag bekommen, wenn sie den Patienten während der Defibrillation berühren, oder wenn bei Regen und Nässe der Strom zum Helfer fortgeleitet wird.

**HDM vor der ersten Defibrillation?** Ein mehrere Minuten bestehendes Flimmern (unbeobachteter Kreislaufstillstand) sprach in einigen klinischen Studien besser auf die Defibrillation an, wenn das Herz vorher für 2 min durch Basisreanimation reperfundiert wurde; daher forderte das ERC 2005: »Bei länger als 5 min zurückliegendem Kreislaufstillstand soll zunächst für etwa. 2 min oder 5 Zyklen Basisreanimation durchgeführt und erst dann defibrilliert werden«. In mehreren neueren Studien konnte jedoch kein Vorteil dieses Vorgehens – gegenüber sofortiger Defibrillation – festgestellt werden. Daher wird in den aktuellen ERC-Empfehlungen 2010 keine feste HDM-Zeitspanne vor der Defibrillation mehr gefordert; das 2005 beschriebene Vorgehen wird jedoch weiterhin als akzeptabel angesehen. Auf jeden Fall ist es wichtig, die Zeit, die verstreicht, bis der Defibrillator geholt und geladen ist, nicht ungenutzt verstreichen zu lassen, sondern währenddessen Basisreanimation durchzuführen.

> **Die Defibrillation ist die wichtigste Maßnahme zur Beendigung eines Kammerflimmerns und einer pulslosen Kammertachykardie. Sie soll sofort oder nach einigen Minuten Basisreanimation erfolgen.**

**HDM nach jeder Defibrillation!** Auch nach einer erfolgreichen Defibrillation wird in den ersten 1–2 min zumeist kein ausreichender spontaner Herzauswurf erzielt; daher soll in jedem Fall sofort nach einer Defibrillation die HDM wieder aufgenommen und für 2 min 30:2 reanimiert werden. Defibrillationen in einer 3er-Sequenz (ohne zwischenzeitliche HDM) werden normalerweise nicht empfohlen, da sie zu langen Unterbrechungen der HDM führen (Ausnahme: beobachtetes Flimmern nach Herzoperation oder unter Herzkatheterisierung). Die höchste Erfolgswahrscheinlichkeit hat übrigens bereits die 1. Defibrillation, die in 60–90% das Flimmern terminiert.

> **Nach jeder Defibrillation soll sofort (ohne Überprüfung des Rhythmus) für 2 min CPR 30:2 durchgeführt werden; dann erst soll ein neuer Rhythmus- ± Kreislaufcheck erfolgen.**

**Energiewahl.** Für Erwachsene gelten folgende aktuelle Empfehlungen:
- **Monophasische Geräte**: stets **360 J** wählen.
- **Biphasische Geräte:** Stets die vom Hersteller empfohlene Energie einstellen; diese liegt zwischen **120 und 200 J**. Optional kann – wenn die erste Defibrillation nicht erfolgreich war – eine Steigerung bis 360 J erwogen werden – sofern am Gerät möglich. Sind die Herstellerangaben unbekannt, so soll die maximal einstellbare Energie gewählt werden.

Bei Kindern ist sehr viel seltener eine Defibrillation erforderlich, und die optimale Energie ist nicht bekannt. Zurzeit werden – unabhängig ob monophasisch oder biphasisch – **4 J/kg** empfohlen.



**Paddels oder Pads?** Der Kontakt zwischen Patient und Defibrillator kann entweder über traditionelle feste Defi-Elektroden (»Paddels«) oder Klebeelektroden (»Pads«) erfolgen. Sowohl über Pads als auch über Paddels können Defibrillationen abgegeben und auch ein EKG-Signal abgeleitet werden.
- **Paddels** sind fest mit dem Defibrillator verbunden und werden immer wieder verwendet – vor der Applikation auf die Brust müssen sie mit sog. Elektroden-Gel bestrichen werden, um die Impedanz zwischen Elektroden und Thorax herabzusetzen, und nach dem Einsatz an einem Patienten müssen sie gründlich gereinigt werden. Die Paddels müssen für jede Defibrillation vom Anwender an den Thorax gepresst und nach jeder Defibrillation – vor Beginn der erneuten HDM – schnell wieder entfernt werden. Die Defibrillation kann sowohl über Knöpfe an den Paddels als auch am Gerät ausgelöst werden.
- **Pads** hingegen sind Einwegprodukte und bereits mit Elektrodengel versehen. Einmal aufgeklebt, bleiben sie für die gesamte Dauer der Reanimation am Patienten und stören die HDM nicht. Die Defibrillation wird immer am Gerät ausgelöst. Über die aufgeklebten Pads kann auch eine transkutane Schrittmacherstimulation erfolgen (▶ Abschn. 7.3.7). AEDs funktionieren nur mit Pads.

Klare Vorteile der Verwendung von Pads gegenüber Paddels konnten bislang nicht gezeigt werden. Dennoch sind laut ERC Pads den Paddels vorzuziehen. Auch hygienische Gründe führen dazu, dass immer häufiger Pads verwendet werden.

**Elektrodenposition.** Es gibt mehrere – was den Defibrillationserfolg angeht – gleichwertige Möglichkeiten, die beiden Defibrillationselektroden thorakal anzubringen: antero-lateral, antero-posterior, apex-posterior (posterior = infraskapular links oder rechts). Am einfachsten durchzuführen und somit auch die empfohlene Standardpositionierung während CPR ist die antero-laterale Positionierung: ◘ Abb. 7.18b.

- eine Elektrode rechts parasternal-subklavikulär (2. ICR),
- eine Elektrode in der linken Axillarlinie unterhalb der Mamille (5. ICR).

Bei dieser Elektrodenplatzierung kann auch – über Pads – eine externe Schrittmacherstimulation erfolgen (▶ Abschn. 7.3.7). Hierfür sollte die [+]-Elektrode parasternal und die [-]-Elektrode axillar aufgeklebt werden; für die Defibrillation ist die Polarität der Elektroden ohne Bedeutung.

**Praktisches Vorgehen**

**Defibrillation** (◼ Abb. 7.18)

- Der Defibrillator muss im Modus **asynchron** arbeiten.
- Die Elektroden werden auf dem Thorax des Patienten entlang der Herzachse aufgeklebt oder aufgesetzt (Elektrodengel nicht vergessen!):
  - eine Elektrode rechts parasternal-subklavikulär (2. ICR),
  - eine Elektrode in der linken Axillarlinie unterhalb der Mamille (5. ICR).
- Wenn nicht bereits geschehen, wird jetzt das EKG über die Elektroden abgeleitet. Bei VF/VT:
- Die Energie wird vorgewählt und der Defibrillator aufgeladen (während der noch laufenden HDM-Sequenz).
- Alle Helfer müssen den Patienten und das Bett auf Kommando loslassen: »Hände weg!«. (Wenn der, der HDM durchführt, das Kommando gibt, besteht keine Gefahr, dass er versehentlich »mitdefibrilliert« wird.)
- Dann wird 1 Defibrillation mit 360 J (monophasisch) bzw. ca. 200 J (biphasisch) ausgelöst. Es kommt zu einer sichtbaren Kontraktion der Armmuskulatur.
- Die Reanimation (CPR 30:2) wird sofort wieder für 2 min aufgenommen.
- Nach 2 min wird der Rhythmus kontrolliert und ggf. der Karotispuls getastet.
- Bei Persistenz des Flimmerns wird erneut defibrilliert; usw.

## Kardioversion

Eine Notfall-Kardioversion ist bei allen instabilen Patienten mit Tachyarrhythmien über 150/min in Erwägung zu ziehen, wenn diese medikamentös nicht günstig zu beeinflussen sind und/oder klinische Symptome eines kardiogenen Schocks oder einer myokardialen Ischämie hervorrufen. Die Erfolgsaussichten sind grundsätzlich höher als bei medikamentöser Therapie (▶ Kap. 8.2.4).

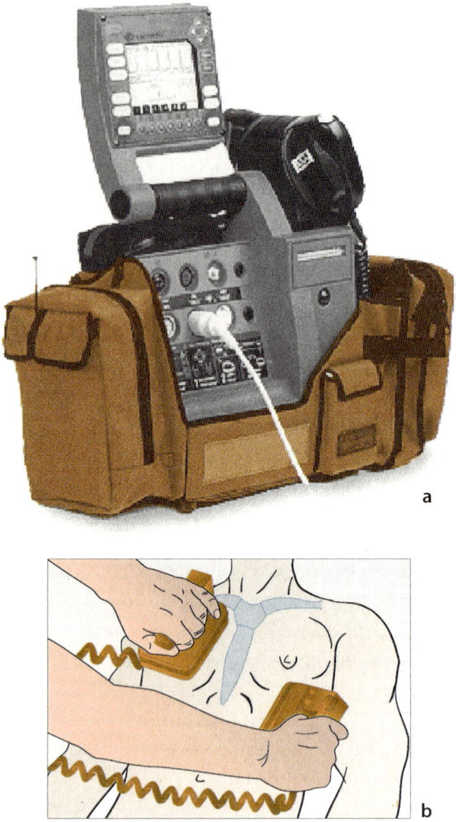

a

b

**Abb. 7.18a, b** Defibrillator und Defibrillation. **a** moderner Defibrillator mit EKG-Gerät (Multifunktionsmonitor); **b** Platzierung der Elektroden

## Praktisches Vorgehen

**Kardioversion**

- Der Ablauf ist wie bei der Defibrillation mit folgenden Ausnahmen:
- Der Patient muss, wenn er bei Bewusstsein ist, eine Kurznarkose (z. B. Etomidate 20 mg i. v.) oder zumindest Sedierung erhalten (z. B. Midazolam 5 mg i. v.).

▼

- Der Patient mit Vorhofflimmern soll vor der Kardioversion antikoaguliert werden (z. B. Heparin z. B. 5000 I.E. i. v.).
- Der Defibrillator muss im Modus **synchron** arbeiten. Die gewählte Energie bei monophasischen Geräten soll bei einer Tachykardie sowohl mit breiten als auch mit schmalen Kammerkomplexen schrittweise gesteigert werden: zunächst 100 J, bei Versagen 200 J, alle weiteren mit 360 J. Bei biphasischen Defibrillatoren scheinen 120–150 J eine gute Erfolgswahrscheinlichkeit zu garantieren.
- Entwickelt sich unter der Therapie Kammerflimmern oder eine pulslose Kammertachykardie, muss sofort asynchron defibrilliert werden!

## 7.3.7 Temporärer Herzschrittmacher

**Prinzip und Indikation.** Durch rhythmische elektrische Stimulation des Herzens (»Pacing«) werden mechanische Kammerkontraktionen ausgelöst, sofern die Herzmuskulatur noch »gesund« ist. In Notfallsituationen können temporäre Schrittmacher gelegt werden, die im Erfolgsfall später wieder überflüssig oder in der Klinik ggf. durch permanente implantierte Schrittmacher ersetzt werden. Pacing ist indiziert bei ausgeprägter, kreislaufwirksamer und durch Medikamente nicht zu beeinflussender Bradykardie: Bei AV-Block Grad III oder trifaszikulärem Block, wenn im EKG P-Wellen, aber keine QRS-Komplexe zu sehen sind.

**Pacing und CPR.** Pacing ist während einer Reanimation normalerweise nicht indiziert: Pacing ist nicht wirksam bei Asystolie durch Hypoxie oder Ischämie, und Pacing ist nicht indiziert bei Kammerflimmern oder PEA. Pacing kann erwogen werden, wenn unter CPR P-Wellen erzeugt werden, die nicht von einem QRS-Komplex beantwortet werden.

**Bei CPR ist Pacing normalerweise nicht indiziert, auch nicht bei Asystolie oder PEA.**

**Möglichkeiten des temporären Pacings.** Die temporäre Stimulation kann unterschiedlich erfolgen:

- **Transkutanes Pacing.** Die Stimulation erfolgt einfach über die Defibrillator-Pads. Diese werden hierfür wie für eine Defibrillation aufgeklebt (▶ Abschn. 7.3.6). Diese Art des Pacings ist in den meisten Fällen effektiv, da der Strom zwischen den Pads durch die Ventrikel fließt. In alle modernen Defibrillatoren ist ein Schrittmachermodul für die transkutane Stimulation integriert.

- **Transösophageales Pacing.** Dadurch wird vorwiegend der Vorhof stimuliert; es ist daher bei Sinusbradykardie, nicht jedoch bei den häufiger zur Asystolie führenden AV-Blockierungen sinnvoll. Für einen »Ösophagusschrittmacher« gibt es keine gesicherte Indikation.
- **Transvenöses intrakardiales Pacing.** Hierfür ist die sterile Punktion einer zentralen Vene erforderlich. Die Elektrodenspitze kann ohne Röntgenkontrolle oft nicht hinreichend schnell und sicher intrakardial platziert werden. Dieses Verfahren ist für den Rettungsdienst nicht geeignet. Wenn jedoch transkutanes Pacing nicht effektiv ist, soll in der Klinik ein intravenöser Schrittmacher gelegt werden.

**Die transkutane Schrittmacherstimulation ist heute das Verfahren der Wahl zur Notfall-Schrittmacherstimulation.**

**Praktisches Vorgehen**

**Transkutane Schrittmacherstimulation**

- Wenn bereits Defibrillator-Pads korrekt aufgeklebt sind, kann über diese stimuliert werden.
- Wenn noch keine aufgeklebt sind, können die Pads wie für eine Defibrillation üblich anterior-lateral angebracht werden: Die positive Elektrode (Anode [+]) rechts subklavikulär parasternal, die negative (Kathode [-]) links in der mittleren Axillarlinie knapp unterhalb der Mamillenhöhe.
- Die Stromenergie wird schrittweise erhöht, bis ein elektrischer Impuls im EKG erkennbar wird, der von einer elektrischen Kammeraktion beantwortet wird, die mit einer effektiven mechanischen Herzkontraktion, also einem tastbaren Puls einhergeht.
- Meist ist eine relativ hohe Energie erforderlich (Ausgangsstrom über 70 mA bei einer Impulsdauer von 10–40 ms). Die Schmerzschwelle liegt bei etwa 80 mA. Wird der Patient unter der Stimulation wach, so müssen daher meist Analgetika und/oder Sedativa (z. B. Morphin 5–10 mg i. v.) verabreicht werden.
- Die Stimulationsfrequenz wird auf 70–100/min eingestellt.

### 7.3.8 Reanimationsablauf nach ERC

**Algorithmen.** Die Algorithmen für die Basismaßnahmen der Wiederbelebung sowie für die erweiterten Maßnahmen sind in Abb. 7.6 und Abb. 7.19 wiedergegeben.

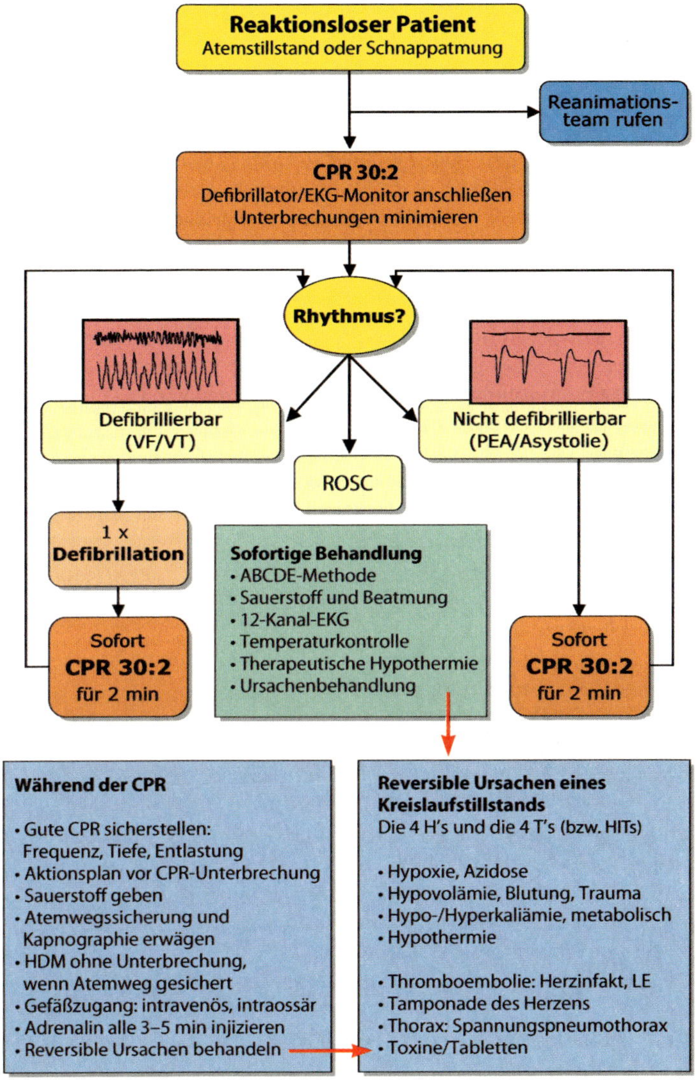


**Abb. 7.19** Allgemeiner Ablauf der erweiterten Maßnahmen der Reanimation nach ERC 2010 (ALS-Algorithmus). *ROSC* Wiederhergestellter Spontankreislauf

**Prinzipielles Vorgehen bei VF/VT.** Entscheidend ist zweierlei: eine gute, möglichst wenig unterbrochene Herzdruckmassage, und die rasche Defibrillation, mit oder ohne vorausgehende 2-minütige Basis-CPR. Nach einer Defibrillation soll sofort wieder eine 2-minütige CPR (30:2) erfolgen. Zwischen und nach allen weiteren Defibrillationen sind ebenfalls immer für 2 min Herzdruckmassage und Beatmung durchzuführen. Adjuvant sind Reanimationsmedikamente indiziert, und zwar vor allem

- Adrenalin alle 3–5 min; 1. Gabe nach der 3. Defibrillation; je 1 mg
- Amiodaron 1–2-mal; 1. Gabe nach der 3. erfolglosen Defibrillation; 300 mg (1. Gabe) bzw. 150 mg (2. Gabe).

**Prinzipielles Vorgehen bei Asystolie/PEA.** Hier werden kontinuierlich Herzdruckmassage und Beatmung durchgeführt, und alle 3–5 min ist Adrenalin indiziert, sobald ein intravenöser Zugang geschaffen werden konnte.

**Begleitende Maßnahmen.** Während der CPR ist an Folgendes zu denken:

- Auf gute CPR achten: Frequenz, Tiefe, Wiederausdehnung
- Vor Unterbrechung der CPR einen Handlungsplan erstellen (erst nachdenken, dann Herzmassage unterbrechen)
- Sauerstoff verabreichen
- Sichere Atemwege schaffen (Intubation oder SADs) und Kapnographie anschließen, wenn vorhanden
- Nach Atemwegssicherung durch Tubus oder SAD kontinuierliche Herzdruckmassage (keine Beatmungspausen mehr)
- Venenzugang schaffen (intravenös, intraossär)
- Adrenalin alle 3–5 min
- Reversible Ursachen beseitigen, sofern möglich.

**Ursachenermittlung.** Die dem Kreislaufstillstand zugrunde liegende Ursachen müssen möglichst schnell erkannt und beseitigt bzw. behandelt werden. Die häufigsten Ursachen kann man sich im Englischen als die »4 H's« und »4 T's« merken; auch im Deutschen ist eine mnemotechnisch und bedeutungsmäßig gleiche Aufzählung recht zwanglos möglich (◘ Abb. 7.15):

- **4 H's:** Hypoxia, Hypovolemia, Hypo/hyperkalaemia (metabolic), Hypothermia
- **4 T's:** Thrombosis (coronary or pulmonary), Tamponade (cardiac), Tension pneumothorax, Toxins.

**Unmittelbar nach erfolgreicher CPR.** Ist der Spontankreislauf wiederhergestellt, muss auf Folgendes geachtet werden:

- Nach der ABCDE-Merkregel vorgehen (s. unten)
- Oxygenierung und Ventilation sicherstellen, Hyperventilation und Hyperoxie vermeiden
- 12-Kanal-EKG ableiten
- Zugrundeliegende Ursachen behandeln
- Temperatur kontrollieren, therapeutische Hypothermie induzieren (▶ Abschn. 7.4.1)

Die **ABCDE-Regel** kann für die Phase unmittelbar nach der Reanimation folgendermaßen interpretiert werden (auch das F kann zwanglos hinzugefügt werden):

- **A** Airway: Atemwegssicherung überprüfen, ggf. Intubation durch Geübten
- **B** Breathing: Beatmung optimieren, Oxygenierung und Ventilation sicher stellen, Hyperventilation und Hyperoxie vermeiden
- **C** Circulation: Kreislauf stabilisieren
- **D** Drugs : Medikamentöse Therapie nach den Erfordernissen des Einzelfalls etablieren
- **E** ECG: EKG-Diagnose stellen, 12-Kanal-EKG ableiten
- **F** Fibrillation: Defibrillator bereithalten, auf Wiederauftreten von VF/VT vorbereitet sein.

### 7.3.9 Exkurs: die amerikanischen Zyklen – Reanimationsablauf nach AHA

Die AHA hat für den Reanimationsablauf in ihren aktuellen Leitlinien zyklische Schaubilder entworfen, die mit der überwiegend linearen Schritt-für-Schritt-Tradition brechen. In ◘ Abb. 7.20 ist das Schaubild für die Basismaßnahmen abgebildet, das Schema für die erweiterten Maßnahmen ist analog. Im Kern stehen diese AHA-Zyklen nicht im Widerspruch zu den vom ERC empfohlenen Handlungsabläufen, sondern bilden diese nur anders ab. Es wird sich zeigen, ob sich diese Form der CPR-Darstellung gegenüber den üblichen Algorithmen durchsetzen wird.

### 7.3.10 Sonderfall: Reanimation bei Schwangeren

Bei der Reanimation schwangerer Patientinnen müssen einige Sonderaspekte beachtet werden.

**Ursachen für einen Herzstillstand in der Schwangerschaft.** Diese sind vor allem vorbestehende oder in der Schwangerschaft erworbene Herzerkrankungen (z. B.

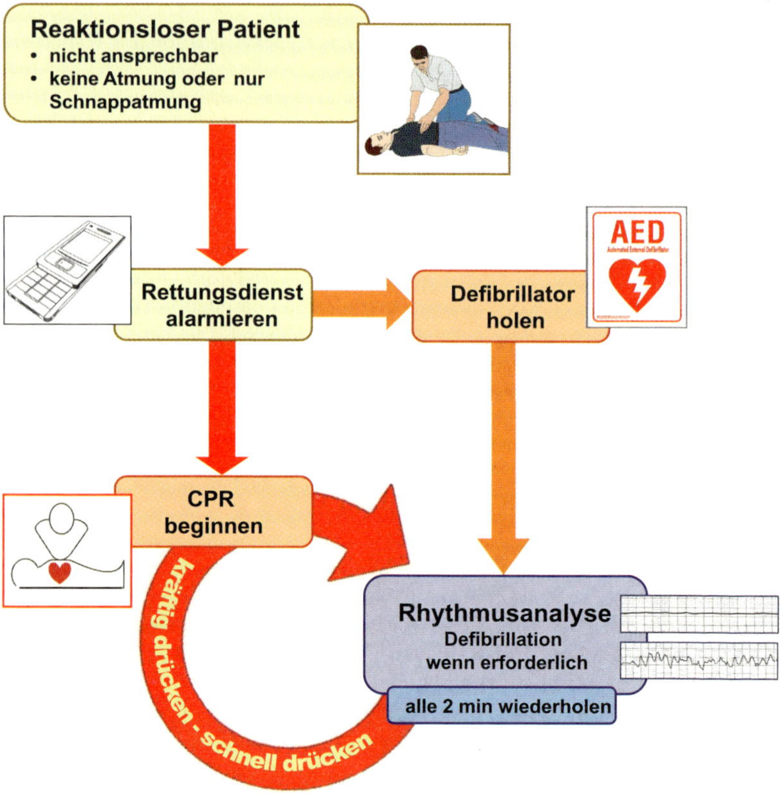


**Abb. 7.20** Allgemeiner Ablauf der Basismaßnahmen der Reanimation (mod. nach AHA 2010) (ALS-Algorithmus)

peripartale Kardiomyopathie), schwere Präeklampsie und Eklampsie, Embolien, Sepsis und schwere Blutungen.

**Modifikationen der CPR.** Als wichtigste Änderung gegenüber der »Standard-CPR« wird eine leichte Linksseitenlage (ca. 15°) empfohlen, um den ungünstigen Effekt des großen, schweren Uterus auf den venösen Rückstrom zu minimieren. Die Seitenlage kann durch ein Kissen unter der rechten Flanke erzielt werden. Alternativ wird der Uterus durch einen Helfer manuell zur linken Seite gehalten.

Liegt Kammerflimmern vor, soll mit den gleichen Energiedosen wie bei nichtschwangeren Patienten defibrilliert werden.

**Not-Sectio.** In der Klinik sollte bei der Möglichkeit eines lebensfähigen Fetus eine rasche Kaiserschnittentbindung innerhalb der ersten 5 min nach Herzstillstand erwogen werden.

## 7.3.11 Beendigung der CPR

Oft lässt sich unter der Reanimation kein eigenständiger, suffizienter Kreislauf wiederherstellen. Es stellt sich dann die Frage, wann die Reanimationsmaßnahmen beendet werden sollen. Darauf lassen sich zwar keine auf jede Situation anwendbare Antworten geben, jedoch allgemeine Empfehlungen. Die CPR sollte:

- **auf jeden Fall beendet** werden, wenn unter der Reanimation sichere Todeszeichen entdeckt werden.
- **in der Regel beendet** werden, wenn nach 20–40 min Reanimationsdauer eine Asystolie oder PEA persistiert oder wenn mittlerweile in Erfahrung gebracht wurde, dass der Patient an einer unheilbaren Erkrankung im Endstadium gelitten hat oder zu Lebzeiten explizit Reanimationsmaßnahmen abgelehnt hatte (schriftliche »Do-not-Resuscitate-Anweisung«, Patientenverfügung).
- **in der Regel nicht beendet** werden, solange Kammerflimmern vorliegt.
- **längere Zeit fortgeführt** werden, wenn besondere Umstände vorliegen, die auch noch nach mehr als 20–40 min die Wiederherstellung eines Spontankreislaufs und eine weitgehende zerebrale Erholung möglich erscheinen lassen, wie z. B. **tiefe Hypothermie, Vergiftungen mit Barbituraten** oder **β-Blockern** und **Lysetherapie unter Reanimation bei Lungenembolie**. In diesen Sondersituationen soll man auch unter Fortführung der Reanimationsmaßnahmen in die Klinik fahren.

**Abgesehen von den genannten Sondersituationen ist es nicht sinnvoll, einen Patienten unter Reanimation ins Krankenhaus zu bringen. Eine präklinisch erfolglose Reanimation bleibt praktisch immer auch in der Klinik erfolglos.**

## 7.4 Weiterführende Behandlung

Nach Wiederherstellen eines Spontankreislaufs (**ROSC** = return of spntaneous circulation) werden praktisch alle reanimierten Patienten auf einer Intensivstation behandelt. Viele diagnostische und therapeutische Maßnahmen zielen insbesondere darauf ab, eine »zerebrale Prognose« zu stellen und zu verbessern.

**Zerebrale Schäden.** Ein länger anhaltender Kreislaufstillstand führt zur zerebralen Hypoxie. Unmittelbarer Ausdruck hierfür sind Bewusstlosigkeit und weite Pupillen (Mydriasis).

- **Bewusstlosigkeit** tritt 10–15 s nach zerebralem Perfusionsstillstand (Kreislaufstillstand) ein. Manchmal erlangen die Patienten unter suffizienten Reanimationsmaßnahmen das Bewusstsein wieder. Grundsätzlich lässt Bewusstlosigkeit unter und unmittelbar nach Reanimation jedoch keine Rückschlüsse auf zerebrale Spätschäden zu.
- **Weite Pupillen** entwickeln sich nach zerebralem Perfusionsstillstand innerhalb von 30–45 s durch Hypoxie des Okulomotoriuskerngebietes. Werden die Pupillen unter der Reanimation wieder eng, ist das ein günstiges Zeichen. Eine Mydriasis unter Reanimation kann jedoch auch durch Adrenalin und Atropin hervorgerufen und aufrechterhalten werden. Wenn die Pupillen jedoch post reanimationem längere Zeit weit, lichtstarr und entrundet bleiben, ist die Prognose sehr schlecht.

**Weite Pupillen während und in den ersten Stunden nach der Reanimation eignen sich nicht als prognostische Marker.**

**Hypoxietoleranz und Wiederbelebungszeit.** Das Gehirn hat von allen Organen die geringste Hypoxietoleranz. Bereits nach einer 3- bis 5-minütigen Ischämie treten unter Normothermie im Gehirn irreversible Parenchymschäden auf, im Herzen erst nach 5–15 min. In Hypothermie und bei Barbituratvergiftung sind diese sog. **Wiederbelebungszeiten** für beide Organe deutlich länger. Da die kardiale Wiederbelebungszeit länger als die zerebrale ist, kommt es immer wieder vor, dass einige Patienten nach einer CPR mit schweren bis schwersten Hirnschäden überleben. Es gibt allerdings keine klinisch-neurologischen Zeichen, die in den ersten 24 h nach CPR zuverlässig ein schlechtes Outcome vorhersagen. Auch elektrophysiologische, radiologische oder biochemische Untersuchungen erlauben bislang keine sichere frühe Prognosestellung.

**Zerebroprotektion.** Verschiedene Medikamente wurden auf ihre Wirksamkeit in Bezug auf eine Verbesserung der zerebralen Prognose nach Reanimation untersucht, z. B. Q10, Barbiturate, Kalzium-Kanal-Blocker und Kortikosteroide. Kein Medikament hat sich jedoch klinisch als wirklich effektiv erwiesen, lediglich eine milde Hypothermie ist offenbar wirksam. Daher wird heute bei bewusstlosen Patienten nach Reanimation eine therapeutische Hypothermie empfohlen.

## 7.4.1 Therapeutische Hypothermie

Mehrere Untersuchungen haben eine Prognoseverbesserung bewusstloser Patienten nach Reanimation durch Induktion einer milden Hypothermie gezeigt. Dies therapeutische Hypothermie (TH) senkt die zerebrale Stoffwechselrate für Sauerstoff um etwa 6% für pro Grad Temperatursenkung und reduziert vermutlich reperfusionsbedingte Zellschäden, die schließlich zur Apoptose (programmierter Zelltod) führen können.

**Wer soll gekühlt werden?** Der positive Effekt einer TH ist nachgewiesen bei bewusstlosen erwachsenen Patienten nach CPR wegen VF/VT; vermutlich profitieren jedoch auch Kinder und Patienten mit anderen Formen des Kreislaufstillstands. Patienten, die nach CPR ihr Bewusstsein bereits wiedererlangt haben, sollen nicht gekühlt werden.

**Wann soll gekühlt werden?** Die TH sollte so schnell wie möglich nach ROSC beginnen. Somit muss die Entscheidung zur Kühlung in den ersten 1–2 h nach CPR getroffen werden. Bislang gibt es aber keine Hinweise darauf, dass ein bereits präklinischer Beginn der Kühlung die Prognose verbessert.

**Wie soll gekühlt werden?** Therapeutisch wird eine Körpertemperatursenkung auf 32–34°C für 12–24 h angestrebt. Die Senkung der Körpertemperatur kann mit einfachen externen (Eisbeutel, nasse Tücher) und internen (kalte Magenspülung, Infusionen) Kühlverfahren erfolgen. Beispielsweise senken 30 ml/kg KG 4°C kalter Vollelektrolytlösung die Körpertemperatur schnell um ca. 1,5°C. Mit solchen Verfahren kann allerdings die Hypothermie nicht zuverlässig hinreichend lange und gleichmäßig aufrecht erhalten werden. Am besten geeignet sind spezielle Kühlsysteme, die die Körpertemperatur (etwa über einen Blasenkatheter) messen und entsprechende Temperaturregulationen automatisch vornehmen. Dazu gibt es invasive Systeme mit intravaskulärem Wärmeaustausch (meist über die Femoralvenen eingeführt), aber auch noninvasive Systeme, die über extern aufgeklebte Gummiauflagen mit Wasserkreislauf kühlen.

**Wie schnell soll die Wiedererwärmung erfolgen?** Nach Ablauf der 12–24 h darf die Wiedererwärmung nicht schlagartig erfolgen; vielmehr wird eine Erwärmungsgeschwindigkeit von etwa 0,25 bis maximal 0,5°C pro Stunde empfohlen, so dass die Wiedererwärmung auf 36°C mindestens 8 h dauert.

**Heutiger Stellenwert der therapeutischen Hypothermie.** Die ERC 2010 sieht in der TH mittlerweile ein Standardverfahren nach ROSC. Kliniken, die grundsätzlich keine TH anbieten, sind daher für den Rettungsdienst keine geeigneten Zielkliniken für Patienten nach CPR.

> **Bewusstlose Patienten mit Spontankreislauf nach präklinischem Kreislaufstillstand sollten mit therapeutischer Hypothermie behandelt werden. Die therapeutische Hypothermie trägt zu verbesserten Überlebensraten mit gutem neurologischen Outcome bei.**

7

## 7.4.2 Intensivbehandlung nach Wiederherstellung des Spontankreislaufs

Nach einer kardiozirkulatorisch erfolgreichen Reanimation sind – neben der Induktion einer Hypothermie – folgende Behandlungsaspekte zu beachten

- **Beatmung optimieren**: Hypoxie, aber auch Hyperoxie verschlechtern das neurologische Prognose. Das ERC empfiehlt eine pulsoximetrisch gemessene arterielle Zielsättigung von 94–98 % (dies entspricht einem $paO_2$ von etwa 80–90 mmHg). Diese Zielwerte gelten für die Phase **nach** der Reanimation. **Unter** CPR soll nach gegenwärtigen Empfehlungen mit 100 % $O_2$ beatmet werden (Ausnahme: Neugeborenenreanimation). Weiterhin sind Hypo- und Hyperventilation zu vermeiden. Der $paCO_2$ sollte zwischen 35 und 40 mmHg liegen (Normoventilation).
- **Kreislaufstabilisierung.** Die Autoregulation des zerebalen Blutflusses ist nach einem Kreislaufstillstand zunächst gestört Hypo- und Hypertonien sollten vermieden werden. Nach gegenwärtigen Empfehlungen sollte der Blutdruck im Normbereich gehalten werden bzw. – wenn bekannt – im Bereich des Blutdrucks vor der Reanimation.
- **Fiebersenkung.** Nach CPR entwickeln Patienten typischerweise für etwa 48 h eine erhöhte Körpertemperatur (Hyperpyrexie). Auch wenn keine therapeutische Hypothermie durchgeführt wird, muss eine erhöhte Temperatur durch Antipyretika oder Kühlungsmaßnahmen (Eispacks o. ä.) gesenkt werden.
- **Sedierung.** Es gibt keine Hinweise darauf, dass Patienten nach ROSC für einen bestimmten Zeitraum sediert oder »in ein künstliches Koma« versetzt werden

müssten; wenn allerdings ein therapuetische Hypothermie induziert wird, ist für diesen Zeitraum eine Sedierung erforderlich.
- **Antikonvulsive Therapie.** Etwa 10 % aller Patienten und bis zu 40 % aller komatösen Patienten erleiden nach Reanimation zerebrale Krampfanfälle oder Myoklonien. Da diese Anfälle den cerebralen Sauerstoffbedarf erheblich steigern, sollten sie mit Benzodiazepinen oder Valproinsäure terminiert werden. Clonazepam ist das effektivste Antimyoklonikum. Eine prophylaktische Gabe ist jedoch nicht indiziert.
- **Glukosekontrolle.** Hyperglykämien > 180 mg%, aber auch Hypogykämien müssen vermieden werden. Eine »strenge« Blutzuckereinstellung (< 110 mg%) ist nicht indiziert.

### 7.4.3 Prognose der CPR

Die Prognose hängt von vielen Faktoren ab, unter anderem von der Grundkrankheit, der Qualität der Reanimationsmaßnahmen und der Intensivbehandlung post reanimationem. Die Überlebensrate nach CPR bis zur Krankenhausentlassung liegt nach übereinstimmenden europäischen und amerikanischen Daten bei insgesamt etwa 10 %. Differenziert betrachtet ist festzustellen:
- Je länger die **Zeit bis zum Beginn der CPR**, desto schlechter ist die Prognose. Nach 15 min ist die Wahrscheinlichkeit einer weitgehenden Erholung sehr gering (Ausnahmen: hypotherme Patienten oder Vergiftungen mit Barbituraten).
- Ein **traumatisch bedingter Herzstillstand** hat eine sehr schlechte Prognose (<1 %).
- Bei **Kammerflimmern** ist die Prognose am besten (ca. 20 % Überlebensrate), bei EMD und Asystolie erheblich schlechter (ca. 3 % Überlebensrate oder weniger).
- Die **frühzeitige Defibrillation** (mittels AEDs) innerhalb von ≤ 3 min nach Beginn des Kreislaufstillstands kann die Überlebensrate bei Kammerflimmern erheblich steigern (bis auf mehr als 50 %).

## 7.5 Besonderheiten bei Kindern

Das Kindesalter wird pragmatisch in 2 Phasen eingeteilt:
- Säugling: < 1 Jahr
- Kind: ≥ 1 Jahr bis zur Pubertät, dem physiologischen Ende der Kindheit; eine klare Grenze zum Erwachsenenalter lässt sich nicht ziehen.

**Tab. 7.3** Basismaßnahmen der Reanimation im Kindesalter durch professionelle Helfer

| ABC-Manöver | | Säugling (< 1 Jahr) | Kind (≥ 1 Jahr) |
|---|---|---|---|
| A<br>Atemwege freimachen | Position des Kopfes | Neutralstellung, Anheben des Kinns | Reklination, Anheben des Kinns |
| | Vorgehen bei Fremdkörperobstruktion; bei Bewusstsein | Rückenschläge, Thoraxkompressionen | Rückenschläge, Oberbauchkompressionen |
| | Vorgehen bei Fremdkörperobstruktion; bewusstlos | Basisreanimation: HDM/B 15:2 | Basisreanimation: HDM:B 15:2 |
| B<br>Beatmung | Beatmungshübe | Initial 5 Atemhübe, ca. 1–1,5 s, bis sich der Thorax hebt | Initial 5 Atemhübe, ca. 1–1,5 s, bis sich der Thorax hebt |
| | Beatmungsfrequenz | Abhängig von HDM-Pausen; 12–20/min, wenn möglich | Abhängig von HDM-Pausen; 12–20/min, wenn möglich |
| C<br>Kompression des Thorax (HDM) | Methode | 2-Daumen-Methode (bevorzugt); oder 2-Finger-Methode | Mit einer Hand oder mit 2 Händen |
| | Pulskontrolle | A. brachialis | A. carotis |
| | Druckpunkt | Unteres Sternumdrittel | Unteres Sternumdrittel |
| | Tiefe | 1/3 des Thoraxdurchmessers | 1/3 des Thoraxdurchmessers |
| | Frequenz | 100–120/min | 100–120/min |
| | HDM/Beatmung | 15:2 | 15:2 |

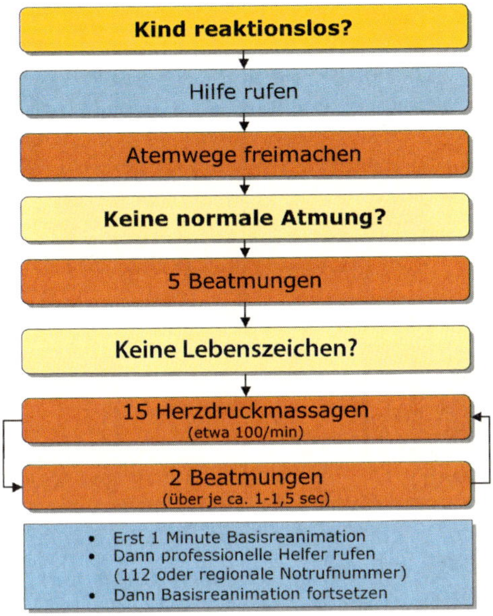
Kind reaktionslos?
Hilfe rufen
Atemwege freimachen
Keine normale Atmung?
5 Beatmungen
Keine Lebenszeichen?
15 Herzdruckmassagen
(etwa 100/min)
2 Beatmungen
(über je ca. 1-1,5 sec)
• Erst 1 Minute Basisreanimation
• Dann professionelle Helfer rufen
(112 oder regionale Notrufnummer)
• Dann Basisreanimation fortsetzen

**Abb. 7.21** BLS-Algorithmus: Basismaßnahmen der Reanimation im Kindesalter für professionelle Helfer (nach ERC 2010)

Die Grundprinzipien der Reanimation unterscheiden sich nicht von denen im Erwachsenenalter. Es sind jedoch gegenüber der Erwachsenenreanimation Modifikationen vorzunehmen, die durch Unterschiede in Körpergröße und Gewicht, physiologische und metabolische Besonderheiten im Säuglings- und Kindesalter sowie ein anderes dem Kreislaufstillstand zugrunde liegendes Ursachenspektrum bedingt sind (Tab. 7.3; Abb. 7.21 und Abb. 7.22). Ein Sonderfall der pädiatrischen Reanimation ist die Neugeborenenreanimation; sie wird zusammen mit der Erstversorgung des Neugeborenen im ▶ Kap. 16.3 besprochen.

## 7.5.1 Basismaßnahmen bei Kindern

**Reanimationsablauf.** Der für Erwachsene geltende Reanimationsalgorithmus (Abb. 7.6) hat grundsätzlich auch für Kinder Gültigkeit:

> **Laien sollen ermutigt werden, mit dem für Erwachsene gelehrten Vorgehen auch Kinder zu reanimieren.**

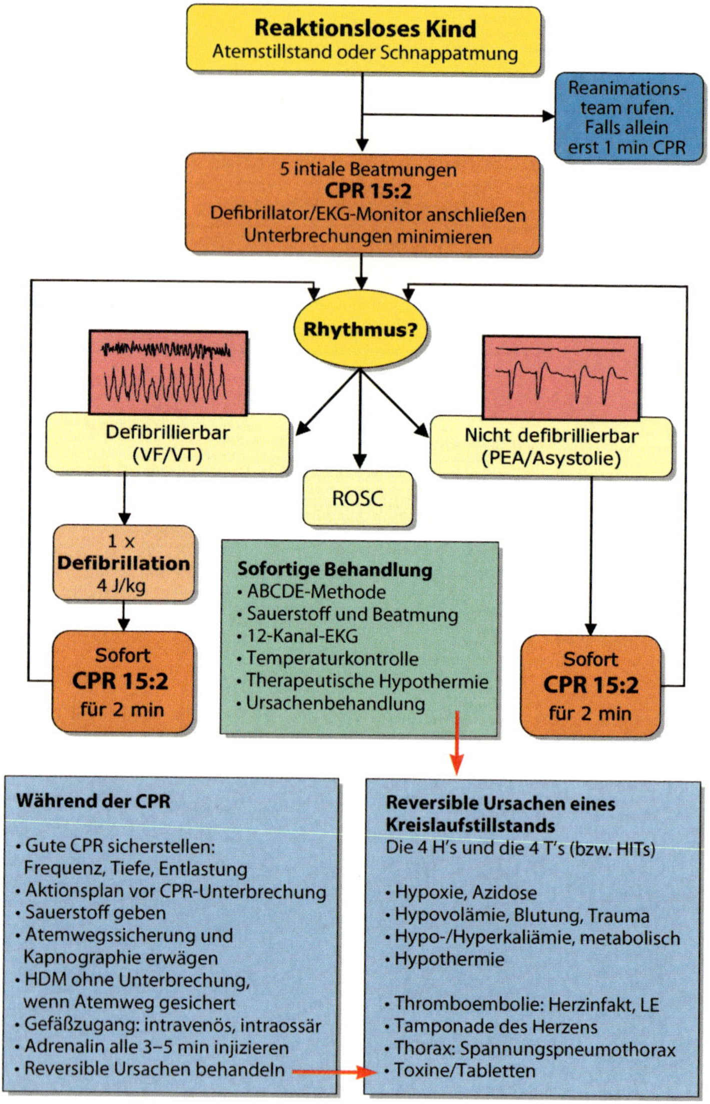


**Abb. 7.22** ALS-Algorithmus: Erweiterte Maßnahmen der Reanimation im Kindesalter (nach ERC 2010)

Das empfohlene Vorgehen bei Erwachsenen ist jedoch im Kindesalter nicht optimal, da es der größeren Bedeutung von Atemproblemen als Ursache des Kreislaufstillstands nicht Rechnung trägt. Sofern mindestens 2 professionelle Helfer am Notfallort sind wird daher ein etwas modifizierter Ablauf empfohlen (▣ Abb. 7.21). Die Änderungen betreffen vor allem Folgendes:

- Nach Entdeckung des Notfalls sind zunächst für 1 min Wiederbelebungsmaßnahmen durchzuführen, dann soll Hilfe geholt werden. Ausnahme: Kinder mit bekannter Herzerkrankung, die plötzlich kollabieren. In diesem Fall gilt, wie bei der Erwachsenen-CPR: sofort Hilfe holen!
- Nach Feststellen des **Atemstillstands** sollen zunächst **5 Beatmungen** verabreicht werden.
- Dabei und danach soll auf **Lebens- bzw. Kreislaufzeichen** geachtet werden: Bewegungen, Husten oder normales Atmen (nicht Schnappatmung, d. h. einzelne, unregelmäßige Atemzüge). Die für geübte Helfer präklinisch empfohlene Methode zur Überprüfung des Kreislaufs ist für Kinder ≥ 1 Jahr die Palpation des Karotispulses (▣ Abb. 7.13) und für Kinder < 1 Jahr die Palpation des Brachialispulses.
- Bei fehlenden Lebenszeichen soll mit Herzdruckmassage begonnen werden.
- Das Verhältnis von **HDM/Beatmung** soll **15:2** betragen.

**Freimachen der Atemwege.** Bei Kindern ≥ 1 Jahr sollen die Atemwege wie beim Erwachsenen durch vorsichtiges Überstrecken des Kopfes und Anheben des Kinns

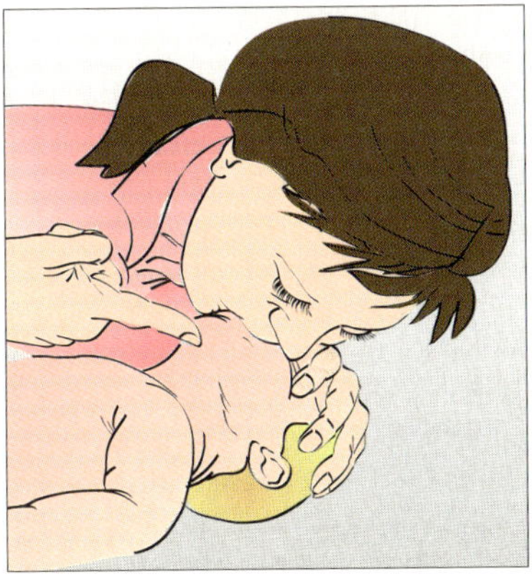

▣ **Abb. 7.23** Beatmung ohne Hilfsmittel beim Säugling: Mund-zu-Mund- und -Nase-Beatmung. Beachte, dass der Kopf nicht wie beim Erwachsenen überstreckt, sondern in Neutralstellung gehalten wird

geöffnet werden. Bei Säuglingen hingegen soll der Kopf in neutraler Position gehalten und lediglich das Kinn angehoben werden.

**Beatmung.** Es soll über je 1–1,5 s so viel Volumen insuffliert werden, bis sich der Thorax des Kindes deutlich hebt. Die Beatmungsfrequenz soll höher sein als beim Erwachsenen; bei korrekter Durchführung der Basisreanimation 15:2 resultieren etwa 10 Beatmungen pro Minute. Bei kleinen Kindern < 1 Jahr umschließt der Mund des Helfers sowohl den Mund als auch die Nase des Kindes: Mund-zu-Mund-und-Nase-Beatmung (◘ Abb. 7.23). Bei älteren Kindern ist die Mund-zu-Mund-Beatmung die Methode der Wahl.

**Herzdruckmassage.** Die empfohlene Technik der HDM hängt vom Alter des Kindes ab:

7

### Praktisches Vorgehen

**Herzdruckmassage bei Kindern ≥ 1 Jahr**

- **Ein-Hand-Methode:** Die Kompression erfolgt nur mit einer Hand ( Abb. 7.22a). Zu empfehlen bei jüngeren Kindern.
- **Zwei-Hände-Methode:** Die Kompression erfolgt wie beim Erwachsenen mit 2 ineinander verschränkten Händen (◘ Abb. 7.24b). Je nach Vorliebe des Helfers und Alter des Kindes kann die Ein-Hand-Methode oder die Zwei-Hände-Methode angewendet werden.

**Herzdruckmassage bei Kindern <1 Jahr durch Laienhelfer und professionelle Einzelhelfer**

- **Zwei-Finger-Methode:** Das Kind wird vom Helfer so auf den Arm genommen, dass es waagerecht gehalten wird mit dem Kopf in der Handfläche des tragenden Armes oder es liegt auf einer harten Unterlage. Mit 2 Fingern der anderen Hand wird der Brustkorb in der Mitte der unteren Sternumhälfte komprimiert (◘ Abb. 7.25a, b).

**Herzdruckmassage bei Kindern <1 Jahr durch mindestens 2 professionelle Helfer**

- **Zwei-Daumen-Methode:** Der Oberkörper des Säuglings wird so umfasst, dass beide Daumen über der unteren Sternumhälfte zu liegen kommen und die Finger den Thorax umschließen; die Fingerspitzen zeigen zum Kopf des Kindes. Mit den beiden Daumen wird der Brustkorb in der Mitte der unteren Sternumhälfte komprimiert (◘ Abb. 7.25c).

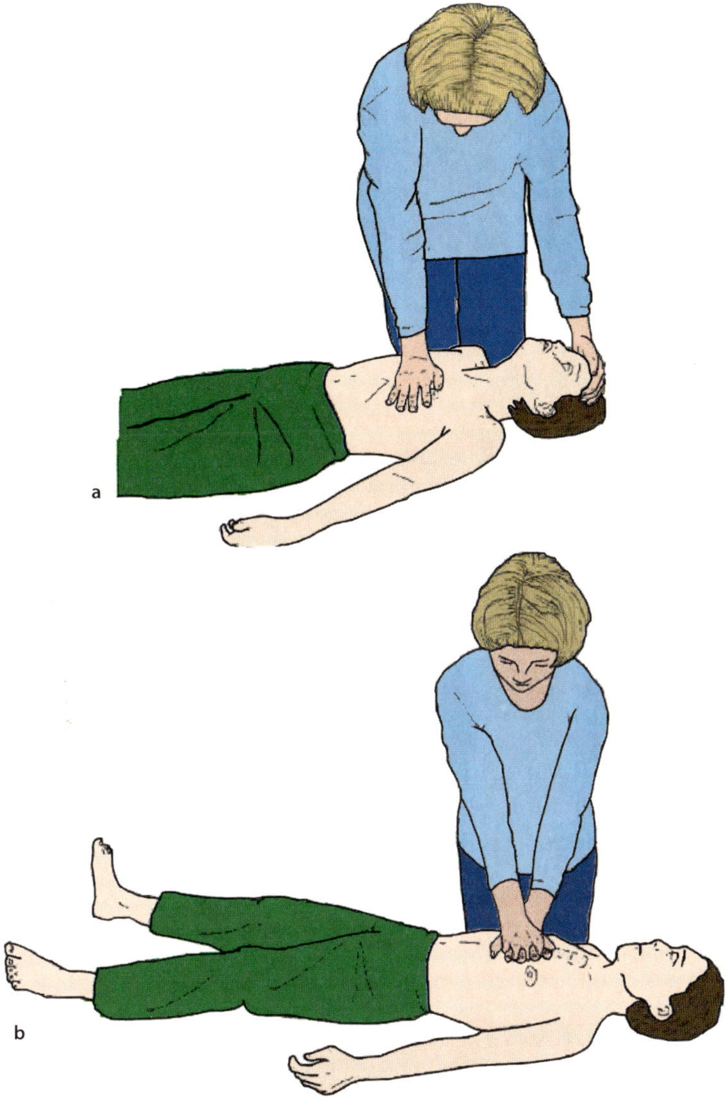

**Abb. 7.24a, b** Herzdruckmassage beim Kind ≥ 1 Jahr. **a** Methode mit einer Hand; **b** Methode mit 2 Händen

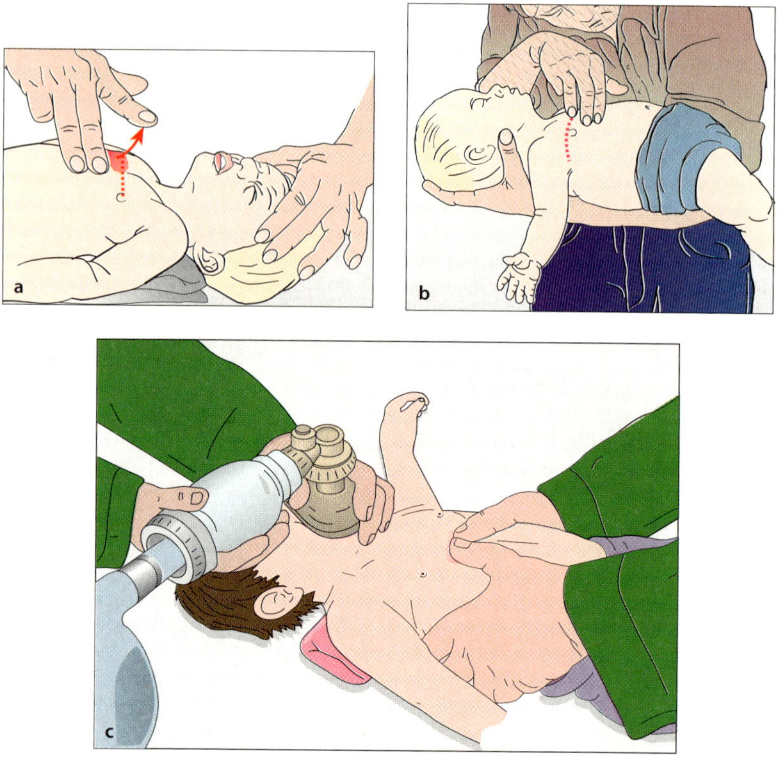


**Abb. 7.25a–c** Herzdruckmassage beim Säugling. **a** 2-Finger-Methode auf harter Unterlage: Kompressionspunkt etwa 1 Fingerbreit unterhalb der Mamillenebene; **b** 2-Finger-Methode mit Kind auf dem Arm; **c** 2-Daumen-Methode

Mit der Zwei-Daumen-Methode kann ein höheres Herzzeitvolumen als mit der Zwei-Finger-Methode erzielt werden, deshalb ist diese im Rettungsdienst zu bevorzugen.

Unabhängig von der verwendeten Kompressionsmethode und vom Kindesalter gelten jedoch grundsätzlich für **Kinder jeder Altersklasse** folgende Empfehlungen (Ausnahme Neugeborene; ▶ Kap. 16.3):

- Kompressionsfrequenz mindestens 100/ min,
- Kompressionspunkt untere Sternumhälfte,

- Kompressionstiefe etwa ⅓ Thoraxhöhe und
- Kompressions-/Beatmungsverhältnis 15:2 für professionelle Helfer.

**AED im Kindesalter.** Wenn verfügbar, wird die Reanimation mit AED für alle Kinder über 1 Jahr empfohlen, bei Kindern < 8 Jahren möglichst (aber nicht obligat) unter Verwendung von AEDs mit speziellen Kinderelektroden und/oder Software mit kinderspezifischer Energieleistung (50–75 J). Solche AEDs werden inzwischen von vielen Herstellern angeboten.

**Sonderfall Ersticken.** Ersticken durch tief sitzende Fremdkörper in den oberen Atemwegen ist bei Kindern eine relativ häufige Ursache des Atemversagens und sekundären Kreislaufstillstands. Allgemeine Hinweise einer Verlegung der Atemwege durch einen Fremdkörper sind plötzliches Husten oder Erstickungszeichen während bzw. unmittelbar nach dem Essen oder dem Spielen mit kleinen Gegenständen (meist wird der Vorfall beobachtet).

- **Eine leichte Obstruktion** liegt vor, wenn das Kind noch effektiv und laut schreien, reden, husten und vor dem Husten einatmen kann und völlig wach ist.
- **Eine schwere Obstruktion** äußert sich in ineffektivem, stillem oder leisem Husten, Unfähigkeit zu sprechen, zu schreien und zu atmen, Zyanose und sich verschlechterndem Bewusstseinszustand.

Falls das Kind effektiv hustet, soll es lediglich zum weiteren kräftigen Husten ermuntert werden. Bei schwerer Obstruktion hingegen muss versucht werden, den Fremdkörper durch schlagartige intrathorakale Druckerhöhungen zu mobilisieren. Das empfohlene Vorgehen ist weitgehend dem bei Erwachsenen angeglichen worden (▢ Abb. 7.5):

- Beim noch bewusstseinsklaren **Kind ≥ 1 Jahr und schwerer Obstruktion** sind Schläge auf den Rücken und Oberbauchkompressionen anzuwenden (abwechselnd je 5).
- Beim wachen **Säugling** (Kind < 1 Jahr) hingegen sind Schläge auf den Rücken und Thoraxkompressionen indiziert (ebenfalls abwechselnd je 5); wegen der sehr hohen Gefahr der Ruptur von Oberbauchorganen wird auf Oberbauchkompressionen verzichtet.
- Bewusstlose Kinder jeden Alters mit schwerer Obstruktion werden sofort reanimiert; die mit der HDM ausgeübten Thoraxkompressionen auf harter Unterlage sollen den Fremdkörper aus den Atemwegen herausbefördern (▢ Abb. 7.21).

**! Auf keinen Fall soll mit den Fingern blind im Mund/Rachen des Kindes nach Fremdkörpern gefahndet werden, da diese dadurch noch tiefer in die Atemwege hineingedrückt werden können.**

## 7.5.2 Erweiterte Maßnahmen bei Kindern

**Reanimationsablauf.** Der empfohlene ALS-Algorithmus für die Kinderreanimation ist in ◘ Abb. 7.6 wiedergegeben. Nachfolgend werden wichtige Besonderheiten gegenüber dem Vorgehen beim Erwachsenen erläutert.

**Atemwegssicherung.** Auch im Kindesalter ist die endotracheale Intubation die sicherste und effektivste Methode der Atemwegssicherung – sofern sie durch geübte Helfer erfolgt. Wenn keine Intubation möglich ist oder die Helfer nicht in der Kinderintubation geübt sind, lässt sich gerade bei Kindern eine Larynxmaske meist schnell und problemlos einführen. Auch ein Larynxtubus kann verwendet werden, allerdings gibt es hiermit bislang nur begrenzte Erfahrungen in der Kinderreanimation.

**Beatmung.** Sobald das Kind intubiert ist, soll ohne Unterbrechung der CPR mit einer Frequenz von 10–12/min beatmet werden, d. h. 1 Inspiration alle 5–6 s. Nach ROSC soll mit 12–20/min beatmet werden, d. h. 1 Inspiration alle 3–5 s.

**Venenzugang.** Wenn nicht rasch ein peripherer Venenzugang gelegt werden kann, ist ein intraossärer Zugang indiziert, über den die erforderlichen Medikamente genauso dosiert werden können wie über einen venösen Zugang (▶ Kap. 5.2.1).

**Rhythmus.** VF/VT kommt bei Kindern zwar selten vor, muss dann jedoch – wie beim Erwachsenen – sofort durch Defibrillation behandelt werden. Die empfohlene Energiemenge pro Defibrillation beträgt 4 J/kg (biphasisch oder monophasisch). Beim kindlichen Kreislaufstillstand dominieren jedoch nicht-defibrillierbare Rhythmen, also Asystolie und PEA.

**Reanimationsmedikamente.** Das wichtigste und meist einzig erforderliche Medikament bei Kinderreanimation ist Adrenalin. Dosierung: 10 µg/kg alle 3–5 min i. v. oder i. o. Die endobronchiale Gabe über den Tubus wird nicht mehr empfohlen, aber wenn sie doch gewählt wird, dann soll Adrenalin 10 x so hoch dosiert werden: 100 µg/kg. Die anderen in ▶ Abschn. 7.3.3 erwähnten Medikamente können in entsprechend reduzierter Dosis auch während der Kinderreanimation gegeben werden, ihre Effektivität ist jedoch nicht belegt.

**Ursachenermittlung.** Die zugrunde liegenden Ursachen müssen wie beim Erwachsenen gesucht und wenn möglich behandelt werden (▶ Abschn. 7.3.4, ◘ Abb. 7.15). Gerade im Säuglingsalter wird jedoch oft keine offensichtlich erkennbare Ursache zu finden sein (plötzlicher Kindestod, SIDS, ▶ Kap. 15.5).

**Bradykardie.** Im Gegensatz zu Erwachsenen ist das Herzzeitvolumen bei Säuglingen und Kleinkindern weitgehend frequenzabhängig. Eine Bradykardie (weniger als 60/min) geht daher oft mit einer behandlungsbedürftigen Kreislaufinsuffizienz und Zentralisation einher. Da häufig ein primär respiratorisches Problem zugrunde liegt, ist zunächst für eine ausreichende Oxygenierung und Ventilation zu sorgen (Sauerstoffgabe, Beatmung). Bessert sich die Bradykardie nicht sehr schnell, muss eine Herzdruckmassage begonnen und Adrenalin gegeben werden, auch wenn noch kein Herzstillstand eingetreten ist.

# Störungen der Vitalfunktionen

## Lerninhalte

Die wichtigsten Störungen der Vitalfunktionen betreffen die Atmung, das Herz-Kreislauf-System und das Bewusstsein. **Störungen der Atmung** können mit unzureichender Ventilation ($CO_2$-Abgabe) oder Oxygenierung ($O_2$-Aufnahme) einhergehen. Ventilationsstörungen führen ohne zusätzliche Sauerstoffgabe zu einer hyperkapnischen Hypoxie mit respiratorischer Azidose (Beispiel: dekompensierte COPD). Primäre Oxygenierungsstörungen bewirken dagegen zunächst eine hypokapnische Hypoxie (Beispiel: akutes Lungenversagen, ALI). Die Therapie besteht grundsätzlich in der Gabe von Sauerstoff und, wenn erforderlich, der respiratorischen Unterstützung durch künstliche Beatmung. Bei obstruktiven Ventilationsstörungen (Asthma, COPD) ist zusätzlich eine bronchodilatatorische ($\beta_2$-Mimetika) und ggf. antientzündliche (Kortikosteroide) Therapie indiziert. **Störungen des Herz-Kreislauf-Systems** beinhalten neben Schock und Herzrhythmusstörungen vor allem das akute Herzversagen (mit oder ohne Lungenödem) und die hypertensive Krise. Die präklinische Therapie des akuten Herzversagen muss abhängig vom Blutdruck erfolgen und beinhaltetet meist eine Kreislaufstibilisierung mit Katecholaminen; bei begleitendem Lungenödem sind bei ausreichendem Blutdruck auch Nitrate und Diuretika indiziert. Bei der hypertensiven Krise muss eine Therapie mit Antihypertensiva erfolgen (z. B. Urapidil), um Komplikationen wie Hirnblutung und Schlaganfall zu vermeiden. Präklinisch relevante **Bewusstseinsstörungen** umfassen vor allem das Koma und den akuten Erregungszustand. Kann ein Koma nicht sofort behoben werden, müssen ausreichende Ventilation und Oxygenierung durch Atemwegssicherung und Beatmung aufrechterhalten werden. Bei akutem Erregungszustand muss meist eine pharmakologische Sedierung/antipsychotische Therapie mit Neuroleptika und Benzodiazepinen erfolgen.

**Bedeutung für die Notfallmedizin.** Die 3 wichtigsten Vitalfunktionen sind Atmung, Herz-Kreislauf-System und Bewusstsein. Schwere Störungen der Vitalfunktionen dominieren den größten Teil der notfallmedizinisch relevanten Erkrankungen (Tab. 8.1 und Tab. 8.2). So steht die Therapie zirkulatorischer und respiratorischer Störungen bei den meisten notfallmedizinischen Therapiemaßnahmen im Mittelpunkt, auch wenn andere Organsysteme ebenfalls betroffen oder primär geschädigt sind.

## 8.1 Störungen der Atmung

**Physiologie.** Das respiratorische System hat zwei lebenswichtige Aufgaben:
- **Ventilation**: Abgabe von Kohlendioxid ($CO_2$)
- **Oxygenierung**: Aufnahme von Sauerstoff ($O_2$).

**Tab. 8.1** Überblick über die Diagnose der Vitalfunktionsstörungen

| | |
|---|---|
| Bewusstsein | **Patient nicht ansprechbar und auf Rütteln oder Schmerzreize hin nicht erweckbar?*** <br> Pupillen weit (Mydriasis)? eng (Miosis)? reaktionslos? <br> Patient verlangsamt? verwirrt? delirant? <br> Akute Lähmungszeichen? <br> Blutglukose zu niedrig oder extrem hoch? |
| Atmung | **Atmung fehlt?*** <br> Atmung zu schnell? zu langsam? zu flach? <br> Dyspnoe? <br> Zyanose? Sauerstoffsättigung ($psaO_2$) < 90 %? |
| Kreislauf | **Puls fehlt?*** <br> Puls zu schnell? zu langsam? <br> Blutdruck zu niedrig? zu hoch? <br> Kapillare Reperfusionszeit verlängert? |

Anmerkungen
* Wenn eine mit (*) gekennzeichnete Frage mit ja beantwortet werden muss, so liegt stets eine schwere Vitalfunktionsstörung vor, nämlich Bewusstlosigkeit, Atem- oder Kreislaufstillstand.
Die folgenden Fragen erlauben eine grobe Differenzierung eines Zustandes mit zumindest noch vorhandenen Vitalfunktionen. Bei Beantwortung einer dieser Fragen mit ja muss normalerweise eine vitalfunktionssichernde Therapie (Schockbehandlung, Beatmung) erfolgen.
Muss keine der Fragen mit ja beantwortet werden, so liegt zum Untersuchungszeitpunkt wahrscheinlich keine akute Vitalbedrohung vor. Dennoch sind auch dann oft eine intensive Überwachung und spezifische Therapie der Grunderkrankung erforderlich.



Beide Funktionen sind bei normaler Atmung eng miteinander verknüpft: Durch die **Ventilation** der Alveolen mit Hilfe der Atempumpe (Atemantrieb, Atemmuskulatur und intakter Brustkorb) wird die kohlendioxidreiche Luft aus der Lunge heraus und gleichzeitig die sauerstoffreiche Umgebungsluft in die Lunge hinein befördert. Dadurch wird in der funktionellen Residualkapazität (FRC) immer eine ausreichende Sauerstoff- und hinreichend niedrige Kohlendioxidkonzentration aufrechterhalten. Dies ist die Voraussetzung für eine adäquate **Oxygenierung** des Blutes, die darüber hinaus noch ein intaktes Lungenparenchym mit ventilationsangepasster Lungendurchblutung erfordert.

**Tab. 8.2** Überblick über die Therapie der Vitalfunktionsstörungen

| | | |
|---|---|---|
| Bewusstsein | Bewusstlosigkeit (wenn nicht rasch therapierbar) | Atemwegssicherung, Intubation, Beatmung, Kreislaufstabilisierung |
| | Akuter Erregungszustand | Antipsychotische/antidelirante Therapie, Sedierung |
| Atmung | Atemstillstand | Atemwegssicherung, Intubation, Beatmung |
| | Respiratorische Insuffizienz | Sitzende Lagerung, ggf. medikamentöse Therapie, Sauerstoffgabe, evtl. Intubation und Beatmung |
| Kreislauf | Kreislaufstillstand | CPR |
| | Hypotension und Schock | Volumentherapie, Katecholamintherapie, Schocklagerung |
| | Hypertensiver Notfall | Antihypertensiva, sitzende Lagerung |
| | Kreislaufwirksame Bradykardie | Atropin, Adrenalin, externe Schrittmachertherapie |
| | Kreislaufwirksame Tachykardie | Vagusstimulation, Antiarrhythmika, Kardioversion |

## 8.1.1 Akute respiratorische Insuffizienz

**Symptome.** Die akute respiratorische Insuffizienz (akutes Atemversagen) ist eine häufige lebensbedrohliche Störung im Notarztdienst. Sie wird durch Ventilationsstörungen, Oxygenierungsstörungen oder eine Kombination beider verursacht (Tab. 8.3). Leitsymptome sind:

- Dyspnoe (Atemnot)
- Tachypnoe (hohe Atemfrequenz) oder Bradypnoe (sehr niedrige Atemfrequenz)
- pathologische oder paradoxe Atemtypen
- inspiratorische oder exspiratorische Atemnebengeräusche (Stridor, Rasselgeräusche)
- Zyanose und Abfall der $psaO_2$ auf unter 85–90 % (Hypoxämie).

**Tab. 8.3** Unterschiedliche Formen und Bezeichnungen der akuten respiratorischen Insuffizienz

| | Folge | Blutgasanalyse |
|---|---|---|
| Primäres Versagen der Ventilation | Hyperkapnische Hypoxie und respiratorische Azidose<br>Sekundäre Oxygenierungsstörung<br>Respiratorisches Versagen Typ II<br>Globalinsuffizienz | $paO_2$ ↓; $paCO_2$ ↑; pH ↓ |
| Primäres Versagen der Oxygenierung | Hypokapnische oder normokapnische Hypoxie<br>Primäre Oxygenierungsstörung<br>Respiratorisches Versagen Typ I<br>Partialinsuffizienz | $paO_2$ ↓; $paCO_2$ ↓ bis ↔ |
| | Im weiteren Verlauf:<br>Hyperkapnie durch Erschöpfung der Atemmuskulatur<br>Sekundäres Ventilationsversagen<br>Globalinsuffizienz | $paO_2$ ↓↓; $paCO_2$ ↑; pH ↓ |

**Pathologische Atemtypen.** Sie werden bei zentralen Atemregulationsstörungen und Stoffwechselentgleisungen beobachtet. Nicht alle pathologischen Atemtypen sind Ausdruck eines Atemversagens; sie deuten jedoch immer auf eine ernsthafte Vitalfunktionsstörung hin. Folgende pathologische Atemtypen werden unterschieden:

- **Biot-Atmung** bei Meningitis und anderen zerebralen Erkrankungen: intermittierende, tiefe Atmung mit plötzlichen Atempausen
- **Cheyne-Stokes-Atmung** bei Hirnstammschaden und Apoplex: periodische Atmung mit jeweils zu- und abnehmender Atemtiefe
- **Kußmaul-Atmung** bei metabolischer Azidose und diabetischem Koma: sehr tiefe, regelmäßige Atemzüge
- **Schnappatmung** (agonale Atmung): präterminale, weitgehend ineffektive Atemzüge.

**Paradoxe Atemtypen.** Normalerweise heben sich Thorax und Abdomen synchron und symmetrisch bei der Inspiration und senken sich bei der Exspiration. Bei Störungen dieser Gleichsinnigkeit und Symmetrie spricht man von paradoxer Atmung (Abb. 8.1). Es gibt 2 Formen:

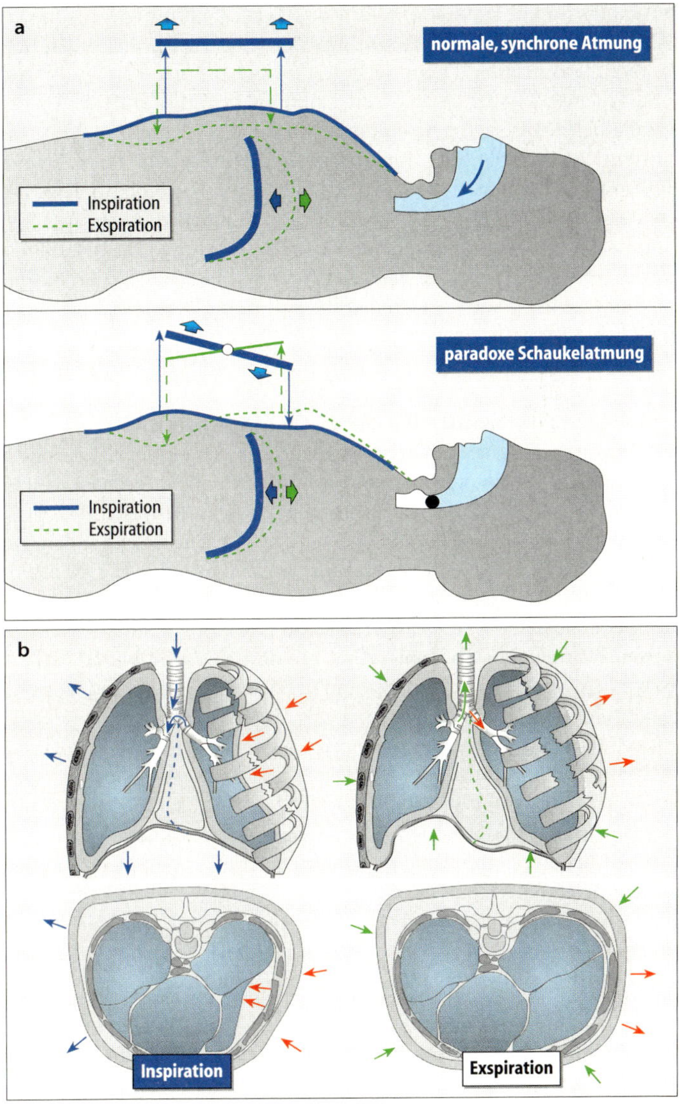


**Abb. 8.1** Paradoxe Atemtypen. **a** Thorakoabdominale paradoxe Atmung (Schaukelatmung); **b** thorakale paradoxe Atmung

- **Thorakoabdominale paradoxe Atmung (Schaukelatmung)**: Bei Inspiration senkt sich der Thorax bei gleichzeitiger Vorwölbung des Abdomens; bei Exspiration hebt sich der Thorax bei gleichzeitigem Einsinken des Abdomens. Vorkommen: bei hoher Querschnittslähmung (hochthorakal oder im unteren Zervikalbereich) durch Ausfall der thorakalen Atemmuskulatur (reine Zwerchfellatmung) und bei Teilverlegung der Atemwege (z. B. Epiglottitis, Glottisödem). Die maximale Zwerchfellkontraktion bewirkt bei Teilverlegung der Atemwege einen Sog im Thorax, der zum Einsinken führt.
- **Thorakale paradoxe Atmung (seitenparadoxe Atmung)**: Bei Inspiration hebt sich die gesunde Thoraxseite, während die andere einsinkt, bei der Exspiration ist es umgekehrt. Ursache ist ein **instabiler Thorax** (Flail Chest) bei einseitiger Rippenserienfraktur.

## Zyanose

Als Zyanose bezeichnet man die Blaufärbung der Haut oder Schleimhaut. Ursache ist zumeist ein erhöhter Anteil an nicht-oxygeniertem Hämoglobin, selten eine Dyshämoglobinämie: Methämoglobinämie bei Intoxikation mit Methämoglobinbildnern oder Sulfhämoglobinämie bei Einatmung von Schwefelwasserstoff. Differenzialdiagnostisch und für die zu ergreifenden therapeutischen Maßnahmen bedeutsam kann die Unterscheidung zwischen **zentraler** und **peripherer Zyanose** sein:

- Bei der **zentralen (generalisierten) Zyanose** ist die Sauerstoffsättigung des arteriellen Blutes so weit reduziert, dass die Konzentration an nicht-oxygeniertem Hämoglobin im Kapillarblut mindestens 5 g % beträgt. Alle sichtbaren Körperregionen (bei Inspektion des Mundes **Zunge** und **Lippen**) sind zyanotisch. Häufigste Ursache ist eine schwere Oxygenierungsstörung. Therapeutisch muss die Verbesserung der Oxygenierung durch Sauerstoffgabe und ggf. Beatmung im Vordergrund stehen.
- Bei der isoliert **peripheren Zyanose** ist die Sauerstoffsättigung des arteriellen Blutes normal, es findet jedoch eine erhöhte Sauerstoffausschöpfung in »peripheren« Körperregionen statt (vergrößerte arteriovenöse Sauerstoffdifferenz). Insbesondere die Akren (**Akrozyanose**), die Nägel und (bei Inspektion des Mundes) die **Lippen**, aber **nicht die Zunge**, sind zyanotisch. Mögliche Ursachen sind Herzinsuffizienz und Schock, aber auch Kälte. Im Schock ist das therapeutische Ziel die Verbesserung der Gewebeperfusion durch Erhöhung des Herzzeitvolumens.

> **Die zentrale Zyanose ist meist Zeichen einer ausgeprägten Hypoxie; die periphere Zyanose ist oft Zeichen einer Minderperfusion durch ein vermindertes Herzzeitvolumen im Schock. Differenzialdiagnostisch muss auch an eine Dyshämoglobinämie durch Intoxikation gedacht werden.**

**Zentrale Zyanose und Sauerstoffsättigung.** Bei normaler Hämoglobinkonzentration (15 g %) entsprechen 5 g % nichtoxygeniertes Hämoglobin einer $saO_2$ von etwa 75 % (und einem $paO_2$ von etwa 40 mmHg). Bei Patienten mit ausgeprägter Erhöhung der Hämoglobinkonzentration (Polyglobulie) kann es bereits bei höheren Sauerstoffsättigungswerten als 75 % zur Zyanose kommen, wohingegen bei anämischen Patienten (nach großen Blutverlusten oder beim chronischen Nierenversagen) erst bei einer schweren Hypoxie und unter Umständen selbst dann keine Zyanose sichtbar wird. Bei ungünstigem Umgebungslicht und langsamer Entwicklung wird selbst eine manifeste Zyanose manchmal nicht entdeckt. Demgegenüber ist der Abfall der $psaO_2$ zur Feststellung einer arteriellen Hypoxie erheblich sensitiver.

**Die Zyanose ist oft ein spätes und unsicheres Zeichen der Hypoxie! Pulsoxymetrische Messungen sind zur Diagnose eines Sauerstoffmangels zu bevorzugen.**

## 8.1.2 Ventilationsversagen

**Pathophysiologie.** Eine Verminderung der Ventilation führt zum Anstieg der $CO_2$-Konzentration und unter Atmosphärenluftatmung parallel zwangsläufig zum Abfall der $O_2$-Konzentration in Alveolen und Blut (Abb. 8.2). Blutgasanalytisch resultieren Hyperkapnie und Hypoxie (**hyperkapnische Hypoxie**). Der vermehrte $CO_2$-Anfall führt zur **respiratorischen Azidose**: $CO_2 + H_2O \leftrightarrow HCO_3^- + H^+$. Da die Sauerstoffaufnahme nicht primär gestört, sondern Folge der Ventilationsstörung ist, spricht man auch von einer **sekundären Oxygenierungsstörung**, und da letztendlich die Homöostase beider Gase ($CO_2$ und $O_2$) gestört ist, auch von **Globalinsuffizienz** (Tab. 8.3). Die Extremform jedes Ventilationsversagens ist der **Atemstillstand**.

**Therapie.** Das grundsätzliche therapeutische Ziel ist stets die **Verbesserung der alveolären Ventilation**. Wenn sich dies nicht zufrieden stellend erreichen lässt, muss zumindest durch **Sauerstoffzufuhr** die sekundäre Hypoxie vermieden werden. Häufig ist eine ausreichende Verbesserung der alveolären Ventilation nur durch eine **künstliche Beatmung** möglich. Bei **Atemstillstand** muss immer künstlich beatmet werden.

**Durch Sauerstoffzufuhr bei hyperkapnischer Hypoxie lässt sich die Hypoxie oft beseitigen. Hyperkapnie und respiratorische Azidose bleiben jedoch bestehen.**

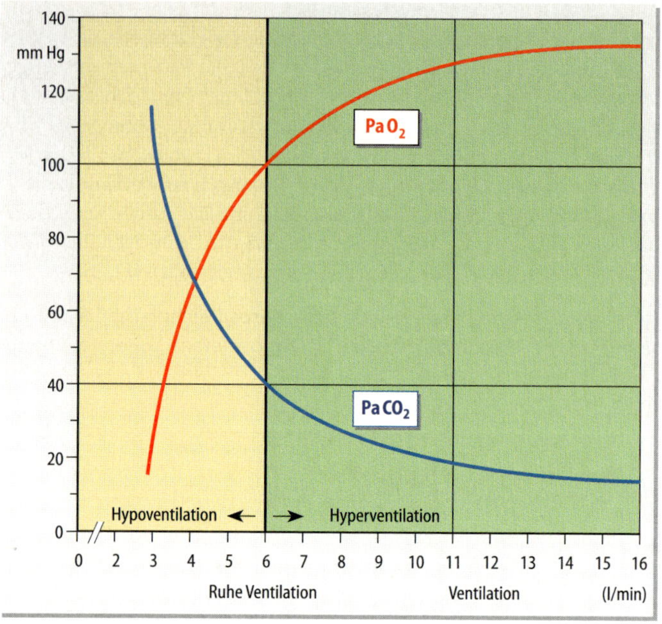


**Abb. 8.2** Abhängigkeit des $paO_2$ und $paCO_2$ von der Ventilation (für normale Lungen-, Kreislauf- und Stoffwechselverhältnisse in Ruhe und unter Raumluftatmung)

## Akute Obstruktion der unteren Atemwege

Eine schwere intrapulmonale Atemwegsobstruktion liegt dem **Asthmaanfall** (► Kap. 11.5) und der **dekompensierten chronisch obstruktiven Lungenerkrankung (COPD)** (► Kap. 11.6) zugrunde. Zunächst ist vor allem die Exspiration betroffen. Das intrapulmonale Gasvolumen ist deutlich erhöht. Einige Alveolarbezirke sind im Verhältnis zu ihrer Durchblutung zu stark gebläht, was zu einer Erhöhung der Totraumventilation und somit zu einer weiteren Ventilationsbeeinträchtigung führt. Klinisch dominiert neben den allgemeinen Zeichen des respiratorischen Versagens ein vorwiegend **exspiratorischer Stridor**. In schweren Fällen ist schließlich auch die Inspiration gestört. Auch beim kardiogenen Lungenödem (Asthma cardiale) und Inhalationstrauma (je nach Art des Reizgases) kann eine obstruktive Komponente durch Schwellung des Bronchialepithels beobachtet werden, dabei liegen oft zusätzlich primäre Oxygenierungsstörungen vor, die dann meist über die obstruktive Störung dominieren.

**Therapie.** Grundsätzlich ist die **Soforttherapie** der akuten obstruktiven Atemwegserkrankung auf folgende **Ziele** ausgerichtet:

- **Beseitigung der Obstruktion** durch Bronchodilatoren und ggf. entzündungshemmende Kortikosteroide. Beim kardiogenen Lungenödem ist zudem eine kardiozirkulatorische und diuretische Therapie indiziert.
- **Beseitigung der Hypoxie** durch Sauerstoffzufuhr über Sonde oder Maske; der durch den hohen $pCO_2$ unter Raumluft erniedrigte alveoläre und arterielle $pO_2$ kann dadurch angehoben werden.
- **Unterstützung der erschöpften Atemmuskulatur** durch maschinelle Beatmung mit ausreichend langer Exspirationszeit (▶ Kap. 9.5). Sie ist dann indiziert, wenn ausgeprägte klinische Zeichen der Erschöpfung wie Tachykardie, Tachypnoe und Kaltschweißigkeit vorliegen. In der Klinik ist zusätzlich die Entwicklung einer ausgeprägten Azidose für die Beatmungsindikation maßgebend (präklinisch zurzeit nicht zu diagnostizieren).

**Entscheidend ist stets die Vermeidung oder Beseitigung einer Hypoxie; die Beseitigung der Hyperkapnie ist demgegenüber von geringerer Bedeutung (Ausnahme: Hirnödem).**

## Akute Obstruktion der oberen Atemwege

**Ursachen.** Die häufigste Ursache für eine Atemwegsverlegung ist die zurückfallende Zunge beim komatösen Patienten. Verlegungen der oberen Atemwege durch Fremdkörper (vor allem große Speiseteile) kommen gehäuft bei Kindern und mental retardierten Patienten vor (▶ Kap. 7.2.4 und 7.5.1). Epiglottitis, glossopharyngeale Schwellung (Quincke-Ödem) und subglottisches Ödem (Krupp-Syndrom) führen ebenfalls zur akuten Obstruktion der oberen Atemwege. Diese Störungen der Atmung behindern zunächst vor allem die Inspiration; dies führt klinisch zum **inspiratorischen Stridor und evtl. zur thorakoabdominal paradoxen Atmung.**

**Therapie.** Die Therapie ist ähnlich wie bei der unteren Atemwegsobstruktion auf dreierlei ausgerichtet:

- **Beseitigung der Obstruktion** durch Freimachen der Atemwege (◘ Abb. 7.6); beim Krupp-Syndrom sind abschwellende Kortikoide indiziert. In einigen Fällen lassen sich die Atemwege nur durch Einführen eines Endotrachealtubus über die Obstruktion hinaus oder eine Koniotomie freimachen.
- **Beseitigung der Hypoxie** ergibt sich sekundär aus der Beseitigung der Obstruktion. Dennoch sollte auch hier stets eine Sauerstoffzufuhr erfolgen, vor allem, wenn die Obstruktionsbeseitigung nicht oder nur partiell gelingt.

- **Unterstützung der erschöpften Atemmuskulatur** ist nach Beseitigung der Obstruktion oft nicht mehr erforderlich. Ansonsten muss bei den oben erwähnten Zeichen der atemmuskulären Erschöpfung augmentierend oder kontrolliert beatmet werden.

## Zentrale Atemregulationsstörungen

**Ursachen.** Für eine zentrale Atemregulationsstörung bzw. Atemdepression sind meist Medikamentenüberdosierungen oder schwere zerebrale Schädigungen die Ursache. Auch der plötzliche Kindstod (SIDS) ist wahrscheinlich meist Folge einer zentralen Atemregulationsstörung, die heute der Gruppe der Schlaf-Apnoe-Syndrome zugerechnet wird. Eine schwere Hirnstammhypoxie gleich welcher Genese führt letztlich immer zu einer schweren zentralen Atemregulationsstörung und zum Atemstillstand. Ursachen für eine solche Hypoxie können sein:
- globale zerebrale Ischämie, z. B. beim Herz-Kreislauf-Stillstand
- regionale zerebrale Ischämie, z. B. beim Hirnstamminfarkt
- Hypoxämie, z. B. bei schweren Oxygenierungsstörungen.



**Therapie.** In schweren Fällen ist nur die kontrollierte künstliche Beatmung therapeutisch wirksam. Lediglich bei Intoxikationen mit Benzodiazepinen und Opioiden kann durch eine Antagonisierung der Atemdepression mit spezifischen Antagonisten (Flumazenil bzw. Naloxon) gelegentlich die Beatmung umgangen werden. Sauerstoffzufuhr allein ist bei schweren Atemregulationsstörungen unzureichend. Atemantriebssteigernde Medikamente, sog. **Atemanaleptika** wie z. B. Doxapram oder Amiphenazol (auch Theophyllin hat eine atemanaleptische Wirkung) sind nicht ausreichend sicher wirksam und daher im Notarztdienst **obsolet**.

## Innervationsstörungen der Atemmuskulatur

**Ursachen.** Die wichtigste Ursache ist die akute hohe Querschnittslähmung Auch neurologische Erkrankungen wie das Guillain-Barré-Syndrom können zur Ateminsuffizienz führen. Da der Beginn jedoch schleichend ist, sucht der Patient praktisch immer schon vorher die Klinik auf. Der Atemantrieb ist grundsätzlich nicht gestört. Wenn die Patienten bei Bewusstsein sind, leiden sie unter starker Atemnot.

**Schädigungen unterhalb von C4.** Sie führen zum Ausfall der thorakalen Atemmuskulatur bei erhaltener Zwerchfellatmung (der N. phrenicus ist noch funktionstüchtig), daraus resultiert eine thorakoabdominale paradoxe Atmung.

**Schädigungen oberhalb von C4.** Diese führen zum Ausfall jeglicher Atemmuskulatur. Therapeutisch führt in dieser schlimmen Situation nur die kontrollierte künstliche Beatmung zu einer ausreichenden Ventilation und Oxygenierung.

## Störungen der Atempumpe

**Ursachen.** Akute Störungen der Atempumpe sind meist traumatologischer Natur: instabiler Thorax bei Rippenserienfraktur, offener Pneumothorax, Spannungspneumothorax (der jedoch auch spontan – ohne Trauma – entstehen kann). Ein Thoraxtrauma kann zudem durch Lungenkontusion und -kompression zu primären Oxygenierungsstörungen führen. Muskelrelaxanzien wie Succinylcholin oder Rocuronium, die während einer Allgemeinanästhesie verwendet werden, induzieren gewissermaßen ein iatrogenes Ventilationsversagen und machen eine kontrollierte Beatmung zwingend erforderlich.

**Therapie.** Wichtig ist beim Thoraxtrauma immer eine gute Analgesie, ohne die die Hypoventilation durch schmerzbedingte Schonatmung weiter verstärkt werden kann. Ein Spannungspneumothorax muss sofort drainiert werden. In schweren Fällen ist eine Beatmung nicht zu umgehen.

**Praktisches Vorgehen**

**Allgemeines Vorgehen bei Ventilationsversagen**

- Sauerstoffzufuhr
- adäquate Lagerung, wenn möglich sitzend
- Therapie der Grunderkrankung, wenn möglich; vor allem Beseitigung der Obstruktion bei Atemwegsverlegung
- Bronchodilatation mit $\beta_2$-Mimetika (± Theophyllin) bei Asthma bronchiale und COPD
- antientzündliche Therapie mit Kortikoiden bei Asthma bronchiale und Krupp-Syndrom
- Entlastung (Drainierung) eines Spannungspneumothorax
- Antagonisierung atemdepressiver Medikamente
- Analgesie (mit fiebersenkenden Analgetika und Opioiden) beim Thoraxtrauma
- Intubation und Beatmung bei persistierender Hypoxie, fortbestehender Dyspnoe und atemmuskulärer Erschöpfung

### 8.1.3 Oxygenierungsversagen

**Hypoxie.** Schwere Störungen der Oxygenierung führen letztlich immer zur Hypoxie. Unter Hypoxie im engeren Sinne versteht man einen **herabgesetzten Sauerstoffpartialdruck** im arteriellen Blut. Als Grenze wird meist ein $paO_2$ von 60 mmHg angesehen, der bei normaler Sauerstoffbindungskurve mit einer Sauer-

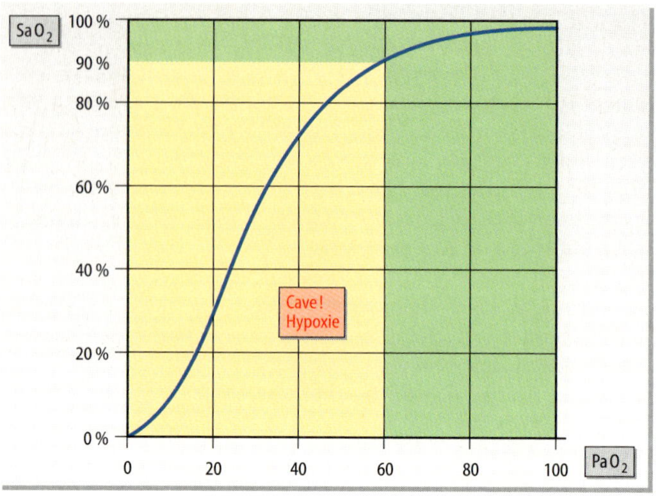


**Abb. 8.3** Normale Sauerstoffbindungskurve

stoffsättigung von etwa 90 % korreliert (Abb. 8.3). Im weiteren Sinne bezeichnet Hypoxie auch einen verminderten Sauerstoffpartialdruck in den Organen, Geweben oder Zellen (z. B. Gewebehypoxie, zerebrale oder myokardiale Hypoxie).

**Von Hypoxie spricht man üblicherweise bei einem $paO_2$ unter 60 mmHg bzw. einer $saO_2$ unter 90 %.**

Kompensatorisch reagiert der Patient auf eine Hypoxie bei primären Oxygenierungsstörungen zunächst mit Hyperventilation. Im weiteren Verlauf kann dieser Kompensationsmechanismus jedoch durch Erschöpfung der Atemmuskulatur versagen (sekundäres Ventilationsversagen). Auch in diesem Fall liegt eine Globalinsuffizienz vor, d. h. Hypoxie plus Hyperkapnie (Tab. 8.3).

**Hypoxämie.** Hypoxämie bezeichnet einen **herabgesetzten Sauerstoffgehalt** des arteriellen Blutes. Der Normalwert beträgt etwa 20 ml/100 ml. Folgende Formen sind zu unterscheiden:

- **Hypoxische Hypoxämie**: Verminderung des Sauerstoffgehaltes durch einen verminderten Sauerstoffpartialdruck; **Vorkommen**: bei primären oder sekundären Oxygenierungsstörungen jeglicher Ursache, insbesondere bei nichttraumatologischen Notfällen, aber auch im Rahmen schwerer Verletzungen (Thorax-, Schädel-Hirn-Trauma).

- **Anämische Hypoxämie**: Verminderung des Sauerstoffgehaltes durch eine niedrige Hämoglobinkonzentration (► Kap. 6.3.2); **Vorkommen**: bei allen traumatologischen und nichttraumatologischen schweren Blutungen.
- **Toxische Hypoxämie**: Verminderung des Sauerstoffgehaltes durch eine erniedrigte Sauerstoffbindungsfähigkeit des Hämoglobins (z. B. durch Dyshämoglobinämien, Tab. 20.4); **Vorkommen**: bei Intoxikationen, vor allem durch Kohlenmonoxid; deutlich seltener als die anderen beiden Hypoxämieformen.

Eine Hypoxämie ist somit oft, aber nicht immer hypoxisch bedingt. Umgekehrt führt eine Hypoxie meist zur Hypoxämie, kann jedoch ausnahmsweise auch mit einem normalen Sauerstoffgehalt einhergehen: nämlich bei Patienten mit Polyglobulie, d. h. einem sehr hohen Hämoglobingehalt.

**Eine anämische Hypoxämie wird bei Normovolämie besser toleriert als eine toxische oder hypoxische Hypoxämie.**

**Extrapulmonale Ursachen für eine Hypoxie.** Das Einatmen hypoxischer Gasgemische ($FiO_2 \leq 17–21\ \%$) führt auch ohne Lungenerkrankung zwangsläufig zur arteriellen Hypoxie, kombiniert oft mit ausgeprägter hyperventilationsbedingter Hypokapnie. Diese wird durch Sauerstoffzufuhr therapiert bzw. durch Verbringung in eine Atmosphäre mit ausreichendem Sauerstoffgehalt – sofern dies möglich ist.

**Primäre pulmonale Oxygenierungsstörungen.** Die Sauerstoffaufnahme in der Lunge kann durch Diffusionsstörungen und Ventilations-/Perfusionsstörungen beeinträchtigt sein. Ursache ist meist ein kardiogenes (► Kap. 11.2.1) oder nichtkardiogenes Lungenödem (z. B. ARDS, ► Kap. 11.2.2, ◘ Tab. 11.1).

- **Diffusionsstörungen** werden durch Verlängerung der Transitstrecke zwischen Alveole und Kapillarblut hervorgerufen, z. B. bei interstitiellem Lungenödem und Lungenfibrose. Die Bedeutung der Diffusionseinschränkung für die Entwicklung einer klinisch relevanten Hypoxie ist jedoch gering – auch bei den beiden erwähnten Erkrankungen. Vielmehr liegen praktisch allen klinisch relevanten Oxygenierungsstörungen Ventilations-/Perfusionsstörungen oder ein Rechts-Links-Shunt zugrunde.
- **Ventilations-Perfusions-Störungen (V/Q-Mismatching**, ◘ Abb. 8.4). Wenn sauerstoffarmes venöses Blut nicht durch gut ventilierte und hinreichend mit Sauerstoff gefüllte Alveolarbezirke fließt, kommt es auch nicht zu einer $O_2$-Aufsättigung des Blutes. Es resultiert ein **Rechts-Links-Shunt**, der zur **venösen Beimischung** des arteriellen Blutes, zum Abfall des $paO_2$ und schließlich

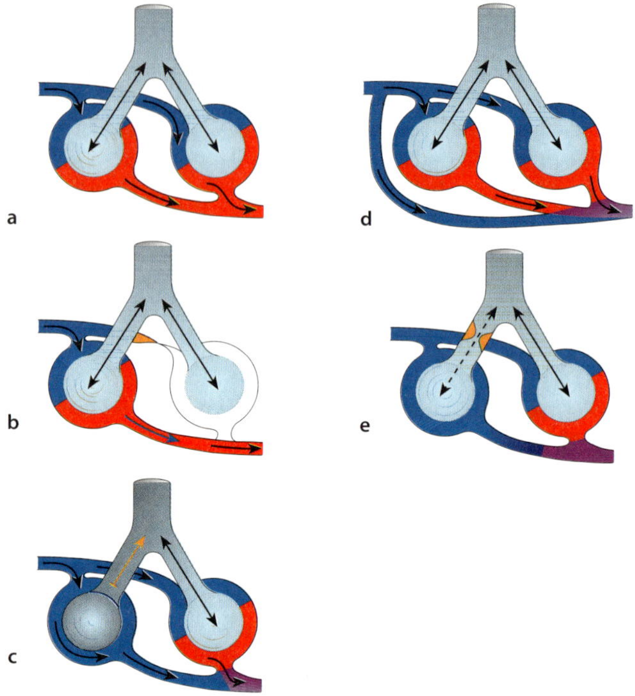


**Abb. 8.4a–e** Ventilations-Perfusions-Störungen. **a** Normale Ventilations-Perfusions-Verhältnisse (V/Q); **b** regional unterbrochene Perfusion bei erhaltener Ventilation (V/Q erhöht; erhöhte Totraumventilation); **c** regional unterbrochene Ventilation bei erhaltener Perfusion (V/Q erniedrigt; wahrer Shunt); **d** anatomischer Shunt (wahrer Shunt); **e** regional gestörte, aber noch erhaltene Ventilation bei erhaltener Perfusion (V/Q erniedrigt; effektiver Shunt); die in **c, d** und **e** dargestellten Störungen führen zur venösen Beimischung und werden als funktioneller Shunt zusammengefasst

zur Hypoxie führt. Die venöse Beimischung ist die Hauptursache für primäre Oxygenierungsstörungen. Die effektive Gasaustauschfläche (FRC) ist dabei meist erniedrigt. Die $CO_2$-Abgabe wird durch venöse Beimischung kaum beeinträchtigt. Somit kommt es (bei erhaltenem Atemantrieb) aufgrund einer kompensatorischen Ventilationssteigerung zur **hypokapnischen Hypoxie.** Da zunächst nur die Sauerstoffaufnahme, nicht aber die Kohlendioxidabgabe gestört ist, spricht man auch von **Partialinsuffizienz** (Tab. 8.3).

**Terminologie.** Folgende Begriffe sind zu unterscheiden (Abb. 8.4):

- **Effektiver Shunt**: Das Blut fließt durch **Alveolarbezirke**, die **schlecht ventiliert** werden. Eine durch effektiven Shunt ausgelöste Hypoxie lässt sich meist gut durch Sauerstoffzufuhr therapieren.
- **Wahrer Shunt**: Das Blut fließt durch **Alveolarbezirke**, die **gar nicht ventiliert** werden, oder es fließt an Alveolarbezirken vorbei (**anatomischer Shunt**). Bei wahrem Shunt lässt sich die Hypoxie durch Sauerstoffzufuhr kaum therapieren.
- **Funktioneller Shunt:** Effektiver und wahrer Shunt führen beide zur **venösen Beimischung;** beide Shuntformen zusammen werden als funktioneller Shunt bezeichnet.

**Ein funktioneller (effektiver plus wahrer) Rechts-Links-Shunt bei reduzierter Gasaustauschfläche ist die wichtigste Ursache für eine primäre Oxygenierungsstörung. Diffusionsstörungen spielen nur eine untergeordnete Rolle.**

**Therapie.** Therapeutisches Ziel ist vor allem die Beseitigung der Hypoxie. Dieses Ziel gilt üblicherweise bei einer $psaO_2 \geq 90\ \%$ als erreicht. In Sonderfällen kann auch eine $psaO_2$ von $\geq 80\ \%$ akzeptiert werden. Parallel muss möglichst die Grundkrankheit therapiert werden, z. B. beim kardiogenen Lungenödem die Linkherzinsuffizienz. Eine gesicherte medikamentöse Therapie des nichtkardiogenen Lungenödems gibt es nicht.

- **Erhöhung der inspiratorischen Sauerstoffkonzentration**. Überwiegt ein effektiver Shunt, wird durch $FiO_2$-Erhöhung die Sauerstoffkonzentration in den schlecht belüfteten Alveolen erhöht und so der $paO_2$ verbessert. Überwiegt jedoch ein wahrer Shunt, so bewirkt die Erhöhung der $FiO_2$ keine wesentliche Oxygenierungsverbesserung. Beide Shuntformen liegen bei primären Oxygenierungsstörungen meist in unterschiedlichem Verhältnis kombiniert vor.
- **Beatmung mit PEEP**. Bei schweren Oxygenierungsstörungen reicht die Sauerstoffgabe allein nicht aus. Die Beatmung mit positivem endexspiratorischen Druck (PEEP) kann durch Erhöhung des intrapulmonalen Drucks und Volumens die FRC und damit die Gasaustauschfläche vergrößern, den Rechts-Links-Shunt reduzieren und die Oxygenierung verbessern. Meist wird ein PEEP von 5–10 mbar eingestellt, in schweren Fällen bis 15 mbar oder auch höher. Die Beatmung ohne PEEP ist weniger effektiv (▶ Kap. 4.5).

**Für notfallmedizinische Belange gilt: Bei jeder Oxygenierungsstörung ist die Erhöhung der inspiratorischen Sauerstoffkonzentration sinnvoll, auch wenn sie nicht immer gleich effektiv ist.**

**Praktisches Vorgehen**

**Allgemeines Vorgehen bei Oxygenierungsversagen**

- Therapie der Grunderkrankung, wenn möglich, z. B.
- Vorlastsenkung mit Nitroglycerin beim kardiogenen Lungenödem
- myokardiale Inotropiesteigerung mit Katecholaminen bei Linksherzinsuffizienz
- Diuresesteigerung bei Lungenödem durch Linksherzinsuffizienz und Überwässerung
- Kortikosteroide beim toxischen Lungenödem (fraglich effektiv)
- Therapie des Ventilationsversagens bei sekundären Oxygenierungsstörungen
- Sauerstoffzufuhr über Maske oder Sonde
- adäquate Lagerung (beim Lungenödem möglichst sitzend)
- bei persistierender Hypoxie oder Erschöpfung: Intubation und Beatmung, möglichst mit PEEP



## 8.2 Störungen der Vitalfunktion Kreislauf

**Übersicht.** Notfallmedizinisch besonders wichtige Störungen des Herz-Kreislauf-Systems sind Schock (► Kap. 9) und kreislaufwirksame Herzrhythmusstörungen (► Kap. 10), die mit erniedrigtem Herzzeitvolumen und Hypotension einhergehen. Daneben haben auch hypertensive Kreislaufentgleisungen notfallmedizinische Bedeutung. Wichtigste kardiogene Störung des Herz-Kreislauf-Systems ist das akute Herzversagen, das mit allen genannten Herz-Kreislauf-Störungen in Zusammenhang stehen kann.

### 8.2.1 Akutes Herzversagen

**Charakterisierung.** Das akute Herzversagen (oder akute Herzinsuffizienz; gängige Abkürzung AHF: acute heart failure) zeichnet sich dadurch aus, dass das Herz trotz ausreichenden intravasalen Volumens nicht in der Lage ist, ein ausreichendes Herzzeitvolumen aufzubauen. Im Extremfall resultiert ein kardiogener Schock (► Kap. 9.2).

**Ursachen.** Ein AHF wird durch Kontraktilitätsstörungen (**akute Myokardinsuffizienz**) oder schwere Rhythmusstörungen ausgelöst. Meist entsteht es auf dem Boden einer chronischen Herzinsuffizienz oder infolge eines akuten Koronarsyndroms (eine koronare Herzerkrankung ist in etwa 2/3 der Fälle an der Entstehung des AHF beteiligt). Andere Ursachen können sein: hypertensive Krise, Herzklappenfehler, eine Myokarditis oder primär nicht-kardiale Faktoren wie Medikamentenüberdosierungen, Sepsis, hyperthyreote Krise, Phäochromozytom oder Status asthmaticus. Auch ein Perikarderguss, eine Herzbeuteltamponade und eine Lungenembolie können selbst bei primär gesundem Myokard zum AHF führen.

**Symptomatik.** Die Auswirkungen des Herzversagens lassen sich grob einteilen in Symptome des Vorwärts- und Rückwärtsversagens:
- **Vorwärtsversagen.** Die klinischen **Zeichen** resultieren aus dem verminderten Herzzeitvolumen: **Hypotension** und **Perfusionsstörungen** der Haut und Akren (blasse, kalte Haut und Extremitäten mit verminderter kapillärer Reperfusionszeit; Akrozyanose). Reaktiv findet sich meist eine **Tachykardie**.
- **Rückwärtsversagen.** Dies führt zur venösen Stauung, die im kleinen Kreislauf zum **Lungenödem** mit feuchten Rasselgeräuschen ▶ Kap. 11.2) und im großen Kreislauf zu einem erhöhten zentralen Venendruck und sichtbar gestauten Halsvenen führt (◘ Tab. 8.4). Folge des Lungenödems sind **Atemnot, Tachypnoe, Orthopnoe und Hypoxie**.

**Klinische Schweregradeinteilungen des akuten Herzversagens.** Die 2 Parameter »Temperatur der Körperperipherie« (warm oder kalt als Ausdruck der Perfusion) und »Auskultationsbefund der Lunge« (trocken oder feucht) können zur Einteilung in folgende Klassen dienen (nach Forrester):
- Klasse I: **warm und trocken** (Normalzustand): ausreichendes Herzzeitvolumen, kein Lungenödem
- Klasse II: **warm und feucht** (Lungenödem): ausreichendes Herzzeitvolumen, aber Lungenödem
- Klasse III: **kalt und trocken** (generalisierten Minderperfusion): erniedrigtes Herzzeitvolumen, kein Lungenödem
- Klasse IV: **kalt und feucht** (generalisierte Minderperfusion und Lungenödem), erniedrigtes Herzzeitvolumen und Lungenödem

**◘ Tab. 8.4** Wichtige klinische Zeichen des Herzversagens

| | Linksherzversagen | Rechtsherzversagen |
|---|---|---|
| Vorwärtsversagen | Hypotension | Hypotension |
| Rückwärtsversagen | Lungenödem | Gestaute Halsvenen |

Die Prognose eines »trockenen« Patienten (ohne Lungenödem) ist grundsätzlich besser als die eines »feuchten«. Die Überlebenswahrscheinlichkeit nimmt in folgender Klassenreihenfolge ab: I > III > II > IV.

**Diagnostik.** EKG-Ableitung, Messung der Sauerstoffsättigung und Blutdruckmessung sind obligat. Das EKG ist wichtig zur Beurteilung eines häufig dem AHF zugrunde liegenden akuten Koronarsyndroms oder schwerer Herzrhythmusstörungen. Die Sauerstoffsättigung ist bei Lungenödem erniedrigt; das Ausmaß der Erniedrigung kann ein wichtiges Kriterium für die Notwendigkeit einer Sauerstoffgabe oder Beatmung sein. Die kontinuierliche $psaO_2$-Messung dient zudem der Erfolgskontrolle und Steuerung der respiratorischen und kardiozirkulatorischen Therapie. Der Blutdruck ist im kardiogenen Schock erniedrigt, kann jedoch auch normal oder durch Vasokonstriktion erhöht sein (hypertensives Herzversagen). Eine wiederholte Blutdruckmessung ist wichtig zur Steuerung der Therapie mit vasoaktiven Substanzen. In der Klinik müssen weitere diagnostische Verfahren zur Anwendung kommen, insbesondere die Echokardiographie. Neuerdings wird auch oft die Bestimmung des Pro-BNP oder BNP diagnostisch genutzt (BNP = B-Typ-natriuretisches Peptid; Pro-BNP-Werte über 300 pg/ml bzw. BNP > 100 pg/ml gelten als charakteristisch für ein AHF).

**Therapie.** Orientiert an den Empfehlungen der European Society of Cardiology (ESC 2008) ist das grundsätzliche akutmedizinische Vorgehen wie folgt – abhängig von den dominierenden klinischen Symptomen:
- Patient ist gestresst oder hat Angst und Schmerzen → Analgesie/Sedierung mit Opioiden und/oder Benzodiazepinen. Mittel der Wahl hierfür ist traditionell Morphin, das auch eine vasodilatierende, vorlastsenkende Wirkung hat; andere Opioide und/oder Benzodiazepine in niedriger Dosierung sind auch geeignet.
- Lungenödem (»feuchter Patient«) → Vasodilatatoren und Diuretika. Als Vasodilatatoren werden zumeist Nitrate verwendet (Nitroglycerin). Die für die Langzeittherapie gängigen ACE-Hemmer haben keinen Stellenwert in der Akuttherapie des AHF. Als Diuretikum wird meist Furosemid (20–40 mg i. v.) oder ein neueres Schleifendiuretikum eingesetzt.
- Patient ist hypoxisch oder hypoxiegefährdet ($psaO_2 < 95\%$) → Sauerstoffgabe, ggf. Intubation und Beatmung, am besten mit PEEP (5–10 mbar). In der Klinik können viele Patienten mit nicht-invasiven Beatmungsverfahren (d. h. ohne Intubation des Patienten) bis zur Rekompensation behandelt werden: mit Masken-CPAP oder druckunterstützter Beatmung über Maske oder Beatmungshelm (PEEP 5–10 mbar). Auch präklinisch steht hierfür zunehmend

Equipment zur Verfügung; der Stellenwert der präklinischen nicht-invasiven Beatmung ist allerdings gegenwärtig unklar.
- Bedrohliche Herzrhythmusstörungen → Antiarrhythmika, ggf. elektrische Therapie (Pacing, Kardioversion) ▶ Kap. 10.
- Hypotension, kardiogener Schock → Katecholamine und/oder Volumengabe. Als Katecholamin kann präklinisch Adrenalin, Noradrenalin, Dopamin und/oder Dobutamin verwendet werden (▶ Kap. 6.4). Innerklinisch wird heute als Inotropikum meist Dobutamin und als Vasopressor Noradrenalin eingesetzt (▶ Kap. 9.2). In den ESC-Guidelines 2008 wird noch Dopamin emfohlen; in einer neueren großen Studie war Dopamin jedoch gerade bei kardiogenem Schock mit schlechterem Outcome assoziiert als Noradrenalin. Bei trockenen Patienten mit Hypotension und Minderperfusion (Klasse III) kann – zusätzlich oder noch vor der Katecholamingabe – eine vorsichtige Volumenzufuhr die Hämodynamik verbessern. Hierzu werden 250-ml-Portionen Vollelektrolytlösung über 10 min i. v. gegeben, und der Effekt auf die Hämodynamik wird beobachtet. Durch Volumengabe allein können manche Patienten vom Forrester Klasse III (kalt und trocken) in die Klasse I (warm und trocken) überführt werden.

**! Bei allen Patienten mit akutem Herzversagen als Folge eines akuten Koronarsyndroms muss so schnell wie möglich eine Koronarintervention erfolgen.**

**Alternativen zur Katecholamintherapie.** Digitalisglykoside waren früher gängige Mittel bei AHF; sie sind heute aufgrund ihrer geringen Wirksamkeit, schlechten Steuerbarkeit und geringen therapeutischen Breite als nicht mehr indiziert. Phosphodiesterase-Inhibitoren wie Amrinon oder Enoximon wirken sowohl positiv inotrop als auch vasodilatierend (sog. Inodilatatoren). Sie sind im Notarztdienst unüblich und können offenbar auch auf der Intensivstation nicht generell zur Prognoseverbesserung des Patienten im kardiogenen Schock beitragen. Eine neue intensivmedizinische Therapieoption besteht in der Gabe von sog. Calciumsensitizern wie Levosimendan, dessen Stellenwert aber noch nicht gesichert ist. In der Klinik können bei kardiogenem Schock auch kardiozirkulatorische Unterstützungsverfahren wie die intraaortale Ballongegenpulsation eingesetzt werden.

### Praktisches Vorgehen

**Präklinische Therapie des akuten Herzversagens**
- Sauerstoffzufuhr über Sonde; bei persistierender Hypoxie oder im schweren Schock Intubation und Beatmung (ggf. NIV)
- Sedierung des agitierten Patienten, z. B. mit Morphin.

▼

- Oberkörperhoch- oder sitzende Lagerung; bei niedrigem Blutdruck (dekompensierter Schock): Flachlagerung
- Therapie schwerer Rhythmusstörungen mit Antiarrhythmika (v. a. Amiodaron) und/oder elektrischer Kardioversion (► Kap. 10)
- Therapie der Herzinsuffizienz mit Katecholaminen, Vasodilatatoren und/oder Diuretika in Abhängigkeit vom systolischen Blutdruck (mod. nach ESC 2008):
  - systolischer Druck > 100 mmHg: Nitroglycerin, ggf. + Furosemid (bei Lungenödem); Levosimendan erwägen (in der Klinik)
  - systolischer Druck 90–100 mmHg: Nitroglycerin ± Dobutamin ± Furosemid (bei Lungenödem)
  - systolischer Druck < 90 mmHg (= kardiogener Schock): Volumengabe (»fluid challenge« 250 ml) + Noradrenalin + Dobutamin
- Dosierungsempfehlungen (Katecholamine, Vasodilatatoren und/oder Diuretika) bei akutem Herzversagen laut ESC 2008:
  - Morphin 2,5–5 mg i. v.
  - Furosemid 20–40 mg i. v.
  - Nitroglycerin 10–20 µg/min zu Beginn, ggf. steigern bis zu 200 µg/min
  - Noradrenalin 0,2–1 µg/kg/min
  - Dobutamin 2–20 µg/kg/min

## 8.2.2 Hypertensive Krise

**Definition.** Von hypertensiver Krise spricht man bei akutem Blutdruckanstieg auf über 230 mmHg systolisch und/oder über 130 mmHg diastolisch. Wenn dieser Anstieg mit neurologischen oder kardiopulmonalen Symptomen einhergeht, liegt ein **hypertensiver Notfall** vor.

**Ursachen.** Eine hypertensive Krise kann ausgelöst werden:
- auf dem Boden einer essentiellen oder renalen Hypertonie
- bei Schwangeren durch eine Präeklampsie
- durch ein Phäochromozytom (Tumor des Nebennierenmarks mit überschießender Katecholaminproduktion)
- durch sympathomimetische Drogen (Kokain, Amphetamine, Adrenalininjektionen).

**Symptome und Gefahren.** Eine hypertensive Krise kann vor allem in 2 Organen zu akuten Komplikationen führen: Gehirn und Herz. Zerebrale hypertensive Schäden subsummiert man unter dem Begriff **hypertensive Enzephalopathie:** Kopfschmerzen, Sehstörungen, Schwindel, Bewusstseinsstörung, neurologische Ausfälle und Krämpfe. Das klinische Bild wird weiterhin durch mögliche zerebrale Organkomplikationen wie Hirnblutung und Schlaganfall bestimmt. **Kardiale Komplikationsmöglichkeiten** beinhalten akutes Herzversagen, Lungenödem, Angina pectoris und Myokardinfarkt.

**Therapie.** Therapeutisches Ziel ist die vorsichtige Senkung des Blutdrucks mit Antihypertensiva und evtl. Sedativa um nicht mehr als 30 % pro Stunde. Ein ausgeprägter Blutdruckanstieg kann auch durch starke Schmerzen (Trauma, Koliken, Myokardinfarkt) und andere Stressoren ausgelöst werden. In diesem Fall sind natürlich zunächst Analgetika und/oder Sedativa indiziert.

### Praktisches Vorgehen

**Therapie der hypertensiven Krise**

- Initialtherapie (ohne Notwendigkeit eines venösen Zugangs)
  - **Nitroglycerin** 1,2 mg sublingual (3 Hübe à 0,4 mg oder 1 Kapsel à 1,2 mg); Mittel der Wahl bei Lungenödem und akutem Koronarsyndrom oder
  - **Nitrendipin** (oder **Nifedipin)** 5 mg p. o. (zerbeißen und herunterschlucken); Achtung: kontraindiziert beim akuten Koronarsyndrom! Nifedipin kann zu ausgeprägten Reflextachykardien führen; daher ist Nitrendipin zu bevorzugen.
- Bei ausbleibender Wirkung intravenöse Therapie (kann auch als erste Maßnahme erfolgen):
  - **Urapidil** 25–50 mg i. v.; Mittel der Wahl bei neurologischen Notfällen mit ausgeprägter Hypertension oder
  - **Clonidin** 0,075–0,15 mg langsam i. v.; besonders geeignet bei begleitender Tachykardie, Unruhe oder bekannter KHK
- Adjuvante Therapie:
  - Schleifendiuretikum wie **Furosemid** 20–40 mg i. v., sofern keine Kontraindikationen wie Exsikkose vorliegen
  - Sedierung erwägen: **Diazepam** oder **Midazolam** 5 mg i. v.
  - vorsichtige β-Blockierung bei Reflextachykardie durch Nitroglycerin oder Nifedipin: **Metoprolol** 1–5 mg i. v.
  - sitzende Lagerung des Patienten.
- Bei unzureichender Wirkung:
  - Kombination der o. g. Maßnahmen.
  - Dauerinfusionen mit Nitroglycerin, Urapidil, Clonidin, Enalapril oder Dihydralazin sind i. d. R. der Klinik vorbehalten.

**Überschießende oder zu rasche Blutdrucksenkung kann zur zerebralen Minderperfusion führen!**

## Besondere Situationen

**Präeklampsie.** Eine hypertensive Krise in der Spätschwangerschaft ist meist Folge einer Präeklampsie. Hierbei kommt es zu einer generalisierten Gefäßverengung aus nicht genau geklärter Ursache. Nach der Leitlinie der Deutschen Hochdruckliga 2008 stellt ein Blutdruck > 170 mmHg systolisch oder > 110 mmHg diastolisch hier einen Notfall dar und erfordert die Einleitung einer medikamentösen antihypertensiven Therapie. Therapeutisch sind Pharmaka zu verwenden, die die Uterusdurchblutung möglichst nicht negativ beeinflussen. Hier galt lange Zeit Dihydralazin das Mittel der Wahl; mit Nifedipin oder Urapidil kann die hypertensive Krise im Rahmen der Präeklampsie jedoch nach heutiger Einschätzung mindestens genauso gut therapiert werden (► Kap. 6.5).

**Hypertension und akute neurologische Erkrankungen.** Eine Hypertension kann einerseits selbst zu einer ernsten neurologischen Erkrankung führen, andererseits aber auch Folge einer schweren neurologischen Störung, z. B. eines Hirnödems sein. Bei Patienten mit Schlaganfall oder schwerem Schädel-Hirn-Trauma ist der Blutdruckanstieg meist ein sinnvoller körpereigener reaktiver Mechanismus zur Aufrechterhaltung der zerebralen Perfusion (**Erfordernishochdruck**). Die Senkung des Blutdrucks führt in diesem Fall unter Umständen zu einer deutlichen Verschlechterung der Hirndurchblutung. Der Blutdruck sollte daher nicht oder nur vorsichtig gesenkt werden. Meist wird empfohlen, systolische Blutdruckwerte über 200 mmHg (vorzugsweise mit Urapidil) auf Werte zwischen 150 und 200 mmHg zu senken. Eine Ausnahme stellt die akute Subarachnoidalblutung dar, bei der initial ein großes Nachblutungsrisiko besteht. Hier ist ein $RR_{syst}$ um 140 mmHg anzustreben.

## 8.3 Störungen der Vitalfunktion Bewusstsein

**Einteilung.** Bewusstseinsstörungen sind häufige Symptome der verschiedensten Grunderkrankungen (Tab. 8.5 und Tab. 8.6). Sie können grob eingeteilt werden in:

- Störungen der Bewusstseinshelligkeit oder Wachheit (quantitative Bewusstseinsstörungen)
- Störungen der Bewusstseinsinhalte (qualitative Bewusstseinsstörungen).

**Tab. 8.5** Ursachen akuter Psychosen und Erregungszustände

| | |
|---|---|
| Endogene Psychosen | manisch-depressive Erkrankung<br>Schizophrenie |
| Symptomatische Psychosen | Schädel-Hirn-Trauma<br>neurologische Erkrankungen (z. B. Huntington-Chorea)<br>metabolisch-endokrine Erkrankungen (z. B. Hypoglykämie)<br>Intoxikationen (z. B. Alkohol oder Halluzinogene)<br>Medikamenten- oder Alkoholentzug<br>Infektionen (z. B. Meningitis) |

**Tab. 8.6** Ursachen akuter Bewusstseinstrübungen (Somnolenz, Sopor, Koma)

| | |
|---|---|
| Traumatische Ursachen | Schädel-Hirn-Trauma |
| Respiratorische Ursachen | Hypoxie<br>Hyperkapnie |
| Kardiozirkulatorische Ursachen | Schock<br>hypertensiver Notfall |
| Metabolische Ursachen | Hypokaliämie<br>Hypochlorämie<br>Leberversagen (Coma hepaticum)<br>Nierenversagen (Coma uraemicum) |
| Endokrine Ursachen | Hypo- und Hyperglykämie<br>Hypo- und Hyperthyreose<br>Addison-Krise (Nebenniereninsuffizienz) |
| Toxische Ursachen | Alkohol<br>Barbiturate<br>Benzodiazepine |
| Primär zerebrale Ursachen | intrazerebrale Blutung<br>Subarachnoidalblutung<br>Schlaganfall<br>epileptischer Anfall (postiktale Bewusstseinsstörung)<br>Meningoenzephalitis<br>Hirnabszess<br>Hirntumor |

Einige Erkrankungen können beide Störungen hervorrufen. Notfallmedizinisch bedeutsam sind vor allem der akute Erregungszustand sowie kurz dauernde und länger anhaltende Bewusstseinstrübungen.

## 8.3.1 Akuter Erregungszustand

**Psychiatrischer Notfall.** Ein akuter Erregungszustand kann Ausdruck einer **endogenen** (ohne bekannte, organisch greifbare Ursache) oder **exogenen** (symptomatischen, organischen) **Psychose** sein (◘ Tab. 8.5). Auch eine akute Belastungsreaktion kann mit Erregungssymptomen einhergehen (umgangssprachlich »psychischer Schock«).

**Symptome.** Die Symptomatik ist vielfältig: Agitiertheit, Aggressivität, Verwirrtheit, Halluzinationen, Paranoia, Delirium, manischer Erregungszustand. Die Patienten sind durch die Symptome selbst nicht unmittelbar vital bedroht, können jedoch eigen- oder fremdgefährdende Handlungen vornehmen. Handelt es sich um einen psychotischen Schub auf dem Boden einer organischen Störung, so können die Patienten außerdem durch die zugrunde liegende Erkrankung bedroht sein.

**Therapie.** Der Zugang zum Patienten ist naturgemäß meist schwierig. Grundsätzlich soll versucht werden, den Patienten – verbunden mit entschlossenem, ruhigem Verhalten – verbal zu beruhigen. Meist sind jedoch zusätzlich Sedativa oder Neuroleptika erforderlich. Wichtig ist es daran zu denken, dass auch eine hypoglykämische Krise mit einem Erregungs- und Verwirrtheitszustand einhergehen kann. Hier kann bereits am Notfallort eine kausale Therapie erfolgen (Glukoseinfusion). Oft wird es notwendig sein, den Patienten aufgrund akuter Selbstgefährdung in eine psychiatrische Klinik einzuweisen. Sofern er im Gespräch von der Notwendigkeit dieser Maßnahme zu überzeugen ist und sich damit einverstanden erklärt, ist dies kein Problem. Wenn er sich jedoch weigert, muss die Polizei verständigt werden. Diese entscheidet dann auf Grundlage der Empfehlungen des Notarztes über die Einlieferung in die psychiatrische Klinik auch gegen den Willen des Patienten und nimmt diese ggf. auch vor. Das genaue Vorgehen bei einer »Zwangseinweisung« regeln die Unterbringungsgesetze der einzelnen Bundesländer.

**Praktisches Vorgehen**

**Medikamentöse Therapie des akuten Erregungszustandes**

- starke Neuroleptika: z. B. Haloperidol 5–10 mg i. v.
- schwache, eher sedierend wirkende Neuroleptika: z. B. Promethazin 25–50 mg i. v.
- Benzodiazepine: z. B. Diazepam 10–20 mg i. v.
- in schweren Fällen können 2 oder auch alle 3 dieser Substanzklassen kombiniert werden; gelegentlich sind erheblich höhere Dosen erforderlich.
- Immer auch an die Möglickeit einer Hypoglykämie denken! Bei BZ < 60 mg% etwa 50 ml G 40% i. v.

## 8.3.2 Synkope

**Definition.** Als Synkope wird eine anfallsartige, kurz dauernde und vollständig reversible Bewusstlosigkeit (Ohnmacht) bezeichnet, die auf einer vorübergehenden Durchblutungsverminderung des Gehirns beruht. Folgende Formen werden heute unterschieden (nach Deutsche Gesellschaft für Kardiologie [DGK], Diagnostik und Therapie von Synkopen 2009):

- **Reflexsynkope** (nerval-vermittelt): z. B. vasovagale Synkope (etwa nach langem Stehen oder Erschrecken), Carotissinus-Synkope (beim Kopfdrehen, beim Frisör, beim Kragenzuknöpfen). Es handelt sich bei den Reflexsynkopen um die häufigste Synkopenform überhaupt: Bei jungen Menschen dominiert die vasovagale Form, bei älteren die Carotissinus-Synkope.
- **Synkope infolge orthostatischer Hypotonie**: Ohnmacht nach dem Aufstehen bei primärer oder sekundärer autonomer Dysfunktion oder medikamentös induzierter orthostatischer Hypotonie oder Volumenmangel. Orthostatische Synkopen sind selten bei jungen Menschen und betreffen überwiegend sehr alte Patienten.
- **Kardiovaskuläre Synkopen**: z. B. Arrhythmie als primäre Ursache oder strukturelle Erkrankung (Herzklappenfehler). Kardiovaskuläre Synkopen sind die zweithäufigsten Synkopen, v. a. bei älteren Menschen.

**Differenzialdiagnosen.** Die Synkope ist vor allem abzugrenzen gegenüber der Epilepsie (postiktualer Nachschlaf, ▶ Kap. 14), der traumatischen Ursache einer kurzdauernden Bewusstlosigkeit: leichtes Schädelhirntraume (▶ Kap. 18.4.1) und dem Schlaganfall bzw. der TIA (▶ Kap. 14.1.1)

**Präklinisches Vorgehen.** Meist sind die Patienten schon wieder wach, wenn der Notarzt eintrifft. Eine präklinische Therapie ist in der Regel nicht erforderlich, ggf. Infusionstherapie bei Volumenmangel und Antiarrhythmika bei persistierenden bedrohlichen Rhythmusstörungen (▶ Kap. 10). Häufig ist es mit den präklinischen Mitteln nicht möglich, die Ursache der Synkope sicher herauszufinden. Patienten mit einmaligen Synkopen ohne Hinweis auf strukturelle Herzerkrankung und normalem EKG müssen nicht unbedingt stationär eingewiesen werden. Hingegen sind Klinikeinweisung und intensivere Abklärung erforderlich bei (laut DGK-Empfehlungen 2009):

- Herzinsuffizienz, niedrige Auswurffraktion oder früherer Myokardinfarkt.
- Klinischen oder EKG-Merkmale, die eine arrhythmogene Synkope vermuten lassen, z. B. Synkope während körperlicher Belastung oder im Liegen, Palpitationen zum Synkopenzeitpunkt und Familiengeschichte eines plötzlichen Herztodes.



### 8.3.3 Somnolenz, Sopor, Koma

**Terminologie.** Im deutschsprachigen Raum sind folgende Bezeichnungen gängig:

- **Somnolenz**: Der somnolente Patient ist schläfrig, aber auf Anruf erweckbar.
- **Sopor**: Der soporöse Patient ist bewusstlos, aber durch laute Ansprache oder Schmerzreize erweckbar.
- **Koma**: Der komatöse Patient ist bewusstlos und auch durch Anruf und Schmerzreize nicht erweckbar. Die Augen bleiben stets geschlossen. Die Tiefe des Komas kann weiter in 4 Stadien unterteilt werden (◘ Tab. 8.7).

Im Notarztdienst wird die Schwere der Bewusstseinsstörung meist nach der Glasgow Coma Scale vorgenommen, die ursprünglich für das Schädel-Hirn-Trauma entwickelt wurde. In diesen Score gehen die Aspekte »Öffnen der Augen«, »verbale Äußerungen« und »motorische Reaktionen« ein. Die maximale (beste) Punktzahl beträgt 15, die minimale (schlechteste) 3 Punkte. Punktwerte unter 8 gelten als bedrohlich (◘ Tab. 8.8).

**Diagnostik und kausale Therapie.** Anamnese und klinische Untersuchung können Hinweise auf die Komaursache geben; oft bleibt diese jedoch präklinisch unklar oder spekulativ (◘ Tab. 8.6). Sie kann meist erst in der Klinik durch laborchemische Untersuchungen und bildgebende neuroradiologische Verfahren (CCT, MRT) festgestellt werden, und erst dann kann eine kausale Therapie der Bewusstseinstrübung erfolgen. Hiervon gibt es jedoch Ausnahmen:

**Tab. 8.7** Komastadien nach der Einteilung des neurochirurgischen Weltverbandes (WFNS); Abgrenzung vom Hirntod

| | |
|---|---|
| Koma I | Bewusstlosigkeit ohne neurologische Störung (keine Paresen, keine Störung der Pupillomotorik); erhaltene Abwehrbewegung auf Schmerzreize |
| Koma II | Bewusstlosigkeit mit neurologischen Störungen (Paresen, Störung der Pupillomotorik) |
| Koma III | Bewusstlosigkeit mit Hirnstamm- und Mittelhirnsymptomatik: spontane oder durch Schmerzreiz ausgelöste Streck- oder Beugesynergismen, jedoch erhaltene Lichtreaktion |
| Koma IV | tiefe Bewusstlosigkeit, reaktionslose Pupillen, aber noch erhaltene Spontanatmung (Bulbärhirnsyndrom) |
| Hirntod | zusätzlich zum Komastadium IV fallen Atmung und alle Hirnnerven- und Hirnstammreflexe aus; der Hirntod ist irreversibel |

**Tab. 8.8** Glasgow Coma Scale

| Kategorie | Parameter | Punkte |
|---|---|---|
| Augen öffnen | spontan<br>auf Aufforderung<br>auf Schmerzreiz<br>nicht | 4<br>3<br>2<br>1 |
| Verbale Reaktion | orientiert<br>verwirrt<br>inadäquat<br>unverständlich<br>keine | 5<br>4<br>3<br>2<br>1 |
| Motorische Reaktion | gezielt auf Aufforderung<br>gezielt auf Schmerzreiz<br>ungezielt auf Schmerzreiz<br>Beugemechanismen<br>Streckmechanismen<br>keine | 6<br>5<br>4<br>3<br>2<br>1 |
| Summe | (mindestens 3 bis maximal 15 Punkte) | |

- Durch präklinische Blutzuckerbestimmung kann die relativ häufige **Hypoglykämie** als Komaursache bereits präklinisch diagnostiziert und durch Glukoseinfusion therapiert werden (▶ Kap. 13.1.1).
- Bei Patienten, die offensichtlich unter einer **Opioidintoxikation** leiden, kann das Koma oft durch Gabe von Naloxon beendet werden (▶ Kap. 20.2.4).
- Ähnliches gilt für eine Überdosierung mit **Benzodiazepinen**; hier ist Flumazenil der Antagonist. Allerdings wird die Routinegabe von Flumazenil beim komatösen Patienten mit Benzodiazepinintoxikation vom ERC 2010 wegen der Gefahr der Auslösung von Krampfanfällen nicht mehr empfohlen (▶ Kap. 20.2.2).

**Symptomatische Therapie.** Bewusstlose Patienten sind durch sekundäre Störungen bedroht: Aufhebung der Schluck- und Hustenreflexe, Verlegung der Atemwege, Aspiration, Hypoventilation, Hypoxie und Hypotension. Im Vordergrund der symptomatischen Therapie stehen daher Maßnahmen der Atemwegssicherung und Kreislaufstabilisierung.



**Bei jedem bewusstseinsgetrübten oder komatösen Patienten muss eine Blutzuckeruntersuchung durchgeführt werden! Ein Patient im präklinisch nicht rasch zu behebenden Koma soll möglichst intubiert und beatmet werden.**

### Praktisches Vorgehen

**Grundsätzliches Vorgehen bei Bewusstlosigkeit und Koma**

- Atemwege freimachen und Atemwegssicherung
- Therapie der Grunderkrankung, sofern möglich:
  - hypoglykämisches Koma → Glukose 20–40 g (0,5 g/kg) i. v.
  - opioidinduziertes Koma → Naloxon 0,4–0,8 mg (10 µg/kg) i. v.
- bei Hypotension: Kreislaufstabilisierung durch Schocklagerung, ggf. Infusionstherapie
- bei Bradykardie: Herzfrequenzbeschleunigung, z. B. durch Atropin
- bei Ateminsuffizienz: Sauerstoffgabe, ggf. Intubation und Beatmung
- bei weiterhin bestehendem Koma endotracheale Intubation und Beatmung

# Schock und Schockformen

## Lerninhalte

Alle Schockformen zeichnen sich durch unzureichende Sauerstoffversorgung der Organe aus. Man kann zwischen kardiogenen, obstruktiven, hypovolämischen und distributiven Schockformen unterscheiden, zu den letzteren gehören der septische, anaphylaktische und neurogene Schock. Die symptomatische Therapie besteht bei den meisten Schockformen im Volumenersatz, kombiniert mit vasopressorischen, inotropen und ggf. auch vasodilatierenden Katecholaminen. Der **kardiogene Schock** ist eine schwere Verlaufsform des akuten Herzversagens. Häufigste Ursachen sind Myokardinfarkt und dekompensierte chronische Herzinsuffizienz. Herzzeitvolumen und Perfusionsdruck können mit Dobutamin plus Noradrenalin gesteigert werden. Die **obstruktiven Schockformen** Lungenembolie, Herzbeuteltamponade und Spannungspneumothorax werden oft ebenfalls als Unterformen des kardiogenen Schocks aufgefasst. Meist ist hier nur eine kausale Therapie (Lyse, Perikardiozentese, Pleuradrainage) erfolgreich. Beim **hypovolämischen Schock** durch Blutung, Ileus oder Verbrennung liegt der therapeutische Schwerpunkt auf der Zufuhr von Vollelektrolytlösungen. Zu den **distributiven Schockformen** zählen septischer, anaphylaktischer und neurogener Schock. Therapeutisch sind stets Volumengabe und vasopressorisch wirkende Katecholamine indiziert. Beim **septischen Schock** muss zusätzlich so früh wie möglich die Antibiotikatherapie beginnen, und beim **anaphylaktischen Schock** ist eine hochdosierte Kortikoidgabe wichtig.



## 9.1 Überblick

**Definition.** Als Schock wird ein Versagen des kardiozirkulatorischen Systems bezeichnet, das mit einem kritischen Abfall der globalen Sauerstoffversorgung einhergeht. Oft liegt zusätzlich auch eine Sauerstoffverwertungsstörung vor, sodass der angebotene Sauerstoff nicht adäquat oxidativ verwertet werden kann. Der Sauerstoffbedarf der Organe kann nicht mehr vollständig gedeckt werden.

**Unter Schock versteht man ein durch Zirkulationsversagen hervorgerufenes Missverhältnis zwischen Sauerstoffangebot und Sauerstoffbedarf.**

**Pathophysiologie.** Eine verminderte Organdurchblutung führt zu hypoxischen Zellschäden. Daneben werden aus Zellen des Immunsystems (Makrophagen, Leukozyten) und anderen Zellen (Endothelzellen, Enterozyten) sog. Schockmediatoren (z. B. Zytokine, Sauerstoffradikale) freigesetzt, die eine generalisierte Entzündungsreaktion (»**Systemic Inflammatory Response Syndrome**«: **SIRS**;

▶ Abschn. 9.6) mit Membranschädigungen, Erhöhungen der kapillaren Permeabilität und Zellfunktionsstörungen bis zum Multiorganversagen in Gang setzen können.

**Symptome.** Typische klinische Zeichen eines Schocks sind:
- Blutdruckabfall
- Tachykardie (bei einigen kardiogenen Schockformen sowie terminal auch Bradykardie)
- blasse, kaltschweißige Haut (im hyperdynamen septischen Schock: rote, warme Haut)
- Bewusstseinsstörungen (Somnolenz, Verwirrtheit)
- verzögerte oder fehlende kapillare Reperfusion
- verminderte Urinproduktion.

**Kompensierter und dekompensierter Schock.** Sind die beschriebenen klinischen Symptome deutlich ausgeprägt und ist der Patient hypotensiv, so liegt ein voll entwickelter, **dekompensierter Schock** vor; meist wird hierfür ein willkürlicher Blutdruckgrenzwert von 90 mmHg systolisch festgelegt. Körpereigene Kompensationsmechanismen oder exogen zugeführte Katecholamine können jedoch über eine Vasokonstriktion den Blutdruck vorübergehend im normalen oder sogar erhöhten Bereich halten, dann spricht man vom **kompensierten Schock**. Eine ausreichende globale Organdurchblutung liegt jedoch auch hier nicht vor. Grundsätzlich gilt daher:

> **Eine Hypotension (< 90 mmHg systolisch) ist Zeichen eines voll entwickelten Schocks. Ein ausreichender Blutdruck ist jedoch nicht gleichbedeutend mit einer ausreichenden Durchblutung, es kann durchaus ein kompensierter Schockzustand vorliegen.**

**Laborchemische Zeichen** eines Schocks sind Azidose, ausgeprägtes Basendefizit (= negativer Base-Exzess) und Laktazidose (▶ Kap. 13.2.2). Diese Zeichen entwickeln sich innerhalb von Minuten bis Stunden, können jedoch zurzeit präklinisch nicht nachgewiesen werden, sondern frühestens in der Notaufnahme der Klinik.

**Ursachen und Terminologie.** Die prinzipiellen Ursachen eines Schocks sind Herzversagen (**kardiogener Schock**), Obstruktion der Blutbahn (**obstruktiver Schock),** Volumenmangel (**hypovolämischer Schock**) und unkontrollierte Vasodilatation (**distributiver Schock**, ◘ Abb. 9.1). Mehrere Ursachen können zusammenkommen, z. B. ein obstruktiver und hypovolämischer Schock beim schweren Thoraxtrauma mit Herzbeuteltamponade und hohem Blutverlust. Die Terminologie der einzelnen Schockformen ist jedoch nicht einheitlich. Im klinischen Alltag werden meist folgende Schockformen unterschieden: **kardiogener, hypovolä-**

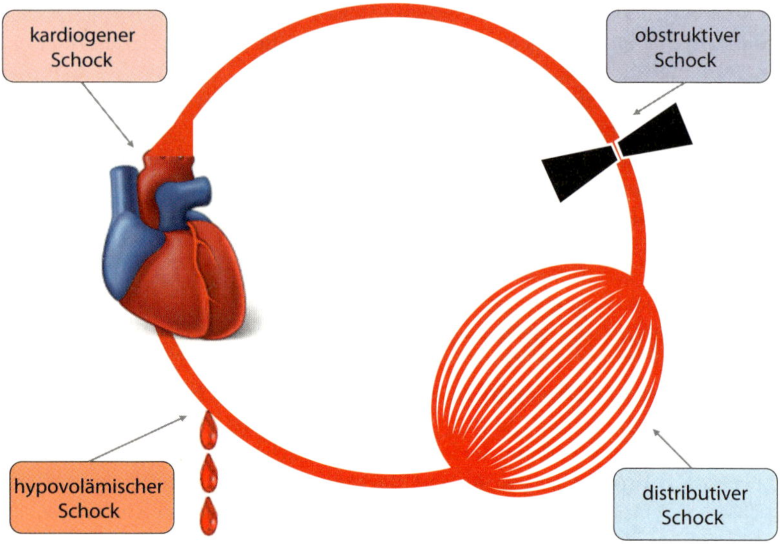


**Abb. 9.1** Pathophysiologisch orientierte Einteilung der Schockformen nach Weil. Wichtige Ursachen:

- **Kardiogener Schock**
  - Myokardinfarkt
  - Dekompensierte Herzinsuffizienz
  - Myokarditis
- **Obstruktiver Schock**
  - Lungenembolie
  - Herzbeuteltamponade
  - Spannungspneumothorax
- **Distributiver Schock**
  - Sepsis
  - Anaphylaxie
  - Neurotrauma
- **Hypovolämischer Schock**
  - Blutung
  - Ileus
  - Verbrennung

**mischer, anaphylaktischer, neurogener** und **septischer Schock.** Die 3 letztgenannten sind im Wesentlichen Unterformen des distributiven Schocks.

**Generelle Therapie.** Jede Schocktherapie hat die Beseitigung der Schockursache und die Wiederherstellung eines ausreichenden Blutflusses (Herzminutenvolumens), Sauerstoffangebots und Blutdrucks zum Ziel. Eine definitive kausale Therapie ist präklinisch meist nicht möglich, deshalb ist die Therapie oft nur symptomatisch. Obwohl letztlich der **Blutfluss** für die Organdurchblutung entscheidend ist, muss immer auch ein ausreichender **Blutdruck** aufgebaut werden, da Koronar- und Gehirndurchblutung entscheidend vom arteriellen Druck abhängen. Die Sauerstoffzufuhr als therapeutische Routinemaßnahme reicht zur adäquaten Oxygenierungsverbesserung oft nicht aus, da ein schwerer Schock über eine kritische Durchblutungsverminderung der Atemmuskulatur auch zum Ventilationsversagen führen kann. Dann muss intubiert und künstlich beatmet werden. Die mit jedem Schock einhergehende metabolische Azidose ist eher Symptom der Organschädigung als deren Ursache; ihre Therapie mit Puffersubstanzen hat keinen gesicherten Einfluss auf den Therapieerfolg.

**! Eine präklinische Blindpufferung der vermuteten Azidose ist nicht indiziert!**

## 9.2 Kardiogener und obstruktiver Schock

**Symptomatik.** Der kardiogene Schock ist eine schwere Verlaufsform des akuten Herzversagens (▶ Kap. 8.2.1). Klinische Zeichen sind: **Hypotension** und **Perfusionsstörungen** der Haut und Akren (blasse, kalte Haut und Extremitäten mit verminderter kapillärer Reperfusionszeit), ggf. kombiniert mit Zeichen eines Lungenödems: Rasselgeräusche über allen Lungenpartien, Atemnot, Tachypnoe, Orthopnoe, Zyanose. Gestaute Halsvenen sind klinische Zeichen zur differentialdiagnostischen Abgrenzung gegenüber dem hypovolämischen Schock mit niedrigem zentralen Venendruck und dementsprechend auch kollabierten Halsvenen:
- kardiogener Schock → Halsvenen meist gestaut
- hypovolämischer Schock → Halsvenen kollabiert.

**Ursachen.** Alle Ursachen eines akuten Herzversagens können auch einem kardiogenen Schock zugrunde liegen (▶ Kap. 8.2.1). Am häufigsten finden sich eine koronare Herzerkrankung oder chronische Herzinsuffizienz. Schwere Kontraktilitätsstörungen (akute Myokardinsuffizienz) oder Rhythmusstörungen führen zu einem unzureichenden Herzzeitvolumen, das oft in einen **tödlichen Circulus vitiosus** aus Gewebehypoxie und Myokardschaden mündet. Zum kardiogenen Schock werden oft auch die obstruktiven Schockformen gerechnet; hier ist das Myokard primär gesund, die Auswurfleistung wird jedoch durch die Obstruktion des Herzens oder der Lungenstrombahn stark beeinträchtigt, und das Myokard wird sekundär geschädigt. Der kardiogene Schock kann in eine der 3 Arten des Kreislaufstillstands übergehen, die somit gewissermaßen dessen Maximalvarianten darstellen:
- Kontraktilitätsstörungen → pulslose elektrische Aktivität, PEA
- bradykarde Rhythmusstörungen → Asystolie
- tachykarde Rhythmusstörungen → pulslose Kammertachykardie und Kammerflimmern (VF/VT).

Die Prognose ist schlecht (80–90 % Letalität), wenn die Ursache nicht beseitigt werden kann; wenn hingegen (wie es häufig der Fall ist) ein Myokardinfarkt zugrunde liegt und dieser mit Koronarintervention (PCI) behandelt wird, ist die Prognose deutlich besser: Die Letalität sinkt dann auf etwa 50 %.

**Therapie.** Die symptomatische Therapie ist bereits im Kap. 8.2.1 (Akutes Herzversagen) beschrieben. Präklinisch wichtig ist neben der Anxiolyse und respiratorischen Unterstützung in erster Linie die Gabe von Katecholaminen (► Kap. 6.4). Meist wird das überwiegend inotrop wirkende Dobutamin eingesetzt, das im dekompensierten Schock zur Blutdruckstabilisierung oft mit Noradrenalin kombiniert wird; für die kurze präklinische Phase kann auch Adrenalin gegeben werden. Es konnte bislang für kein spezifisches Katecholaminregime in der Akutphase gezeigt werden, dass es die Prognose verbessern kann; allerdings schnitt in einer großen intensivmedizinischen Studie gerade beim kardiogenen Schock Dopamin schlechter ab als Noradrenalin. Nitroglycerin und Diuretika tragen bei ausreichendem Blutdruck durch Vorlastsenkung zur Optimierung der myokardialen Funktion bei (► Kap. 6.5.2 und 8.2.1). Intubation und Beatmung sind im schweren Schock oft nicht zu umgehen.

**Herzrhythmusstörungen.** Ein vermindertes Herzzeitvolumen kann auch durch eine zu niedrige oder zu hohe Herzfrequenz hervorgerufen werden. Wenn möglich sollte die Grunderkrankung therapiert werden. Ansonsten werden symptomatisch Antiarrhythmika oder elektrische Therapieverfahren (Defibrillation, Kardioversion, Herzschrittmacher) angewendet (► Kap. 10).

**Obstruktiver Schock.** Lungenembolie (► Kap. 11.3) und Herzbeuteltamponade (► Kap. 18.6) können das Herzzeitvolumen durch Reduktion der Herzauswurfleistung erheblich reduzieren. Eine symptomatische Therapie ohne Beseitigung der Ursache ist in schweren Fällen wenig aussichtsreich. Bei Lungenembolie kann bereits präklinisch mit einer Lysetherapie begonnen werden. Bei hämodynamisch wirksamer Herzbeuteltamponade ist eine Punktionsentlastung des Perikards zu erwägen; diese ist allerdings laut ERC 2010 bei traumatischer Tamponade wenig erfolgversprechend, stattdessen soll eine zügige Notfallthoraktotomie erfolgen.

**Praktisches Vorgehen**

**Therapie des kardiogenen und obstruktiven Schocks**

- Spezifische Therapie der zugrunde liegenden Erkrankungen:
- Myokardinfarkt → Wiedereröffnung des obstruierten Koronarastes durch Lyse oder PCI

▼

- Überdosierung mit Kalziumantagonisten → Kalziumchlorid
- Lungenembolie → Lyse, ggf. operative Thrombektomie
- Herzbeuteltamponade → Perikardpunktion, Perikardiozentese (fraglich effektiv bei Trauma; besser: so schnell wie möglich Notfallthorakotomie)
- Sauerstoffzufuhr; bei persistierender Hypoxie oder im schweren Schock Intubation und Beatmung
- Flachlagerung bei sehr niedrigem Blutdruck (dekompensierter Schock), ansonsten Oberkörperhoch- oder sitzende Lagerung (kompensierter Schock)
- Therapie schwerer Rhythmusstörungen mit Antiarrhythmika (v. a. Amiodaron) und/oder elektrischer Kardioversion (► Kap. 10.4)
- Kreislauftherapie mit Katecholaminen, Vasodilatatoren und/oder Diuretika in Abhängigkeit vom Blutdruck, beispielsweise (modifiziert und vereinfacht nach ESC-Guidelines 2008):
  - systolischer Druck > 100 mmHg: Nitroglycerin, ggf. + Furosemid (bei Lungenödem); Levosimendan erwägen (in der Klinik)
  - systolischer Druck 90–100 mmHg: Nitroglycerin ± Dobutamin, ± Furosemid (bei Lungenödem)
  - systolischer Druck < 90 mmHg: Volumengabe (»fluid challenge« 250 ml) + Noradrenalin + Dobutamin

## 9.3 Hypovolämischer Schock

**Ätiologie und Pathophysiologie.** Ein Volumenmangelschock liegt vor, wenn das Herz aufgrund eines zu geringen intravasalen Volumens nicht in der Lage ist, ein ausreichendes Herzzeitvolumen aufzubauen. Man spricht vom hypovolämischen Schock, wenn Volumen aus dem Gefäßsystem verloren gegangen ist (**absoluter Volumenmangel**). Darüber hinaus können intravasale Volumenprobleme jedoch auch entstehen, wenn das Gefäßsystem für das vorhandene Volumen plötzlich zu groß wird (**relativer Volumenmangel**). Dies ist der Fall bei den distributiven Schockformen. Wird der hypovolämische Schock durch eine akute Blutung ausgelöst, so liegt ein **hämorrhagischer Schock** vor: dies ist die notfallmedizinisch wichtigste hypovolämische Schockform. Zusätzlich zur Hypovolämie/Blutung besteht oft noch eine Gewebetraumatisierung, die den Krankheitsverlauf erheblich erschweren kann. Dementsprechend werden mehrere Unterformen des hypovolämischen Schocks unterschieden (◘ Tab. 9.1).

**Tab. 9.1** Sonderformen des hypovolämischen Schocks (Terminologie der interdisziplinären DIVI-Arbeitsgruppe Schock 2005)

| Bezeichnung | Definition | Beispiele |
|---|---|---|
| Hypovolämischer Schock im engeren Sinne | Kritische Abnahme des zirkulierenden Plasmavolumens ohne akute Blutung | Exsikkose, Diarrhö, Erbrechen, Fieber, mangelnde Flüssigkeitszufuhr |
| Hämorrhagischer Schock | Akute Blutung ohne wesentliche Gewebeschädigung | Schnittverletzung einer Arterie |
| Traumatisch-hämorrhagischer Schock | Akute Blutung mit ausgedehnter Gewebeschädigung | Stumpfes Trauma, Polytrauma |
| Traumatisch-hypovolämischer Schock | Kritische Abnahme des zirkulierenden Plasmavolumens ohne akute Blutung mit ausgedehnter Gewebeschädigung | Großflächige Verbrennung |

**Hämorrhagischer Schock.** Der hämorrhagische Schock ist dadurch gekennzeichnet, dass neben einem Plasmaverlust auch zelluläre Blutbestandteile und Sauerstoffträger verloren gehen. Er kann traumatischer oder nichttraumatischer Genese sein (Tab. 9.2). Die Blutungen können nach außen oder nach innen ins Gewebe, in eine Körperhöhle (Schädel, Thorax oder Abdomen) oder in den Magen-Darm-Trakt erfolgen. Blutungen nach außen sind gut zu erkennen, Blutungen nach innen sind präklinisch oft nur zu vermuten.

**! Auch ohne sichtbares Blut kann ein schwerer hämorrhagischer Schock vorliegen!**

**Abschätzung des Blutverlusts – Schockindex.** Der Schockindex nach Allgöwer ist definiert als Quotient aus Herzfrequenz (HF) und systolischem Blutdruck:

$$\text{Schockindex} = \text{HF}_{\text{pro Minute}}/\text{RR}_{\text{syst [mmHg]}}$$

Er gibt einen gewissen, allerdings aufgrund der vielfältigen medikamentösen und nichtmedikamentösen Einflussmöglichkeiten auf Blutdruck und Herzfrequenz sehr ungenauen Anhalt für die Schwere des hypovolämischen Schocks. Der Nor-

**Tab. 9.2** Ursachen eines hämorrhagischen Schocks

| | |
|---|---|
| Traumatische Ursachen | Thoraxtrauma<br>Bauchtrauma<br>Beckentrauma<br>Extremitätenfrakturen<br>Gefäßverletzungen<br>Polytrauma |
| Nichttraumatische Ursachen | gastrointestinale Blutung<br>Gefäßarrosionen durch Tumoren<br>Ruptur eines Bauchaortenaneurysmas<br>Ruptur eines thorakalen Aortenaneurysmas<br>postpartale Blutungen<br>intraabdominelle Blutung durch Organruptur |

**Tab. 9.3** Abschätzung des Blutverlustes (nach American College of Surgeons 1989)

| | Grad I | Grad II | Grad III | Grad IV |
|---|---|---|---|---|
| Herzfrequenz | < 100 | > 100 | > 120 | > 140 |
| Blutdruck | normal | normal | niedrig | sehr niedrig |
| Puls | kräftig | schwach | schwach | fadenförmig |
| Atemfrequenz/min | 14–20 | 20–30 | 30–40 | > 35 |
| Kapillare Reperfusion | normal | verlängert | verlängert | verlängert |
| Bewusstsein | normal | ängstlich | ängstlich, verwirrt | verwirrt, lethargisch |
| Blutverlust | < 750 ml (15 %) | 750–1500 ml (15–30 %) | 1500–2000 ml (30–40 %) | 2000 ml (> 40 %) |

malwert liegt bei 60/120 = 0,5. Wird der Schockindex größer als 1, d. h. ist die Herzfrequenz (pro Minute) größer als der systolische Blutdruck (in mmHg), so deutet dies auf einen intravasalen Volumenverlust von mehr als 30 % hin (also bei Erwachsenen mehr als ca. 1500 ml). Eine bessere Abschätzung des Blutverlustes kann anhand der Beurteilung mehrerer Parameter erfolgen (Tab. 9.3).

**Therapie.** Zur Schocktherapie muss die Ursache des Volumenverlustes identifiziert und möglichst behoben werden (Kompression der Blutungsquelle). Die Sauerstoffzufuhr ist zwar keine kausale Therapie, kann jedoch bei gegebener Reduktion des Herzzeitvolumens und gegebenem Blutverlust den Sauerstoffgehalt des Blutes erhöhen und somit auch die Oxygenierung der Organe verbessern. Faustregel nach Zander: Durch Hyperoxie mit 100 % $O_2$-Atmung kann kurzfristig ein Hb-Defizit von 1,5 g/dl entsprechend einer Transfusion von 2 Erythrozytenkonzentraten ersetzt werden. Zur Vermeidung schockbedingter sekundärer Organschädigungen ist weiterhin eine Volumenersatztherapie indiziert, unterstützt durch Autotransfusion (Schocklagerung). Ziel ist zumeist die Anhebung des systolischen Blutdrucks auf 90–100 mmHg. Allerdings ist präklinisch beim unkontrollierten hämorrhagischen Schock ein zu starker Blutdruckanstieg zu vermeiden, da ansonsten die Blutung bis hin zum Ausbluten verstärkt und die Letalität schwerer Traumen (besonders penetrierender Thoraxtraumen) gesteigert werden kann (► Kap. 18.1). Katecholamine (Vasopressoren) können bei schweren hypovolämischen Schockzuständen begleitend zur Infusionstherapie indiziert sein, wenn durch Volumenzufuhr allein kein ausreichender Blutdruck erzielt werden kann. In der Klinik muss die Infusionstherapie ggf. durch chirurgische Maßnahmen und eine Transfusionstherapie ergänzt werden.

9

**Praktisches Vorgehen**

**Therapie des hypovolämischen Schocks**

- Schocklagerung
- Sauerstoffzufuhr; im schweren Schock Intubation und Beatmung
- Volumenersatztherapie
- beim hämorrhagischen Schock: Kompression und Kontrolle der Blutungsquelle, wenn möglich
- im schweren Schock ggf. zusätzlich Vasopressoren wie Noradrenalin oder Dopamin
- Analgesie mit Opioiden und/oder Ketamin

## 9.4 Anaphylaktischer Schock

**Ätiologie und Pathophysiologie.** Der anaphylaktische Schock gehört zu den distributiven Schockformen. Er ist die Maximalvariante einer Unverträglichkeitsreaktion auf Medikamente (z. B. Antibiotika, kolloidale Volumenersatzmittel, Röntgenkontrastmittel), tierische Gifte (vor allem Insektenstiche) oder Nahrungsmittel (Nüsse, Meeresfrüchte, Weizen). Zugrunde liegt eine unkontrollierte Freisetzung von Mediatoren wie Histamin und Leukotrienen aus Zellen des Immunsystems, die zu einer akuten Weitstellung der Gefäßperipherie und zu einer Erhöhung der kapillaren Permeabilität führt. Etwa die Hälfte aller anaphylaktischer Reaktionen sind echte allergische Reaktionen unter Beteiligung von IgE, deren Schwere weitgehend unabhängig von der Menge des Allergens ist. Der anderen Hälfte liegt eine nicht-allergische Freisetzung von Mediatoren zugrunde, deren Schwere wesentlich von der Menge des auslösenden Agens abhängt. Beide Formen sind anhand ihrer klinischen Symptome nicht zu unterscheiden. Früher wurden nicht-allergische anaphylaktische Reaktionen als »anaphylaktoid« bezeichnet (also »anaphylaktoider Schock«); dieser Begriff sollte jedoch nach aktueller terminologischer Empfehlung des ERC nicht mehr verwendet werden.

**Symptome.** Die klinischen Auswirkungen betreffen viele Organsysteme und entwickeln sich meist innerhalb weniger Minuten nach Allergenexposition:
- **Haut und Schleimhaut**: Erythem, Urtikaria, Ödem
- **Magen-Darm-Trakt**: Übelkeit, Erbrechen
- **Atmungssystem**: Bronchospastik, Hustenreiz, Glottisödem
- **Kreislauf**: Periphere Vasodilatation (Vasoplegie), Tachykardie, Hypotension.

Die kardiozirkulatorischen Veränderungen lassen sich weitgehend auch als **relativer Volumenmangelschock** beschreiben: Das Gefäßsystem ist für das vorhandene Volumen plötzlich zu groß geworden. **Die anaphylaktische Reaktion** wird üblicherweise in 4 Stadien eingeteilt, die rasch ineinander übergehen, aber auch auf jeder Stufe spontan zum Stillstand kommen können (◘ Tab. 9.4). Stadium III entspricht dem anaphylaktischen Schock.

**Prognose.** Die Letalität einer anaphylaktischen Reaktion beträgt etwa 1%. Schwere und tödliche Verläufe entwickeln sich meist sehr schnell nach Allergenkontakt: innerhalb von 5 min nach i. v.-Gabe, ca. 10–15 min nach Insektenstichen und etwa ½ h nach Nahrungsmittelaufnahme. Todesfälle sind nach mehr als 6 h nicht mehr zu erwarten.

**Therapie.** Wenn immer möglich, muss sofort die Allergenexposition beendet werden (bei Insektenstichen sollen sämtliche Insektenteile, die sich evtl. noch in der Einstichstelle befinden, entfernt werden). Mit Antihistaminika ($H_1$- und $H_2$-Rezeptorenblocker) und hochdosierten Kortikosteroiden soll die anaphylaktische Reaktion begrenzt werden. Die schweregradabhängigen therapeutischen Maßnahmen sind in ◘ Tab. 9.4 zusammengefasst. Eine besonders wichtige Rolle in der Akuttherapie des anaphylaktischen Schocks spielen die Volumentherapie und die frühzeitige Gabe von Adrenalin.

**Tab. 9.4** Anaphylaktische Reaktion – Stadien und Therapie

| Stadium | Symptome | Maßnahmen |
|---|---|---|
| I | Ödeme<br>Erythem<br>Juckreiz | Stoppen der Allergenexposition<br>Antihistaminika, z. B. Clemastin 2–4 mg i. v. plus Cimetidin 200–400 mg oder 50 mg Ranitidin i. v. |
| II | Übelkeit<br>Erbrechen<br>Tachykardie<br>Blutdruckabfall<br>Atemnot<br>Beginnende Bronchospastik | Sauerstoffzufuhr<br>Infusionstherapie, z. B. RL 500–2000 ml i. v.<br>Kortikoide, z. B. Methylprednisolon 250 mg i. v.<br>bei Bronchospastik: inhalative $\beta_2$-Mimetika, z. B. Fenoterol 2 Hübe repetitiv p. i. |
| III | Schock<br>schwere Bronchospastik<br>Bewusstlosigkeit | Infusionstherapie (z. B. RL 500–2000 ml oder auch deutlich mehr)<br>Adrenalin 0,5 mg i. m. oder 0,05–0,1 mg repetitiv im Abstand von 1–3 min i. v.<br>Kortikoide in hoher Dosis, z. B. Methylprednisolon 1000 mg i. v.<br>bei schwerer Ateminsuffizienz und Bewusstlosigkeit: Intubation und Beatmung |
| IV | Kreislauf- und Atemstillstand | CPR |

Die Maßnahmen bei fortgeschrittenen Stadien bauen auf den Maßnahmen bei leichteren Stadien auf.



**Volumentherapie.** Oft sind rasch große Mangen Volumen erforderlich, um das Gefäßsystem des Patienten wieder aufzufüllen und die kapilläre Leckage zu kompensieren. Beim Kind werden zunächst 20 ml/kg empfohlen, beim Erwachsenen 500–1000 ml als Initialgabe; oft sind viele Liter erforderlich. Es gibt keinen Beleg dafür, dass Kolloide den Kristalloiden überlegen sind.

**Adrenalin.** Aufgrund seiner vasokonstriktiven, bronchodilatierenden und abschwellenden Eigenschaften ist Adrenalin das wichtigste Katecholamin im anaphylaktischen Schock. Viele Allergiker tragen daher auch Adrenalin-Notfall-Fertigspritzen mit sich. Adrenalin i. v. kann jedoch auch schwerwiegende Folgen haben (hypertensive Krise, Myokardinfarkt). Die i. m. Gabe gilt dagegen als sicher und dennoch effektiv. Daher wird vom ERC bei allen Patienten mit klinischen Zeichen eines Schocks, Schwellungen der Luftwege oder Atemschwierigkeiten empfohlen:

- Erwachsene 0,5 mg Adrenalin i. m.
- Schulkinder 0,3 mg Adrenalin i. m.
- Säuglinge und Kleinkinder 0,15 mg Adrenalin i. m.

Im schweren Schock und durch Notfallmediziner, die im Umgang mit Katecholaminen geübt sind, ist jedoch auch die (vorsichtige!) i. v.-Gabe indiziert. Dosierungsanhalt für die Initialdosis (ggf. wiederholt nach einigen Minuten):

- Erwachsene 50 µg Adrenalin i. v. = 5 ml 1:100.000
- Kinder 1 µg/kg Adrenalin i. v. = 1 ml 1:100.000 pro 10 kg

#### ▪▪▪ Hintegrundinformation

Adrenalin liegt normalerweise in der Verdünnung 1:1.000 vor: 1 Ampulle = 1 ml = 1 mg. Für eine feinere Dosierung zur i. v.-Bolustherapie des Schocks soll es auf 1:100.000 verdünnt werden; dazu wird 1 Amp. Adrenalin in 100 ml NaCl 0,9 % gegeben; die dann entstandene Lösung enthält in 1 ml = 10 µg. Zur Reanimation hingegen (also auch im Stadium IV des anaphylaktischen Schocks) wird die Verdünnung 1:10.000 empfohlen, d. h. 1 mg Adrenalin auf 10 ml Kochsalz; hiervon sind dann beim Erwachsenen Boli von 10 ml alle 3–5 min indiziert (▶ Kap. 7).

#### Aus der Notarztpraxis

Während eines Grillfestes an einem heißen Sommertag wird ein 30-jähriger Gast von einem Insekt, vermutlich einer Wespe, in die Schulter gestochen. Nach einer Weile wird ihm etwas komisch zumute, er wird blass und muss sich hinlegen. Die anderen Partygäste sind beunruhigt und rufen den Notarzt. Dieser trifft einen wachen, hypotensiven, tachykarden Patienten an: Blutdruck 80 mmHg systolisch, Herzfrequenz 140/min. Der Notarzt vermutet einen anaphylaktischen Schock und legt einen venösen Zugang. Noch während dieses Vorgangs wird der Patient plötzlich bewusstlos. Er entwickelt zudem einen generalisierten rötlichen Ausschlag am ganzen Körper. Der Notarzt lässt die Beine anheben, infundiert insgesamt 1000 ml Ringerlösung und 1000 ml HAES und injiziert 2 × 0,1 mg Adrenalin, 250 mg Methylprednisolon und 5 mg Clemastin i. v. Der Patient kommt rasch wieder zu sich und wird mit stabilen Vitalfunktionen in die Klinik transportiert.

**Praktisches Vorgehen**

**Therapie des anaphylaktischen Schocks**

- Unterbrechung der Exposition des auslösenden Agens
- Atemwegssicherung, Sauerstoffzufuhr, ggf. Intubation und Beatmung
- Schocklagerung
- ausreichende Infusionstherapie mit Volumenersatzlösungen.
- Adrenalin (i. m. oder im schweren Schock i. v.) bis zum Verschwinden von Hypotension und Bronchospastik
- hochdosiert Glukokortikosteroide wie Methylprednisolon und evtl. zusätzlich Antihistaminika (deren zusätzlicher Nutzen im Schock nicht belegt ist)

## 9.5 Neurogener Schock



**Pathophysiologie.** Schwere Traumen oder akute Erkrankungen des zentralen Nervensystems (Gehirn, Rückenmark) können über Störungen der peripheren Vasomotion aufgrund einer Imbalance zwischen sympathischer und parasympathischer Regulation zum Schock führen. Ähnlich wie beim anaphylaktischen Schock kommt es zum akuten, relativen Volumenmangel. Daher wird auch der neurogene Schock als Sonderform eines distributiven Schocks aufgefasst. Hinzu kommt offenbar bei schweren zerebralen Läsionen oft eine negativ inotrope Wirkung auf das Myokard und eventuell auch die Induktion eines sog. neurogenen Lungenödems.

**Symptomatik.** Ein neurogener Schock zeichnet sich durch folgende Symptomkonstellation aus: Plötzlicher Blutdruckabfall mit Bradykardie (im Gegensatz zu den meisten anderen Schockformen), blasse, warme, trockene Haut und neurologische Ausfälle entsprechend der Schädigungsebene des ZNS. Der Begriff des »spinalen Schocks« bezieht sich übrigens nicht auf die kardiozirkulatorischen Veränderungen, sondern wurde geprägt für die akut auftretenden neurologischen Veränderungen nach Rückenmarktrauma wie Paresen, schlaffe Paresen, Areflexie und Sensibilitätsverlust.

**Therapie.** Die Therapie des neurogenen Schocks besteht in der sofortigen Gabe von Volumen und Vasopressoren (Adrenalin, Noradrenalin ± Dobutamin, in leichteren Fällen reicht auch Akrinor). Bei Traumen oder Erkrankungen des ZNS ist die ausreichende Anhebung des Blutdrucks ($RR_{syst}$ um 140 mmHg) zur adäquaten Perfusion besonders wichtig. Natürlich muss parallel zur kardiozirkulatorischen Therapie die neurologische Grunderkrankung diagnostiziert und behandelt werden. Beim Rückenmarktrauma ist der Einsatz von hochdosierten Glukokortikosteroiden zu erwägen (Methylprednisolon; ▶ Kap. 18.5).

**Praktisches Vorgehen**

**Therapie des neurogenen Schocks**
- Infusionstherapie mit Volumenersatzlösungen
- zusätzlich Akrinor oder andere Vasopressoren bis zum Verschwinden der Hypotension
- Atemwegssicherung, Sauerstoffzufuhr, ggf. Intubation und Beatmung
- Therapie der neurologischen Grunderkrankung

## 9.6 SIRS, Sepsis und septischer Schock

**Sepsis und SIRS.** Unter Sepsis versteht man die Entzündungsreaktion des Körpers auf Mikroorganismen oder deren Toxine (meist Bakterien, seltener auch Pilze oder Viren). Klinisch entwickelt sich ein sog. **Systemic Inflammatory Response Syndrome** (**SIRS**). Dieses kann außerdem durch nichtinfektiöse Ursachen wie schwere Pankreatitis, Polytrauma, Verbrennung oder andere Schockformen ausgelöst werden. Die **Sepsis** ist somit eine **infektiöse Sonderform** des **SIRS**, die sich klinisch nicht von einem SIRS anderer Ursache unterscheidet. SIRS und Sepsis können in schweren Fällen durch unkontrollierte Aktivierung verschiedenster Mediatoren zum Schock führen. Folgende Pathomechanismen sind daran beteiligt:
- periphere Vasodilatation (Vasoplegie)
- Extravasation von Flüssigkeit aus den entzündeten Kapillaren (Volumenverlust)
- Störung der myokardialen Kontraktilität.

Da die periphere Vasodilatation dominiert, wird der septische Schock den distributiven Schockformen zugerechnet, allerdings spielen auch hypovolämische und kardiogene Beeinträchtigungen der Zirkulation eine Rolle. Der septische Schock ist eines der wichtigsten intensivmedizinischen Krankheitsbilder, spielt aber in der Notfallmedizin eine geringere Rolle. Die Letalität ist immer noch sehr hoch und liegt um 50 %.

**Diagnosekriterien.** Ein SIRS wird definitionsgemäß diagnostiziert bei Vorliegen von mindestens 2 der folgenden Kriterien:

- Fieber (≥ 38°C) oder Hypothermie (≤ 36°C)
- Tachykardie: Herzfrequenz ≥ 90/min
- Tachypnoe (Frequenz ≥ 20/min) oder Hyperventilation ($paCO_2$ ≤ 33 mmHg)
- Leukozytose (≥ 12.000/ml) oder Leukopenie (≤ 4000/ml) oder ≥ 10 % unreife Neutrophile

Von **Sepsis** spricht man dann, wenn die Ursache das SIRS eine Infektion ist. Eine **schwere Sepsis** liegt vor, wenn mindestens eine Organdysfunktion nachzuweisen ist, z. B.:

- akute Enzephalopathie: eingeschränkte Vigilanz, Desorientiertheit, Unruhe, Delirium
- Thrombozytopenie: Thrombozytenabfall auf unter 100.000/ml
- arterielle Hypoxämie: $paO_2$ ≤ 75 mmHg unter Raumluft
- renale Dysfunktion: Diurese von ≤ 0,5 ml/kg/h
- metabolische Azidose: Base Excess ≤ 5 mmol/l



Fällt der Blutdruck zusätzlich trotz Volumentherapie auf unter 90 mmHg systolisch und müssen Vasopressoren eingesetzt werden, um ihn zu stabilisieren, so liegt ein **septischer Schock** vor.

> **Sepsis = SIRS aufgrund einer Infektion**
> **Schwere Sepsis = Sepsis plus akute Organdysfunktion**
> **Septischer Schock = Sepsis plus Hypotonie trotz Volumengabe**

**Hyperdynamer und hypodynamer Schock.** Der septische Schock tritt in 2 klinischen Ausprägungen auf:

- **Hyperdynamer Schock** (»warmer Schock«; »roter Schock«): Der hyperdyname Schock unterscheidet sich klinisch erheblich von anderen Schockformen. Die Patienten sind tachykard und hypotensiv, jedoch häufig mit gut durchbluteter, warmer Haut und – sofern in der Klink gemessen – erhöhtem Herzzeitvolumen (präklinisches Zeichen: normale kapillare Reperfusionszeit). Voraussetzung für einen hyperdynamen Schock sind eine ausreichende Volumenfüllung des Gefäßsystems und eine ausreichende Herzfunktion. Ohne adäquate Volumentherapie oder bei schwerer Herzinsuffizienz kann eine hyperdyname Kreislaufsituation nicht lange aufrechterhalten werden.
- **Hypodynamer Schock** (»kalter Schock«; »weißer Schock«): Ohne Volumensubstitution oder bei mangelnden körpereigenen Kompensationsmechanismen entwickelt sich der prognostisch erheblich ungünstigere hypodyname

Schock mit niedrigem Herzzeitvolumen und blasser, kalter Haut. Die Letalität des hypodynamen Schocks ist sehr hoch.

**Der septische Schock verläuft heute in der Klinik unter adäquater Therapie zunächst meist als hyperdynamer Schock.**

**Präklinische Therapie.** Die allgemeine notfallmedizinische Therapie besteht vor allem in der Aufrechterhaltung eines ausreichenden arteriellen Drucks durch Volumentherapie und vasopressorische Katecholamine. Im schweren Schock sind aufgrund der ausgeprägten Vasoplegie und mikrovaskulären Permeabilitätsstörung oft große Mengen an Volumenersatzlösungen und hohe Katecholamindosen notwendig. Dabei haben Kolloide keine sicheren Vorteile gegenüber Kristalloiden; HAES verschlechtert offenbar (auf der Intensivstation) sogar die Prognose. Als Katecholamin wird heute intensivmedizinisch überwiegend Noradrenalin eingesetzt, wenn nicht vorhanden kann initial auch Adrenalin gegeben werden.

**Therapie in der Klinik.** Die Initialtherapie hat besonders im septischen Schock entscheidenden Einfluss auf die Prognose des Patienten. Entscheidend ist offenbar vor allem die möglichst frühzeitige Antibiotikagabe. Diese muss zunächst ohne Kenntnis des auslösenden Erregers erfolgen, d. h. als sog. **kalkulierte Interventionstherapie**. Die Basis hierfür bilden nach den Empfehlungen der Deutschen Sepsis Gesellschaft 2010 die Breitspektrum-β-Laktamantibiotika: Penicilline (z. B. Piperacillin/Tazobactam), Cephalosporine (z. B. Cefepim) oder Carbapeneme (z. B. Meropenem). Im Schock ist die Kombinationstherapie mit einem geeigneten Nicht-β-Laktamantibiotikum möglicherweise effektiver als eine Monotherapie. Geeignete Kombinationspartner sind Aminoglykoside (z. B. Gentamicin), Chinolone (z. B. Ciprofloxacin) oder Fosfomycin. Erfolgt die erste Antibiotikagabe bereits in der ersten Stunde nach Beginn des septischen Schocks, so lässt sich dessen Letalität auf etwa 20% senken; pro Stunde Verzögerung nimmt die Letalität dann um 7–8 % zu. Neben der Antibiotikatherapie ist die frühe hämodynamisch Stabilisierung wichtig: Zur genaueren Steuerung hat sich dabei die **zentralvenöse Sättigung** ($scvO_2$) etabliert, d. h. die in einer aus einem zentralen Venenkatheter gewonnenen Blutprobe gemessene Sauerstoffsättigung (Normwert: 70–75 %). Ziel der frühen hämodynamischen Therapie ist eine $scvO_2$ > 70 % (sog. »**Early Goal Directed Therapy**«).

**Praktisches Vorgehen**

**Therapie des septischen Schocks**

- Infusionstherapie mit Kristalloiden (oft sind im schweren Schock initial mehrere Liter erforderlich)
- Vasopressoren, v. a. Noradrenalin ± Dobutamin
- Atemwegssicherung, Sauerstoffzufuhr, ggf. Intubation und Beatmung.
- **Zusätzliche Therapie in der Klinik:**
- Breitspektrum-β-Laktamantibiotika (nach Abnahmen von 1–2 Blutkulturen) innerhalb der ersten Stunde nach Aufnahme; z. B. 1 g Meropenem (Tagesdosis: 3×1 g/Tag i. v.), ggf. kombiniert mit Ciprofloxacin 400 mg (Tagesdosis 3×400 mg)
- Volumentherapie (Anhalt: 1000–2000 ml RL rasch i. v.), ggf. + Dobutamin (Anhalt: 5–10 µg/kg/min), ggf. + Transfusionstherapie (»Early Goal Directed Therapy«)
- zügige chirurgische Herdsanierung, wenn möglich
- evtl. aktiviertes Protein C (APC, Drotrecogin) 24 µg/kg/h über 96 h

# Herzrhythmusstörungen

## Lerninhalte

**Tachykardien** werden für akutmedizinische Zwecke zunächst danach eingeteilt, ob der Patient pulslos, instabil oder stabil ist. Bewusstlose Patienten ohne Puls müssen sofort defibrilliert und reanimiert werden. Zeichen für Instabilität sind Schock, Synkope, Myokardischämie und Herzversagen. Tachykarde Patienten mit diesen Symptomen sollen zügig elektrisch kardiovertiert und ggf. zusätzlich mit Amiodaron behandelt werden. Bei stabilen Patienten ist für die weitere Therapie zwischen Tachykardien mit schmalem und breitem QRS-Komplex zu unterscheiden, und bei jeder Gruppe wiederum zwischen regelmäßigen und unregelmäßigen Formen. **Tachykardien mit schmalem Kammerkomplex** sind supraventrikulären Ursprungs; die wichtigsten regelmäßigen Formen sind die paroxysmalen AV-Knoten-Re-entry-Tachykardien, die wichtigste unregelmäßige Form ist die Tachyarrhythmia absoluta bei Vorhofflimmern. Bei regelmäßigen Formen sind zunächst Vagusstimulationsmanöver und Adenosin angezeigt. Ansonsten können supraventrikuläre Tachykardien meist mit β-Blockern, Verapamil oder Digoxin gebremst werden; in schweren Fällen ist Amiodaron indiziert. **Tachykardien mit breiten Kammerkomplexen** sind meist ventrikulären Ursprungs, aber sie können sich auch als supraventrikuläre Tachykardien mit Schenkelblockierung herausstellen. Im Zweifelsfall werden sie wie ventrikuläre Tachykardien behandelt: mit Amiodaron und/oder Kardioversion. Unregelmäßige ventrikuläre Tachykardien sind meist Torsades de pointes, hier ist Magnesium indiziert. Grundsätzlich gilt: Das heute wichtigste Antiarrhythmikum ist Amiodaron, aber noch effektiver ist bei instabilen Patienten die Elektrokardioversion. Schwere **Bradykardien** beruhen meist auf einem höhergradigen AV-Block. Therapeutisch werden hauptsächlich Atropin oder Adrenalin, in therapierefraktären Fällen auch eine externe Schrittmacherstimulation eingesetzt.

## 10.1 Übersicht

**Ursachen.** Rhythmusstörungen sind häufige Symptome vieler kardialer oder nichtkardialer Erkrankungen:

- **kardial**: koronare Herzerkrankung, Kardiomyopathie, Herzkontusion, strukturelle Anomalien (pathologische Erregungsleitungsbündel), Herzklappenerkrankungen, Herzmuskelentzündung.
- **extrakardial**: Hypoxie, Elektrolytstörungen (besonders Hypo- oder Hyperkaliämie), Störungen des Säure-Basen-Haushalts (Azidose), endokrinologische Erkrankungen (Hyperthyreose, Phäochromozytom), Drogen und Medikamente, inkl. Antiarrhythmika.

Die häufigste Ursache für akute bedrohliche Rhythmusstörungen ist eine koronare (ischämische) Herzerkrankung. Oft treten ernsthafte Rhythmusstörungen in der ersten Zeit nach einer Reanimation auf, oder sie gehen dieser unmittelbar voraus.

**Einteilung.** Rhythmusstörungen können nach unterschiedlichen Aspekten eingeteilt werden.

- nach der **Herzfrequenz:** tachykarde, bradykarde oder normfrequente Rhythmusstörung
- nach den **hämodynamischen Auswirkungen:** Rhythmusstörung mit stabiler oder instabiler Hämodynamik
- nach der **Breite des QRS-Komplexes:** Rhythmusstörung mit engen oder breiten QRS-Komplexen (= Kammerkomplexen)
- nach der **Art der Rhythmusstörung:** Erregungsbildungs- oder Erregungsleitungsstörung
- nach dem **Ursprung der Erregungsbildung:** supraventrikuläre Rhythmusstörung (Erregungsbildungszentrum liegt im Vorhof- oder AV-Knoten-Bereich) oder ventrikuläre Rhythmusstörung (Erregungsbildungszentrum liegt in einer Herzkammer).

Eine genaue Beurteilung kann nur anhand eines 12-Kanal-EKGs erfolgen.

**Tachykarde und bradykarde Rhythmusstörungen.** Eine **Tachykardie** liegt beim Erwachsenen definitionsgemäß vor bei einer Herzfrequenz über 90/min, eine **Bradykardie** bei unter 60/min. Allerdings entstehen schwerwiegende Symptome durch eine Tachykardie meist erst bei einer Frequenz über 150/min, und auf der anderen Seite gibt es viele Menschen, die in Ruhe Herzfrequenzen unter 60/min haben, die nicht behandlungsbedürftig sind. Man spricht daher von **ausgeprägter Tachykardie** ab einer Herzfrequenz von 150/min, und von **ausgeprägter** oder **absoluter Bradykardie** bei einer Herzfrequenz von unter 40/min; ausgeprägte Tachykardien und Bradykardien sind meist schon präklinisch behandlungsbedürftig.

**Extrasystolen.** Vorzeitig einfallende Kammeraktionen supraventrikulären oder ventrikulären Ursprungs sind präklinisch nicht therapiebedürftig, können jedoch Hinweis auf eine ernsthafte kardiale Erkrankung und in manchen Fällen Auslöser schwerer Tachykardien sein.

- **Supraventrikuläre Extrasystolen** haben in der Regel einen engen Kammerkomplex, der meist genau so aussieht wie ein regulärer QRS-Komplex.
- **Ventrikuläre Extrasystolen** sind stets breit und sehen meist ganz anders aus als die regulären Herzaktionen.

**Herzfrequenz und Pulsfrequenz.** Die Herzfrequenz ist nicht unbedingt identisch mit der Pulsfrequenz. Besonders bei Tachyarrhythmia absoluta und bei unmittelbar auf eine normale Kammeraktion folgenden Extrasystolen (z. B. Bigeminus) erzeugt oft nicht jede elektrische Kammeraktion einen Puls, da die Kammerfüllung und somit der Herzauswurf bei sehr rasch aufeinander folgenden Herzaktionen zu gering ist. Ist die Pulsfrequenz niedriger als die Herzfrequenz, so spricht man von **Pulsdefizit**. Wenn sich Kammerkomplexe und somit eine Herzfrequenz elektrokardiographisch nachweisen lassen, ohne dass überhaupt ein Puls tastbar ist, so spricht man von pulsloser elektrischer Aktivität (PEA). Klinisch liegt dann ein Kreislaufstillstand vor.

## 10.2 Tachykarde Herzrhythmusstörungen



**Pathophysiologie.** Tachykarde Rhythmusstörungen führen zu einem erhöhten myokardialen Sauerstoffverbrauch bei gleichzeitig verminderter myokardialer Durchblutung. Einige Tachykardieformen treten anfallartig auf und sind nach Minuten bis Tagen selbstlimitierend. Diese werden als **paroxysmale Tachykardien** bezeichnet. Andere Rhythmusstörungen können unbehandelt über lange Zeit bestehen: **anhaltende Tachykardien**.

Die **Folgen** schwerer tachykarder Rhythmusstörungen können sein:

- vermindertes Herzzeitvolumen und **Hypotension**
- **Herzinsuffizienz**, Lungenödem und kardiogener Schock
- **Myokardischämie**
- **SADS (Sudden Adult Death Syndrome**) durch Kammerflimmern oder pulslose Kammertachykardie (VF/VT); dies ist die häufigste Ursache für den plötzlichen Herztod im Erwachsenenalter und stellt gewissermaßen die Extremform tachykarder Rhythmusstörungen dar.

**Symptome.** Je nach Ausprägung der kardiozirkulatorischen Beeinträchtigung entwickeln sich folgende Symptome:

- **Herzklopfen** (Palpitationen), das vom Patienten oft als bedrohlich empfunden wird, lässt aber keinen Hinweis auf die Schwere der tatsächlichen Vitalbedrohung zu.
- **Dyspnoe** als Folge einer durch die Rhythmusstörungen ausgelösten Linksherzinsuffizienz signalisiert bereits ein höheres Maß an Gefährdung.
- **Brustschmerzen** und **pektanginöse Beschwerden** werden angegeben, wenn die Rhythmusstörungen zur Myokardischämie führen. Das ist ernstes Zeichen und erfordert eine rasche therapeutische Intervention.

- **Schwindel, Hautblässe** und **verlängerte kapilläre Reperfusionszeit** sind Zeichen der Hypotension, Zentralisation und Organminderperfusion; ein unverzüglicher Therapiebeginn ist indiziert.
- **Bewusstlosigkeit, Atemstillstand und Pulslosigkeit** als Folge von Herzrhythmusstörungen erfordern den sofortigen Beginn kardiopulmonaler Reanimationsmaßnahmen.

**Ursachen.** Tachykarde Rhythmusstörungen beruhen im Wesentlichen auf zwei Mechanismen:
- **Re-entry.** Es bildet sich eine kreisende Erregung innerhalb des Vorhofs (Sinus- oder Vorhoftachykardien), innerhalb der Kammer (ventrikuläre Tachykardie) oder zwischen Vorhof und Kammer (AV-Re-entry-Tachykardien).
- **Erhöhte Automatie** (spontane Depolarisationsfrequenz) eines Erregungsbildungszentrums in Vorhof, AV-Knoten oder Kammer.

**Supraventrikuläre und ventrikuläre Rhythmusstörungen.** Bei supraventrikulären Rhythmusstörungen liegt das Erregungsbildungszentrum im Vorhof oder im Bereich des AV-Knotens, bei ventrikulären Rhythmusstörungen liegt es in einer Kammer. Eine ventrikuläre Rhythmusstörung zeichnet sich im EKG stets durch einen deutlich verbreiterten Kammerkomplex aus. Bei supraventrikulären Rhythmusstörungen ist der Kammerkomplex hingegen meist normal (also schmal; QRS $< 0{,}12$ s). Es kann jedoch bei Blockierung einer intraventrikulären Leitungsbahn (bei Tachykardien meist Rechtsschenkelblock) auch ein breiter Kammerkomplex vorliegen (QRS $\geq 0{,}12$ s):
- ventrikuläre Rhythmusstörung → breite Kammerkomplexe
- supraventrikuläre Rhythmusstörung ohne Schenkelblock → schmale Kammerkomplexe
- supraventrikuläre Rhythmusstörung mit Schenkelblock → breite Kammerkomplexe

Im Kindesalter gelten andere Grenzwerte für die Unterscheidung »breiter/schmaler QRS-Komplex«: Breite Komplexe liegen hier vor bei QRS $> 0{,}08$ s (laut ERC) bzw. $> 0{,}09$ s (laut AHA). Die genaue Identifizierung des Rhythmusursprungs ist bei tachykarden Rhythmusstörungen mit breiten Kammerkomplexen schwierig und mit präklinisch vorhandenen Mitteln oft nicht möglich. Zwar sind Patienten mit supraventrikulärer Tachykardie häufig kreislaufstabiler als Patienten mit einer ventrikulären Tachykardie gleicher Frequenz; dies trifft aber nicht immer zu. Insgesamt gehen ventrikuläre Rhythmusstörungen jedoch mit einer höheren Vitalbedrohung (v. a. Entwicklung einer VF/VT) einher als supraventrikuläre.

**Tachykardien mit breiten Kammerkomplexen werden akutmedizinisch im Zweifelsfall so behandelt, als ob eine ventrikuläre Tachykardie vorliegt.**

**Reaktive und kompensatorische Tachykardie.** Von den pathologischen Tachykardien ist die **reaktive Sinustachykardie** abzugrenzen, die bei Angst, Schmerz oder Aufregung auftreten kann. Behandelt wird sie am besten mit Analgetika und/oder Sedativa. Eine **kompensatorische Sinustachykardie** tritt bei Anstrengung, Volumenmangelschock oder akuter Rechtsherzbelastung (z. B. Lungenembolie) auf; hier kann die Gabe »bremsender« Antiarrhythmika deletäre Wirkungen haben.

**Eine Therapie der kompensatorischen Tachykardie mit Antiarrhythmika ist kontraindiziert!**

**Therapie.** Es gibt drei verschiedene präklinische Therapiemöglichkeiten tachykarder Rhythmusstörungen: Vagusstimulation, medikamentöse Therapie mit Antiarrhythmika und elektrische Kardioversion; letztere ist meist die effektivste Maßnahme. Sie ist jedoch schmerzhaft und erfordert (sofern der Patient nicht bereits bewusstlos ist) stets eine Kurznarkose. Die Kardioversion ist in ► Kap. 7.3.6 beschrieben. Außerdem gilt grundsätzlich (allerdings ist dies meist erst in der Klinik möglich):

**Wenn immer möglich soll zudem die zugrunde liegende Erkrankung (Elektrolytstörung, myokardiale Ischämie) kausal behandelt werden.**

**Vagusstimulation.** Eine Vagusstimulation ist indiziert bei regelmäßigen Tachykardien mit engen Kammerkomplexen. So lassen sich etwa ¼ aller paroxysmalen supraventrikulären Tachykardien terminieren. Der N. vagus kann durch viele Maßnahmen stimuliert werden. Am bekanntesten ist die Karotis-Sinus-Massage; hierbei wird der N. vagus durch einen dosierten, 5 s dauernden submandibulären Druck auf die A. carotis im Bereich der Karotisgabel stimuliert. Aber Vorsicht: Durch zu starke und zu lange Kompression der A. carotis können zerebrale Ischämien ausgelöst werden; besteht der Verdacht auf eine Karotisstenose, so darf keine Karotis-Sinus-Massage durchgeführt werden. Alternative Vagusstimulationsmanöver sind z. B. Trinken eiskalten Wassers oder Durchführung des sog. **Valsalva-Manövers**: Pressen gegen die geschlossene Stimmritze oder Mundöffnung. Das ERC empfiehlt hierfür folgendes Vorgehen: Mann fordere den Patienten ohne lange Erklärungen auf, kräftig in eine 20-ml-Spritze zu blasen, um den Spritzenkolben zurückzutreiben; dabei baut sich schlagartig ein hoher intrathorakaler Druck auf, der eine Vagusstimulation mit sich bringt.

**Medikamentöse Therapie.** Folgende Antiarrhythmika bzw. Antiarrhythmikagruppen haben akutmedizinische Bedeutung:

- **Amiodaron** ist das wichtigste Notfallantiarrhythmikum. Es hat einen komplexen Wirkmechanismus auf Natrium-, Kalium und Kalzium-Kanäle und verfügt zudem über α- und β-blockierende Wirkungen (sog. Klasse-III-Antiarrhythmikum). Amiodaron ist wirksam bei den meisten Formen einer supraventrikulären Tachykardie (SVT) und ventrikulären Tachykardie (VT) und ist außerdem indiziert bei therapierefraktärem Kammerflimmern (zusätzlich zur CPR/Defibrillation; ▶ Kap. 7). Die Beeinträchtigung der myokardialen Kontraktilität ist gering.
- **Adenosin** bewirkt eine transiente, wenige Sekunden dauernde AV-Blockierung und kann kreisende Erregungen unterbrechen. Die Halbwertzeit beträgt 10–15 s; es muss daher als Bolus (so schnell wie möglich) injiziert werden. Adenosin ist indiziert bei regelmäßiger SVT bzw. regelmäßiger Tachykardie mit schmalen Kammerkomplexen; es kann auch bei regelmäßigen breiten QRS-Komplexen sowohl zur initialen Behandlung (wenn es sich um SVT mit Schenkelblock handelt) als auch zur Diagnose gegeben werden – um eine SVT von einer VT differenzieren zu können.
- **β-Blocker: Esmolol** oder **Metoprolol** verlangsamen die AV-Überleitung und reduzieren den myokardialen Sauerstoffbedarf (sog. Klasse-II-Antiarrhythmika). Sie sind indiziert bei SVT: bei regelmäßiger SVT, wenn Vagusmanöver und Adenosin wirkungslos waren, und bei unregelmäßiger *SVT* (Vorhofflimmern), um die Kammerfrequenz zu verlangsamen. Eine Kombination mit Kalziumkanalblockern soll unterbleiben, da beide Substanzklassen negativ inotrop wirken.
- **Kalziumkanalblocker:** Auch **Verapamil** oder **Diltiazem** verlangsamen die Überleitung im AV-Knoten. Sie sind alternativ zu β-Blockern indiziert bei SVT (regelmäßige und unregelmäßige Formen). Bei VT sind sie wirkungslos und gefährlich, denn insbesondere Verapamil kann die myokardiale Kontraktilität erheblich reduzieren (Gefahr des kardiogenen Schocks); daher auch keine Kombination mit β-Blockern.
- **Digitalisglykoside**: **Digoxin** führt ebenfalls zu einer Verlangsamung der AV-Überleitung und kann daher bei unregelmäßiger SVT (Vorhofflimmern) zur »Bremsung« der Kammerfrequenz indiziert sein. Die myokardiale Kontraktilität wird nicht beeinträchtigt, sondern eher verbessert; daher kann Digoxin auch mit β-Blockern oder Kalziumkanalblockern kombiniert und bei schlechter Myokardfunktion (Herzversagen) gegeben werden.
- **Magnesium**: Magnesiumsulfat verlangsamt gleichfalls die Überleitung im AV Konten (kann also bei SVT gegeben werden), ist aber vor allem indiziert bei einer unregelmäßigen VT (Torsades des pointes).

- Ältere Antiarrhythmika wie Ajmalin, Lidocain und Propafenon (alles Natriumkanalblocker der sog. Klasse I), die früher notfallmedizinisch verwendet wurden, spielen in den aktuellen Leitlinien keine wesentliche Rolle mehr.

### 10.2.1 Erstbehandlung von Patienten mit bedrohlichen Tachykardien

**Initiale Einschätzung.** Dringlichkeit und Art der Therapie hängen entscheidend davon ab, ob der Patient pulslos, instabil oder stabil ist (▪ Abb. 10.1). Praktisch muss daher immer zunächst geklärt werden, ob die Tachykardie (egal, wie Kammerkomplexe oder EKG genau aussehen) mit Zeichen der akuten Vitalbedrohung einhergeht (▪ Abb. 10.2).

**Kein Puls.** Ist der Patient bewusstlos und ohne tastbaren Puls, so liegt eine Reanimationssituation vor, und es muss unmittelbar mit der CPR begonnen werden (▶ Kap. 7).

**Akute Vitalbedrohung.** Ist der Puls tastbar, so muss überprüft werden, ob der Patient stabil ist. Zeichen der Instabilität sind:
- **Schock** mit Hypotonie mit $RR_{syst}$ < 90 mmHg
- **Synkope**, Bewusstseinstrübung

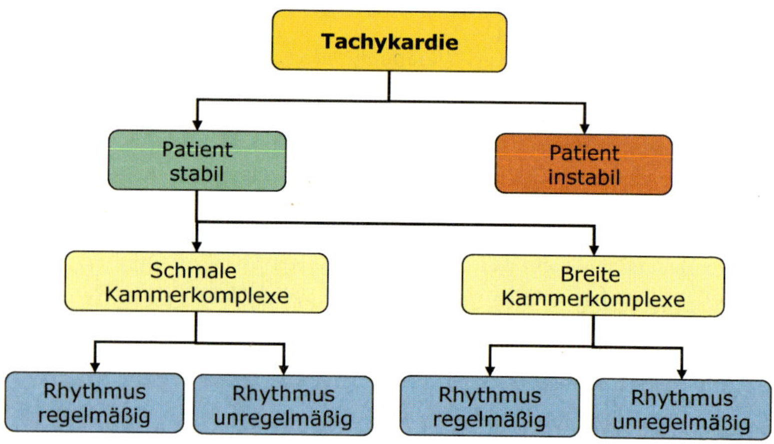


▪ **Abb. 10.1** Funktionelle, therapierelevante Einteilung der Tachykardien (nach ERC 2010)

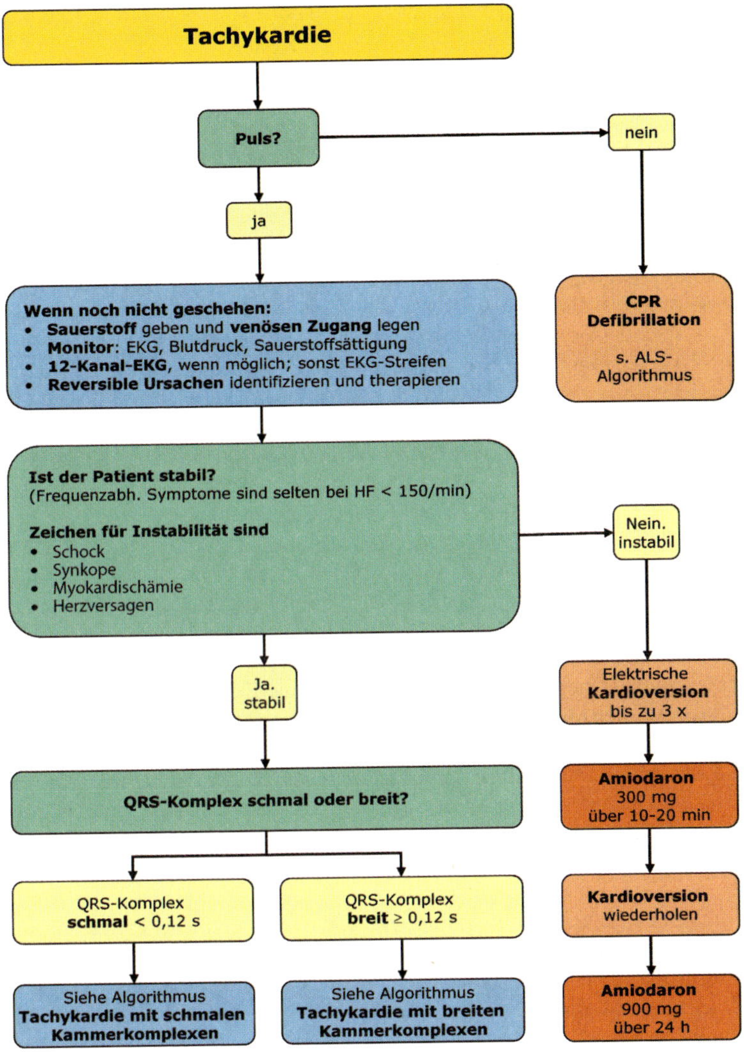


**Abb. 10.2** Therapie tachykarder Herzrhythmusstörungen (Übersicht nach ERC 2010). Die Dosierungen gelten für normalgewichtige Erwachsene. ALS-Algorithmus: Abb. 7.17; Algorithmus Tachykardie mit schmalen Kammerkomplexen: Abb. 10.4; Algorithmus Tachykardie mit breiten Kammerkomplexen: Abb. 10.6

- **Myokardischämie** mit Thoraxschmerzen bzw. Angina pectoris Symptomatik
- **akutes Herzversagen**: Lungenödem und Dyspnoe

Liegt einer dieser Zustände vor, so muss die Tachykardie so schnell wie möglich mit Kardioversion und evtl. zusätzlich Amiodaron beendet werden. Allerdings ist zu bedenken, dass solche Vitalfunktionsbedrohungen zumeist erst bei Frequenzen über 150/min auf die Rhythmusstörung selbst zurückzuführen sind.

**Praktisches Vorgehen**

**Therapie tachykarder Rhythmusstörungen mit akuter Vitalbedrohung**
- Kardioversion in Kurznarkose oder zumindest Sedierung, bis zu 3-mal nacheinander (Anhalt: mit ca. 120 J biphasisch oder 200 J monophasisch beginnen und bei Misserfolg steigern; ▶ Kap. 7.3.6); wenn erfolglos:
- Amiodaron 300 mg i. v. über 10–20 min
- dann erneute Kardioversion und Amiodaron 900 mg über 24 h kontinuierlich i. v.
- bei Pulslosigkeit CPR mit HDM und Defibrillation (▶ Kap. 7)



**Keine akute Vitalbedrohung.** Ist der Patient bei Bewusstsein und ohne Zeichen einer Myokardischämie oder Herzinsuffizienz, so sollte eine nähere Charakterisierung der Tachykardien anhand der Breite ihrer Kammerkomplexe erfolgen, da dies Einfluss auf die optimale Therapie hat. Dazu soll ein 12-Kanal-EKG abgeleitet werden:
- Tachykardien mit **schmalen Kammerkomplexen** haben ihren Ursprung praktisch immer **supraventrikulär**.
- Tachykardien mit **breiten Kammerkomplexen** sind meist **ventrikulären** Ursprungs, können bei Vorliegen eines Schenkelblocks oder bei vorzeitiger Kammererregung (Präexzitationssyndrom) aber möglicherweise auch supraventrikulärer Genese sein.

**Prinzipien der Antiarrhythmikatherapie.** Bei aller notärztlicher Freude an rhythmologischer Differenzialdiagnostik und -therapie darf nicht vergessen werden, dass ein ausgeprägt tachykarder Patient zügig in die Klinik transportiert werden muss, da dort bessere kardiologische Diagnose- und Therapiemöglichkeiten vorhanden sind als am Notfallort. Grundsätzlich gelten die hier beschriebenen Algorithmen aber auch für die Erstversorgung in der Klinik. Folgendes ist zu bedenken:
- Die bloße Diagnose einer Herzrhythmusstörung ist noch keine Indikation zur präklinischen antiarrhythmischen Therapie; diese soll nur dann erfolgen, wenn der Patient durch die Rhythmusstörung ernsthaft gefährdet ist.

- Bei instabilen Patienten ist eine elektrische Kardioversion der medikamentösen Therapie vorzuziehen.
- Alle Antiarrhythmika können gefährliche proarrhythmische Wirkungen haben. Die Häufigkeit arrhythmogener Effekte liegt je nach Situation und Pharmakon bei 5–20 %, im Mittel bei 10 %. Das Risiko ist besonders hoch bei herzkranken Patienten, intravenöser Zufuhr und vorbestehenden Elektrolytstörungen wie Hypokaliämie und/oder Hypomagnesiämie.
- Mehr als ein Antiarrhythmikum sollte üblicherweise nicht zum Einsatz kommen. Antiarrhythmische »Cocktails« bewirken letztlich eine unübersichtliche elektrophysiologische Beeinflussung mit ungewissem Nutzen-/Risiko-Verhältnis; eine Ausnahme stellt die seit vielen Jahren bewährte Kombination von Digitalisglykosiden mit β-Blockern oder Verapamil dar.
- Bei Unwirksamkeit eines Antiarrhythmikums sollte als »zweites Antiarrhythmikum« eine elektrische Kardioversion erwogen werden.
- Bei bereits gestörter myokardialer Pumpfunktion führen die meisten Antiarrhythmika zu einer weiteren Verschlechterung der Myokardfunktion. Alle Antiarrhythmika – bis auf die Digitalisglykoside – wirken negativ inotrop und können eine Herzinsuffizienz und Hypotonie verstärken. Die negativ inotrope Wirkung beruht auf einer verminderten intrazellulären Kalziumbereitstellung und ist besonders ausgeprägt bei vielen Antiarrhythmika der Klassen II und IV (β-Blocker und Verapamil). Lidocain und Amiodaron sind weniger kardiodepressiv.
- Adjuvant ist bei aufgeregten Patienten eine Sedierung mit Benzodiazepinen sinnvoll. Dadurch wird der Sympathikotonus gesenkt und die tachykarde Rhythmusstörung oft günstig beeinflusst.

**! Die Therapie mit Antiarrhythmika kann bei fehlerhafter Indikation und Durchführung den Patienten mehr gefährden als die Rhythmusstörung selbst.**

## 10.2.2 Tachykardien mit schmalen Kammerkomplexen

Eine Tachykardie mit schmalen Kammerkomplexen (< 0,12 s) ist immer eine **supraventrikuläre Tachykardie (SVT)**. Ursache ist meist eine Re-entry-Tachykardie mit kreisender Erregung im AV-Knoten-Bereich (junktionale Tachykardie, Tachykardie bei WPW-Syndrom) oder eine Vorhoftachykardie (Vorhofflattern, Vorhofflimmern) (Abb. 10.3). SVTs können regelmäßig oder unregelmäßig sein; die häufigste regelmäßige SVT ist die AV-Knoten-Re-entry-Tachykardie, eine unregelmäßige SVT ist zumeist eine Tachyarrhythmia absoluta bei Vorhofflimmern.

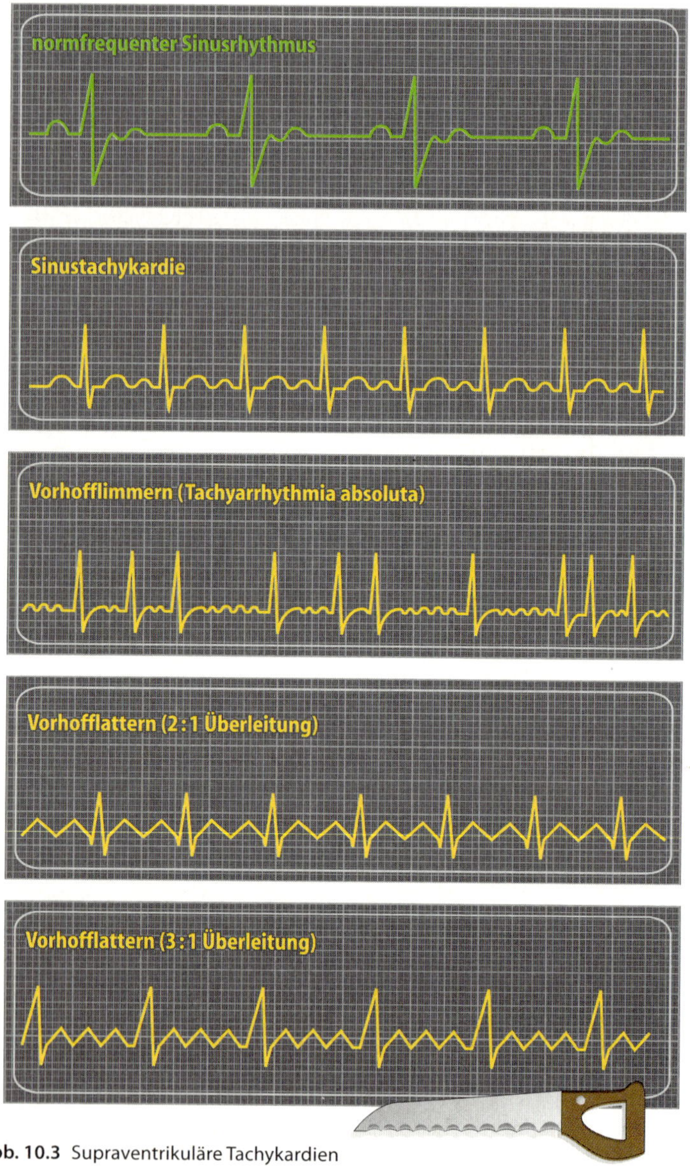


**Abb. 10.3** Supraventrikuläre Tachykardien

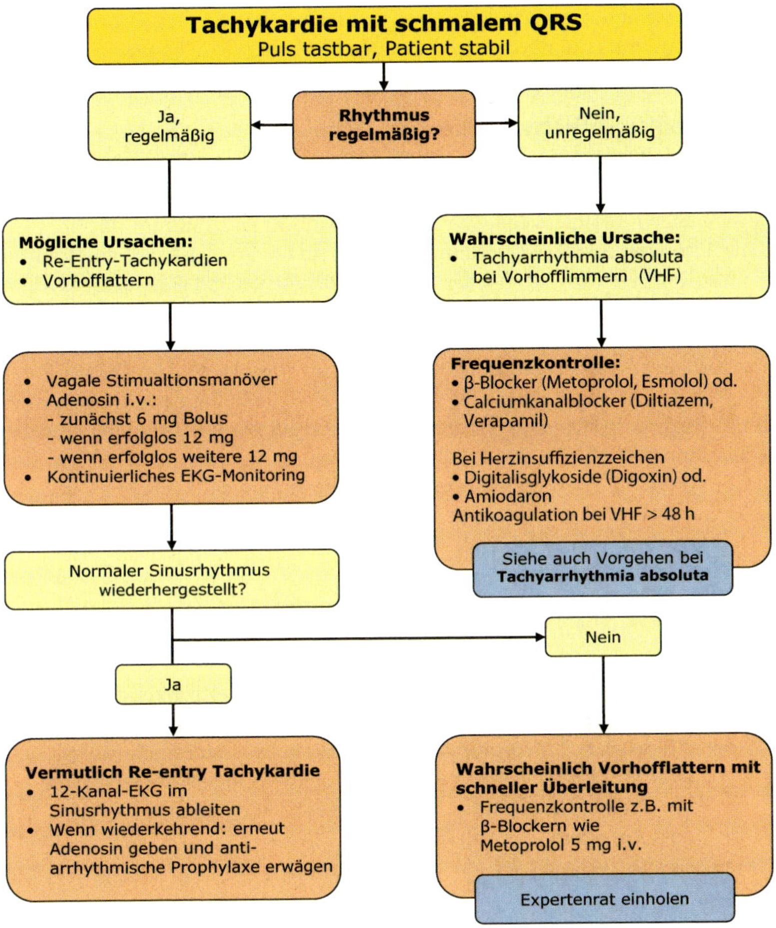


**Abb. 10.4** Therapie tachykarder Herzrhythmusstörungen mit schmalen Kammerkomplexen bei stabilen Patienten mit tastbarem Puls (mod. nach ERC 2010). Vorgehen bei instabilen Patienten oder fehlendem Puls Abb. 10.2; Vorgehen bei Tachyarrhythmia absoluta Abb. 10.5. Die Dosierungen gelten für normalgewichtige Erwachsene. Eine Kardioversion soll immer unter Sedierung oder Kurznarkose vorgenommen werden

Die allgemeinen therapeutischen Empfehlungen für Rhythmusstörungen mit schmalen Kammerkomplexen bei Patienten ohne akute Vitalbedrohung sind der ◘ Abb. 10.4 zu entnehmen.

## Regelmäßige Tachykardie

**AV-Knoten-Re-entry-Tachykardie (paroxysmale junktionale Tachykardie).** Kreisende Erregungen im Bereich des AV-Knotens führen plötzlich zu einer hohen, regelmäßigen Kammerfrequenz meist zwischen 130 und 150/min (◘ Abb. 10.3). Eine Terminierung der Tachykardie kann oft (in etwa ¼ der Fälle) durch vagale Stimulation erzielt werden (► Kap. 10.2). Medikamentös gilt Adenosin als Mittel der Wahl. Durch seine transiente AV-Blockierung kann die kreisende Erregung in über 90 % der Fälle beendet werden. Ernsthafte Nebenwirkungen sind selten, meist kommt es zu kurzzeitigem unangenehmem Wärmegefühl im Thorax. Wenn die Tachykardie (regelmäßig, QRS schmal) trotz wiederholter Adenosingabe nicht terminiert werden kann, so handelt es sich meist um Vorhofflattern mit schneller Überleitung (◘ Abb. 10.3) oder eine AV-Re-entry-Tachykardie bei WPW-Syndrom. Alternativ zu Adenosin oder bei Misserfolg können β-Blocker, Verapamil oder Amiodaron eingesetzt werden.



### Praktisches Vorgehen

**Therapie der AV-Knoten-Re-entry-Tachykardie**

- Vagusstimulation; wenn nicht erfolgreich:
- Adenosin 6 mg i. v. über 1–3 s; bei ausbleibender Wirkung nach 1–2 min: 12 mg i. v. über 1–3 s; kann bis zu dreimal alle 1–2 min gegeben werden; wenn nicht erfolgreich:
- β-Blocker, z. B. Metoprolol 5 mg über 5 min i. v. oder Esmolol 40 mg über 1 min; oder Verapamil 5 mg i. v. (nur bei engen Kammerkomplexen und nur bei Patienten, die keine β-Blocker erhalten); oder Amiodaron 300 mg langsam i. v.
- elektrische Kardioversion bei instabilem Kreislauf

Andere regelmäßige Tachykardien sind:

- **AV-Re-entry-Tachykardien.** Durch ein pathologisches Erregungsleitungsbündel zwischen Vorhof und Kammer erfolgt bei den sog. **Präexzitationssyndromen** eine vorzeitige Ventrikelkontraktion. Die häufigste Form ist das **Wolf-Parkinson-White-Syndrom** (**WPW-Syndrom**). Der Kammerkomplex ist dabei oft durch eine sog. Delta-Welle als elektrokardiographisches Korrelat der vorzeitigen Kammererregung verbreitert. Meist ausgelöst durch eine Vorhofextrasystole kann eine kreisende Erregung zwischen AV-Knoten und akzessorischem Leitungsbündel induziert werden. Die dadurch entstehende **paroxysmale supraventrikuläre Tachykardie** weist oft enge Kammerkomplexe auf (keine Delta-Welle mehr zu erkennen) und kann im EKG von einer AV-Knoten-Re-entry-Tachykardie nicht unterschieden werden (ist allerdings sehr viel seltener). Gelegentlich kann eine **vagale Stimulation** die paroxysmale Tachykardie unterbrechen. Gelingt dies nicht, ist Amiodaron indiziert. Nicht geeignet sind jedoch β-Blocker, Verapamil und Digitalisglykoside, da sie die Überleitung im AV-Knoten, aber nicht im akzessorischen Bündel hemmen und dadurch die Tachykardie bis zum Kammerflimmern verschlimmern können.

- **Vorhofflattern.** Regelmäßige, hochfrequente Vorhoferregungen (Frequenz meist um 300/min) werden in einem bestimmten Verhältnis (meist 2:1, aber auch 3:1 oder 4:1) in die Kammern übergeleitet. Die Vorhofaktionen imponieren dabei als »sägezahnartige P-Wellen«. Die Patienten haben meist regelmäßige Kammerfrequenzen um 150/min; bei variabler AV-Überleitung kann allerdings auch eine unregelmäßige Tachykardie resultieren. Kammerfrequenzen > 170/min machen ein Vorhofflattern unwahrscheinlich. Therapie ▸ Vorhofflimmern.

## Unregelmäßige Tachykardie

**Vorhofflimmern.** Vorhofflimmern mit schneller Überleitung führt zur **Tachyarrhythmia absoluta**. Dabei werden ungeordnete, hochfrequente Vorhofaktionen

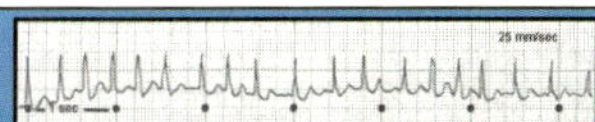


| Symptome | Gefährdung | Therapie |
|---|---|---|
| • Herzfrequenz < 100/min,<br>• keine oder nur milde Symptome,<br>• gute Durchblutung | niedrig | **Präklinisch meist keine Therapie erforderlich.**<br>• In der Klinik Heparinisierung oder Cumarinisierung, ECHO<br>• Amiodaron 300 mg über 1 h i.v.<br>• ggf. elektive Kardioversion. |
| • Herzfrequenz zwischen 100/min und 150/min,<br>• Atemnot<br>• schlechte Durchblutung | mittel | **Therapiebeginn abhängig von Transportdauer und Ausmaß und Entwicklung der Symptomatik**: z.B. (i.v.)<br>• Metoprolol 5 mg o. Verapamil 5 mg o. Digoxin 0,2-0,4 mg o.<br>• Amiodaron 300 mg (vor allem bei akutem Auftreten)<br>• Bei Symptomverschlechterung: elektrische Kardioversion (s. unten: hohe Gefährdung). |
| • Herzfrequenz >150/min,<br>• Thoraxschmerzen,<br>• kritische Durchblutung | hoch | **Präklinischer Therapiebeginn indiziert:**<br>• sofortige Heparinisierung (5.000-10.000 I.E. i.v.),<br>• elektrische Kardioversion in Narkose/Setierung;<br>• anschließend Amiodaron 300 mg i.v. über 1 Stunde |

**Abb. 10.5** Therapie der Tachyarrhythmia absoluta (Tachykardie bei Vorhofflimmern). Mod. und ergänzt nach ERC 2001. *ECHO* Echokardiographie des Herzens

(350–600/min) übergeleitet. Es resultiert eine völlig unregelmäßige Abfolge der QRS-Komplexe ohne sichtbare P-Wellen (■ Abb. 10.3) und mit einer Frequenz, die meist zwischen 100 und 160/min liegt, jedoch auch deutlich höher sein kann. Bei länger als 48 h bestehendem Vorhofflimmern können sich atriale Thromben bilden, die bei Rhythmisierung des Herzens zu Embolien führen können. Daher richtet sich die **Therapie** nach der Akutgefährdung des Patienten und danach, wie lange das Vorhofflimmern bereits besteht (■ Abb. 10.5).

**Praktisches Vorgehen**

**Antiarrhythmische Therapiemöglichkeiten einer (unregelmäßigen) Tachykardie bei Vorhofflimmern (gilt auch für das meist regelmäßige Vorhofflattern)**

- β-Blocker, z. B. Metoprolol 5 mg i. v. oder Kalziumantagonisten, z. B. Verapamil 5 mg i. v.; bewirken beide eine Verlangsamung der Überleitung (»rate control«); Vorsicht bei myokardialer Insuffizienz: negative Inotropie!
- Digitalisglykoside, z. B. Digoxin 0,2–0,4 mg i. v.; bewirken ebenfalls eine Verlangsamung der Überleitung (»rate control«); wirkt positiv inotrop.
- Amiodaron 300 mg langsam i. v.; bewirkt auch eine Verlangsamung der Überleitung und begünstigt die Konversion in einen Sinusrhythmus (»rhythm control«); besonders bei instabilen Patienten indiziert, kaum negativ inotrop.
- Elektrische Kardioversion bei hoch gefährdeten Patienten mit instabilem Kreislauf: soll Konversion in einen Sinusrhythmus bewirken (»rhythm control«); vorher Akut-Heparinisierung mit 5 000–10.000 I.E. i. v.



### 10.2.3 Tachykardien mit breiten Kammerkomplexen

**Tachykardien mit breiten Kammerkomplexen** (≥ 0,12 s) sind meist ventrikulären Ursprungs, aber sie können sich auch als supraventrikuläre Tachykardien mit Schenkelblockierung herausstellen. Sind sie sicher supraventrikulären Ursprungs, können sie wie Tachykardien mit schmalen Kammerkomplexen therapiert werden (► Abschn. 10.2.2). Oft kann dies mit präklinischen Mitteln aber nicht eindeutig entschieden werden. Dann gilt:

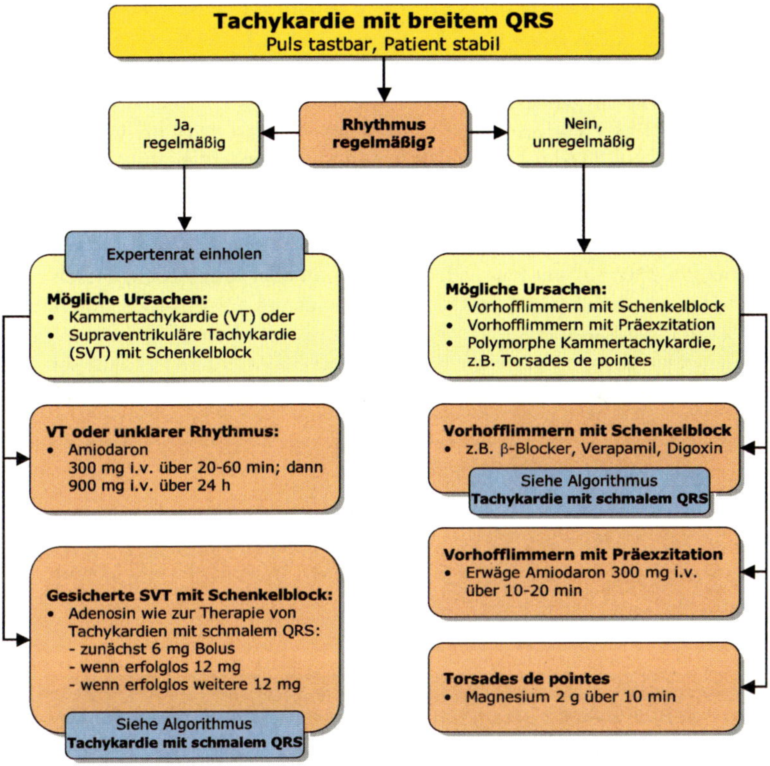


**Abb. 10.6** Therapie tachykarder Herzrhythmusstörungen mit breiten Kammerkomplexen bei stabilen Patienten mit tastbarem Puls (mod. nach ERC 2010). Vorgehen bei instabilen Patienten oder fehlendem Puls Abb. 10.2. Die Dosierungen gelten für normalgewichtige Erwachsene. Algorithmus Tachykardie mit schmalem QRS Abb. 10.4

**Da ventrikuläre Tachykardien üblicherweise mit einer höheren Vitalbedrohung einhergehen als supraventrikuläre, sollen Tachykardien mit breiten Kammerkomplexen im Zweifelsfall wie ventrikuläre Tachykardien behandelt werden.**

Die allgemeinen therapeutischen Empfehlungen für Rhythmusstörungen mit breiten Kammerkomplexen bei Patienten ohne akute Vitalbedrohung sind der Abb. 10.6 zu entnehmen.

## Regelmäßige Tachykardien ventrikulären Ursprungs

**Ventrikuläre Tachykardie (VT).** Eine ventrikuläre Tachykardie (VT) stellt sich im EKG meist als Abfolge regelmäßiger, breiter Kammerkomplexe dar (◘ Abb. 10.7). Dazwischen ist oft noch eine isoelektrische Linie zu erkennen. Ist die Frequenz sehr hoch (≥ 150/min), so ist der ventrikuläre Auswurf meist ineffektiv. Im Extremfall ist kein Puls tastbar: »**pulslose Kammertachykardie**« mit Kreislaufstillstand. Eine Kammertachykardie wird durch schwere Elektrolytstörungen, v. a. Hypokaliämie und Hypomagnesiämie begünstigt. Eine Sonderform der ventrikulären Tachykardie ist das **Kammerflattern**. Charakteristisch ist dabei eine Frequenz um 250/min mit haarnadelähnlichen, breiten Kammerkomplexen ohne dazwischen erkennbarer isoelektrischer Linie (◘ Abb. 10.7). Pulslose Kammertachykardie und Kammerflattern degenerieren rasch in Kammerflimmern (ungeordnete Herzaktionen mit einer Frequenz über 300/min); hier ist eine sofortige



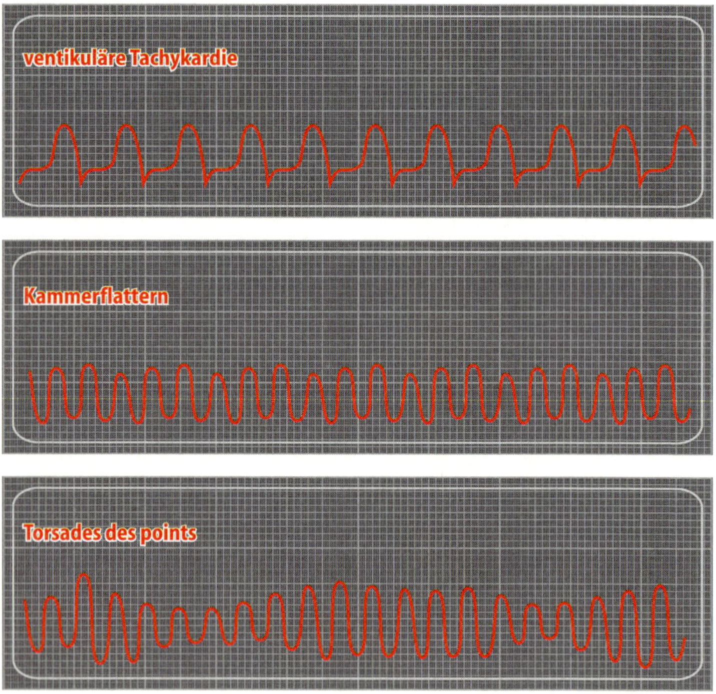


◘ **Abb. 10.7** Ventrikuläre Tachykardien

Defibrillation/CPR indiziert. Eine ventrikuläre Tachykardie mit noch erhaltenen Vitalfunktionen kann jedoch auch medikamentös therapiert werden; hierbei gilt heute Amiodaron als Mittel der Wahl. Wenn nicht verfügbar, können auch Lidocain oder andere Klasse-I-Antiarrhythmika wie Ajmalin wirksam sein.

**Praktisches Vorgehen**

**Therapie der ventrikulären Tachykardie**

- Amiodaron 300 mg langsam i. v.
- bei bekannter Hypokaliämie/Hypomagnesiämie: Kaliumsubstitution (z. B. KCl 30 mmol/h) und Magnesiumsubstitution (5 ml Magnesiumsulfat 50 % = 2,5 g über 30 min)
- wenn ohne Erfolg: elektrische Kardioversion
- bei Pulslosigkeit und/oder Kammerflimmern: sofortige Defibrillation, CPR

## Unregelmäßige Tachykardien ventrikulären Ursprungs

**Torsades-de-pointes-Tachykardien.** Sie stellen eine Sonderform der ventrikulären Tachykardie dar. Man versteht darunter eine paroxysmale, unregelmäßige Tachykardie mit polymorphen Kammerkomplexen unterschiedlicher Amplitude, die scheinbar um die isoelektrische Linie »tanzen«. Die Torsades de pointes können wieder in einen Sinusrhythmus übergehen oder zu Kammerflimmern degenerieren. Meist liegt eine verlängerte QT-Zeit (QT-Syndrom) zugrunde. Das QT-Syndrom kann entweder angeboren oder – häufiger – durch Antiarrhythmika (v. a. Klasse I und Amiodaron) oder Elektrolytstörungen (Hypokaliämie, Hypomagnesiämie) induziert sein. Wichtig ist, dass die »üblichen« Antiarrhythmika hier meist nicht wirksam sind oder die Situation sogar verschlechtern können. Therapeutisch hat sich Magnesium als besonders effektiv erwiesen. In schweren Fällen muss defibrilliert werden.

**Praktisches Vorgehen**

**Therapie der Torsades-de-Pointes-Tachykardie**

- Magnesiumsulfat 2 g über 1-2 min, dann ggf. weitere 2 g kontinuierlich über 1 h. 2 g Mg-Sulfat = 4 ml Mg-sulfat 50% = 8 mmol
- wenn ohne Erfolg: Kardioversion erwägen
- bei schwerer Kreislaufdepression sofortige Defibrillation

## 10.3 Bradykarde Herzrhythmusstörungen

Schwere, therapiebedürftige Bradykardien können folgende Ursachen haben:

- Kardiale Ursachen: koronare Herzerkrankung, Myokardinfarkt, Syndrom des kranken Sinusknotens (»sick sinus syndrome«);
- Extrakardiale Ursachen: Hypothermie, vasovagale Synkope, Hypoglykämie, Hypothyreose, erhöhter intrakardialer Druck, erhöhter Hirndruck (Cushing-Reflex = Hypertension plus (oft) Bradykardie aufgrund verminderter Hirndurchblutung)
- Medikamentenwirkungen: Digoxin, β-Blocker, Kalziumkanalblocker.

Die Folge einer ausgeprägten Bradykardie ist ein vermindertes Herzzeitvolumen mit Hypotension, Bewusstlosigkeit und Schocksymptomatik. Die Extremvariante ist die Asystolie.

### 10.3.1 Bradykarde Rhythmen



**Sinusbradykardie.** Vor jedem Kammerkomplex sind P-Wellen zu erkennen. Als Ursachen kommen infrage: erhöhter Vagotonus, Syndrom des kranken Sinusknotens, sinuaurikulärer Block sowie Überdosierungen mit β-Blockern oder anderen Antiarrhythmika.

**Langsamer Knotenrhythmus.** Der Reizursprung liegt in der Nähe des AV-Knotens. P-Wellen sind entweder nicht zu erkennen, oder sie sind negativ.

**Atrioventrikulärer Block.** Beim AV-Block ist die Erregungsleitung zwischen Vorhöfen und Kammern verzögert oder aufgehoben (◘ Abb. 10.8). Dadurch kann die Kammerfrequenz unter Umständen bedrohlich abnehmen (inkompletter AV-Block) bis hin zum völligen Sistieren der Überleitung (kompletter AV-Block).

**AV-Block I°.** Alle Vorhofaktionen werden übergeleitet, jedoch mit einer pathologischen Verzögerung (PQ-Zeit ≥ 0,2 s); eine akute Gefährdung liegt nicht vor.

**AV-Block II°.** Einige Vorhofaktionen werden nicht mehr übergeleitet. Hier werden wiederum 2 Typen unterschieden:

- Beim **Typ Mobitz I** (oder **Wenkebach-Typ**) mit inkonstanter Überleitungszeit verlängert sich die Überleitung immer mehr, bis schließlich eine Vorhofaktion nicht mehr übergeleitet wird (in der Regel nach 3–5 Aktionen). Dieser Vorgang wiederholt sich periodisch (sog. **Wenkebach-Periodik**). Eine akute Gefährdung liegt meist nicht vor.

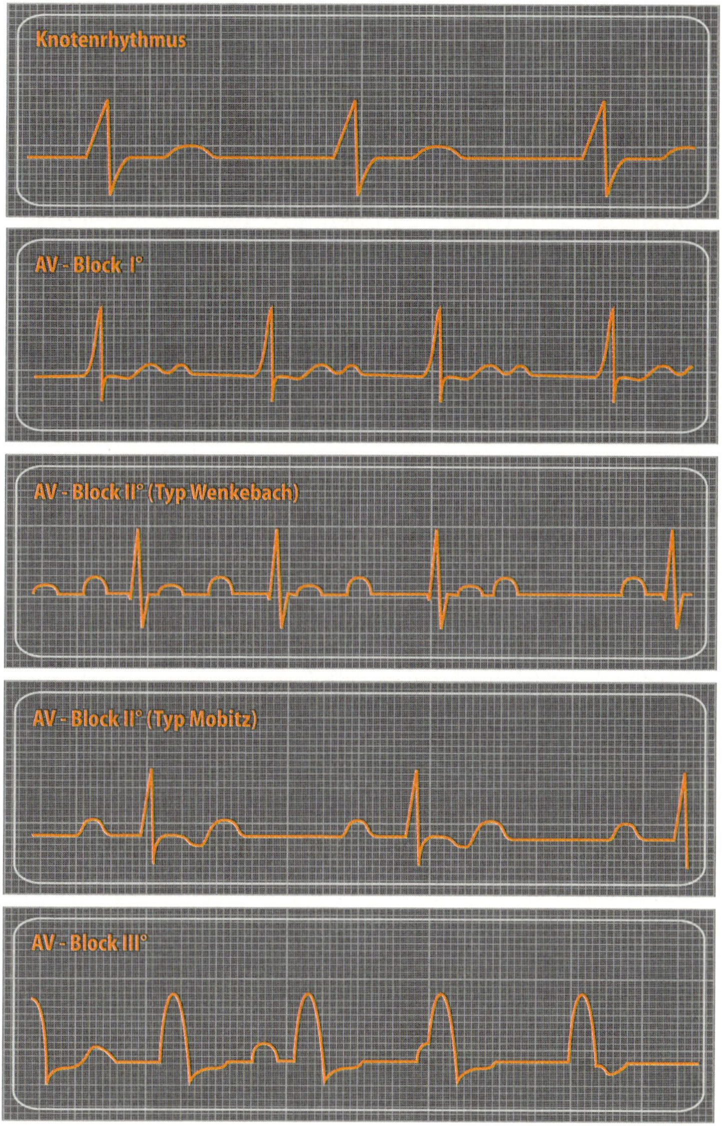


**Abb. 10.8** Bradykarde Rhythmen

- Beim **Typ Mobitz II** mit konstanter Überleitungszeit wird nur jede 2. oder 3. Vorhofaktion übergeleitet (2:1- oder 3:1-Block; die Überleitung kann auch noch seltener erfolgen). Es liegt eine akute Gefährdung vor, da dieser AV-Block zum kompletten AV-Block fortschreiten kann.

**AV-Block III° (kompletter AV-Block).** Keine Vorhofaktion wird mehr übergeleitet. Daher muss ein Ersatzzentrum in AV-Knoten oder Kammer die Schrittmacherfunktion übernehmen. Vorhof und Ventrikel depolarisieren sich völlig unabhängig voneinander (**AV-Dissoziation**). Liegt das Ersatzzentrum im AV-Knoten, so sind die Kammerkomplexe eng, und die Herzfrequenz ist meist stabil. Liegt es jedoch weiter distal im Ventrikel, so sind die Kammerkomplexe breit, die Kammerfrequenz ist meist relativ langsam (unter 40/min), und es droht eine Asystolie. Springt kein ventrikuläres Ersatzzentrum ein, oder sistiert der ventrikuläre Ersatzrhythmus, so kommt es zum **Adams-Stokes-Anfall**: ventrikuläre Asystolie bei (zunächst) weiter nachweisbarem Vorhofrhythmus. Der Patient wird bewusstlos und asystol.

### 10.3.2 Therapie

10

**Indikationen zur Therapie.** Bradykarde Rhythmusstörungen müssen immer therapiert werden, wenn bedrohliche Symptome vorliegen (Abb. 10.9). Diese sind identisch mit den Zeichen der Instabilität bei Tachykardie:
- **Schock** mit Hypotonie mit $RR_{syst} < 90$ mmHg
- **Synkope**, Bewusstseinstrübung
- **Myokardischämie** mit Thoraxschmerzen bzw. Angina-pectoris-Symptomatik
- **akutes Herzversagen**: Lungenödem und Dyspnoe

**Asystolierisiko.** In folgenden Fällen muss die Entwicklung einer Asystolie befürchtet werden, so dass auch bei ansonsten stabil erscheinenden Patienten therapeutische Maßnahmen ergriffen werden müssen:
- vorangegangene Asystolie
- AV-Block Typ Mobitz II
- AV-Block III mit breiten Kammerkomplexen
- ventrikuläre Pause länger als 3 s.

**Therapeutika.** Medikamentös stehen vor allem folgende Medikamentengruppen zur Verfügung:
- **Parasympatholytika**, v. a. Atropin, alternativ auch Glykopyrrolat. Atropin ist allerdings beim AV-Block meist ohne Wirkung. Bei herztransplantierten Patienten ist Atropin kontraindiziert, da eine Asystolie auftreten kann!

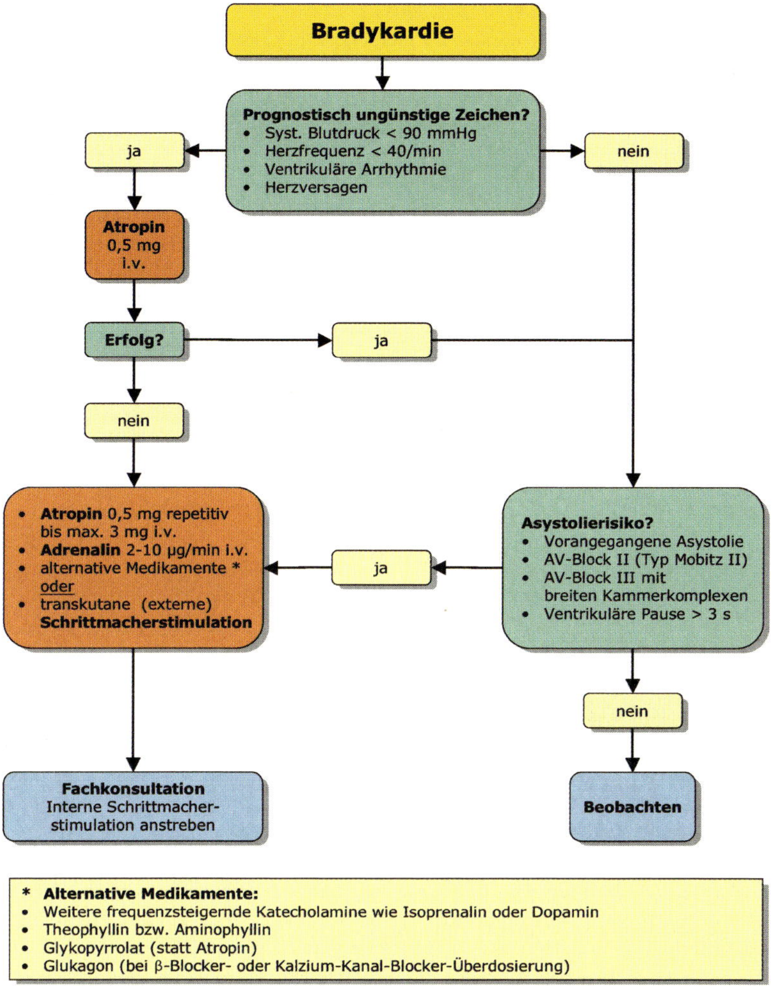


**Abb. 10.9** Therapie bradykarder Herzrhythmusstörungen (mod. nach ERC 2010). Die Dosierungen gelten für normalgewichtige Erwachsene

- **Sympathomimetika**, v. a. Adrenalin, Dopamin oder Orciprenalin. Mit ihnen können jedoch bei ischämischer Herzerkrankung myokardiale Schäden und tachykarde Rhythmusstörungen provoziert werden. Problematisch bei Orciprenalin ist die vasodilatierende Begleitwirkung, die einen weiteren Blutdruckabfall bewirken kann. Daher ist bei gefährdeten Patienten Adrenalin vorzuziehen.

Effektiver als eine medikamentöse Therapie ist die elektrische Schrittmacherstimulation (▶ Kap. 7.3.7). Ist keine elektrische Therapie verfügbar, kann eine Faustschlagstimulation mit 50–70/min versucht werden (▶ Kap. 7.3.5).

**Praktisches Vorgehen**

**Therapie bradykarder Rhythmusstörungen**
- Atropin 0,5 i. v.; ggf. wiederholt alle 3-5 min bis zu insgesamt maximal 3 mg; wenn ohne Erfolg:
- Adrenalin 2–10 µg/min (ggf. initial 10–100 µg als Bolus); wenn ohne Erfolg oder alternativ:
- externe Schrittmacherstimulation mit 70–100/min; wenn nicht verfügbar:
- versuchsweise: Faustschlagstimulation mit 50–70/min
- bei Asystolie oder unzureichendem kardialen Auswurf: sofortige CPR



## 10.3.3 Sonderfälle: Schrittmacher und ICD

**Patienten mit künstlichem Herzschrittmacher.** Die Patienten leiden an einer schweren dauerhaften oder intermittierenden bradykarden Rhythmusstörung. Der Schrittmacher inkl. Batterie ist meist infraklavikulär im Bereich des M. pectoralis major implantiert und kann dort getastet werden. Das Schrittmacherkabel liegt via V. subclavia im rechten Ventrikel, bei sequentiellen Schrittmachern auch im Vorhof. Schrittmacheraktionen imponieren im EKG als sehr schmale, hohe Zacken, die (normalerweise) von einer elektrischen Herzaktion gefolgt sind. Ein Ausfall des Schrittmachers kann z. B. durch Defekte der Batterie oder des Kabels verursacht sein oder durch eine Dislokation der Elektrodenspitze. Bei entsprechender Grunderkrankung führt dies zur schweren Bradykardie oder sogar zum Herzstillstand. Therapeutisch ist hier eine medikamentöse Therapie meist wirkungslos. Es muss mittels eines externen Schrittmachers stimuliert und/oder kardiopulmonal reanimiert werden, bis in der Klinik das Problem behoben oder ein neuer Schrittmacher platziert ist. Ist eine Defibrillation notwendig, sollten die

Elektroden wie sonst auch, jedoch so weit wie vertretbar vom Schrittmacher entfernt angelegt werden.

**Patienten mit implantierbarem Cardioverter-Defibrillator (ICD).** Ein ICD ist in der Lage, lebensbedrohliche Rhythmusstörungen zu erkennen und zu therapieren: Bradykardien durch Schrittmacherstimulation und ventrikuläre Tachykardien durch Überstimulation oder Defibrillation. ICDs werden zunehmend implantiert bei Patienten mit überlebtem Kreislaufstillstand durch Kammerflimmern/Kammerflattern, lebensbedrohlichen ventrikulären Tachykardien und schwerer Herzinsuffizienz. Der ICD befindet sich heute meist subkutan in der Infraklavikularregion. Störungen können die Antibradykardiefunktion oder die Antitachykardiefunktion betreffen. Nichtkonvertierbares rezidivierendes Vorhofflimmern mit schneller Überleitung kann z. B. zu wiederholten ineffektiven ICD-Entladungen führen. Dislokationen oder Defekte können umgekehrt einen völligen ICD-Ausfall bewirken. Berührungen des Patienten durch einen Helfer während einer ICD-Defibrillation sind ungefährlich, der Helfer verspürt allenfalls einen leichten Stromstoß. Inadäquat häufige Defibrillationen lassen sich bei den meisten ICDs durch Magnetauflage inhibieren, ohne dass die antibradykarde Funktion beeinträchtigt wird. Ist eine externe Defibrillation erforderlich, so soll stets mit maximaler Energie defibrilliert werden.

# Spezielle kardiozirkulatorische und respiratorische Notfälle

## Lerninhalte

Kardiozirkulatorische und respiratorische Notfälle machen heute den größten Teil aller Notarzteinsätze aus. Besonders häufig ist das **akute Koronarsyndrom** (ACS). Darunter werden die instabile Angina sowie alle Formen des akuten Myokardinfarkts zusammengefasst. Für die weitere Therapie ist die Unterscheidung eines ACS mit und ohne ST-Hebungen entscheidend. Beim ACS mit ST-Hebungen (STEMI) soll schnellstmöglich eine Öffnung des verschlossenen Koronargefäßes mittels perkutaner Koronarintervention erfolgen; wenn nicht zeitnah möglich, mit intravenöser Lysetherapie. Ansonsten besteht die präklinische Therapie des ACS in der Gabe von Sauerstoff (bei Hypoxie), Opioiden, Nitraten, ASS, Clopidogrel und Heparin. Lebensbedrohliche Komplikationen des ACS sind schwere Rhythmusstörungen oder ein Herzversagen ± Lungenödem. Die Therapie des **Lungenödems** besteht in Sauerstoffgabe, ggf. Beatmung mit PEEP, Entlastung des Herzens mit Nitraten und Diuretika sowie der Verbesserung der myokardialen Pumpleistung durch Inotropika wie Dobutamin. Ebenfalls mit einem akuten Thoraxschmerz gehen die Krankheitsbilder **Lungenembolie** und **akutes Aortensyndrom** einher. Beide können mit präklinischen Mitteln nicht sicher diagnostiziert, sondern nur anhand der Symptomatik und Anamnese vermutet werden. Lebensbedrohlichen Störungen der Atmung liegen im Bereich der Notfallmedizin oft ein akuter, schwerer **Asthmaanfall** oder eine dekompensierte **COPD** zugrunde. In diesem Fall sind neben einer Sauerstoffzufuhr bronchodilatorische Maßnahmen vordringlich, insbesondere die Gabe von $\beta_2$-Mimetika.

## 11.1 Akutes Koronarsyndrom (ACS)

**Terminologie.** Die notfallmedizinisch wichtigen Ausprägungsformen der koronaren Herzerkrankung sind die instabile AP und der Myokardinfarkt. Sie werden unter dem Begriff »Akutes Koronarsyndrom« (ACS) zusammengefasst. Diese begriffliche Vereinheitlichung spiegelt das aktuelle Konzept wieder, wonach der instabilen AP und dem Myokardinfarkt (in unterschiedlicher Ausprägung) der gleiche pathophysiologische Mechanismus zugrunde liegt (▪ Abb. 11.1).

**Ein akutes Koronarsyndrom beruht auf einer akuten oder subakuten Verringerung der myokardialen Sauerstoffversorgung. Ursache hierfür ist die Ruptur einer atherosklerotischen Plaque mit begleitender Entzündung, Vasokonstriktion, Thrombose und Mikroembolisation.**

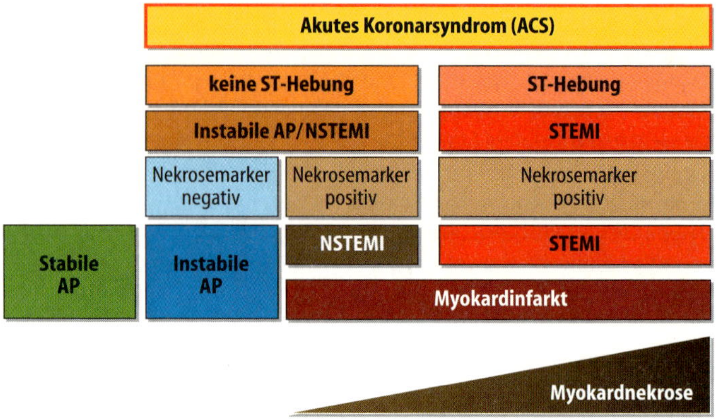


**Abb. 11.1** Manifestationsformen des akuten Koronarsyndroms (ACS). Ein akutes Koronarsyndrom (ACS) geht im EKG ohne oder mit ST-Hebungen einher. Im ersten Fall liegt ein Non-STEMI-ACS vor (STEMI = ST-Segment-elevation myocardial infarction). Dieses kann je nach Höhe des Troponins entweder eine instabile Angina pectoris sein (AP; keine pathologische Troponin-Wert-Erhöhung) oder ein NSTEMI (Non-ST-Segment-elevation myocardial infarction mit erhöhtem Troponin). Im zweiten Fall (mit ST-Hebungen) liegt ein STEMI vor. Eine stabile AP wird nicht zum ACS gezählt

**Symptome.** Klinische Symptome des ACS sind thorakale Schmerzen, hauptsächlich retrosternal und in die linke Schulter und den linken Arm ausstrahlend (gelegentlich jedoch auch in Hals, Kiefer, oder Oberbauch), verbunden mit krampfartigem Engegefühl in der Brust (lateinisch: Angina pectoris) und manchmal Vernichtungsgefühl und Todesangst. Im schlimmsten Fall entwickelt sich rasch ein Herzversagen mit oder ohne Lungenödem oder gar ein Kreislaufstillstand aufgrund von Kammerflimmern (VF/VT).

**Differenzierung.** Die Differenzierung des ACS erfolgt unter akutmedizinischen Aspekten vor allem nach folgenden Kriterien:
- Veränderungen im EKG (insbesondere der ST-Strecke)
- Nachweis von myokardialen Zellnekrosen mittels entsprechender biochemischer Marker im Blut.

**EKG-Veränderungen (STEMI und NSTEMI).** Das ACS geht praktisch immer mit EKG-Veränderungen einher. Besonders wichtig in der Akutphase ist bereits im Notarztwagen die Beurteilung der ST-Strecke; eine vernünftige Bewertung kann nur anhand eines 12-Kanal-EKGs erfolgen.

- **ST-Strecken-Hebungen** in zwei oder mehr zusammenhängenden EKG-Ableitungen (um mehr als 0,2 mV in den Brustwandableitungen und > 0,1 mV in den Extremitätenableitungen) deuten auf einen größeren myokardialen Zelluntergang durch Verschluss eines Koronararterienastes hin, nach neuerer Terminologie liegt ein **STEMI** (ST-Segment-Elevation Myocardial Infarction) vor.
- **ST-Strecken-Senkungen** und/oder Negativierungen der T-Wellen weisen im Zusammenhang mit den oben aufgeführten klinischen Symptomen auf ein **Non-STEMI-ACS** hin. Dahinter kann sich eine instabile AP oder ein NSTEMI verbergen (Non-ST-Segment-Elevation Myocardial Infarction).

Die Unterscheidung zwischen instabiler AP, NSTEMI und STEMI anhand der klinischen Symptome allein (ohne EKG) ist hingegen nicht sicher möglich. Schwere kardiozirkulatorische Komplikationen (kardiogener Schock, Lungenödem) sprechen jedoch für einen ausgedehnteren Myokardinfarkt (STEMI). Insgesamt haben etwa 40 % aller Patienten mit ACS einen STEMI, 50 % weisen keine ST-Streckenhebungen auf, und bei bis zu 10 % ist aufgrund von Schenkelblöcken oder eines Schrittmacher-EKGs keine eindeutige EKG-Beurteilung möglich.

> **Die Unterscheidung zwischen einem ACS ohne ST-Hebung (Non-STEMI-ACS) und einem ACS mit ST-Hebung (STEMI) hat für die Therapie und das weitere Vorgehen in der Klinik eine entscheidende Bedeutung: Bei STEMI soll eine möglichst schnelle Öffnung der verschlossenen Herzkranzgefäßanteile erfolgen.**

**Biomarker eines Myokardschadens.** Sie zeigen an, dass myokardiale Zellnekrosen vorhanden sind. In der Regel werden sie erst in der Notaufnahme der Klinik bestimmt, jedoch gibt es Schnelltests, die auch präklinisch eingesetzt werden können. Folgende Marker haben heute eine zentrale Bedeutung, insbesondere in der Abklärung von Patienten mit Non-STEMI-ACS:

- **Troponin I oder T**: Der Nachweis eines dieser kardialen Troponine ist spezifisch für einen myokardialen Zelluntergang. Sie gelten heute als die wichtigsten biochemischen Marker im Rahmen der Diagnostik des ACS bzw. des Myokardinfarkts. Die Höhe der Troponinkonzentration im Blut korreliert mit der Masse des nekrotischen Herzgewebes; allerdings dauert es einige Zeit, bis nach einem Myokardschaden die Plasmakonzentration ansteigt; daher gilt: Ist die erste Troponinbestimmung bei Patienten mit klinischen Zeichen eines ACS nicht signifikant erhöht, soll etwa 6–12 h später eine erneute Bestimmung vorgenommen werden. Erst wenn diese ebenfalls keine pathologischen

Werte aufweist, kann davon ausgegangen werden, dass kein Myokardinfarkt vorliegt, sondern entweder eine instabile AP ohne Myokardnekrose oder eine andere Erkrankung (► Differenzialdiagnosen).

- **CK-MB**: Eine Erhöhung der CK-MB-Konzentration ist weniger spezifisch und weniger sensitiv für einen myokardialen Zellschaden: in etwa 1/3 der Fälle von ACS ohne CK-MB-Erhöhung kann durch Troponinbestimmung doch ein Zellschaden nachgewiesen werden. Die Bestimmung der CK-MB wird aber empfohlen, wenn eine Troponinbestimmung nicht möglich ist.

> **Die Troponinbestimmung erlaubt eine Differenzierung des Non-STEMI-ACS in instabile AP (keine signifikante Biomarkererhöhung) und NSTEMI (signifikante Biomarkererhöhung).**

## 11.1.1 Instabile AP, Myokardinfarkt, NSTEMI und STEMI

**Instabile AP.** Die Diagnose einer instabilen AP wird in folgenden Situationen klinisch gestellt, wenn ohne myokardinfarktspezifische EKG-Veränderungen wie ST-Hebungen oder Ausbildung von Q-Zacken:

- Angina-pectoris-Anfälle (krampfartiges Engegefühl in der Brust) bzw. Symptome eines ACS in Ruhe auftreten;
- die Symptome in ihrer Heftigkeit und Häufigkeit zunehmen oder gar dauerhaft anhalten und schlecht auf Nitrate ansprechen oder
- die Symptome erstmalig auftreten;
- keine infarktspezifischen EKG-Veränderungen wie ST-Hebungen oder Ausbildung von Q-Zacken vorliegen und
- infarktspezifische Biomarker (Troponin) auch nach 6–12 h nicht erhöht sind

Typisch für eine instabile AP sind im EKG ST-Strecken-Senkungen oder negative T-Wellen über den betroffenen Herzregionen (◘ Abb. 11.2). In seltenen Fällen kann das EKG auch normal erscheinen (allerdings sollten dann ernsthaft Differenzialdiagnosen in Erwägung gezogen werden).

Die Troponinbestimmung erlaubt eine Differenzierung des Non-STEMI-ACS in instabile AP (keine signifikante Biomarkererhöhung) und NSTEMI (signifikante Biomarkererhöhung).

**Myokardinfarkt.** In jedem Fall sind so schnell wie möglich zur weiteren Diagnostik und Differenzierung die biochemischen Marker des Myokardschadens zu bestimmen, vorzugsweise Troponin I oder T. Alle Krankheitsbilder mit Symptomen eines ACS und Troponin-Erhöhungen werden als Myokardinfarkt bezeichnet (dies gilt auch dann, wenn keine CK-MB-Erhöhung vorliegt).

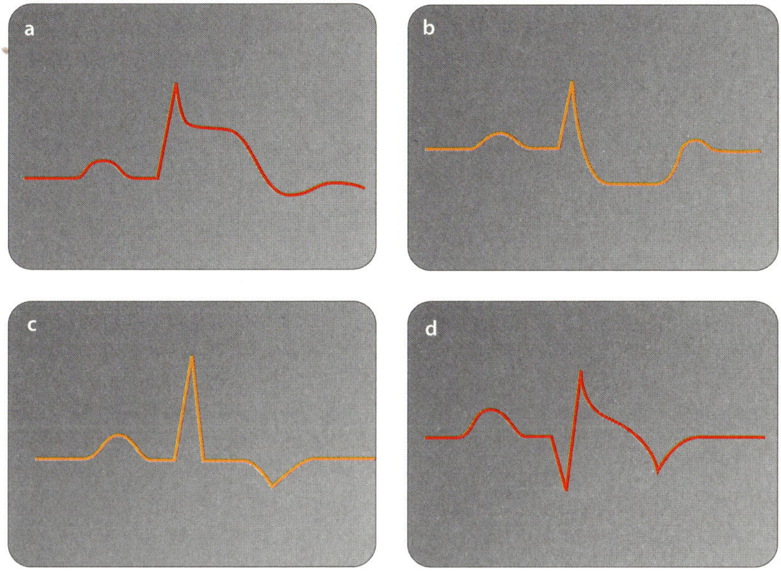


**Abb. 11.2a–d** EKG-Befunde beim akuten Koronarsyndrom (ACS). **a** Hebungen der ST-Strecke sprechen für eine Außenschichtläsion und deuten auf einen Infarkt hin (STEMI); seltenere Ursachen sind Perikarditis und Lungenembolie. Eine sichere Differenzierung kann nur durch Betrachtung aller 12 EKG-Ableitungen erreicht werden; **b** Senkungen der ST-Strecke (mit anschließender positiver T-Welle) sind Hinweis auf eine sog. Innenschichtläsion. Sie werden bei instabiler Angina pectoris und bei NSTEMI gefunden, können aber auch durch Digitalisglykoside hervorgerufen werden (meist muldenförmige Senkungen); **c** T-Wellen-Negativierungen werden als Ischämiezeichen gedeutet, wenn sie terminal negativ sind (die Winkelhalbierende zeigt senkrecht nach oben oder weg vom QRS-Komplex); sie finden sich bei instabiler Angina pectoris und bei NSTEMI; **d** Q-Zacken sprechen für einen akuten Myokardinfarkt (STEMI), wenn sie tiefer als 1/4 der nachfolgenden R-Zacke sind; sie entwickeln sich innerhalb von Stunden nach dem Ereignis

**Non-STEMI-ACS.** Wird bei einem Patienten mit den klinischen Zeichen eines ACS ohne ST-Stecken-Erhöhung eine Troponin- oder CK-MB-Erhöhung nachgewiesen, handelt es sich um einen Myokardinfarkt: **NSTEMI**. Bleibt jedoch selbst bei Kontrolle nach 6–12 h der Troponinwert im Normalbereich, so liegt eine **instabile AP** vor. Allerdings müssen differenzialdiagnostisch auch andere Erkrankung mit ACS-ähnlichen Symptomen in Erwägung gezogen werden (▶ Differenzialdiagnosen).

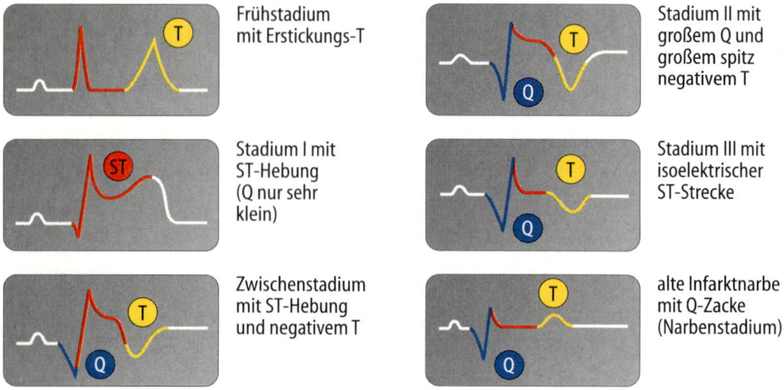


**Abb. 11.3** Stadien eines STEMI (ST-segment elevation myocardial infarction)

> **ACS plus Troponinerhöhung = Myokardinfarkt;**
> **ACS ohne Troponinerhöhung = instabile Angina pectoris.**

**STEMI.** Beim ausgedehnten Myokardinfarkt sieht man im rettungsdienstlich relevanten Akutstadium abhängig von der seit dem Koronararterienverschluss vergangenen Zeit über den betroffenen Myokardarealen folgende EKG-Zeichen (Abb. 11.3):

- **Frühstadium** (Dauer: Minuten): **hohe, spitze T-Wellen** (»Erstickungs-T«; das Frühstadium entgeht gewöhnlich der EKG-Diagnose).
- **Frisches Stadium** (Stadium I; Dauer: Stunden bis Tage): **ST-Hebungen**.
- **Zwischenstadium**: Entwicklung von **Q-Zacken** bei allmählichem Rückgang der ST-Hebungen mit beginnender T-Negativierung.

Später gehen die ST-Hebungen völlig zurück, und die T-Welle wird wieder positiv. Die Q-Zacke hingegen bleibt über viele Monate oder persistierend als Hinweis auf einen abgelaufenen Infarkt im EKG sichtbar. Q-Zacken entwickeln sich allerdings meist nur nach einem ausgedehnten, transmuralen Infarkt (»**q-wave-infarction**«); beim weniger ausgeprägten Infarkt (NSTEMI) bilden sich meist keine Q-Zacken aus (intramuraler Infarkt bzw. »**non-q-wave-infarction**«).

**Infarktlokalisation.** Die EKG Veränderungen finden sich jeweils nur über den geschädigten Arealen. In anderen Ableitungen ist die ST-Strecke normal oder spiegelbildlich erniedrigt. Durch Betrachtung und Auswertung der ST-Streckenveränderungen in den einzelnen EKG-Ableitungen ist eine Lokalisation des infarzierten Areals möglich. Grob vereinfacht ausgedrückt treten dabei die Veränderungen je nach dem betroffenen koronararteriellen Versorgungsgebiet in folgenden Ableitungen auf:

- Vorderwandinfarkt: V1–V6, I, aVL.
- Hinterwandinfarkt: II, III, aVF (in etwa 50 % der Fälle ist dabei auch der rechte Ventrikel mit betroffen).

**Komplikationsmöglichkeiten.** Das sind in der Akutphase vor allem:

- tachykarde Rhythmusstörungen bis hin zum Kammerflimmern (seltener bradykarde Rhythmusstörungen bis zur Asystolie) oder
- eine akute Herzinsuffizienz bis zum Lungenödem und kardiogenen Schock.

> **Die meisten Todesfälle nach einem Myokardinfarkt ereignen sich innerhalb der ersten Stunde infolge schwerer tachykarder Rhythmusstörungen (Kammerflimmern).**

**Differenzialdiagnosen.** Differenzialdiagnostisch zum ACS abzugrenzen sind eine Reihe anderer **thorakaler Erkrankungen** wie Lungenembolie (▶ Abschn. 11.3), akutes Aortensyndrom (▶ Abschn. 11.4), Takotsubo-Kardiomyopathie, Perikarditis oder funktionelle Herzbeschwerden, aber auch **extrathorakale Erkrankungen** wie Pankreatitis, Gallenkolik, perforiertes Magen- oder Duodenalulkus (▶ Kap. 12.1 und 12.2) oder selten auch einmal ein Glaukomanfall (▶ Kap. 17.1).

- **Takotsubo-Kardiomyopahthie**: Akutes, reversibles, durch Stress ausgelöstes Herzversagen mit linksventrikulär-apikaler Hypokinesie, EKG-Veränderungen und Symptomen wie beim Myokardinfarkt, aber normalen Koronararterien. Betroffen sind vor allem ältere Frauen. Die Therapie ist symptomatisch.
- **Perikarditis**: Eine Herzbeutelentzündung kann ebenfalls eine ähnliche Schmerzsymptomatik wie ein ACS hervorrufen. Häufig liegt gleichzeitig hohes Fieber vor. Auskultatorisch hört man schabende Geräusche (Perikardreiben). Die EKG-Veränderungen (ST-Hebungen) sind jedoch als Ausdruck eines globalen Myokardschadens im Gegensatz zum Infarkt meist in allen Ableitungen gleichsinnig ausgeprägt.
- **Funktionelle Herzschmerzen** treten oft bei jungen Patienten auf und imponieren als linksthorakale »Herzstiche« ohne erkennbare organische Ursache, ohne Vitalgefährdung und ohne EKG- oder Enzymveränderungen.

## 11.1.2 Therapie des akuten Koronarsyndroms

**Ziele.** Bei allen Formen des ACS sind die Therapieziele Senkung des myokardialen Sauerstoffbedarfs durch antiischämische Substanzen (v. a. Nitrate) und Verhinderung einer (fortschreitenden) Thrombosierung im Koronarsystem durch gerinnungshemmende Mittel (Heparin und ASS). Diese Therapie wird in der Klinik bei Patienten mit geplanter Koronarintervention oder hohem Risiko (z. B. Diabetes mellitus, hämodynamische oder arrhythmische Instabilität) ggf. durch weitere Thrombozytenaggregationshemmer ergänzt. Bei etabliertem Myokardinfarkt mit ST-Hebungen (STEMI) ist auf jeden Fall die möglichst rasche Rekanalisierung (Öffnung des verschlossenen Koronararterienanteils) vordringlich, außerdem sollte in der Klinik eine Behandlung mit ACE-Inhibitoren und Statinen erfolgen. Eine Übersicht über die aktuellen Therapieempfehlungen des ERC gibt ◘ Abb. 11.4.

### Antiischämische Therapie

Die antiischämische Therapie soll zur Minimierung des myokardialen Zellschadens und Besserung der Schmerzsymptome führen und bildet die Basis jeder symptomatischen Therapie des ACS. Geeignet sind hierfür vor allem Nitrate und Opioide, evtl. kombiniert mit Sauerstoffgabe.



- **Nitrate** wie Nitroglycerin wirken venodilatierend, senken die myokardiale Wandspannung und das enddiastolische Volumen des linken Ventrikels, reduzieren den myokardialen Sauerstoffverbrauch und steigern den koronararteriellen Blutfluss. Häufig führen sie zu einer deutlichen Schmerzlinderung bei ischämisch bedingten thorakalen Schmerzen. Ob sie allerdings auch einen günstigen Effekt auf das »Outcome« haben, wird kontrovers beurteilt. Nitrate können bei ACS erwogen werden, sofern keine Kontraindikationen wie Hypotension (< 90 mmHg systolisch), Bradykardie (< 50/min), erhebliche Tachykardie und Hinweise auf einen rechtsventrikulären Infarkt vorliegen. Als unerwünschte Wirkungen können vor allem Blutdruckabfall, Tachykardie und Kopfschmerzen auftreten.
- **Opioide**: Morphin gilt international als Schmerztherapeutikum der Wahl beim Myokardinfarkt. Es hat zusätzlich zur analgetischen Wirkung einen venodilatierenden Effekt und reduziert dadurch (ähnlich wie Nitrate) die Vorlast, allerdings kann damit auch ein Blutdruckabfall verbunden sein. Andere Opioide können auch gegeben werden. Für kardiozirkulatorisch instabile Patienten ist **Piritramid** besser geeignet als Morphin.
- **Sauerstoff** über Maske oder Nasensonde wurde bislang für alle Patienten mit ACS empfohlen. Mittlerweile gibt es jedoch Hinweise darauf, dass eine Hyperoxie bei unkompliziertem Myokardinfarkt schädlich sein könnte.

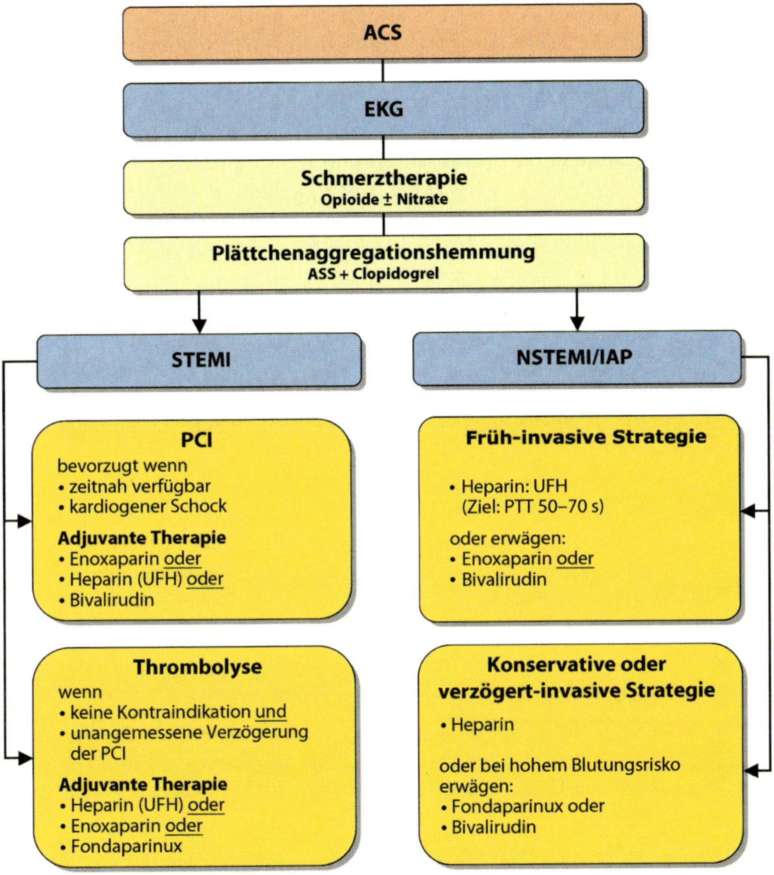


**Abb. 11.4** Therapie des akuten Koronarsyndroms (nach ERC 2010)

Aktuell wird Sauerstoff Sauerstoff nur bei (drohender) Hypoxie empfohlen: bei $SaO_2 < 94$ %. Die $psaO_2$ sollte unter Sauerstoffzufuhr 98 % nicht übersteigen.

## Gerinnungs- und Thrombozytenaggregationshemmung

Eine progrediente Thrombusformation kann medikamentös verhindert werden. Dazu dienen folgende Substanzen bzw. Substanzgruppen:

- **Acetylsalicylsäure (ASS)** hemmt die Zyklooxygenase-1 und dadurch wiederum die Bildung des stark aggregationsfördernden Thromboxan A2. Die Wirkung beim ACS ist sowohl für die Akuttherapie als auch für die Langzeitbehandlung belegt. Die Gabe soll per os, als Kautablette oder i. v. bereits präklinisch erfolgen.
- **Adenosindiphosphatrezeptorantagonisten.** Clopidogrel, Prasugrel und Ticlopidin gehören zur Gruppe der Thienopyridine, die die Thrombozytenaggregation über eine Blockade des $P2Y_{12}$-Rezeptors hemmen. Die meisten Erfahrungen liegen mit Clopidogrel vor. Patienten mit ACS (STEMI oder NSTEMI) sollen Clopidogrel so früh wie möglich (d. h. schon präklinisch) erhalten.
- **Glykoprotein IIb/IIIa-Antagonisten** wirken über eine Blockade des thrombozytären Fibrinogenrezeptors, des gemeinsamen Endglieds der Plättchenaggregation. Frühere Untersuchungen ließen therapeutische Vorteile erkennen, gegenwärtig jedoch werden Glykoprotein IIb/IIIa-Antagonisten nicht mehr für die Routinetherapie des ACS empfohlen.
- **Heparine und andere Antithrombine** sind wichtige Behandlungskomponenten eines ACS, das mit Fibrinolyse oder PCI behandelt wird. **Heparin** hemmt die Thrombinbildung indirekt; es können unfraktioniertes Heparin (UFH), niedermolekulare Heparine (LMWH), v. a. Enoxaparin, sowie Fondaparinux (ein Pentapeptid) eingesetzt werden; Bivalirudin hingegen ist ein direkter Thrombininhibitor und kommt alternativ in Betracht. Früher wurde überwiegend UFH empfohlen, aber insbesondere Enoxaparin hat sich als sichere und effektive Alternative erwiesen, v. a. bei NSTEMI.

11

> **Heute wird bei ACS bereits präklinisch eine antikoagulatorische 3er-Kombination aus ASS, Clopidogrel und Enoxaparin (oder alternativen Substanzen) empfohlen, sofern keine Kontraindikationen vorliegen.**

## Öffnung des verschlossenen Koronararterienanteils

Die Wiedereröffnung des verschlossenen Koronararterienanteils (Rekanalisation) ist vordringliches Ziel beim etablierten Myokardinfarkt mit ST-Hebungen (STEMI). Dafür stehen prinzipiell **2 Methoden** zur Verfügung: die perkutane Koronarintervention (PCI) und die Therapie mit Fibrinolytika.

- **PCI**: Die interventionell-radiologische Gefäßeröffnung mittels Ballondilatation, meist mit Stent-Einlage, gilt heute als Verfahren der Wahl zur Wiedereröffnung verschlossener Koronargefäße beim akuten Myokardinfarkt mit ST-Strecken-Hebung, sofern es »zeitnah« verfügbar ist, d. h. innerhalb von etwa 2 h (1–3 h). Dieses Verfahren weist bessere Langzeitergebnisse auf als die Lysetherapie. Daher soll ein Patient mit der präklinischen Diagnose »STEMI«

**Tab. 11.1** Kontraindikationen für eine Thrombolyse (nach ERC 2010)

| Absolute Kontraindikationen | Relative Kontraindikationen |
|---|---|
| Hämorrhagischer oder unklarer Schlaganfall | Transitorische ischämische Attacke (TIA) in den letzten 6 Monaten |
| Ischämischer Schlaganfall im letzten halben Jahr | Orale Antikoagulationstherapie (Cumarine) |
| Tumoren oder Schäden des zentralen Nervensystems | Schwangerschaft bis eine Woche nach Entbindung |
| Größeres Trauma oder Operation oder Kopfverletzung in den letzten 3 Wochen | Nicht komprimierbare Punktion |
| Gastrointestinale Blutung im letzten Monat | Traumatische Wiederbelebung |
| Bekannte Blutungsneigung | Therapierefraktäre Hypertonie ($RR_{syst}$ > 180 mmHg) |
| Aortendissektion | Fortgeschrittene Lebererkrankung |
| | Bakterielle Endokarditis |
| | Florides Magengeschwür |

unverzüglich in eine Klinik mit der Möglichkeit zur Durchführung einer PCI gebracht werden. Die PCI verbessert die Prognose aller Patienten mit STEMI, insbesondere auch bei kardiogenem Schock.

**Wenn eine PCI zeitnah möglich ist, soll der Patient präklinische keine Lysetherapie erhalten, sondern zügig in ein Krankenhaus mit PCI-Möglichkeit transportiert werden.**

- **Fibrinolyse**: Ist keine zeitnahe PCI möglich (nur dann!) soll (bei fehlenden Kontraindikationen Tab. 11.1) so früh wie möglich intravenös lysiert werden, d. h. bereits durch den Notarzt oder aber so bald wie möglich in der Klinik. Der Effekt ist am besten innerhalb der ersten 3 h nach Infarkt. Schwerwiegende Komplikationsmöglichkeiten der Lysetherapie sind vor allem intrazerebrale Blutungen und schwere kardiale Rhythmusstörungen bis hin zum Kammerflimmern (sog. Reperfusionsarrhythmien). Zur Lyse stehen mehrere Substanzen zur Verfügung, z. B. Streptokinase oder Alteplase (s. Praktisches Vorgehen). Eine »Ultima-ratio«-Lyse bei CPR wird gegenwärtig übrigens selbst bei begründetem Verdacht auf einen Myokardinfarkt als Ursache des Kreislaufstillstands **nicht** empfohlen.

## Weitere Therapiemaßnahmen beim ACS

- **β-Blocker** wie Metoprolol oder Esmolol reduzieren den myokardialen Sauerstoffverbrauch und lindern die ischämisch bedingten Symptome. **β-Blocker** sind Standardtherapeutika bei koronarer Herzerkrankung. Allerdings gibt es nach gegenwärtiger Einschätzung des ERC keine ausreichenden Belege dafür, dass die präklinische (intravenöse) Routinegabe die Prognose eines ACS verbessert; im Gegenteil: Neuere Studien zeigen ein erhöhtes Risiko eines kardiogenen Schocks bei Patienten mit STEMI. Daher werden β-Blocker heute bei ACS nur noch empfohlen, wenn die Patienten tachykard oder hypertensiv sind.
- **Angiotensin Converting Enzyme Inhibitoren (ACE-I)** wie Enalapril verbessern die myokardiale Funktion und die Prognose des Patienten mit akutem Myokardinfarkt mit oder ohne Rekanalisationstherapie signifikant. Eine orale Therapie soll bei kardiozirkulatorisch stabilen Patienten innerhalb von 24 h nach dem Infarkt begonnen werden; eine intravenöse Gabe ist jedoch vor allem wegen der Hypotensionsgefahr nicht angezeigt. Patienten, die ACE-I nicht vertragen, sollten Angiotensin-II-Rezeptorenblocker (sog. Sartane) erhalten.
- **Statine (HMG-CoA-Reduktase-Hemmer** wie Simvastatin oder Atorvastatin) verbessern nach ACS die Prognose durch Reduktion schwerwiegender kardiovaskulärer Ereignisse. Daher sollte eine Statintherapie immer innerhalb von 24 h nach Beginn des ACS begonnen werden; bei bereits mit Statinen vorbehandelten Patienten sind sie weiterzugeben.

11

Weitere Therapiemaßnahmen wie die prophylaktische Behandlung mit Antiarrhythmika, Magnesium oder Glukose-Insulin-Kalium-Infusionen sind ohne günstigen Einfluss auf die Prognose von Patienten mit ACS.

### Praktisches Vorgehen

**Präklinische Therapie des ACS**

- Therapiegrundlage
  - Bettruhe (keine Anstrengungen, kein Umherlaufen)
  - 12-Kanal-EKG
- Symptomatische Therapie
  - Bei $psaO_2$ < 94 %: Sauerstoff, z. B. 4 l/min per Nasensonde; Zielwert $psaO_2$ 94–98 %.
  - Nitroglycerin 0,8–1,6 mg sublingual als Kapsel oder Spray; nicht bei Hypotension < 90 mmHg systolisch oder Bradykardie oder Hinweis auf rechtsventrikulären Infarkt

▼

  - Morphin oder Piritramid 3–5 mg i. v, ggf. wiederholt; wenn erforderlich: zusätzlich vorsichtig Benzodiazepine zur Anxiolyse und Sedierung, z. B. Midazolam 2 mg i. v., ggf. wiederholt
- Gerinnungshemmende Therapie
  - ASS 250–500 mg i. v. (= ½–1 Amp.) oder 325–500 mg p. o. oder als Kautablette
  - Clopidogrel 300 mg p. o.; bei geplanter PCI besser 600 mg; bei Alter > 75 Jahre: 75 mg
  - Antikoagulation (s. u.: Präklinische intravenöse Lysetherapie und Antikoagulation bei ACS)
- **Weitere Therapie**
  - Bei Tachykardie und Hypertension: Metoprolol 2,5–5 mg i. v.
  - Bei kardiogenem Schock und schweren Rhythmusstörungen symptomatische Therapie: Katecholamine wie Adrenalin oder Noradrenalin bei Pumpversagen (ggf. kombiniert mit Nitraten; ► Kap. 9.2), Atropin bei kreislaufwirksamer Bradykardie (► Kap. 10.3) und Amiodaron bei ventrikulärer Tachyarrhythmie (► Kap. 10.2)
  - Bei Kreislaufstillstand: CPR; insbesondere: bei VF/VT Defibrillation (► Kap. 7)
- Rekanalisationstherapie
  - PCI ermöglichen: zügiger Transport in die nächste Klinik mit PCI-Bereitschaft. Sofern PCI nicht zeitnah (innerhalb etwa 2 h) möglich:
  - Fibrinolysetherapie. Substanzen, Indikationen und Dosierungen s. u.

## Praktisches Vorgehen

**Indikationen und Durchführung der präklinischen intravenösen Lysetherapie und Antikoagulation bei ACS**

- Voraussetzungen und Indikationen zur Lysetherapie
  - Notarzt ist mit Diagnostik (12-Kanal-EKG) und Therapie vertraut
  - Typische klinische Symptome eines ACS und EKG-Veränderungen eines STEMI: signifikante ST-Hebungen in mindestens 2 Extremitäten- oder Brustwandableitungen
  - Beginn der Beschwerden innerhalb der letzten 4–6 h
  - Keine Kontraindikationen (Tab. 11.1)
  - Eine zeitnahe PCI (innerhalb von etwa 2 h) in der Klinik ist nicht möglich

▼

- Lysetherapeutika und Dosierungen
  - Streptokinase: 1,5 Millionen Einheiten über 30-60 min i. v.
  - Alteplase (t-PA): insgesamt 100 mg, und zwar 15 mg als Bolus i. v., gefolgt von 50 mg über 30 min i. v., danach 35 mg über 60 min i. v.
  - Reteplase (r-PA): 10 U + 10 U i. v. als Boli im Abstand von 10 min
  - Tenecteplase (TNK-tPA): gewichtsadaptierte Bolusinjektionen: $< 60$ kg → 30 mg; zwischen 60 und 70 kg → 35 mg; zwischen 70 und 80 kg → 40 mg; zwischen 80 und 90 kg → 45 mg; $\geq 90$ kg → 50 mg
- Begleitende Antikoagulation (mit oder ohne Lysetherapie; Beispiele)
  - UFH: 4000 I. E. Heparin i. v., danach 1000 I. E./h kontinuierlich i. v. (PTT-Kontrolle in der Klinik)
  - Enoxaparin 30 mg i. v., dann nach 15 min: 1 mg/kg s. c., wiederholt alle 12 h ($> 75$ Jahre: kein i. v.-Bolus, 0,75 mg/kg s. c. alle 12 h).

## 11.2 Lungenödem

11

**Symptome.** Ein Lungenödem entsteht durch pathologische Zunahme des extravaskulären Lungenwassers. Dabei entwickelt sich zunächst ein interstitielles, dann zusätzlich ein alveoläres Lungenödem. Ein rein interstitielles Ödem ist präklinisch nicht zu diagnostizieren. Die Auswirkungen auf den Gasaustausch sind gering. Der Gasaustausch wird jedoch erheblich beeinträchtigt, wenn die Flüssigkeit aus dem Interstitium in den Alveolarraum gelangt: »Alveolar flooding«. Das führt zu den Symptomen **Tachypnoe, Dyspnoe, Zyanose, Abfall der Sauerstoffsättigung** (primäre Oxygenierungsstörung) und **auskultatorisch grob**- oder **feinblasige Rasselgeräusche**.

**Formen.** Grundsätzlich werden je nach Entstehungsmechanismus 2 Formen unterschieden:
- Das **kardiogene Lungenödem** entsteht durch erhöhten pulmonalkapillären Druck aufgrund einer myokardialen Insuffizienz. Im Röntgen-Thorax-Bild imponieren perihiläre, symmetrische, »schmetterlingsförmige« Stauungszeichen.
- Das **nichtkardiogene Lungenödem** (Permeabilitätsödem) entwickelt sich durch eine primäre Störung der Kapillarpermeabilität (Schrankenstörung) bei normalem oder erniedrigtem pulmonalkapillären Druck. Im Röntgenthoraxbild sind typische diffuse, »schneegestöberähnliche« Transparenzminderungen zu sehen.

### 11.2.1 Kardiogenes Lungenödem

**Ursache.** Die Ursache des kardiogenen Lungenödems ist ein akutes Herzversagen (Linksherzinsuffizienz), das auch zum kardiogenen Schock führen kann (akute Herzinsuffizienz ▶ Kap. 8.2.1 und 9.2). Aufgrund des Rückwärtsversagens steigt der Druck im linken Vorhof und den pulmonalen Kapillaren an (daher auch »**Hochdrucklungenödem**«). Dadurch wird vermehrt Flüssigkeit ins Interstitium abfiltriert, die schließlich in den Alveolarraum übertritt, wenn die Lymphdrainagekapazität der Lunge erschöpft ist. Über diesen Mechanismus kommt es auch bei akuter Überwässerung (fehlerhafte Infusionstherapie, Nierenversagen) zum Lungenödem.

**Symptome.** Neben den bereits beschriebenen Symptomen eines Lungenödems weist der Patient weitere Zeichen der akuten Herzinsuffizienz auf (▶ Kap. 8.2.1). Der Blutdruck kann hoch (reflektorische Vasokonstriktion) oder niedrig (kardiogener Schock) sein. Die Atemnot bessert sich typischerweise im Sitzen (**Orthopnoe**). Durch ein Ödem der Bronchialschleimhaut und dadurch bedingte Einengung der Bronchien kann ein asthmaähnliches Bild entstehen (**Asthma cardiale**). Manche Patienten haben außerdem blutig-schaumigen Auswurf.

**Aus der Notfallpraxis**

Während der Übertragung eines Fußballländerspiels entwickelt ein 70-jähriger Patient zunehmende Atemnot. Die Ehefrau verständigt sofort den Notarzt. Dieser findet den Patienten schwer atmend, schweißgebadet und mit deutlicher Lippenzyanose in der Küche sitzend vor, mit beiden Armen auf den Küchentisch gestützt. Auch ohne Stethoskop hört man (nach Abschalten des Fernsehers) brodelnde Geräusche über der Lunge. Ein langjähriges Herzleiden sei bekannt, aber so schlimm sei es noch nie gewesen. Die Ehefrau hat bereits zahlreiche Medikamente, die ihr Mann nimmt, auf dem Küchentisch ausgebreitet, u. a. Digitalispräparate, Diuretika und ACE-Hemmer. Der Blutdruck beträgt 180/110 mmHg, die Herzfrequenz 120/min, die $psaO_2$ 78 %. Der Notarzt lässt den Patienten am Tisch sitzen, appliziert mehrmals je 2 Hübe Nitroglycerin unter die Zunge, verabreicht 6 l Sauerstoff über eine Nasensonde und injiziert dann 40 mg Furosemid. Im Laufe der nächsten Minuten fällt der Blutdruck auf 150/90 mmHg, die Sättigung steigt auf 91 %, die Luftnot lässt nach und der Patient wird sitzend im NAW in die Klink transportiert, wo er auf der internistischen Intensivstation mit der Diagnose »akutes kardiogenes Lungenödem« übergeben wird.

**Therapie.** Grundsätzliches Ziel ist die Verminderung der kardiozirkulatorischen und respiratorischen Störungen, d. h. Oxygenierungsverbesserung, Ventilationsverbesserung, Entlastung des Herzens und Verbesserung der myokardialen Pumpleistung (▶ Aus der Notfallpraxis). Wenn der Blutdruck normal oder erhöht ist, soll der Patient sitzend gelagert werden (◘ Abb. 3.7 e). Dadurch wird die Atmung erleichtert, der Einsatz der Atemhilfsmuskulatur verbessert und der venöse Rückstrom vermindert, was das Herz entlastet. Diese Vorlastsenkung kann verstärkt werden, indem die Extremitäten nach unten gelagert werden. Die PEEP-(Be)atmung führt ebenfalls zur Vorlastsenkung (▶ Kap. 4.5). Zur Optimierung der Herzfunktion tragen Vasodilatatoren und Diuretika (Vorlastsenkung) sowie Katecholamine bei (Inotropiesteigerung). Als Sedativum ist insbesondere Morphin geeignet, da es über pulmonal-vasodilatierende Eigenschaften verfügt.

### ▪▪▪ Hintegrundinformation

Beim früher empfohlenen unblutigen Aderlass werden an allen 4 Extremitäten möglichst weit proximal Blutdruckmanschetten angelegt, mit denen intermittierend eine venöse Stauung an je 3 Extremitäten zur gleichen Zeit erzeugt wird. Die 4. Extremität wird jeweils zur Durchblutung wieder freigegeben. Diese sog. Methode der rotierenden Tourniquets zur Vorlastsenkung ist aber ohne erwiesenen günstigen Effekt und somit obsolet.

11

### Praktisches Vorgehen

**Therapie des kardiogenen Lungenödems (modifiziert nach den Empfehlungen der European Society of Cardiology (ESC) 2010 zur Therapie des akuten Herzversagens)**

- Generelle Maßnahmen
  - Sauerstoff 4–8 l per Sonde; bei $psaO_2 < 85\%$ ggf. NIV oder Intubation und Beatmung mit PEEP um 5 mbar (Ziel: $psaO_2 > 90\%$)
  - Sedativa, wenn erforderlich, z. B. Morphin 2–5 mg i.v oder Midazolam 2–5 mg i. v.
- Systolischer Blutdruck > 100 mmHg
  - Lagerung sitzend
  - Vasodilatanzien: Nitroglyzerin 2 Hübe SL, evtl. wiederholt alle 5–10 min; oder kontinuierlich i. v.: 0,3–3 µg/kg/min bzw. (einfacher zu rechnen) 1–10 mg/h
  - Diuretika: Furosemid 20–40 mg i. v.; bei schwerem Lungenödem ggf. 5–40 mg/h kontinuierlich i. v.
- Systolischer Blutdruck 90–100 mmHg
  - Lagerung flach oder halbsitzend

▼

- Vasodilatatanzien (± Inotropika): Nitroglyzerin 2 Hübe SL, evtl. wiederholt alle 5–10 min, oder kontinuierlich i. v.: 0,3–3 µg/kg/min bzw. (einfacher zu rechnen) 1–10 mg/h
- Inotropika (± Vasodilatanzien): Dobutamin, 2–20 µg/kg/min i. v. (sofern präklinisch verfügbar)
- In der Klinik auch andere Inotropika erwägen: Phosphodiesterasein- hibitoren wie Enoximone (0,5 mg/kg als Bolus, dann ca. 2–7 µg/kg/min) oder Kalziumsensitizer wie Levosimendan (12–24 µg/kg über 10 min, dann 0,1 µg/kg/min)
- Bei Therapieerfolg (Blutdruckanstieg) Vasodilatatoren und Diuretika erwägen (s. o.); diese Therapiemodifikation ist jedoch meist erst in der Klinik erforderlich.

- Systolischer Blutdruck < 90 mmHg (kardiogener Schock)
  - Lagerung flach
  - Inotropika: Dobutamin, 2–20 µg/kg/min i. v.
  - Noradrenalin als Vasopressor (in Kombination mit Dobutamin) 0,1–0,5 µg/kg/min; wenn präklinisch kein Noradrenalin verfügbar: Adrenalin der gleichen Dosis
  - In der Klinik auch andere Inotropika erwägen: Phosphodiesterase-inhibitoren wie Enoximone oder Levosimendan (Dosierung s. oben)
  - Bei Therapieversagen in der Klinik mechanische Unterstützungssysteme (intraaortale Ballonpumpe, Linksherzunterstützung) erwägen.

## 11.2.2 Nichtkardiogenes Lungenödem

**Ursache.** Zugrunde liegt eine Schädigung der Lungenkapillaren, die zu einer erhöhten Permeabilität für Flüssigkeit und Proteine ins Interstitium und den Alveolarraum führt. Diese kann hervorgerufen werden durch toxische Substanzen aus der Blutbahn (z. B. bei Sepsis) oder – im Notarztdienst bei weitem häufiger – aus den Luftwegen (toxisches Lungenödem) (Tab. 11.2).

**Terminologie.** Ein nichtkardiogenes Lungenödem wird bei schwerer Oxygenierungsstörung als **ARDS** (»acute respiratory distress syndrome«) – früher auch als Schocklunge – und bei einer weniger schweren Störung als **ALI** (»acute lung injury«) bezeichnet.

**Tab. 11.2** Ursachen eines Lungenödems

| | | |
|---|---|---|
| Kardiogenes Lungenödem | **akute Linksherzinsuffizienz** | koronare Herzerkrankung (z. B. Myokardinfarkt)<br>Hypertonie (z. B. hypertensive Krise)<br>Kardiomyopathie<br>Myokarditis<br>Herzklappenfehler<br>Herzrhythmusstörungen |
| Nichtkardiogenes Lungenödem<br>ALI: mäßige Oxygenierungsstörung<br>ARDS: schwere Oxygenierungsstörung | direkter Lungenschaden | Pneumonie<br>Inhalation toxischer Substanzen (Reizgase)<br>Lungenkontusion (Thoraxtrauma)<br>Aspiration von Mageninhalt<br>Beinahe-Ertrinken<br>Schock jeglicher Genese |
| | indirekter Lungenschaden (über die Blutbahn) | Sepsis<br>Polytrauma<br>Verbrennungen<br>Pankreatitis<br>Fettembolie<br>Medikamente (Opioide, $\beta_2$-Mimetika) |



**Therapie.** Die spezifischen präklinischen therapeutischen Möglichkeiten sind begrenzt. Inhalative Kortikosteroide beim Inhalationstrauma sind zwar üblich, jedoch ist eine Prognose-verbessernde Wirkung nicht nachgewiesen.

### Praktisches Vorgehen

**Präklinische Therapie des nichtkardiogenen Lungenödems (ALI, ARDS)**

- Sauerstoffgabe 4–8 l/min, ggf. Beatmung, am besten mit PEEP 5–15 mbar
- bei Inhalationstrauma zusätzlich Kortikoide zur Begrenzung des Alveolar- und Kapillarschadens, z. B. Budesonid 2 Hübe alle 5 min, in schweren Fällen evtl. auch Methylprednisolon 250 mg i. v., zusätzlich Bronchodilatoren bei ausgeprägtem Bronchospasmus (► Kap. 11.5).

## 11.3 Lungenembolie

**Ätiologie.** Ein embolischer Verschluss pulmonalarterieller Äste führt zum Durchblutungsstopp der entsprechenden Lungenareale und konsekutiv zum Anstieg des pulmonalarteriellen und zentralvenösen Drucks. Es entwickelt sich in schweren Fällen ein obstruktiver Schock mit akutem Rechtherzversagen (**akutes Cor pulmonale**). Klinisch besteht große Ähnlichkeit mit dem kardiogenen Schock. Häufigste Ursache einer Lungenembolie ist die Thromboembolie. Der Ursprung der Blutkoagel ist meist eine tiefe Bein- oder Beckenvenenthrombose bei immobilisierten, bettlägerigen Patienten, infolge von Verletzungen oder Operationen der unteren Körperhälfte oder bei angeborenen – z. B. AT-III-Mangel, Faktor-V-Leiden – oder medikamentös induzierten hyperkoagulabilen Gerinnungsstörungen (Kontrazeptiva, Rauchen). Folgende disponierende Faktoren, deren Vorliegen an eine Lungenembolie denken lassen muss, kann der Notarzt oft bereits präklinisch in Erfahrung bringen oder rasch diagnostizieren: aktuelle oder vorangegangene tiefe Beinvenenthrombose, Knochenfrakturen (Hüfte, untere Extremitäten), Hüft- oder Kniegelenksersatz, größere allgemeinchirurgische Eingriffe, größeres Trauma, Rückenmarksverletzung, Immobilisation oder Operation in den vergangenen vier Wochen sowie Tumorleiden. Gegenüber der Thrombembolie spielen Luft- und Fettembolien eine untergeordnete Rolle.

**Symptome.** Wenn mehr als 30 % der Lunge nicht mehr durchblutet werden, treten folgende Symptome auf.

- **klinische Symptome**: Dyspnoe und Tachypnoe (beide sehr häufig), thorakale Schmerzen (häufig), Husten und Hämoptysen (beide gelegentlich),
- **respiratorische Störungen**: Oxygenierungsstörung, Hypokapnie durch reaktive Hyperventilation oder (in schweren Fällen) Hyperkapnie durch erhöhte Totraumventilation
- **zirkulatorische Störungen**: Tachykardie, systemische Hypotension, pulmonalarterielle Hypertension, ZVD-Anstieg (gestaute Halsvenen!).

**Diagnosestellung.** Keines dieser Symptome ist obligat. Der Auskultationsbefund ist zunächst meist unauffällig (keine Rasselgeräusche). Im EKG findet man evtl. Hinweise auf eine akute Rechtsherzbelastung, z. B. Sagittaltyp ($S_IQ_{III}$-Typ) oder ST-Hebungen über V1–3, III und aVF. Präklinisch kann eine Lungenembolie selten sicher diagnostiziert werden, und auch detaillierte EKG-Auswertungen, Röntgen-Thoraxaufnahmen und die Ergebnisse der arteriellen Blutgasanalyse (also Routinemaßnahmen in der Notaufnahme der Klinik) können den Verdacht auf eine Lungenembolie nicht definitiv bestätigen oder widerlegen. Zur Diagnosesicherung soll so früh wie möglich eine Echokardiographie oder CT-Pulmonalis-

**Tab. 11.3** Schweregradeinteilung der Lungenembolie nach Grosser

| | |
|---|---|
| Grad I | leichtere, kurz anhaltende klinische Symptome ohne zirkulatorische oder respiratorische Beeinträchtigung |
| Grad II | mäßige, länger anhaltende Symptome ohne wesentliche zirkulatorische oder respiratorische Beeinträchtigung |
| Grad III | ausgeprägte, anhaltende Symptome mit deutlicher zirkulatorischer und respiratorischer Beeinträchtigung |
| Grad IV | Schock mit ausgeprägten Oxygenierungsstörungen oder Herz-Kreislauf-Stillstand |

angiographie erfolgen. Die wichtigste Differenzialdiagnose zur schweren akuten Lungenembolie ist der Myokardinfarkt.



**Risikostratifizierung.** Je nach Symptomkonstellation wird die Lungenembolie nach Grosser in 4 Schweregrade eingeteilt (Tab. 11.3). Die Deutsche Gesellschaft für Kardiologie (DGK) empfiehlt in ihren Leitlinien zur Diagnose und Therapie der akuten Lungenembolie 2009 vereinfachend und pragmatisch eine Einteilung der Patienten in 2 Gruppen:

- **Niedriges Risiko:** Der Patient ist stabil: Grad 1 und 2 nach Grosser → Transport in die Klinik, dort Diagnostik und Therapie
- **Hohes Risiko:** Der Patient ist hypotensiv und im Schock; umfasst Grad 3 und 4 nach Grosser → präklinische Therapie erforderlich.

**Therapie.** Angelehnt an die DGK-Empfehlungen soll diese bei hohem Risiko folgendermaßen aussehen:

- Sauerstoffzufuhr bei Hypoxämie
- Sofortige Antikoagulation mit Heparin (UFH); dies soll ein appositionelles Thrombuswachstum verhindern
- Therapie der Hypotension mit Vasopressoren (z. B. Adrenalin, Noradrenalin)
- Steigerung des Herzzeitvolumens mit Dobutamin und/oder Dopamin
- Keine aggressive Flüssigkeitszufuhr
- Thrombolytische Therapie für Patienten mit schwerem kardiogenem Schock oder persistierender katecholaminresistenter ausgeprögter Hypotension.

Die Kontraindikationen einer Lysetherapie bei Lungenembolie sind die gleichen wie beim Myokardinfarkt (Tab. 11.1). Allerdings sind auch »absolute Kontraindikationen« bei schwerster Lungenembolie relativ, da ohne Lyse oft keine Möglichkeit besteht, den Patienten zu retten. In der Klinik können eine chirurgische Embolektomie oder eine interventionelle Katheterembolektomie bzw. Fragmentierung proximaler Thromben erwogen werden, wenn die Thrombolyse nicht möglich oder erfolglos war. Ist kein Puls mehr tastbar, muss reanimiert werden. Eine begonnene Reanimation ist keine Kontraindikation für die Lyse! Durch extrathorakale Herzmassage kann ein größerer Thrombus möglicherweise mechanisch zertrümmert werden. Die CPR sollte nach Lyse mindestens 60–90 min lang fortgesetzt werden.

**Praktisches Vorgehen**

**Präklinische Therapie der Lungenembolie**

- Sauerstoffgabe 4–8 l/min, ggf. Beatmung
- Kreislaufstabilisierung mit Katecholaminen, z. B. Dopamin 3–30 µg/kg/min
- Heparin-Bolus 80 I.E./kg KG, dann Infusion mit 18 I.E./kg/h; entspricht bei 70 kg etwa 5000 I. E. i. v., danach 1300 I. E./h i. v.; dann (in der Klinik) einregulieren auf eine PTT zwischen 46 und 70 s, d. h. dem 1,5- bis 2,3-fachen der Norm
- bei Kreislaufstillstand → CPR
- im schweren, katecholaminresistenten Schock oder unter CPR: Lysetherapie erwägen; folgende Verfahren werden alternativ empfohlen:
  - Alteplase (t-Pa) 100 mg über 2 h; bzw. akzeleriert: 0,6 mg/kg über 15 min
  - Streptokinase 250.000 E über 30 min, gefolgt von 100.000 E/h über 12–24 h; bzw. akzeleriert: 1,5 Mio. IE über 2 h
  - Urokinase: 4.400 E/kg KG über 10 min, gefolgt von 4.400 E/kg/h über 12–24 h; akzeleriert: 3 Mio. E über 2 h
  - Reteplase (off label use): Zwei Bolus-Injektionen à 10 U im Intervall von 30 min

## 11.4 Akutes Aortensyndrom

**Häufigkeit.** Nach dem akuten Koronarsyndrom und der Lungenembolie ist das akute (thorakale) Aortensyndrom die dritthäufigste akut lebensbedrohliche Erkrankung mit dem Leitsymptom »Thoraxschmerz«. Prädisponierende Faktoren sind Hypertonus, vorausgegangener Aortenklappenersatz, operierte Aortenisthmusstenose sowie Marfan-Syndrom (und andere, deutlich seltenere angeborene Stoffwechseldefekte).

**Einteilung.** Unter dem Namen akutes Aortensyndrom werden folgende Krankheitsbilder zusammengefasst:

- Klasse 1: klassische Aortendissektion; prognostisch ungünstigste Variante
- Klasse 2: intramurales Hämatom
- Klasse 3: umschriebene Dissektion
- Klasse 4: Plaqueruptur mit Dissektion und/oder Aortenruptur
- Klasse 5: traumatische Dissektion.

**Abgrenzung vom akuten Koronarsyndrom.** Die Schmerzsymptomatik ähnelt der beim ACS, ist aber meist heftiger. Der Schmerz setzt plötzlich ein, erreicht sein Maximum innerhalb weniger Sekunden bis Minuten. Der Schmerz wird als vernichtend empfunden und strahlt oft in Rücken und Bauchraum aus. Wichtige **Unterschiede zum ACS**:

- Das EKG zeigt normalerweise keine Ischämiezeichen (allerdings kann es auch im Rahmen des akuten Aortensyndroms zur Okklusion der Koronarien kommen).
- Puls- und/oder Blutdruckdifferenzen zwischen oberer und unter Extremität deuten auf ein akutes Aortensyndrom hin.

In der Klinik erfolgt die weitere Diagnostik v. a. radiologisch und echokardiographisch.

11

**Therapie.** Eine spezifische notfallmedizinische Therapie gibt es nicht. Symptomatisch soll der Blutdruck im normotensiven oder eher leicht hypotensiven Bereich gehalten werden (mit intravenösen β-Blockern, Kalzium-Kanal-Blockern und/oder Vasodilatatoren). Wichtig ist, an das akute Aortensyndrom zu denken und schnellstmöglich eine Klinik anzufahren, die eine adäquate gefäßchirurgische und interventionell-radiologische Versorgung dieses ernsten, bei zügiger Therapie aber in den meisten Fällen überlebbaren Krankheitsbildes gewährleisten kann.

## 11.5 Asthmaanfall

**Definition.** Das Asthma bronchiale ist eine chronische entzündliche Erkrankung der unteren Atemwege. Diese reagieren überempfindlich auf eine Vielzahl von Stimuli, die akute, potentiell lebensbedrohliche, jedoch prinzipiell reversible Asthmaanfälle auslösen können. Als **Status asthmaticus** bezeichnet man > 24 h anhaltende, nicht zu durchbrechende oder in dichter Folge auftretende Asthmaanfälle.

**Ursachen.** Dem Asthmaanfall liegt eine **Obstruktion der unteren Atemwege** zugrunde, die durch einen schweren Bronchospasmus, Bronchialschleimhautödeme und zähes Bronchialsekret (Dyskrinie) verursacht wird. Auslöser für einen Asthmaanfall sind Atemwegsinfektionen, Allergene, bestimmte Medikamente wie NSAID oder unspezifische Faktoren wie Anstrengung, Stress und Schlaf (die meisten tödlichen Asthmaanfälle ereignen sich nachts).

**Symptome.** Das klinische Bild eines schweren Asthmaanfalls wird bestimmt durch starke Atemnot mit Einsatz der Atemhilfsmuskulatur, meist in sitzender Position, Tachypnoe (bis zu über 40–50/min), Tachykardie (kompensatorisch bei akuter Rechtsherzbelastung) und in sehr schweren Fällen auch Zyanose. Der $paO_2$ und $saO_2$ sind erniedrigt, der $paCO_2$ ist zunächst oft erniedrigt (reaktive Hyperventilation), im schweren Anfall jedoch erhöht. Der pH ist im schweren Anfall erniedrigt (kombinierte respiratorische und metabolische Azidose bei Erschöpfung der Atemmuskulatur). Auskultatorisch hört man ein pfeifendes Atemgeräusch in der Exspirationsphase (**exspiratorisches Giemen**); dessen Ausprägung korreliert jedoch nicht mit der Gefährlichkeit des Anfalls. Außerdem kann eine deutliche Verminderung des exspiratorischen Spitzenflows gemessen werden (Peak flow unter 50 % des für den Patienten besten Wertes bzw. unter 120 l/min). Dyspnoe und Tachypnoe sind im schweren Anfall so stark ausgeprägt, dass der Patient nicht in der Lage ist, ganze Sätze auszusprechen (**Sprechdyspnoe**) oder Nahrung zu sich zu nehmen. In sehr schweren Fällen entwickelt sich eine so starke Bronchialobstruktion, dass gar kein Atemgeräusch mehr auskultiert werden kann (**stumme Lunge**).

**Therapie.** Ein schwerer Asthmaanfall ist lebensbedrohlich und muss konsequent therapiert werden (▶ Aus der Notfallpraxis). Ziel ist die Ventilationsverbesserung durch symptomatische Bronchodilatation bei gleichzeitiger Therapie der zugrunde liegenden Entzündung durch **Kortikosteroide**, zudem muss die Hypoxie durch Sauerstoffzufuhr beseitigt werden. Zur **Bronchodilatation** können Substanzen folgender Medikamentengruppen eingesetzt werden:

- **$\beta_2$-Mimetika**: Hierzu gehören Fenoterol, Salbutamol, Terbutalin und Reproterol. Deren inhalative Gabe ist die Therapie der Wahl. Im schwersten Asthmaanfall können sie (oder Adrenalin) auch intravenös oder subkutan gegeben werden, wenngleich dadurch keine Prognoseverbesserung nachgewiesen ist.
- **Anticholinergika** wie Ipratropium-Bromid können ebenfalls inhalativ gegeben werden, ihre Wirkung setzt jedoch erst nach etwa 20 min ein.
- **Methylxanthine** wie Theophyllin wirken gleichfalls bronchodilatierend, allerdings sind die deutlich schwächer wirksam: $\beta_2$-Mimetika wirken etwa 3× so

stark bronchodilatierend wie Theophyllin. Dessen Indikation in diesem Zusammenhang ist seit Jahren umstritten. Scharfzüngige Kritiker behaupten, Theophyllin würde nicht zu der Wirksamkeit, sondern lediglich zu den Nebenwirkungen der bronchodilatorischen Therapie beitragen.

- **Magnesiumsulfat**: Eine weitere, mittlerweile in ihrer Effektivität gut belegte Maßnahme zur Bronchodilatation besteht in der Gabe von Magnesiumsulfat.
- **Anästhetika**: Eine Reihe von Injektionsanästhetika wie Ketamin und Propofol sowie Inhalationsanästhetika wie Halothan und Sevofluran besitzen ausgeprägte bronchodilatierende Eigenschaften und können dazu beitragen, dass ein schwerer Status asthmaticus durchbrochen wird. Sie können zum Einsatz kommen, wenn die konventionelle antiobstruktive Therapie nicht ausreicht und der Patient beatmet werden muss; allerdings sind Inhalationsanästhetika präklinisch nicht verfügbar.

Eine Sedierung des spontan atmenden Patienten ist kontraindiziert, da die Gefahr einer weiteren Ventilationsabnahme besteht und sogar die Letalität zunehmen kann. Gleichfalls kontraindiziert ist eine pharmakologische Senkung der kompensatorischen Tachykardie, zudem können β-Blocker die Bronchokonstriktion verstärken. Adjuvant sollte eine großzügige Infusionstherapie mit Kristalloiden zur Sekretverflüssigung erfolgen, z. B. präklinisch RL 500–1000 ml. Mukolytika wie Ambroxol oder N-Acetylcystein sind ohne nachgewiesenen Nutzen.



**Beim Asthmaanfall ist die Therapie der Luftnot die beste anxiolytische Maßnahme!**

### Aus der Notfallpraxis

Der Notarzt wird auf einen Autobahnrastplatz gerufen. Dort sitzt ein 56-jähriger Patient mit Lippenzyanose, schwer und schnell atmend am Steuer seines Wagens, hat sich die Krawatte gelockert und umklammert eine Sprühdose mit Fenoterol. Er berichtet dem Notarzt in abgehackten Sätzen, dass er auf der Autofahrt rasch zunehmende Luftnot bekommen habe und gerade noch den Parkplatz erreichen konnte. Er leide seit vielen Jahren an Asthma und habe jetzt schon 4 Hübe vom Asthmaspray genommen, aber er bekomme immer noch keine Luft und habe Todesangst. Der Notarzt auskultiert über der Lunge ein leises Atemgeräusch mit exspiratorischem Pfeifen und stellt pulsoxyme-

▼

trisch eine $psaO_2$ von 76 % und eine Pulsfrequenz von 150/min fest. Er verabreicht dem Patienten noch in dessen Auto 6 l Sauerstoff über eine Nasensonde, 2 weitere Fenoterolhübe, 0,25 mg Terbutalin s. c., 400 mg Theophyllin i. v. und 250 mg Methylprednisolon i. v. Der Patient wird in den Notarztwagen gebracht und dort sitzend gelagert. Im Laufe der Fahrt in die Klinik bessert sich die Symptomatik, die Dyspnoe nimmt deutlich ab, die $psaO_2$ steigt auf 95 % unter 4 l $O_2$, und die Herzfrequenz fällt auf 130/min ab. Bei Ankunft in der Klinik kann der Patient bereits wieder ganze Sätze sprechen, und die Todesangst ist verflogen.

**Beatmung im Status asthmaticus.** In einigen Fällen ist der Status asthmaticus so schwer, dass die lebensbedrohliche Hypoxie auch mit maximaler bronchospasmolytischer Therapie nicht beseitigt werden kann. In diesem Fall muss eine Beatmung erfolgen. Die Beatmung im Status asthmaticus ist jedoch schwierig und potentiell gefährlich. Es muss unbedingt für eine ausreichend lange Exspirationszeit gesorgt werden, ansonsten kann es zur lebensgefährlichen Überblähung der Lunge (**Air-trapping**) mit Pneumothorax oder obstruktiven Schock bis hin zum Herz-Kreislauf-Stillstand kommen.

Folgende Einstellungen bzw. Maßnahmen sind zu empfehlen:

- zunächst 100 % $O_2$, später reduzieren, so dass psaO2 um 95%
- obere Druckbegrenzung von etwa 35–40 mbar bzw. ein Hubvolumen von 5–7 ml/kg (auch wenn damit keine Normoventilation erzielt werden kann)
- Frequenz 8–10/min
- Inspirations-zu-Exspirationsverhältnis nicht größer als 1:2, womöglich kleiner (z. B. 1:3).
- zunächst kein PEEP
- Beim **Hinweis auf** dynamische **Lungenüberblähung** (Air-trapping) die Beatmung intermittierend (alle 3–6 min) für ca. 15–60 s unterbrechen, um die Lunge vollständig ausatmen zu lassen.

> **Für die Beatmung akuter obstruktiver unterer Atemwegserkrankungen gilt grundsätzlich: Eine Hyperkapnie kann hingenommen werden (permissive Hyperkapnie), nicht jedoch Hypoxie, Air-trapping und Lungenschädigung!**

**Praktisches Vorgehen**

**Therapie eines schweren Asthmaanfalls**

- Patient sitzend lagern, Sauerstoffzufuhr 4–8 l über Sonde
- Fenoterol oder Salbutamol 2–4 Hübe p. i., wiederholt in Abständen von 5–10 min.
- Kortikosteroidtherapie, z. B. Methylprednisolon 125 mg (40–250 mg bzw. 1–4 mg/kg) i. v. (gelegentlich empfohlene Megadosen, bei Kindern bis zu 10 mg/kg haben keine nachgewiesen bessere Effektivität)
- wenn nicht ausreichend wirksam: ggf. Theophyllin 200–400 mg (5 mg/kg) langsam i. v. (wenn Theophyllinpräparate als Dauermedikation eingenommen werden, muss die Dosis deutlich reduziert werden: 50–150 mg bzw. 1–2 mg/kg langsam i. v.)
- wenn nicht ausreichend wirksam: Reproterol 0,09 mg i. v. oder Terbutalin 0,25–0,5 mg s. c. oder Adrenalin 0,3 mg ggf. repetitiv s. c.
- wenn nicht ausreichend wirksam: Magnesiumsulfat 2–3 g i. v. (Applikationsgeschwindigkeit: 1 g/min)
- keine Sedierung des spontan atmenden Patienten!
- bei persistierender Hypoxie und schwerster Atemnot → Intubation, Beatmung, Sedierung; vorher zur Narkoseeinleitung Ketamin 1–2 mg/kg i. v. und/oder Propofol 2–2,5 mg/kg i. v.



## 11.6 Andere akut-obstruktive Erkrankungen der unteren Atemwege

Akut-obstruktive Erkrankungen der unteren Atemwege können durch Reizgasinhalation, Linksherzinsuffizienz oder Dekompensation einer chronisch-obstruktiven Lungenerkrankung (COPD) hervorgerufen werden. Die respiratorische und antiobstruktive Akutbehandlung folgt im Wesentlichen den Prinzipien der Asthmatherapie, muss jedoch durch krankheitsspezifische Aspekte modifiziert werden.

### 11.6.1 Reizgasinhalationstrauma

Eine Reizgasinhalation (► Kap. 20.2.17) kann schwere Obstruktionen der unteren Atemwege hervorrufen. Für die Normalbevölkerung unterschwellige inhalative Noxen können außerdem bei entsprechend disponierten Personen mit einem überempfindlich reagierenden Bronchialsystem einen Asthmaanfall auslösen.

Leitend für die Diagnose sind meist die äußeren Umstände. Die Behandlung erfolgt wie beim Asthmaanfall. Anstelle der systemischen Kortikoidtherapie oder in schweren Fällen auch zusätzlich sind inhalative Kortikosteroide indiziert, z. B. Budesonid 2 Hübe p. i. alle 5 min (obwohl deren Nutzen nicht klar belegt ist).

### 11.6.2 Linksherzinsuffizienz

Die akute Herzinsuffizienz (▶ Kap. 9.2 und ▶ Abschn. 11.2.1) mit ausgeprägter bronchospastischer Komponente ist beim älteren Patienten präklinisch gelegentlich nur schwer von einem Asthmaanfall abzugrenzen (daher auch die Bezeichnung **Asthma cardiale** oder Herzasthma). Anamnestische Angaben einer langjährigen Herzinsuffizienz und die entsprechende Dauermedikation (ACE-Hemmer, Diuretika, β-Blocker, Digitalispräparate) sind oft diagnostisch wegweisend. Hier steht die kardiozirkulatorische Therapie im Vordergrund, die vorsichtig durch antiobstruktive Maßnahmen ergänzt wird (Cave: Tachykardie und Rhythmusstörungen!). Im Gegensatz zum Asthmaanfall gilt jedoch: Kortikoide sind nicht indiziert, und statt einer Volumenzufuhr sollen eher dehydrierende Maßnahmen mit Diuretika erfolgen.

### 11.6.3 Chronisch obstruktive Lungenerkrankung (COPD)

Unter COPD fasst man alle chronischen obstruktiven Atemwegserkrankungen zusammen, die nicht unter die Diagnose Asthma bronchiale fallen, insbesondere die **chronische Bronchitis** und das **Lungenemphysem**. Die akute Dekompensation einer COPD, ausgelöst beispielsweise durch eine Atemwegsinfektion, kann einem Asthmaanfall ähneln und wird präklinisch auch ähnlich behandelt (**Praxis: Therapie eines schweren Asthmaanfalls**). Die weitere Therapie in der Klinik ist allerdings aufgrund der Progredienz der Erkrankung (im Gegensatz zur prinzipiellen Reversibilität des Asthmaanfalls) oft sehr schwierig. Diagnostisch sind für den Notarzt Anamnesehinweise auf eine langjährige chronische Emphysembronchitis wichtig. Gelegentlich werden die Patienten bereits zu Hause mit nächtlicher oder kontinuierlicher Sauerstoffinsufflation oder einem Heimbeatmungsgerät behandelt.

**Für die Notfalltherapie ist zu beachten (▶ Kap. 4.4): Auch beim Patienten mit COPD muss eine Hypoxie unter sorgfältiger Überwachung der Atmung durch Sauerstoffgabe therapiert werden, bis eine $psaO_2$ von etwa 90 % erzielt wird.**

# Gastrointestinale und abdominale Notfälle

## Lerninhalte

Akut lebensbedrohliche gastrointestinale Notfallsituationen ergeben sich in erster Linie aus starken Blutungen aus dem oberen Gastrointestinaltrakt. Blutungsquelle ist meist ein Ulcus duodeni (seltener Ulcus ventriculi) oder eine Ösophagusvarizenblutung. Für die Beeinflussung einer **Ulkusblutung** gibt es keine etablierten präklinisch einsetzbaren Verfahren. Dagegen kann die **Ösophagusvarizenblutung** prinzipiell mit mechanischen und pharmakologischen Mitteln behandelt werden. Der Patient muss in jedem Fall unter Volumensubstitution zügig in ein Krankenhaus mit endoskopischer und chirurgischer Interventionsmöglichkeit gebracht werden. Ein **akutes Abdomen** kann eine Reihe heterogener Ursachen haben, die diagnostisch meist erst in der Klinik abgeklärt werden können. Die entscheidende Aufgabe des Notarztes ist die Stabilisierung des Kreislaufs durch Volumentherapie in Verbindung mit adäquater Schmerzlinderung.

## 12.1 Akute gastrointestinale Blutung

**Lokalisation.** Akute Blutungen aus dem Gastrointestinaltrakt können zum lebensbedrohlichen hämorrhagischen Schock führen. Nach der Lokalisation unterscheidet man:

- **obere gastrointestinale Blutungen (OGIB)** aus Ösophagus, Magen, Duodenum
- **untere gastrointestinale Blutungen (UGIB)** aus Kolon, Rektum und Analkanal.

### 12.1.1 Obere gastrointestinale Blutungen

**Ursache.** Blutungen im oberen gastrointestinalen Bereich gehen häufig von einem **Ulkus** oder von **Ösophagus- bzw. Fundusvarizen** aus. Die Ulzera (Ulcus duodeni oder – etwas seltener – Ulcus ventriculi) können Gefäße arrodieren und zu schweren Blutungen führen. Die Varizen sind prall mit Blut gefüllte, relativ leicht verletzliche Venen im unteren Speiseröhren- und oberen Magenanteil. Sie sind Symptom eines Hochdrucks im Pfortaderkreislauf, der meist durch eine Leberzirrhose bedingt ist. Seltener ist das **Mallory-Weiss-Syndrom** oder das **Boerhaave-Syndrom** die Ursache für eine OGIB. Das Mallory-Weiss-Syndrom beschreibt Schleinhautlängseinrisse im gastroösophagealen Übergang, die durch heftiges Erbrechen ausgelöst werden. Das Boerhaave-Syndrom ist eine Spontanruptur des Ösophagus, die auch als Maximalvariante des Mallory-Weiß-Syndroms angesehen werden kann. Der mit dem Ereignis einhergehende Vernichtungsschmerz kann – bei fehlenden Blutungszeichen nach außen – zur Fehldiagnose eines Myokardinfarkts führen. Auch Dünndarmblutungen (distal des Duodenums) werden den OGIB zugerechnet, sind jedoch sehr selten und sehr schwer zu diagnostizieren, da sie nicht zu Bluterbrechen führen.

**Symptome.** Neben den Symptomen des hämorrhagischen Schocks imponieren Schmerzen im Oberbauch (oft in den Rücken ausstrahlend), Hämatemesis (Bluterbrechen) und Meläna (einige Stunden nach einem Blutungsereignis).

**Diagnostik.** Für den Notarzt ist die Ursache der OGIB nicht zu erkennen, sie lässt sich lediglich aufgrund der Anamnese vermuten. Für eine **Ulkusblutung** spricht eine bekannte Ulkusanamnese und eine chronische Einnahme von NSAID, etwa bei Rheumatikern oder Patienten mit chronischen Schmerzen. An eine **Ösophagusvarizenblutung** ist bei Patienten mit bekannter Leberzirrhose und bei Alkoholikern zu denken, obwohl diese auch eine erhöhte Neigung zu Ulkusblutungen und zum Mallory-Weiss-Syndrom haben. In der Klinik erfolgt die diagnostische endoskopische Abklärung. Durch eine in gleicher Sitzung durchgeführte Unterspritzung der Blutungsquelle lässt sich die Blutung meist zumindest vorübergehend stoppen. Blutende Ulzera können beispielsweise mit Adrenalin unterspritzt und Ösophagus- oder Fundusvarizen durch Injektion sklerosierender Mittel in oder neben die Varizen verödet werden.



**Therapie.** Es gibt keine gesicherten Maßnahmen, eine **Ulkusblutung** ohne Endoskopie oder Operation zu stoppen. Eine günstige Beeinflussung durch $H_2$-Blocker, Omeprazol oder Somatostatin ist nicht hinreichend belegt. Für eine **Ösophagusvarizenblutung** stehen dagegen mechanische und medikamentöse Therapiemaßnahmen zur Verfügung. Mit beiden Maßnahmen kann in etwa 50–90 % der Fälle die Blutung zumindest vorübergehend zum Sistieren gebracht werden. Die Letalität der Ösophagusvarizenblutung ist dennoch sehr hoch (bis zu 50 % bei der ersten Blutung).

**Mechanische Therapie der Ösophagusvarizenblutung.** Das Prinzip besteht im Einführen einer Ballonsonde in den Blutungsbereich. Durch Aufblasen des Ballons werden die blutenden Varizen komprimiert. Eine Kombination mit der medikamentösen Therapie ist möglich und erhöht möglicherweise die Erfolgsrate. Zwei verschiedene Sondenversionen sind gebräuchlich (◘ Abb. 12.1). Die Gefahr liegt grundsätzlich in der Magen- oder Ösophagusruptur durch zu kräftiges Auffüllen des Ballons und im Verrutschen der Sonden nach kranial mit Atemwegsverlegung. Ballonsonden sind aufgrund ihrer potentiell lebens-

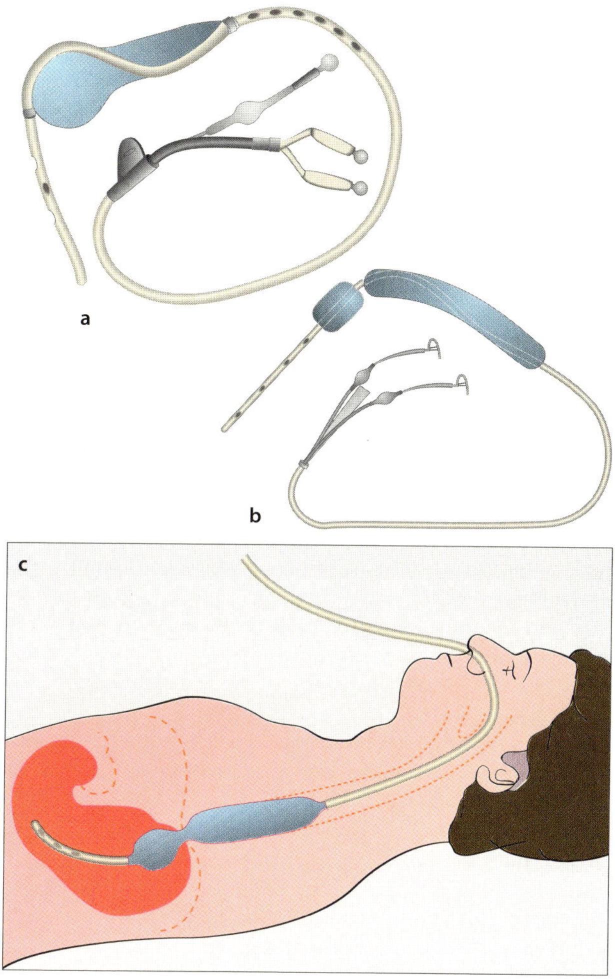


**Abb. 12.1a, b** Ballonsonden zur Ösophagusvarizentherapie. **a** Linton-Nachlas-Sonde: Die Sonde wird in den Magen eingeführt und nach Auffüllen des Ballons mit 600 ml Flüssigkeit unter dosiertem Zug (z. B. ein 500 ml Infusionsbeutel) nach kranial fixiert; **b** Sengstaken-Blakemore-Sonde: Nach Einführen der Sonde in den Magen wird der distale (gastrale) Ballon mit 100–200 ml Flüssigkeit gefüllt. Die Sonde wird dann unter dosiertem Zug nach kranial fixiert. Wenn die Blutung persistiert, wird auch der proximale (ösophageale) Ballon mit etwa 200 ml Wasser gefüllt; **c** Sengstaken-Blakemore-Sonde in situ

bedrohlichen Komplikationen nur indiziert bei profuser, unkontrollierbarer Blutung.

**Medikamentöse Therapie der Ösophagusvarizenblutung.** Die Vasokonstriktoren **Vasopressin** oder **Glycylpressin** sind hochpotente generalisierte Vasopressoren, die auch die Splanchnikusdurchblutung und damit die Durchblutung der Varizen reduzieren. **Somatostatin** hat eine spezifische vasokonstriktorische Wirkung auf das Splanchnikusgebiet, ohne zu erheblichen systemischen Veränderungen zu führen. **Metoclopramid** erhöht den Tonus des gastroösophagealen Sphinkters und führt so zu einer Kompression der blutenden Varizen. **β-Blocker** reduzieren in der Langzeittherapie die Inzidenz einer Ösophagusvarizenblutung, haben jedoch keinen Platz in der Akuttherapie. Dosierungen der Vasopressoren:

- Vasopressin 0,4–0,8 E/min plus Nitroglycerin 50–400 µg/min i. v.
- Terlipressin (= Glycylpressin) 2 mg alle 4–6 h i. v.
- Somatostatin 250 µg als Bolus i. v., danach 250–500 µg/h kontinuierlich i. v.

**Praktisches Vorgehen**

**Praktische Aspekte zum präklinischen Vorgehen bei OGIB**

- Unabhängig von der Blutungsursache sind allgemeine Maßnahmen der Vitalfunktionssicherung indiziert (Schockbekämpfung, Volumenersatzmittel).
- Aufgrund der großen Blutaspirationsgefahr muss die Atemwegssicherung sehr sorgfältig erfolgen, ggf. ist eine Intubation indiziert.
- Eine sichere Diagnose der Ursache ist meist nicht möglich.
- Medikamente wie Somatostatin stehen meist nicht zur Verfügung (extrem teuer!). Bei begründetem Verdacht auf eine Ösophagusvarizenblutung kann probatorisch eine Ballonsonde eingeführt werden (sofern präklinisch verfügbar).
- Nach Stabilisierung der Vitalfunktionen und Beginn einer Infusionstherapie muss der Patient in jedem Fall ohne unnötige Verzögerungen **schnellstens** mit Voranmeldung **in** eine **geeignete Klinik** transportiert werden, in der unverzüglich endoskopische und chirurgische Maßnahmen durchgeführt werden können.

### 12.1.2 Untere gastrointestinale Blutung

**Ursachen.** Als Ursachen für eine UGIB kommen Kolitis, Polypen, Hämorrhoiden, Tumoren oder Verletzungen des Dickdarms infrage. UIGB führen selten zu lebensbedrohlichen Notfallsituationen.

**Symptome.** Sie fallen durch **transanalen Blutabgang** auf. Hell- oder dunkelrotes Blutes ist dabei Zeichen einer frischen Blutung. Teerstuhl (Meläna) weist auf eine etwas länger zurückliegenden Blutung (> 8 h) hin.

**Therapie.** Eine präklinische Therapie erübrigt sich in der Regel. In schweren Fällen werden Volumenersatzmittel infundiert. In der Klinik erfolgt die rekto- bzw. koloskopische, radiologische oder angiographische Abklärung.

## 12.2 Akutes Abdomen

**Definition.** Unter einem akuten Abdomen wird ein sehr heterogenes Krankheitsbild mit dem Leitsymptom **akute, schwere Bauchschmerzen** zusammengefasst.

**Symptome.** Neben den heftigen Bauchschmerzen treten zusätzlich oft Übelkeit und Erbrechen auf. Auch fehlende Darmgeräusche (Darmparalyse, Ileus) und eine Abwehrspannung der Bauchdecke bis hin zum bretharten Abdomen als Zeichen der Mitbeteiligung des Peritoneums sind typische Symptome eines akuten Abdomens. Diese Symptome sind meist begleitet von schweren Beeinträchtigungen des Allgemeinzustandes wie Kreislaufinsuffizienz bis hin zum Schock, Ateminsuffizienz, Fieber sowie – laborchemisch – Leukozytose und CRP-Anstieg.

**Somatische und viszerale Schmerzen.** Viszerale, von den Eingeweiden ausgehende Schmerzen unterscheiden sich aufgrund der unterschiedlichen sensiblen Innervation in ihrer Charakteristik deutlich von den somatischen Schmerzen, die ihren Ursprung (beim akuten Abdomen) in der Bauchdecke und dem parietalen Peritoneum haben.

- **somatische Schmerzen** sind schneidend und gut lokalisierbar
- **viszerale Schmerzen** sind meist eher dumpf und schlecht lokalisierbar; sie lassen sich in mehrere Grundtypen einteilen (◘ Tab. 12.1).

Ein Übergang von einer viszeralen auf eine somatische Schmerzcharakteristik deutet oft auf eine Progredienz der Erkrankung mit Einbeziehung des parietalen Peritoneums hin.

**Ursachen.** Einem akuten Abdomen kann eine Vielzahl von Erkrankungen zugrunde liegen, deren Differenzialdiagnose gelegentlich auch in der Klinik schwierig ist (◘ Tab. 12.2). Präklinisch kann meist lediglich eine Verdachtsdiagnose gestellt werden, die im Wesentlichen auf der Anamnese und der Art und Lokalisation des Schmerzes beruht. Meist handelt es sich um Spontanschmerzen, die durch

**Tab. 12.1** Abdominalschmerzen als Hinweis auf die zugrunde liegende Erkrankung

| | | |
|---|---|---|
| **Schmerzlokalisation** | **Schmerzen im Oberbauch** | Leberruptur oder Gallenblasenerkrankung (rechter Oberbauch, oft in die rechte Schulter ausstrahlend)<br>Ulcus duodeni (rechter Oberbauch)<br>Milzruptur (linker Oberbauch, oft in die linke Schulter ausstrahlend)<br>Ulcus ventriculi |
| | **Schmerzen im Unterbauch** | Akute Appendizitis (rechter Unterbauch)<br>Nieren- bzw. Harnleiterkolik<br>Eileiterschwangerschaft |
| **Viszerale Schmerztypen** | **akute, bohrende, plötzlich einsetzende, gleich maximale heftige Schmerzen** | Magen-Darmperforation<br>akute nekrotisierende Pankreatitis<br>Herzinfarkt |
| | **drückende, leichte bis mittelschwere, jedoch längerfristig quälende Schmerzen** | Kapseldehnung (Leber, Milz)<br>Hohlorgandehnung (paralytischer Ileus) |
| | **brennende Schmerzen** | Entzündungen (Gastritis, Enteritis, Kolitis) |
| | **krampfartig zu- und abnehmende, wehenartige Schmerzen (kolikartige Schmerzen)** | Kontraktionen verlegter Hohlorgane<br>Gallen-, Nieren- oder Harnleiterkolik<br>mechanischer Ileus |

Palpation weiter verstärkt werden. Die Angaben des Patienten über die Schmerzlokalisation können wichtige Informationen über die zugrunde liegende Organerkrankung geben (Tab. 12.1).

**Die notfallmedizinisch wichtigste Differenzialdiagnose bei akuten Oberbauchschmerzen ist der Myokardinfarkt (Hinterwandinfarkt)!**

**Therapie.** Im Vordergrund stehen Maßnahmen der Vitalfunktionssicherung, Infusionstherapie und Analgesie. Bei Ruptur parenchymatöser Organe (Milz, Leber)

**Tab. 12.2** Ursachen eines akuten Abdomens

| |
|---|
| Darmverschluss oder Darmlähmung (mechanischer oder paralytischer Ileus) |
| Perforationen des Magen-Darm-Traktes (z. B. bei Ulcus ventriculi oder duodeni, Sigmaperforation) |
| Einklemmung einer Darmschlinge (Inkarzeration) |
| Gallenblasenerkrankungen (akute Cholezystitis, Gallenkoliken) |
| urologische Erkrankungen (Nieren-, Harnleiterkolik, Harnverhalt) |
| Abdominaltraumata (Leberruptur, Milzruptur) |
| gynäkologische Erkrankungen und Schwangerschaftskomplikationen (rupturierte Ovarialzyste, Extrauteringravidität, HELLP-Syndrom) |
| infektiöse Erkrankungen (Salmonellose) |
| bakterielle oder abakterielle Entzündungen (Pankreatitis, Appendizitis, Divertikulitis, Peritonitis) |
| Gefäßerkrankungen (rupturiertes Aortenaneurysma, Mesenterialgefäßverschluss) |
| metabolische Erkrankungen (Ketoazidose, Porphyrie) |

oder Gefäßruptur kann sich rasch ein hämorrhagischer Schock entwickeln. Ein Ileus führt zu erheblichen Flüssigkeitsverlusten ins Darmlumen. Daraus entsteht eine schwere isotone Dehydratation, die zum hypovolämischen Schock führen kann. Bei Darmperforation und Peritonitis entwickelt sich oft ein septischer Schock mit extremer Vasodilation, Erhöhung der Gefäßpermeabilität und interstitiellem (Peritoneal-)Ödem. Daher ist beim akuten Abdomen besonders auf Zeichen des Volumenmangels zu achten! Früher wurde davor gewarnt, Patienten mit akutem Abdomen zu analgesieren, um die oft für die Diagnose wichtige Schmerzsymptomatik nicht zu verwischen. Bei den heutigen diagnostischen Verfahren in der Klinik gibt es nach abdomineller Untersuchung und Dokumentation von Schmerzlokalisation und -typ durch den Notarzt jedoch keinen Grund mehr, den Patienten aus diagnostischen Gründen Qualen leiden zu lassen. Normalerweise ist – wie bei anderen starken Schmerzen auch – die titrierende Gabe von fiebersenkenden und/oder Opioidanalgetika indiziert, bis der Schmerz erträglich wird.

**Auch beim akuten Abdomen ist eine suffiziente präklinische Analgesie indiziert!**

Die adäquate Behandlung in der Klinik erfordert oft einen raschen chirurgischen Eingriff, so dass die Patienten in der Regel in eine chirurgische Klinik transportiert werden sollten.

**Praktisches Vorgehen**

**Präklinische Therapie des akuten Abdomens**

- Vitalfunktionssicherung
- Patient mit Knierolle halbsitzend lagern (Abb. 3.7 d)
- kreislaufadaptierte Infusionstherapie mit RL, Anhalt: 500–1500 ml i. v.
- Schmerztherapie, z. B. Metamizol 1–2,5 g langsam i. v. und/oder Morphin 5–10 mg i. v.; vorher jedoch Schmerzlokalisation und -qualität gut dokumentieren!

## 12.3 Koliken

Koliken sind krampfartige abdominale Schmerzen, die aufgrund einer spastischen Kontraktion der glatten Muskulatur eines Hohlorgans, z. B. der Gallenblase (**Gallenkolik**), der ableitenden Harnwege (**Nierenkolik**) oder des Darms entstehen. Oft werden die heftigen Schmerzen von vegetativen Symptomen wie Erbrechen und heftigen Schweißausbrüchen begleitet. In diesem Fall sollte zunächst eine Therapie mit Spasmolytika wie **Butylscopolamin** erfolgen. Auch **Nitrate** wirken in Dosierungen, wie sie zur Therapie eines Angina-pectoris-Anfalls gegeben werden, spasmolytisch auf die glatte Muskulatur. Zusätzlich sind Nichtopioidanalgetika (COX-Inhibitoren) indiziert. Opioide hingegen wirken über eine μ-Rezeptor-Stimulation eher spasmogen und sind daher weniger geeignet, können jedoch in schweren Fällen begleitend zur spasmolytischen Therapie verabreicht werden. Metamizol aus der Gruppe der COX-Inhibitoren und Pethidin aus der Gruppe der Opioide haben eine eigene spasmolytische Wirkkomponente und sind daher für die Therapie kolikartiger Schmerzen besonders geeignet.

**Praktisches Vorgehen**

**Spezifische Schmerztherapie bei kolikartigen Schmerzen**

- Nitroglycerin 0,8 mg (2 Hübe) s. l. (Cave Blutdruckabfall! Kopfschmerzen!)
- Butylscopolamin 20–40 mg i. v. (Cave: Tachykardie!)
- Paracetamol 1000 mg i. v. oder Metamizol 1–2,5 g i. v.
- in schweren Fällen zusätzlich Morphin 5–10 mg oder Pethidin 50–100 mg i. v.

# Notfälle durch Störungen des inneren Milieus

## Lerninhalte

Die notfallmedizinisch wichtigsten **endokrinen Störungen** betreffen die Blutzuckerregulation. Der hypoglykämische Notfall bei Diabetikern ist häufig und muss bei allen Störungen des Bewusstseins differenzialdiagnostisch erwogen und mit Glukoseinfusion therapiert werden. Hyperglykämische Notfälle können zum ketoazidotischen oder hyperosmolaren Koma führen. Im Vordergrund der präklinischen Therapie steht in jedem Fall eine ausreichende Volumentherapie. Hyperthyreote oder hypothyreote Notfälle, eine Addison-Krise bei Nebenniereninsuffizienz oder eine hypertensive Krise beim Phäochromozytom sind notfallmedizinisch sehr selten. **Azidosen und Alkalosen** können nur in Kenntnis der Blutgasanalyse und des Säure-Basen-Status sicher diagnostiziert und rational therapiert werden. Eine Differenzierung dieser Störungen in respiratorische und metabolische Azidosen bzw. Alkalosen kann durch Beurteilung folgender 3 Parameter vorgenommen werden: pH, BE und $paCO_2$. Entscheidend bei allen Störungen des Säure-Basen-Haushalts ist die Therapie der Grunderkrankung. Die Therapie einer metabolischen Azidose mit Natrium-Bikarbonat ist in den meisten Fällen umstritten und präklinisch nicht obligat. Die wichtigsten lebensbedrohlichen **Elektrolytstörungen** betreffen den Kalium- und Natriumhaushalt. Hypokaliämien disponieren zu schweren tachykarden Herzrhythmusstörungen und müssen in Kenntnis der Kaliumkonzentration durch Kaliumsubstitution therapiert werden. Eine schwere Hyperkaliämie kann zum Herzstillstand führen und ist initial mit $\beta_2$-Mimetika, Natrium-Bikarbonat und Glukose-Insulin-Infusionen zu behandeln. Störungen des Natriumhaushalts sind eng mit **Störungen des Wasserhaushalts** verknüpft, die je nach Krankheitsbild eine Volumen- und Elektrolytsubstitution (Dehydratation) oder eine Diuretika- bzw. Nierenersatztherapie (bei Hyperhydratation) erforderlich machen.



## 13.1 Endokrine und metabolische Notfälle

Durch Versagen oder Überaktivität wichtiger Stoffwechselorgane und endokriner Drüsen können Notfallsituationen entstehen, die vor allem mit **Bewusstseinsstörungen** bis hin zum **Koma** und/oder **Entgleisungen des Herz-Kreislauf-Systems** einhergehen.

Meist handelt es sich um Erkrankungen und Funktionsstörungen folgender Organe:

- Pankreasinseln: Hypoglykämie, Hyperglykämie
- Schilddrüse: Hypothyreose, Hyperthyreose
- Nebennierenrinde: Nebennierenrindeninsuffizienz
- Nebennierenmark: Phäochromozytom, hypertensive Krise

- Leber: Leberversagen, hepatisches Koma
- Niere: Nierenversagen, urämisches Koma.

Bis auf die Blutzuckerregulationsstörungen, die hyperthyreote Krise und gelegentlich das Phäochromozytom entwickeln sich die Störungen jedoch meist chronisch, so dass sie in der Regel zur Krankenhauseinweisung führen, bevor eine notfallmedizinische Behandlung erforderlich ist. Zur genauen Diagnose der Erkrankung sind stets laborchemische und weiterführende Untersuchungen erforderlich, die präklinisch nicht verfügbar oder machbar sind. Daher beschränkt sich die präklinische Therapie in der Regel auf symptomatischen Maßnahmen und Vitalfunktionssicherung. Die wichtigsten Ausnahmen von der rein symptomatischen Therapie betreffen jedoch Störungen der Blutzuckerregulation.

**Blutzuckerentgleisungen nach oben (Hyperglykämie) und unten (Hypoglykämie) können und müssen präklinisch zügig diagnostiziert und spezifisch therapiert werden!**

## 13.1.1 Hypoglykämie

**Ursache.** Die akute Hypoglykämie ist eine häufige präklinische Notfallsituation. Insbesondere Diabetiker mit antidiabetischer Medikation sind davon bedroht. Ursache ist meist eine inadäquat hohe Zufuhr von Insulin oder (seltener) oralen Antidiabetika aus der Gruppe der Sulfonylharnstoffe bei inadäquat niedriger Nahrungs- bzw. Kohlenhydrataufnahme (▫ Tab. 13.1). Andere Ursachen einer Hypo-

▫ **Tab. 13.1** Notfallmedizinisch relevante unerwünschte Wirkungen von oralen Antidiabetika

| Antidiabetikagruppe | Präparate (Beispiele) | Unerwünschte Wirkungen |
|---|---|---|
| Sulfonylharnstoffderivate | Glibenclamid, Tolbutamid | Hypoglykämie |
| Biguanide | Metformin | Nicht-hypoxische Laktazidose mit hoher Letalität (selten) |
| α-Glucosidase-Hemmstoffe | Acarbose | Keine akut lebensbedrohlichen |

glykämie sind Alkoholabusus (alkoholinduzierte Hypoglykämie), Leberversagen und sehr selten insulinproduzierende Tumoren (Inselzelladenom). Gelegentlich wird Insulin auch für suizidale oder homizide Zwecke verwendet.

**Symptome.** Die Symptome der schweren Hypoglykämie sind vielfältig und entwickeln sich meist sehr rasch. Sie umfassen Unruhe, Schweißausbrüche, Verwirrtheit, Halluzinationen, Delirium und Krämpfe sowie Bewusstseinstrübungen. Schwere Verläufe münden letztlich immer im Koma und enden ohne suffiziente Behandlung tödlich. Bei rascher Diagnosestellung und Behandlung hingegen ist die Prognose gut.

## Hypoglykämischer Notfall

**Definition.** Die Bezeichnung hypoglykämischer Schock ist klinisch gängig, jedoch pathophysiologisch nicht korrekt, da definitionsgemäß kein Schock vorliegt: nicht die Sauerstoffversorgung der Gewebe ist gestört, sondern die Versorgung mit Glukose. Die Bezeichnung »hypoglykämischer Notfall« ist daher vorzuziehen. Wenn der Patient bewusstlos ist, spricht man vom hypoglykämischen Koma.

**Diagnose.** Im Verdachtsfall, d. h. bei Vorliegen von Symptomen einer Hypoglykämie muss unverzüglich eine Blutzuckerbestimmung durchgeführt werden (▶ Kap. 2.6). Bei schwerer, klinisch symptomatischer Hypoglykämie werden meist Werte < 40 mg % gemessen (Normwerte: 60–90 mg %). Stehen keine Blutzuckermessmethoden zur Verfügung und bestehen Zweifel, ob es sich um einen hypo- oder hyperglykämischen Zustand handelt, so soll die Behandlung probatorisch wie bei einer Hypoglykämie erfolgen, da diese wesentlich häufiger vorkommt und durch Glukosezufuhr rasch gebessert werden kann. Dagegen wird die Prognose einer Hyperglykämie durch Glukosezufuhr nicht wesentlich verschlechtert.

**Therapie.** Die sofortige Infusion oder Injektion von Glukose ist angezeigt, bis das Bewusstsein wiederkehrt. Normalerweise geschieht das innerhalb weniger Minuten (▶ Aus der Notfallpraxis). Danach ist für eine weitere intravenöse oder orale Glukosezufuhr zu sorgen. Bei adäquater und rechtzeitiger Therapie ist die Prognose gut. Dennoch sollte der Patient in der Regel in eine Klinik gebracht werden. Der Patient darf auf keinen Fall allein zu Hause gelassen werden, da eine wiederkehrende Hypoglykämie nicht ausgeschlossen ist.

**Aus der Notfallpraxis**

Vor einem Haus warten zwei Personen, die über ein Handy den Notarzt verständigt haben. Sie berichten, dass sie mit der Hausbewohnerin, einer befreundeten allein lebenden Ärztin, verabredet seien, dass diese aber auch auf wiederholtes Sturmklingeln nicht öffne und auch nicht ans Telefon gehe. Durch das Wohnzimmerfenster ist zu erkennen, dass jemand regungslos im Sessel sitzt. Eine Nachbarin, die einen Hausschlüssel habe, sei auch schon verständigt. Diese trifft kurz nach dem Notarzt ein und öffnet die Tür. Die Frau liegt nicht ansprechbar im Sessel, macht aber auf heftiges Rütteln an der Schulter Abwehrbewegungen. Die Freunde erwähnen, dass die Patientin zuckerkrank sei. Ein nach Legen des venösen Zugangs rasch durchgeführter Test ergibt einen Blutzuckerspiegel um 20 mg %. Es werden 70 ml G 40 % infundiert. Innerhalb weniger Minuten wird die Patientin wach, ist orientiert und berichtet, sie habe sich gerade etwas zu essen machen wollen; sie sei den ganzen Tag nicht so recht dazu gekommen. Sie lehnt einen Transport in die Klinik ab. Die Freunde, von denen einer ebenfalls Arzt ist, versprechen, in den nächsten Stunden bei der Patientin zu bleiben. Der Notarzt lässt die Patientin in der Obhut ihrer Freunde und meldet sich wieder einsatzbereit.

**Praktisches Vorgehen**

**Therapie des Coma hypoglycaemicum**

- Vitalfunktionssicherung, Atemwege freimachen, intravenösen Zugang legen
- Glukose 20–50 g (0,5 g/kg; 50–100 ml Glukose 40–50 %) i. v.

### 13.1.2 Hyperglykämie

#### Diabetisches Koma

Ein Diabetes mellitus führt aufgrund des Insulinmangels ohne adäquate Behandlung einerseits zur Hyperglykämie und Hyperosmolarität, andererseits zur Lipidstoffwechselstörung bis hin zur Ketoazidose. Beide Ausprägungen der diabetischen Stoffwechselstörung sind potentiell lebensbedrohlich und können zum diabetischen Koma führen. Je nachdem, welche der beiden Auswirkungen auf den Stoffwechsel im Vordergrund stehen, spricht man vom **hyperosmolaren Koma** oder vom **ketoazidotischen Koma**.

**Hyperosmolares Koma.** Davon sind meist ältere Patienten mit Diabetes Typ II betroffen. Die Symptome der hypertonen Dehydratation sind Exsikkose, trockene Haut und verminderter Hautturgor. Die Blutglukosekonzentrationen sind sehr hoch (meist über 1000 mg %).

**Ketoazidotisches Koma.** Die Patienten sind überwiegend junge Diabetiker mit einem Diabetes Typ I. Sie fallen durch Azetongeruch in der Ausatemluft auf: Dies riecht typischerweise nach frisch geschältem Apfel. In der blutgasananalytischen Untersuchung lässt sich eine ausgeprägte metabolische Azidose feststellen. Die Blutglukosewerte sind deutlich niedriger als beim hyperosmolaren Koma (um 500 mg %).

**Präklinische Differenzierung.** Unterschiede zwischen beiden Komata sowie die Abgrenzung zum hypoglykämischen Koma sind der ◻ Tab. 13.2 zu entnehmen. Eine zweifelsfreie Unterscheidung ist präklinisch (ohne Kenntnis des Säure-Ba-

◻ **Tab. 13.2** Vergleich des hypoglykämischen Komas mit den beiden Ausprägungen des diabetischen Komas

| Parameter | Coma hypoglycaemicum | Coma diabeticum | |
|---|---|---|---|
| | | Coma ketoacidoticum | Coma hyperosmolare |
| Alter | jedes Alter | eher jünger | eher älter |
| Vorgeschichte (Durst/Hunger) | Heißhunger, kein Durst | starker Durst | Durstempfinden gestört |
| Entwicklung der Symptome | Minuten bis Stunden | Tage | Stunden |
| Atmung | normal bis tachypnoeisch | sehr tief (Kußmaul-Typ) | normal |
| Fötor | normal | Azeton | normal |
| Blutglukose | sehr niedrig (< 50 mg %) | deutlich erhöht (um 500 mg %) | sehr stark erhöht (> 1000 mg %) |
| Zustand der Haut | feucht | trocken | sehr trocken |

sen-Status) oft nicht möglich, jedoch aus therapeutischer Sicht auch nicht unbedingt notwendig.

**Therapie.** Neben der Vitalfunktionssicherung ist in erster Linie eine Volumentherapie entscheidend, um die Exsikkose zu behandeln (▶ Abschn. 13.3). Eine präklinische Blindpufferung ist meist nicht indiziert. Der Beginn der Insulintherapie hat Zeit bis zur Aufnahme in der Klinik. Die Blutzuckerkonzentration soll dort langsam gesenkt werden, da bei zu schnellen Osmolaritätsänderungen ein sog. **Dysäquilibriumssyndrom** droht. Gleichzeitig muss Kalium substituiert werden, da die Serum-Kalium-Konzentration unter Insulintherapie immer abfällt (Kalium wird durch Insulin in die Zellen transportiert). Ein Azidoseausgleich mit Natriumbikarbonat ist auch in der Klinik und selbst bei schwerer Azidose (< 7,1) nicht indiziert: $NaHCO_3$ führt nicht zur Verbesserung der Prognose, kann jedoch die Liquorazidose verstärken und eine Gewebehypoxie induzieren.

**Praktisches Vorgehen**

**Therapie des Coma diabeticum**

- Präklinisch
  - Vitalfunktionssicherung
  - Volumensubstitution mit Vollelektrolytlösung; Anhalt: 1000 ml/h in den ersten 4 h
- In der Klinik
  - weitere Volumentherapie je nach Volumenstatus (Hkt, ZVD, Urinausscheidung)
  - Alt-Human-Insulin etwa 1–4 I.E./h i. v.; Blutzuckersenkung nicht schneller als 50 mg %/h bis zu einem BZ von zunächst etwa 200 mg %
  - gleichzeitig KCl 5–20 mmol/h (Ziel: Serum-Kalium zwischen 4,2 und 4,8 mmol/l)
  - kein Natrium-Bikarbonat, auch nicht bei schwerer Azidose.

### 13.1.3 Hyperthyreose

## Hyperthyreote Krise

**Pathophysiologie.** Eine hyperthyreote Krise (thyreotoxische Krise, Basedow-Krise) wird meist auf dem Boden einer Schilddrüsenautonomie oder eines Morbus Basedow durch Triggersubstanzen (z. B. jodhaltige Mittel wie Amiodaron oder Röntgenkontrastmittel) oder Triggersituationen (z. B. Infektionen) ausgelöst, kann aber auch ohne Schilddrüsenerkrankung auftreten. Die genaue Pathophysiologie ist unklar. Eine klare Beziehung zur Höhe des Serumthyroxins besteht nicht. Wahrscheinlich spielt eine thyroxinassoziierte inadäquate Regulation der Katecholaminwirkungen eine wichtige Rolle, die die lebensbedrohlichen sympathikotonen kardialen und metabolischen Auswirkungen hervorrufen. Begleitend entwickelt sich oft eine Nebennierenrindeninsuffizienz. Die Prognose ist ernst (Mortalität bis 50 %).

**Symptome.** Die imponierenden Symptome betreffen vor allem Herz und Hirn:
- **kardial**: Tachykardie, in schweren Fällen Herzinsuffizienz
- **zerebral**: Unruhe, Verwirrtheit, Somnolenz, Koma (Coma basedowicum)
- **sonstige**: erhöhte Körpertemperatur (Hyperpyrexie), Muskelschwäche.

**Therapie.** Sie ist zunächst symptomatisch auf eine Abschwächung der sympathikotonen Stoffwechsellage und eine Beruhigung der Patienten (sofern nicht somnolent oder komatös) ausgerichtet. In der Klinik kann mit einer spezifischen medikamentösen Therapie begonnen und ggf. eine Thyreoidektomie vorgenommen werden.

**Praktisches Vorgehen**

**Therapie der hyperthyreoten Krise**
- β-Blocker, z. B. Metoprolol 5 mg i. v. (für diese Indikation evtl. besser, jedoch präklinisch meist nicht verfügbar: Propanolol 0,5–5 mg i. v. sofort, danach 1–5 mg/h kontinuierlich i. v.)
- Benzodiazepine, z. B. Midazolam 5 mg i. v.
- Kortikosteroide, z. B. Methylprednisolon 80 mg i. v.
- Thyreostatika, z. B. Thiamizol 80 mg i. v. (verzögerter Wirkungseintritt; daher im NAW nicht obligat)
- Lässt sich die thyreotoxische Krise konservativ nicht ausreichend therapieren, ist eine operative Therapie zu erwägen (Thyreoidektomie).

## 13.1.4 Sonstige endokrine und metabolische Notfälle

### Hypothyreotes Koma

Eine schwere Schilddrüsenunterfunktion kann unbehandelt zum hypothyreoten Koma (**Myxödemkoma**) führen. Die Kardinalsymptome sind: Hypotonie, Hypothermie, Myxödem (trockene, schuppige, wachsartig aufgequollene Unterhaut). Der Verlauf ist schleichend.

**Therapie.** Die Initialtherapie ist symptomatisch. Längerfristig besteht die Therapie vor allem in der Substitution vom Schilddrüsenhormon (z. B. L-Thyroxin 100 µg/Tag p. o., initial auch mehr) und wegen einer meist begleitenden Nebennierenrindeninsuffizienz auch Kortikosteroiden (z. B. Methylprednisolon 80 mg i. v.).

## Nebennierenrindeninsuffizienz

Ein Mangel an Gluko- und Mineralkortikoiden führt zu Hypoglykämie, Hyponatriämie und Hyperkaliämie. In schweren Fällen entwickeln sich die klinischen Symptome einer Hypotension und Tachykardie. Die Patienten fallen durch eine vermehrte Hautpigmentierung auf. Im Vollbild spricht man von einer Addison-Krise, die tödlich verlaufen kann. Die Diagnose wird durch Kortisol- und ACTH-Bestimmungen im Plasma gesichert.

**Therapie.** Therapeutisch steht die Kortikoidsubstitution im Vordergrund: z. B. Hydrokortison 100 mg i. v. als Bolus, gefolgt von 10 mg/h kontinuierlich i. v.

## Hypertensive Krise durch Phäochromozytom

Es handelt sich hierbei um einen katecholaminproduzierenden Tumor chromaffiner Zellen, meist des Nebennierenmarks. Dieser kann zu dauerhaften oder intermittierenden Blutdruckanstiegen bis hin zur hypertensiven Krise (► Kap. 8.2.2) führen. Die Patienten sind dann meist tachykard und schwitzen stark.

**Therapie.** Die Akuttherapie besteht in der Blutdrucksenkung durch Kalziumantagonisten oder α-Blocker (z. B. Urapidil, ► Kap. 6.5). β-Blocker dürfen bei bekanntem Phäochromozytom nur nach Vorbehandlung durch α-Blocker gegeben werden, da sie die periphere Durchblutung durch Blockade der vasodilatierenden $\beta_2$-Rezeptoren weiter verschlechtern können. In der Klinik erfolgt nach Diagnosestellung (Katecholaminkonzentration im Plasma, Vanillin-Mandelsäure im Urin) wenn möglich die operative Entfernung des Tumors.

## Hepatisches Koma

Ein Leberversagen führt im Terminalstadium durch den weitgehenden Ausfall der hepatischen Stoffwechsel- und Entgiftungsfunktion zur hepatischen Enzephalopathie bis hin zum Leberkoma. Sichtbares Leitsymptom ist ein ausgeprägter Ikterus. Das Coma hepaticum kann je nach dem hauptsächlichen Pathomechanismus eingeteilt werden in ein Leberausfallskoma (bei vorbestehender Leberzirrhose) und ein Leberzerfallskoma (bei akuter Leberzellschädigung wie Hepatitis und Paracetamol- oder Knollenblätterpilzvergiftung, ► Kap. 20.2). Pathogenetisch spielt wahrscheinlich die astrozytäre Zellschwellung im Gehirn eine wichtige Rolle in Kombination mit falschen zerebralen Transmittersubstanzen aus zyklischen

Aminosäuren und einer erhöhten Ammoniakkonzentration. Das Leberversagen wird eingeteilt in ein:
- **perakutes Leberversagen** mit Enzephalopathieentwicklung innerhalb von 7 Tagen nach Ikterusbeginn und
- **akutes Leberversagen** mit Ausbildung der Enzephalopathie innerhalb von 8–28 Tagen nach Beginn des Ikterus.

Oft liegen gleichzeitig blutungsgefährdete **Ösophagusvarizen** vor (▶ Kap. 12.1). Das Leberversagen ist stets von schwerwiegenden weiteren metabolischen Komplikationen begleitet, u. a. Hypoglykämie (▶ Abschn. 13.1.1), Alkalose (▶ Abschn. 13.2.3) oder Azidose (▶ Abschn. 13.2.2) sowie komplexen Blutgerinnungsstörungen. Häufig sind begleitend auch andere Organe funktionsgestört, beispielsweise die Niere (**hepatorenales Syndrom**).

**Therapie.** Eine spezifische präklinische Therapie gibt es nicht. Auch eine Prognose verbessernde spezifische Therapie in der Klinik ist zurzeit nicht etabliert. Die hepatische Enzephalopathie kann offenbar durch Laktulose-Therapie (als Einlauf und/oder oral) und Zufuhr von Ornithin-Aspartat günstig beeinflusst werden. Gegebenenfalls kommt eine Lebertransplantation in Frage. Neuerdings kann als künstliches Leberersatzverfahren in einigen Zentren eine Albumindialyse (sog. MARS-System) therapeutisch eingesetzt werden, etwa zur Überbrückung der Zeit bis zur Transplantation. Unter dieser Therapie bessert sich das hepatische Koma meist deutlich.

## Urämisches Koma



Ein Nierenversagen führt unbehandelt unter anderem zur Überwässerung bis hin zum Lungenödem (▶ Abschn. 13.3.2) und in schweren Fällen zum **Coma uraemicum** (▶ Kap. 8.3.3) mit tonisch-klonischen Krämpfen (▶ Kap. 14.2). Laborchemisch fallen stark erhöhte Retentionswerte (Harnstoff, Kreatinin) sowie eine metabolische Azidose (▶ Abschn. 13.2.2) und Hyperkaliämie (▶ Abschn. 13.3) auf. Meist liegen gleichzeitig Anämie und Hypertonie vor.

**Therapie.** Eine spezifische präklinische Therapie des urämischen Komas gibt es nicht. In der Klinik werden neben der allgemeinen Intensivtherapie extrakorporale Eliminationsverfahren wie Hämodialyse oder Hämofiltration eingesetzt, bei noch vorhandener Restausscheidung evtl. auch Schleifendiuretika wie Furosemid. Gleichzeitig erfolgt die Korrektur der Azidose mit Natriumbikarbonat und, wenn nötig, eine antihypertensive und antikonvulsive Behandlung. Die Prognose eines akuten Nierenversagens hängt wesentlich von der gleichzeitigen Entwicklung weiterer Organversagen ab. Ein isoliertes Nierenversagen wird heute meist überlebt, im Rahmen eines Multiorganversagens ist die Letalität jedoch hoch.

## 13.2 Störungen des Säure-Basen-Haushalts

Störungen des Säure-Basen-Haushalts werden anhand des **Blut-pH-Wertes** in **Azidosen** und **Alkalosen** eingeteilt.

### 13.2.1 Blut-pH-Wert und Einteilung der Störungen

**Definition.** Der pH-Wert ist der negative dekadische Logarithmus der Wasserstoffionenkonzentration; d. h. je höher der pH, desto niedriger die Wasserstoffionenkonzentration (und umgekehrt).

Der **arterielle pH-Wert** wird vor allem durch das respiratorische Regulationsorgan Lunge und die metabolischen Regulationsorgane Leber und Niere in einem normalen Bereich um 7,40 gehalten. **Abweichungen** von diesem Normbereich **nach unten** auf pH-Werte < 7,35 werden als **Azidosen** und Abweichungen **nach oben** auf pH-Werte > 7,45 als **Alkalosen** bezeichnet. Azidosen und Alkalosen sind oft Symptome einer schweren Grunderkrankung, können jedoch auch selbst bedrohliche Auswirkungen haben.

> **Eine Azidose liegt vor bei einem pH < 7,35, eine Alkalose bei einem pH > 7,45.**

**Klassifikation.** Zur Erklärung der Entwicklung von Störungen des Säure-Basen-Haushalts sowie zur Klassifizierung der Azidosen und Alkalosen gibt es drei voneinander abweichende Ansätze:
- das »**physiologische Konzept**« nach Van Slyke et al. (unter Berücksichtigung von pH, $pCO_2$ und Bikarbonat);
- das »**Base-excess-Konzept**« nach Astrup et al. (unter Berücksichtigung von pH, pCO2 und BE);
- **das »physikochemische Konzept«** nach Stewart et al. (unter Berücksichtigung von pH, $pCO_2$ und der sog. »strong ion difference« sowie der Konzentration schwacher Säuren im Plasma).

Am einfachsten und für akutmedizinische Zwecke meist ausreichend ist wohl die Orientierung am BE; dann werden folgende im Rahmen einer Blutgasanalyse gemessene bzw. berechnete Parameter benötigt:
- **Blut-pH**: Normwert 7,35–7,45
- **$paCO_2$**: Normwert 35–45 mmHg
- **BE**: Normwert +2 bis –2 (Basendefizit = negativer BE).

**Tab. 13.3** Störungen des Säure-Basen-Haushalts (in Klammern: nach Einsetzen von Kompensationsmechanismen)

| Störung | pH | $paCO_2$ | BE | Mögliche Situation |
|---|---|---|---|---|
| respiratorische Azidose | ↓ | ↑ | → (↑) | Hypoventilation akuter, schwerer Asthmaanfall<br>COPD<br>Schädel-Hirn-Trauma<br>Lungenödem (sekundär)<br>Überdosierung von Opioiden, Sedativa, Hypnotika |
| metabolische Azidose | ↓ | → (↓) | ↑ | hypoxisch: Schock<br>Reanimation, Oxygenierungsversagen<br>nichthypoxisch: Ketoazidose (Coma diabeticum)<br>Nierenversagen<br>Leberversagen<br>Diarrhö (Cholera, Ruhr) |
| respiratorische Alkalose | ↑ | ↓ | → (↓) | Hyperventilation<br>Angst, Schmerzen (Sonderform: Hyperventilationstetanie)<br>Mittelhirnsyndrom<br>zu hohes Atemminutenvolumen bei beatmeten Patienten |
| metabolische Alkalose | ↑ | → (↑) | ↑ | Erbrechen (Magensaftverlust)<br>Hypernatriämie, Hypochlorämie<br>Leberinsuffizienz |

In Kenntnis dieser Parameter kann die Störung des Säure-Basen-Haushalts näher klassifiziert werden (Tab. 13.3):

- **respiratorische Azidose**: erhöhter $paCO_2$ bei erniedrigtem pH
- **respiratorische Alkalose**: erniedrigter $paCO_2$ bei erhöhtem pH
- **metabolische Azidose**: erniedrigter (stark negativer) BE bei erniedrigtem pH
- **metabolische Alkalose**: erhöhter (stark positiver) BE bei erhöhtem pH.

**Kompensation und Kombination.** Bei der Interpretation von Störungen des Säure-Basen-Haushalts sind folgende komplizierende Aspekte zu bedenken:

- Jede primär metabolische Störung führt zu einer respiratorischen Kompensation, und jede länger anhaltende respiratorische Störung zu einer metabolischen Kompensation. Dadurch kann die Interpretation erschwert werden. Beispielsweise liegt bei einem spontan atmenden Patienten mit metabolischer Azidose aufgrund einer kompensatorischen Hyperventilation zumeist auch ein erniedrigter pa$CO_2$ vor, der fälschlicherweise an eine primär respiratorische Störung denken lassen kann.
- Störungen des Säure-Basen-Haushalts können kombiniert vorliegen. Notfallmedizinisch wichtigstes Beispiel ist die kombinierte metabolische und respiratorische Azidose im Rahmen der CPR: bei oft stark erniedrigtem pH sind der BE erniedrigt und der pa$CO_2$ (zunächst) erhöht.

**Bedeutung für den Notarztdienst.** Grundkenntnisse der Entwicklung und Bedeutung von Störungen des Säure-Basen-Haushalts sind für die notfallmedizinische Behandlung wichtig, da praktisch alle Vitalfunktionsstörungen zu respiratorischen oder metabolischen Entgleisungen führen können. Allerdings können weder Blut-pH, pa$CO_2$ noch der BE zurzeit routinemäßig im Notarztwagen bestimmt werden. Daher ist die definitive Diagnose einer Störung des Säure-Basen-Haushalts nur in der Klinik möglich. Präklinisch kann sie nur vermutet werden.

## 13.2.2 Azidosen

**Bedeutung.** Azidosen sind die akutmedizinisch wichtigsten Störungen des Säure-Basen-Haushalts. Schwere Azidosen können den pulmonalarteriellen Druck erhöhen, Rhythmusstörungen begünstigen, zur Hyperkaliämie führen und die Zellfunktion schädigen (leichte Azidosen können jedoch auch zytoprotektiv wirken!). Die myokardiale Kontraktilität wird bei schwerer Azidose beeinträchtigt. Außerdem ist die Wirksamkeit von Katecholaminen herabgesetzt, allerdings merklich erst bei pH-Werten $< 6,9$.

### Respiratorische Azidose

Leitmerkmal ist ein erhöhter pa$CO_2$ bei zunächst normalem BE. Die Ursache liegt in einem Ventilationsversagen (► Kap. 8.1.2) unterschiedlicher Genese (◘ Tab. 13.3). Bei längerem Bestehen kann die Azidose metabolisch kompensiert sein. Therapeutisch muss die Ursache der Ateminsuffizienz behoben und ggf. künstlich beatmet werden.

> **Eine Therapie mit Natrium-Bikarbonat ist bei der respiratorischen Azidose nicht indiziert. Vielmehr ist therapeutisch die Ventilation zu verbessern.**

## Metabolische Azidose

**Diagnostik.** Leitmerkmal der metabolischen Azidose ist ein negativer BE. Klinisch fällt bei schweren metabolischen Azidosen häufig eine vertiefte Atmung auf, sog. **Kußmaul-Atmung** (► Kap. 8.1.1). Sie ist Ausdruck des Versuchs der respiratorischen Kompensation der metabolischen Azidose. Eine genaue Diagnostik kann jedoch nur laborchemisch erfolgen. Die Ausprägung einer metabolischen Azidose korreliert statistisch mit der Prognose des Patienten: Je negativer der BE bei Aufnahme auf die Intensivstation, desto schlechter die Prognose. Metabolische Azidosen können nach verschiedenen Aspekten weiter unterteilt werden. Ein relativ einfaches und therapeutisch relevantes Konzept unterscheidet nach Art und Herkunft der Anionen im Wesentlichen zunächst zwischen einer **organischen Azidose** und einer **mineralischen Azidose** sowie (bei einer organischen Azidose) weiter zwischen **hypoxischen** und **nichthypoxischen** Formen.

**Organische Azidose.** Eine organische Azidose entsteht im Rahmen eines vermehrten Anfalls metabolisierbarer (also organischer) Anionen, vor allem Laktat oder Ketonkörper, deren Blut- oder Urinkonzentration allerdings in der Regel erst im Kliniklabor gemessen werden kann.

- **Laktazidose**: Eine Laktazidose entsteht, wenn die Laktatproduktion im Gewebe den Laktatabbau in der Leber übersteigt. Da Laktat das Endprodukt der Glykolyse unter anaeroben Bedingungen ist, kommt es im Rahmen einer Gewebehypoxie und -minderperfusion regelmäßig zur Laktazidose; man spricht dann von »hypoxischer Laktazidose« oder auch »**Laktazidose Typ A**«. Ursachen sind: protrahierte Hypoxie im Rahmen schwerer Oxygenierungsstörungen (► Kap. 8.1.3) sowie Reanimationssituationen (► Kap. 7), Schock jeglicher Genese (► Kap. 9) und Kohlenmonoxidvergiftung (► Kap. 20.2.12). Es gibt jedoch auch eine »**Laktazidose Typ B**« ohne nachweisbare Gewebehypoxie. Sie kann durch eine Reihe von Krankheiten (z. B. schweres Leberversagen oder Sepsis) sowie durch etliche Medikamente oder Toxine ausgelöst werden, etwa durch Salizylate (ASS-Intoxikation, ► Kap. 20.2.5) oder Antidiabetika vom Typ der Biguanide (Metformin, ◘ Tab. 13.1). Insgesamt sind jedoch diese Laktazidosen eher selten.
- **Ketoazidose**: Häufigste und akutmedizinisch wichtigste Form ist die **diabetische Ketoazidose**. Bei Insulinmangel kommt es zum vermehrten Anfall von Ketonkörpern als Ausdruck einer gesteigerten Lipolyse. Daraus kann im Rahmen einer entgleisten diabetischen Stoffwechsellage eine erhebliche Azidose resultieren (► Abschn. 13.2.2).

**Mineralische Azidose.** Eine erhöhte Konzentration nicht-metabolisierbarer Anionen, insbesondere Chlorid, aber auch Phosphat, Sulfat und Hippursäure (beim

Nierenversagen) geht oft mit einer Azidose einher. Eine solche mineralische Azidose kann auch iatrogen durch rasche Infusion großer Mengen stark chloridhaltiger Lösungen wie NaCl 0,9 % oder Ringer-Lösung induziert werden (▶ Kap. 6.3.2). Eine mineralische Azidose ist nie hypoxischer Genese und kann also durch Sauerstoffzufuhr oder Kreislaufoptimierung nicht unmittelbar verbessert werden.

**Therapie.** Grundsätzlich muss immer die Grunderkrankung therapiert werden: Gelingt das, bilden sich besonders organische Azidosen innerhalb kurzer Zeit zurück. Für die beiden akutmedizinisch wichtigsten Formen der Azidose hat das folgende Bedeutung:
- **hypoxische Laktazidose (Typ A)** → Erhöhung des Sauerstoffangebotes an die Gewebe durch Verbesserung der Oxygenierung und Therapie des Kreislaufversagens: Sauerstoffzufuhr, ggf. Beatmung, Kreislauftherapie mit Volumenersatzlösungen, Katecholaminen und Vasodilatatoren (und in der Klinik ggf. Bluttranfusionen).
- **Ketoazidose** → niedrigdosierte Insulinzufuhr in Verbindung mit Volumentherapie und ggf. Glukosesubstitution.

Eine adjuvante symptomatische Therapie der schweren Azidose kann in der Zufuhr sog. **Puffersubstanzen** bestehen. Meist wird dafür das physiologische Natrium-Bikarbonat ($NaHCO_3$) verwendet. Es dissoziiert im Serum in $Na^+$ und $HCO_3^-$. Dadurch wird das Dissoziationsgleichgewicht der folgenden Gleichung nach rechts verschoben: $HCO_3^- + H^+ \rightarrow H_2O + CO_2$. Allerdings führt die Puffer-Therapie insbesondere bei den organischen Azidosen meist nicht zu einer Verbesserung der Prognose und hat potentiell schädliche Wirkungen. Das entstehende $CO_2$ diffundiert in die Zelle und kann dort über eine Verschiebung des Dissoziationsgleichgewichts (Umkehrung der o. g. Gleichung nach links) die Azidose verstärken (**paradoxe intrazelluläre Azidose**). Außerdem wird durch Anhebung des pH die Sauerstoffabgabe im Gewebe erschwert (Linksverschiebung der Sauerstoffbindungskurve). Andere, nicht-$CO_2$-generierende Puffersubstanzen wie Tris-Puffer oder Carbicarb haben in dieser Situation zwar theoretische, aber keine klinisch nachgewiesenen Vorteile.

**Eine Natrium-Bikarbonat-Therapie der organischen Azidose im Schock, bei Sepsis oder im Rahmen der Ketoazidose ist ohne erwiesenen Nutzen. Eine Natrium-Bikarbonat-Therapie der mineralischen Azidose (etwa bei Nierenversagen) ist dagegen sinnvoll.**

**Praktisches Vorgehen**

**Symptomatische Therapie einer metabolischen Azidose**

- Präklinisches Vorgehen ohne Kenntnis des pH-Wertes
  - Eine präklinische Puffertherapie ist grundsätzlich nicht obligat.
  - $NaHCO_3$ kann bei länger andauernder Reanimation erwogen werden (Blindpufferung): 50 mmol oder 1 mmol/kg (= 50 ml oder 1 ml/kg der 8,4 %ige Lösung).
- Vorgehen in der Klinik bei bekanntem pH- und BE-Wert
  - Bei organischer Azidose (Laktazidose im Schock, bei Sepsis, Ketoazidose) ist die Puffertherapie grundsätzlich umstritten. Sie kann bei einem pH < 7,1 erwogen werden. Entscheidend ist die Therapie der Grunderkrankung!
  - Bei mineralischer Azidose (im Rahmen von Diarrhö, biliärer Fistel, Pankreasfisteln, renale Azidose) ist die Puffertherapie hingegen sinnvoll, hier sollte ein pH > 7,2 oder 7,3 angestrebt werden.
  - Errechnung der erforderlichen Bikarbonatmenge nach der **Astrup-Formel:** mmol $NaHCO_3^-$ = 0,3 × kg × Basendefizit (zur Vermeidung einer Übertherapie davon zunächst die Hälfte).

## 13.2.3 Alkalosen

### Respiratorische Alkalose

Leitmerkmale ist der erniedrigte $paCO_2$. Ursache ist eine inadäquat hohe $CO_2$-Abatmung (Hyperventilation, ◘ Tab. 13.3).

**Therapie.** Die Therapie besteht bei wachen, spontan atmenden Patienten in Beruhigung, medikamentöser Analgesie und Sedierung und bei beatmeten Patienten in einer Reduktion des Atemminutenvolumens. Ein stark erniedrigter $paCO_2$ kann insbesondere beim Schädel-Hirn-Trauma zur weiteren Reduktion der Hirndurchblutung führen und muss daher in diesem Zusammenhang unbedingt vermieden werden.

### Hyperventilationstetanie

Auf Stresssituationen (ggf. auch Schmerzen) reagieren besonders junge Menschen gelegentlich mit einer ausgeprägten Hyperventilation (► Aus der Notfallpraxis). Durch die resultierende Alkalose ändert sich das Verhältnis von ionisiertem zu eiweißgebundenem Kalzium im Blut (normalerweise etwa 1:1). Es wird mehr Kalzium an Proteine gebunden, und das ionisierte (und eigentlich aktive) Kalzium nimmt ab. Das führt zu einer global erhöhten muskulären Kontraktionsbereitschaft und neurologischen Sensationen. Das klinische Bild wirkt insgesamt oft dramatisch, eine Lebensgefahr liegt jedoch nicht vor. Es imponieren beim meist ängstlichen und aufgeregten Patienten folgende Symptome:

- Kribbeln und Parästhesien in Händen und Füßen und perioral
- tonische Kontraktionen im Bereich der Hände (Pfötchenstellung) und Füße (Karpopedalspasmen) und des Mundes (Karpfenmaul)
- erhöhte Auslösbarkeit von Reflexen (kräftige Mundwinkelzuckungen bei Beklopfen des N. facialis im Bereich der Wange = **Chvostek-Zeichen**).

### Aus der Notfallpraxis

Ein bis dato gesunder 19-jähriger junger Mann liegt zu Hause verkrampft und mit verdrehten Augen im Sessel. Die Eltern sind in heller Aufregung und haben mehrere Ärzte, unter anderem auch den Notarzt verständigt. Der Patient öffnet auf Ansprache die Augen und atmet mit einer Frequenz von etwa 50/min. Die Arme sind verkrampft, die Hände pfötchenartig positioniert, und leichteste Berührungen der Wange lösen ein kräftiges Zucken im Gesicht aus. Der Notarzt redet beruhigend auf den Patienten ein und bittet die Eltern, für einen Moment das Zimmer zu verlassen. Nach Legen eines Zugangs wird ein Benzodiazepin injiziert, und der Patient wird aufgefordert, langsam zu atmen. Über eine im Notarztwagen vorgehaltene Spezialtüte mit der Möglichkeit zur gleichzeitigen $O_2$-Zufuhr atmet er jeweils für einige Atemzüge seine Ausatemluft zurück. Nach wenigen Minuten beruhigt er sich, und die beunruhigenden Symptome – auch das Kribbeln, das er verspürt hatte – verschwinden. Anamnestisch lässt sich feststellen, dass dem Anfall eine Auseinandersetzung mit den Eltern über die vermeintlich miserablen Ergebnisse der Abiturprüfung vorausgegangen war. Mittlerweile trifft auch der Hausarzt ein, und der Notarzt übergibt diesem den Patienten mit der Diagnose Hyperventilationstetanie.

### Praktisches Vorgehen

**Therapie der Hyperventilationstetanie**

- beruhigendes Zureden, evtl. Sedierung mit z. B. 5 mg Midazolam
- bei Schmerzen: adäquate Analgesie, z. B. 5 mg Morphin i. v.
- evtl. (nach vorheriger Besprechung des Vorgehens) kurzzeitige Rückatmung in eine Plastiktüte (am besten mit gleichzeitiger $O_2$-Insufflation) zur Anhebung des $paCO_2$
- keine orale oder intravenöse Kalziumgabe (das totale Serum-Kalzium ist nicht vermindert).

### Metabolische Alkalose

Leitmerkmal einer metabolischen Alkalose ist ein stark positiver BE. Ursächlich ist meist eine verminderte Konzentration anorganischer Anionen (v. a. Chlor) im Verhältnis zum wichtigsten Kationen Natrium (also v. a. Hypochlorämie und/oder Hypernatriämie). Eine schwere Alkalose kann durch starkes Erbrechen ausgelöst werden (Chloridverlust). Andere oder verstärkende Faktoren sind eine verminderte Proteinkonzentration im Plasma oder eine Hypophosphatämie. Eine ausgeprägte Alkalose behindert die Sauerstoffabgabe des Hämoglobins im Gewebe und kann auch darüber hinaus zu erheblichen Zellfunktionsstörungen führen. Eine metabolische Alkalose mit einem pH > 7,55 verschlechtert die Prognose eines Intensivpatienten erheblich.

**Therapie.** Eine präklinische Therapie gibt es nicht. Entscheidend ist auch innerklinisch die Therapie der zugrunde liegenden Störung. Zusätzlich wird die Zufuhr alkalisierender Substanzen gestoppt und Chlorid in Form von NaCl-Lösungen oder – in schweren Fällen – HCl (Salzsäure) intravenös zugeführt.

## 13.3 Störungen des Elektrolyt- und Wasserhaushalts

### 13.3.1 Elektrolythaushalt

**Anionen und Kationen (Elektrolyte).** Natrium ist das quantitativ dominierende Ion des Extrazellulärraums, Kalium das wichtigste Ion des Intrazellulärraums.

- **Störungen des Natrium-Haushaltes** sind eng mit **Störungen des Wasserhaushalts** verknüpft, da dieser wesentlich über den Natriumhaushalt reguliert wird.
- **Störungen des Kalium-Haushalts** führen in erster Linie zu muskulären und kardialen **Störungen der Erregbarkeit**; sie sind eng mit Störungen der pH-Regulation verbunden (Azidosen und Alkalosen).

13

Störungen des Elektrolythaushalts können präklinisch aufgrund fehlender Nachweisverfahren nicht sicher diagnostiziert, sonder nur aufgrund der Anamnese, der Symptome oder des EKG vermutet werden. Am häufigsten zu notfallmedizinisch relevanten Problemen führen Entgleisungen der Kaliumkonzentration im Serum. Lebensbedrohlich Störungen des Kalzium- und Magnesiumhaushalts sind deutlich seltener; eine Übersicht findet sich in ◻ Tab. 13.4.

**Tab. 13.4** Störungen des Kalzium- und Magnesiumhaushalts. Klinik, EKG-Veränderungen und Therapie, mod. nach ERC 2010

| Störung | Ursachen | Klinische Symptome | EKG | Therapie |
|---|---|---|---|---|
| *Störungen des Kalziumhaushalts* | | | | |
| Hyperkalzämie ($Ca^{++}$ > 2,6 mmol/l) | Primärer oder tertiärer Hyperparathyreoidismus<br>Krebserkrankungen<br>Sarkoidose<br>Medikamente | Verwirrtheit<br>Schwäche<br>Abdominelle Schmerzen<br>Hypotension<br>Arrhythmien<br>Kreislaufstillstand | QT-Intervall ↓<br>QRS-Intervall ↑<br>T-Wellen abgeflacht<br>AV-Block<br>Kreislaufstillstand | Flüssigkeitssubstitution<br>Furosemid 1 mg/kg KG i. v.<br>Hydrokortison 200–300 mg i. v.<br>Pamidronsäure 30–90 mg i. v.<br>Behandlung der Grunderkrankung |
| Hypokalzämie ($Ca^{++}$ <2,1 mmol/l) | Chronische Niereninsuffizienz<br>Akute Pankreatitis<br>Überdosierung von Kalziumantagonisten<br>Toxic-shock-Syndrom<br>Rhabdomyolyse<br>Tumorlysesyndrom | Parästhesie<br>Tetanie<br>Krämpfe<br>AV-Block<br>Kreislaufstillstand | QT-Intervall ↑<br>Inversion der T-Welle<br>Herzblock<br>Kreislaufstillstand | Kalziumchlorid 10%ig, 10–40 ml (oder etwa die dreifache Menge Kalziumgluconat 10 %),<br>Mg-sulfat 50 % 2 g = 4 ml = 8 mmol i. v. über 15 min (wenn nötig) |

▼

**Tab. 13.4** (Fortsetzung)

| Störung | Ursachen | Klinische Symptome | EKG | Therapie |
|---|---|---|---|---|
| *Störungen des Magnesiumhaushalts* | | | | |
| Hypermagnesiämie<br>($Mg^{++}$ > 1,1 mmol/l) | Niereninsuffizienz<br>Iatrogen<br>(z. B. Präeklampsie-behandlung) | Verwirrtheit<br>Schwäche<br>Atemschwäche<br>Bradykardie<br>Kreislaufstillstand | PR- und QT-Intervall ↑<br>Spitze T-Welle<br>AV-Block<br>Kreislaufstillstand | Therapie bei $Mg^{++}$ >1,7 mmol/l:<br>Kalziumchlorid 10%ig, 5–10 ml, ggf. wiederholt (oder etwa die dreifache Menge Kalziumgluconat 10 %),<br>Beatmung, wenn nötig<br>Forcierte Diurese: 0,9%ige NaCl-Lösung mit 1 mg/kg KG Furosemid i. v.<br>Hämodialyse |
| Hypomagnesiämie<br>($Mg^{++}$ < 0,6 mmol/l) | Gastrointestinaler Verlust<br>Polyurie<br>Mangelernährung<br>Alkoholismus<br>Malabsorption | Tremor<br>Ataxie<br>Nystagmus<br>Krämpfe<br>Tachykardie<br>Kreislaufstillstand | PR- und QT-Intervall ↑<br>ST-Senkung<br>T-Welle invertiert<br>P-Wellen abgeflacht<br>QRS-Dauer ↑<br>Torsade de pointes<br>(▶ Kap. 10.2.3 und ◘ Abb. 10.6) | Schwer oder symptomatisch:<br>Mg-sulfat 50% 2 g = 4 ml = 8 mmol) i. v. über 15 min; bei Torsade de pointes über 1–2 min, bei Krämpfen über 10 min |

## Hyperkaliämie

Die normale Serum-Kaliumkonzentration liegt zwischen 3,6 und 4,8 mmol/l. Von einer **schweren Hyperkaliämie** spricht man bei Werten > 6,5 mmol/l. Mögliche Ursachen sind Nierenversagen, starker Zellzerfall (z. B. Hämolyse, Rhabdomyolyse), Nebennierenrindeninsuffizienz oder Medikamentenwirkungen (z. B. ß-Blocker, kaliumsparende Diuretika, Succinylcholin). Auch ein Azidose geht häufig mit Hyperkaliämie einher (Umverteilung von Kalium vom Intra- in den Extrazellulärraum). Eine hohe Serum-Kaliumkonzentration kann zu lebensbedrohlichen Beeinträchtigungen der kardialen Erregbarkeit bis hin zum Herzstillstand führen.

> **Die Hyperkaliämie ist die am häufigsten mit einem Kreislaufstillstand assoziierte Elektrolytstörung.**

**Diagnose.** Letztlich kann eine sichere Diagnose nur durch die Kalium-Konzentrationsbestimmung im Serum erfolgen. Aber schon im EKG können folgende Veränderungen auf eine Hyperkaliämie hindeuten: AV-Block I, flache oder fehlende P-Wellen, spitze hohe T-Wellen, verbreiterter QRS-Komplex.

**Therapie.** Therapeutisch gibt es 3 prinzipielle Möglichkeiten: Antagonisierung der Kaliumwirkung, Umverteilung in die Zellen und Elimination aus dem Körper:

- **Antagonisieren der kardialen Auswirkungen der Hyperkaliämie**
  - **Kalzium:** z. B. 10 ml Kalziumchlorid 10% (oder etwa die dreifache Menge Kalziumgluconat 10%); wirkt sofort.
- **Umverteilung vom Kalium nach intrazellulär**
  - **β-Mimetika:** z. B. Fenoterol/Salbutamol 2–5 Hübe p. i.; wirkt nach 5–10 min; oder Adrenalin 0,5 mg i. m.
  - **Natriumbikarbonat:** z. B. 50 ml $NaHCO_3$ 8,4 % i. v.; Wirkungseintritt nach 10 min.
  - **Glukose/Insulin-Infusionen:** 10 I.E. Insulin plus 50 g Glukose als Kurzinfusion über 15–30 min; Wirkeintritt nach 15–30 min; Senkung der Kaliumkonzentration in einer Stunde um etwa 1 mmol/l.
- **Elimination von Kalium aus dem Körper**
  - **Schleifendiuretika:** z. B. Furosemid 40–80 mg i. v.; geringer Effekt.
  - **Ionenaustauscher (Resonium):** langsame Kaliumelimination über den Darm; 1 g bindet etwa 0,5–1 mmol Kalium; Dosierung: 4–6-mal pro Tag 15–25 g Resonium als rektaler Einlauf; Wirkungseintritt nach 1–2 h ein; Senkung der Serumkaliumkonzentration durch 50 g Resonium um etwa 0,5–1 mmol/l über 4–6 h.
  - **Dialyse:** effektivste Methode; Elimination von 30–40 mmol Kalium/h, dadurch Senkung der Kaliumkonzentration um anfangs 1 mmol/l pro h.

**Praktisches Vorgehen**

**Therapie der schweren Hyperkaliämie (nach ERC 2010; Dosierungen s. o.)**

- **Patient mit hyperkaliämischen Herzstillstand**
  - Standard-CPR incl. Adrenalin alle 3-5 min (senkt die Kaliumkonzentration via β-Stimulation)
  - Zusätzlich Kalzium, Natriumbikarbonat, Glukose-Insulin und (in der Klinik) Dialyse
- **Patient hyperkaliämisch, aber mit erhaltenem Kreislauf**
  - Milde Hyperkaliämie (bis 6 mmol/l): Resonium, Furosemid, ggf. Dialyse (bei Nierenversagen)
  - Moderate Hyperkaliämie (6–6,5 mmol/l): zusätzlich: Glukose-Insulin
  - Schwere Hyperkaliämie (≥ 6,5 mmol/l) zusätzlich β-Mimetika und Natriumbikarbonat; bei schweren EKG-Veränderungen (verbreiterte QRS-Komplexe, VT): Kalziumgabe als erste Maßnahme

## Hypokaliämie

Niedrige Kaliumkonzentrationen < 3,6 mmol/l können zu muskulärer Übererregbarkeit und Herzrhythmusstörungen bis hin zum Kammerflimmern führen. Besonders gefährdet sind Patienten unter Digitalistherapie. Im EKG tritt eine Abflachung der T-Wellen auf. Ursache ist meist ein hoher Kaliumverlust über den Darm (z. B. bei Ileus) oder die Nieren. Oft liegt begleitend ein Magnesiummangel vor. Hypokaliämien können auch Folge einer Alkalose oder der Therapie einer Azidose mit Natriumbikarbonat sein: Durch den pH-Abfall kommt es zum Shift intrazellulären Kaliums nach extrazellulär.

**Therapie.** Therapeutisch wird in schweren Fällen Kalium intravenös appliziert: KCl oder Kalium-Magnesium-Aspartat, z. B. Inzolen, 10–20 mmol/h i. v., vorzugsweise über ZVK, Achtung: Venenreizung!

> **Eine wichtige mögliche Ursache der schweren Hypokaliämie ist die heute gängige Hypertonie- und Herzinsuffizienz-Therapie mit Schleifen- und Thiaziddiuretika!**

### 13.3.2 Hydratationsstörungen

Je nach Füllungszustand des Intravasal- und Extrazellulärraums ist zu unterscheiden zwischen:

- Wassermangel (**Dehydratation**) und
- Überwässerung (**Hyperhydratation**).

Sie können jeweils mit normalen, erhöhten oder erniedrigten Serum-Natrium-Konzentrationen einhergehen (Normalwert: 135–145 mmol/l):

- normale Serum-Natrium-Konzentration: **isotone Hydratationsstörung**
- erniedrigte Serum-Natrium-Konzentration: **hypotone Hydratationsstörung**
- erhöhte Serum-Natrium-Konzentration: **hypertone Hydratationsstörung.**

Hypertone Hydratationsstörungen können jedoch auch auf einer Zunahme anderer osmotisch aktiver Substanzen im Blut beruhen, etwa Harnstoff oder Glukose (► Abschn. 13.1.2: diabetisches hyperosmolares Koma). Viele Hydratationsstörungen entwickeln sich schleichend. Da die Natriumkonzentration präklinisch nicht gemessen werden kann, ist die genaue Diagnose und spezifische Therapie der Störungen des Wasser- und Natriumhaushalts nur in der Klinik möglich (◻ Tab. 13.5).

## Dehydratation

Eine Dehydratation führt zu einer Abnahme des ZVD und PCWP als Ausdruck der Hypovolämie und meist auch zu einem Anstieg des Hämatokrits (»Eindickung«).

**Symptome.** Die klinischen Symptome sind Durst, Müdigkeit, Schwindel und Lethargie. Im Extremfall entwickelt sich ein hypovolämischer Schock. Bei längerem Bestehen lässt sich die Haut typischerweise als Zeichen der Austrocknung (Exsikkose) in Falten anheben, die dann eine Zeit lang stehen bleiben.

**Ursachen.** Starke Flüssigkeitsverluste über Niere, Darm oder Haut (◻ Tab. 13.5) führen zur Dehydratation. Besonders gefährdet sind kleine Kinder. Beim Darmverschluss (Ileus) kommt es zu starken Flüssigkeitsverlusten ins Darmlumen, ohne dass diese zunächst nach außen sichtbar sind.

**Therapie.** Therapeutisch sind zunächst Vollelektrolytlösungen angezeigt (z. B. 500–1000 ml RL). In Kenntnis der Elektrolytzusammensetzung des Plasmas kann sich in der Klinik eine differenziertere Therapie anschließen. Ein Ausgleich einer Hyponatriämie durch Natriumkonzentrate sollte langsam erfolgen, da bei zu schneller Anhebung der extrazellulären Natriumkonzentration die Entwicklung einer schweren Hirnstammerkrankung droht (**zentrale pontine Myelinolyse**).

## Hyperhydratation

Eine Überwässerung führt zum Anstieg des ZVD (Hypervolämie) und in akuten Fällen zu einem Abfall des Hämatokrits. In den Organen entstehen ödematöse Veränderungen.

**Tab. 13.5** Störungen des Wasser-Elektrolyt-Haushalts

| Diagnose | Serum-Na+ | ZVD oder PCWP | Mögliche Ursache |
|---|---|---|---|
| Hypotone Dehydratation | ↓ | ↓ | Diuretika<br>starkes Schwitzen |
| Isotone Dehydratation | ↔ | ↓ | Verbrennungen<br>Diarrhö<br>Ileus<br>Diuretika |
| Hypertone Dehydratation | ↑ | ↓ | hohes Fieber (Perspiratio insensibilis)<br>Erbrechen<br>Osmodiuretika<br>Diabetes insipidus<br>hyperosmolares Coma diabeticum<br>Trinkstörungen (vor allem alte Menschen und kleine Kinder) |
| Hypotone Hyperhydratation | ↓ | ↑ | Fehlerhafte Infusionstherapie mit elektrolytfreien Lösungen<br>Süßwasserertrinken |
| Isotone Hyperhydratation | ↔ | ↑ | fehlerhafte Infusionstherapie mit isotonen Lösungen<br>Herzinsuffizienz<br>Niereninsuffizienz<br>übermäßige ADH-Sekretion (Schwartz-Bartter-Syndrom) |
| Hypertone Hyperhydratation | ↑ | ↑ | fehlerhafte Infusionstherapie mit hypertonen Elektrolytlösungen<br>Meerwasserertrinken |

ZVD = zentraler Venendruck (entspricht dem rechten Vorhofdruck) PCWP = pulmonalkapillärer Verschlussdruck (sog. Wedgedruck; entspricht dem linken Vorhofdruck)
Serumosmolarität (mosmol/kg): isoton: 280–300; hypoton: < 280; hyperton: > 300
Normalwerte ZVD 3–8 mmHg; PCWP 5–12 mmHg; Natrium 135–145 mmol/l

**Symptome.** Klinisch können sich zentralnervöse Symptome wie Kopfschmerzen und Bewusstseinstrübung als Zeichen des Hirnödems entwickeln. Bei längerem Bestehen ist die Haut oft ödematös verdickt; es lassen sich »Dellen« in die Haut drücken, die eine Zeit lang bestehen bleiben. Pulmonal führt die Überwässerung zum Lungenödem.

**Ursachen.** Übermäßige Wasserzufuhr, Herzinsuffizienz oder Niereninsuffizienz.

**Therapie.** Symptomatisch werden Diuretika verabreicht, bei Nierenversagen und/oder in schweren Fällen muss das Wasser mittels Dialyse oder Hämofiltration eliminiert werden.

# Zerebrale Notfälle

## Lerninhalte

Neurologische Notfälle sind im Notarztdienst relativ häufig. In Ermangelung bildgebender und elektrophysiologischer Diagnostik muss sich die präklinische Therapie in der Regel auf Vitalfunktionssicherung und Krampfunterdrückung beschränken. Bei einem **Schlaganfall** ist vor allem auf eine ausreichende zerebrale Perfusion (systolischer Blutdruck > 140 und < 220 mmHg) mit gut oxygeniertem Blut zu achten und eine Hypoventilation zu vermeiden. Wichtig ist ein rascher Transport in die Klinik, da beim akuten ischämischen Insult nach Ausschluss einer Blutung (durch CCT oder NMR) eine Lysetherapie mit rtPA erfolgen kann. Bei Verdacht auf eine **Subarachnoidalblutung** soll wegen der hohen Nachblutungsgefahr eine Hypertension vermieden werden. **Krampfanfälle** (vor allem der Grand mal) lassen sich präklinisch in den meisten Fällen mit Benzodiazepinen effektiv therapieren. Bei **Meningitis** ist die sofortige Antibiotikatherapie lebensrettend.

# 14.1 Zerebrovaskuläre Notfälle

## 14.1.1 Zerebrale Ischämie und Blutung

### Schlaganfall

Der Schlaganfall (**apoplektischer Insult, Apoplex, »Stroke«**) gehört zu den häufigsten Indikationen für einen Notarzteinsatz. Aufgrund einer akuten Durchblutungsstörung bestimmter Gehirnareale kommt es zu plötzlich einsetzenden, anhaltenden fokal neurologischen Ausfällen. Besonders gefährdet sind Patienten mit den Risikofaktoren arterielle Hypertonie, Diabetes mellitus, Nikotinabusus sowie Herzrhythmusstörungen (insbesondere Vorhofflimmern) und Herzklappenerkrankungen. In etwa 80 % der Fälle führt der Schlaganfall zu einem ischämischen Infarkt, bei etwa 20 % kommt es durch Gefäßruptur zu einer intrazerebralen oder intrakraniellen Blutung. Der akute Gefäßverschluss wird in etwa 2/3 der Fälle durch eine Thrombose und in 1/3 durch eine Embolie ausgelöst. Bei etwa 1/4 der intrakraniellen Blutungen handelt es sich um eine Subarachnoidalblutung (▶ Abschn. 14.1.2).

**Ursachen.** Die meisten Schlaganfälle entstehen aufgrund von Astverschlüssen der vorderen hirnversorgenden Arterien, d. h. im sog. **Karotisstromgebiet**. Ein Verschluss von Ästen der hinteren hirnversorgenden Arterien, also im sog. **Vertebralis- und Basilarisstromgebiet** ist seltener.

**Symptome.** Je nach betroffener Gehirnregion und Ausmaß der Durchblutungsstörung bzw. intrakraniellen Blutung imponieren folgende Symptome:

Bei **Läsionen** im **vorderen Stromgebiet** (A. carotis interna):

- Halbseitenlähmung (brachiofazial- oder beinbetont, vollständige Halbseitenlähmung)
- halbseitige Gefühlsstörungen
- Sprachstörungen: Unfähigkeit zu sprechen oder Sprache zu verstehen (**Aphasie**)
- Blickdeviation (»Patient schaut sich die Bescherung an.«).

Bei **Läsionen** im **hinteren Stromgebiet** (A. vertebralis und A. basilaris):

- Hirnnervenausfälle (Doppelbilder, Mundastschwäche, Dysarthrie, Schluckstörungen)
- Gesichtsfeldausfälle (Hemianopsie nach rechts oder links)
- gekreuzte Symptomatik (z. B. rechtsseitige Hemihypästhesie, linksseitige Hemihypalgesie und Hyperästhesie)
- Ataxie und Schwindel (Koordinationsstörungen, Gehstörungen mit Fallneigung).

In schweren Fällen ist der Patient bewusstlos.

**Therapie.** Bereits in der präklinischen Phase können effektive Behandlungen eingeleitet werden, die zu nachweisbaren Prognoseverbesserungen führen. An erster Stelle steht die Stabilisierung des Blutdrucks im hochnormalen Bereich, d. h. bei ca. 140–220 $mmHg_{syst.}$ (Erfordernishochdruck). Eine Blutdrucksenkung soll erst bei exzessivem Hypertonus über 220 $mmHg_{syst}$ erfolgen. In vielen Fällen kann bereits eine leichte Sedierung mit Benzodiazepinen helfen, den Blutdruck zu senken. Bei Patienten, bei denen eine Lysetherapie durchgeführt wird, sollte der Blutdruck zuvor unter 185/110 mmHg gesenkt werden. Bei Hypoxie ist die Oxygenierung durch Sauerstoffapplikation sicherzustellen. Die Infusionstherapie soll mit Vollelektrolytlösungen erfolgen. Eine hämorrheologische Therapie mit HAES oder Dextran ist nicht indiziert, ebenso sollten wegen der Hyperglykämiegefahr keine glukosehaltigen Lösungen verabreicht werden. Im weiteren Verlauf (d. h. in der Regel erst in der Klinik) ist auf die Vermeidung von Hyperthermie und Hyperglykämie zu achten, da beides die Prognose verschlechtert. Eine erhöhte Temperatur (> 38,5 °C) muss z. B. durch Antipyretika wie Paracetamol gesenkt werden, und der Blutzucker soll mit Insulin unter 160 mg/dl reguliert werden. Von unbewiesener Effektivität in der Therapie des Schlaganfalls sind Kortikosteroide, Theophyllin und Mannitol.

Wichtig ist ein zügiger Transport in die Klinik, da beim ischämischen Infarkt in Einzelfällen eine intravenöse Lysetherpie mit rtPA durchgeführt werden kann.

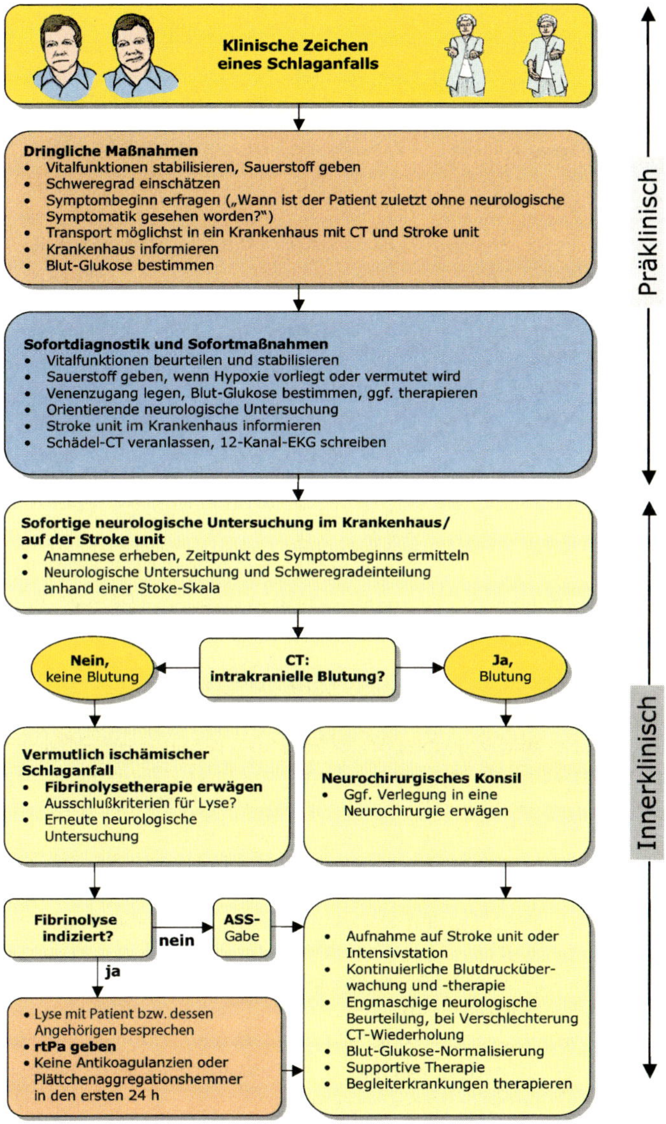


**Abb. 14.1** Erstversorgung des Schlaganfalls (mod. nach AHA 2010)

**Tab. 14.1** Fibrinolysetherapie beim Schlaganfall. Ein- und Ausschlusskriterien nach AHA 2010. Dosierung rtPa: Gesamtdosis 0,9 mg/kg KG; davon 10% Bolus, Rest über 60 min

| Einschlusskriterien | Absolute Ausschlusskriterien |
|---|---|
| Alter ≥ 18 Jahre | Intrakranielle Blutung |
| Diagnose eines ischämischen Schlaganfalls mit deutlichem neurologischen Defizit | Begründeter Verdacht auf Subarachnoidalblutung<br>Multilobärinfarkt |
| Zeitdauer vom Symptombeginn bis zur Lyse <3 h | Vorgeschichte einer intrakraniellen Blutung<br>Unkontrollierter Bluthochdruck (persistierend > 185/110 mmHg)<br>Bekannte Gefäßmissbildungen oder Tumoren<br>Krampfanfall während des Schlaganfallbeginns<br>Innere Blutung oder Trauma<br>Bekannte akute Blutungsneigung<br>Intrakranielle oder intraspinale Eingriffe oder SHT in den letzten 3 Monaten<br>Arterielle Punktion an einer nicht-komprimierbaren Stelle innerhalb der letzten Woche |

Dafür gilt ein Zeitfenster von 3 h nach Symptombeginn (Tab. 14.1). Diese Therapieoption ist besonders wichtig bei Patienten mit vermuteter Basilaristhrombose. Einen Überblick über den prä- und innerklinischen Ablauf der Schlaganfallversorgung nach den Empfehlungen der AHA 2010 gibt Abb. 14.1.



## Praktisches Vorgehen

**Präklinische Therapie des Schlaganfalls**

- Vitalfunktionssicherung, Sauerstoffgabe, ggf. Intubation und Beatmung (Aspiration, Hypoxie und Hypoventilation, aber auch ausgeprägte Hyperventilation vermeiden!)
- Flachlagerung bei niedrigem Blutdruck, Oberkörperhochlagerung (30°) zur Hirndrucksenkung bei normalem oder erhöhtem Blutdruck
- Venenverweilkanüle nicht am gelähmten Arm anlegen (erhöhte Thrombophlebitisgefahr)

▼

- ggf. bei Angst und Unruhe und Hypertonus vorsichtige Sedierung mit Benzodiazepinen (z. B. Midazolam 2,5–5 mg i. v.)
- bei Hypotension (selten!): Volumenersatzlösungen wie RL oder NaCl 0,9 % 500–1500 ml, ggf. Katecholamine wie Akrinor 0,5–2 ml i. v. bis zu einem $RR_{syst}$ um 140–160 mmHg
- bei exzessiver Hypertension ($RR_{syst}$ > 220 $mmHg_{syst}$): Urapidil 12,5–25 mg i. v. oder Clonidin 0,15 mg langsam i. v., ggf. repetitiv, bis auf Werte um 180–200 mmHg. Bei diastolischem Hypertonus > 140 mmHg: Nitroglycerin-Spray oder initial 5 mg i. v. Hingegen sollen Nifedipin und Nimodipin nach den Empfehlungen der Deutschen Gesellschaft für Neurologie vermieden werden, da diese zu einem überschießenden Blutdruckabfall führen können.
- zügiger Transport möglichst in ein neurologisches Zentrum mit Stroke-Unit, wo ggf. nach Ausschluss einer intrazerebralen Blutung mittels CT-Untersuchung eine Lyse mit rt-PA erfolgen kann.

## Sonderfall: Basilaristhrombose

Ein Sonderfall des Schlaganfalls im Vertebralisstromgebiet ist die Thrombosierung der A. basilaris, die große Teile des Hirnstamms versorgt.

**Symptome.** Die mögliche Symptomatik der Basilaristhrombose ist aufgrund der möglichen Störung vieler Hirnnervenkerne und wichtiger vegetativer Zentren im Hirnstamm komplex: Schwindel, Sensibilitätsstörungen im Gesicht, Sehstörungen (Gesichtsfeldausfälle, Doppelbilder), halbseitige gekreuzte Sensibilitätsstörungen, Hemiparesen bis hin zu Bewusstlosigkeit. Die Letalität ist unbehandelt sehr hoch (ca. 90 %).

**Therapie.** Durch eine Lysetherapie kann die Prognose erheblich verbessert werden. Daher ist bei Vorliegen mehrerer dieser Symptome ein schnellstmöglicher Transport in eine neurologische Klinik mit der Möglichkeit zur thrombolytischen Therapie besonders wichtig. Diese ist auch innerhalb eines größeren Zeitfensters (bis zu 24 h) in Einzelfällen noch möglich.

## Transitorische ischämische Attacke (TIA)

Aufgrund klinischer Kriterien spricht man von TIA bei Ausfällen, die weniger als 24 h anhalten. Neuerdings wird auch vorgeschlagen, nur bei weniger als 1 h anhaltenden Ausfällen von TIA zu sprechen, denn mittlerweile ist bekannt, dass auch nur wenige Stunden dauernde, klinisch reversible neurologische Ausfälle mit nachweisbaren strukturellen zerebralen Schäden einhergehen. Bezeichnungen wie RIND (reversibles ischämisches neurologisches Defizit) und PRIND (prolongiert reversibles ischämisches neurologisches Defizit) sind daher verlassen worden. In angloamerikanischen Ländern wird lediglich von »**Minor Stroke**« (mit geringfügigen oder reversiblen Ausfällen) oder »**Major Stroke**« (mit anhaltenden, gravierenden Ausfällen) gesprochen.

**Therapie.** Die notfallmedizinische Therapie entspricht der des Schlaganfalls.

## 14.1.2 Subarachnoidalblutung (SAB)

**Ursache.** Eine SAB entsteht meist auf dem Boden einer aneurysmatischen Aussackung im Bereich des Circulus arteriosus cerebri [Willisii]. Eine Ruptur von Subarachnoidalarterien oder eines Aneurysmas kann z. B. durch plötzliche Blutdruckanstiege oder heftiges Pressen (► Aus der Notfallpraxis) ausgelöst werden. Aber auch ein Schädel-Hirn-Trauma kann eine SAB verursachen (traumatische SAB).

**Symptome.** Eine Subarachnoidalblutung führt zu plötzlichen heftigen Kopfschmerzen (»Vernichtungsschmerzen«), Nackensteifigkeit und in schweren Fällen zum Koma (◘ Tab. 14.2). Außerdem können bei einer SAB im EKG ST-Hebungen auftreten, was zur Verwechslungen mit einem Myokardinfarkt führen kann. Reaktiv führt die Blutung im Subarachnoidalraum nach einigen (3–11) Tagen zu einem regionalen arteriellen Vasospasmus, der zur sekundären Durchblutungsverschlechterung führen kann. Die Nachblutungsgefahr ist mit ca. 20 % innerhalb von 24 h sehr hoch und die Nachblutung mit einer Letalität von 70 % behaftet. Prognostische Faktoren bei SAB sind die Bewusstseinslage bei Aufnahme, das Alter und das initiale Stadium nach Hunt und Hess (◘ Tab. 14.2).

### Aus der Notfallpraxis

Der Notarzt wird gegen Mitternacht zu einer 40-jährigen Patientin gerufen, die bewusstlos im Bett liegt. Der Ehemann berichtet, er habe mit seiner Frau geschlafen, als sie plötzlich starke Kopfschmerzen bekommen habe und kurz darauf bewusstlos geworden sei. Die Atmung ist bei Eintreffen des Notarztes stabil, der Blutdruck beträgt 140/80 mmHg, der Blutzucker 120 mg %. Die Patientin wird intubiert, beatmet und in die Klinik gebracht. Hier wird die Verdachtsdiagnose einer akuten, schweren Subarachnoidalblutung (Hunt und Hess Grad 5) bestätigt. Leider bleibt die Patientin komatös und verstirbt 3 Monate später.

**Tab. 14.2** Schweregrade einer Subarachnoidalblutung nach Hunt und Hess

| Grad | Symptome |
|---|---|
| 0 | unrupturiertes, asymptomatisches Aneurysma; unauffälliger Patient |
| 1 | keine oder leichte Kopfschmerzen, leichter Meningismus, keine fokalen neurologischen Ausfälle |
| 2 | mäßige bis schwere Kopfschmerzen, Meningismus, keine neurologischen Ausfälle außer Hirnnervenausfällen |
| 3 | Somnolenz und/oder Verwirrtheit und/oder fokale Ausfälle |
| 4 | Sopor, mäßige bis schwere fokale Ausfälle, vegetative Störungen |
| 5 | Koma, Dezerebrationshaltung |

**Therapie.** Eine spezifische präklinische Therapie der SAB gibt es nicht. Die Maßnahmen sind die gleichen wie beim Schlaganfall, jedoch mit einer Ausnahme: Wenn der Notarzt mit großer Wahrscheinlichkeit klinisch von einer SAB ausgehen kann, müssen hypertensive Werte zur Verminderung des Nachblutungsrisikos stärker gesenkt werden: Als Zielgröße wird nach den Empfehlungen der Deutschen Gesellschaft für Neurologie bis zur Versorgung des Aneurysmas ein mittlerer Blutdruck von 60–90 mmHg empfohlen. Der systolische Blutdruck sollte 140 mmHg nicht überschreiten. Eine Therapie bzw. Prophylaxe vasospasmusbedingter Hirnschädigungen mit Nimodipin (einem Kalziumkanal-Blocker) ist im weiteren Verlauf der Behandlung indiziert, jedoch nicht bereits in der präklinischen Behandlungsphase.

In der **Klinik** wird die Diagnose mittels Computertomographie gestellt. Ein CCT kann in Einzelfällen unauffällig sein, so dass dann eine Liquorpunktion erforderlich ist. Wird eine SAB diagnostiziert, muss anschließend eine zerebrale Angiographie (DSA) erfolgen, um Aneurysmen, die eine potentielle Nachblutungsgefahr darstellen, zu finden. Die weitere Behandlung erfolgt entweder interventionell (Coiling) oder operativ (Clipping).

## 14.2 Krampfanfälle

Ein zerebraler Krampfanfall ist Symptom vieler struktureller oder metabolischer zerebraler Störungen. Der Krampfanfall beruht auf einer pathologischen, synchronen neuronalen Depolarisation, die oft zur unkontrollierten muskulären

Innervierung und Kontraktion führt, gelegentlich aber auf sensible oder vegetative Sensationen beschränkt bleibt. Im Elektroenzephalogramm lassen sich charakteristische Krampfaktivitäten nachweisen. Zugrunde liegen entweder

- **primär zerebrale Erkrankungen** wie hereditäre Epilepsie, Hirntumoren oder Metastasen, Narbenbildung im Gehirn (beispielsweise nach Schädel-Hirn-Traumata, Einblutungen, Ischämien oder Operationen), Meningitis und Enzephalitis oder
- **primär extrazerebrale Erkrankungen** wie Hypoglykämie (► Kap. 13.1.1), Alkoholentzugssyndrom, Präeklampsie (bei Schwangeren) oder Fieber (bei Kleinkindern).

Notfallmedizinisch relevant sind vor allem die **tonisch-klonischen generalisierten Grand-mal-Anfälle**. Daneben finden sich fokale Anfälle mit einfacher oder komplex-fokaler Symptomatik oder kleinere Anfälle (Petit-mal-Anfälle) unterschiedlicher Ausprägung, die zum Teil auf das Kindesalter oder bestimmte Entwicklungsphasen beschränkt sind und selten notfallmedizinischer Intervention bedürfen.

**Grand-mal-Anfälle.** Ein Grand-mal-Anfall geht mit einem typischen klinischen Bild einher, das sich in verschiedene Phasen einteilen lässt:

- **Präkonvulsive Phase**: Allgemeinsymptome wie Kopfschmerzen und Müdigkeit sowie optische oder akustische Halluzinationen (sog. Aura) können dem Anfall vorausgehen
- **Konvulsive Phase I: tonisches Stadium** (ca. 30 s): Hinstürzen, Bewusstseinsverlust, kurze Apnoe, Zungenbiss, Strecktonus der Extremitäten
- **konvulsive Phase II: klonisches Stadium** (1–2 min): rhythmische Kontraktionen der Muskulatur einer Körperhälfte oder des gesamten Körpers, begleitet oft von Einnässen, Zungenbiss und Zyanose (u. a. livide Lippenverfärbung)
- **postkonvulsive oder postiktuale Phase**: Auf den Anfall folgt ein wenige Minuten dauernder komatöser Zustand, an die sich eine mehr oder weniger starke Vigilanzminderung anschließt (sog. **postiktuale Umdämmerung**). In Einzelfällen kann jedoch auch ein Erregungszustand auftreten. Insgesamt kann ein mehrere Stunden andauernder Verwirrtheitszustand mit Orientierungsstörung resultieren.

**Status epilepticus.** Dauert ein tonisch-klonischer Anfall länger als 5 min oder erlangt der Patient zwischen den einzelnen Anfällen das Bewusstsein nicht wieder, so liegt ein Status epilepticus vor. Früher wurde als Zeitspanne 30 min angegeben, das erscheint jedoch als zu lang, da in diesem Zeitraum bereits erste irreversible zerebrale Schäden auftreten. Eine **frühzeitige antikonvulsive Therapie** ist notwendig, um dauerhafte Folgeschäden zu vermeiden. Der Status selbst führt neben einer Hypoxie zu einer maximalen Ausschüttung von Sympathomimetika, die wiederum zu erheblichen Herz-Kreislauf-Problemen führen können. Darüber hinaus können Verletzungen durch unkontrolliertes Hinstürzen zu schweren Folgeschäden führen. Hier ist insbesondere an ein Schädel-Hirn-Trauma und an Wirbelkörperfrakturen zu denken. Die Letalität des Status epilepticus ist auch heute noch hoch, insbesondere bei älteren Menschen (bis zu 50 %).

**Abgelaufener Krampfanfall.** Häufig ist der Krampfanfall bei Eintreffen des Notarztes bereits vorbei, da ein Grand mal durchschnittlich nur etwa 1 min dauert. Der Patient befindet sich dann in der Phase der postiktualen Umdämmerung. In diesen Fällen ist keine medikamentöse Therapie erforderlich. Im Rahmen der klinisch neurologischen Untersuchung ist nach fokal-neurologischen Ausfällen zu fahnden, die einen Hinweis auf die Genese bzw. den epileptogenen Herd darstellen können. Stets muss auf eine ausreichende Atmung und freie Atemwege geachtet werden und eine Blutzuckerbestimmung zum Ausschluss hypoglykämisch bedingter Krämpfe erfolgen. Meist wird der Patient zur weiteren Abklärung, elektrophysiologischen Diagnostik und gegebenenfalls besseren medikamentösen Einstellung in die Klinik gebracht. Patienten mit einem bekannten Krampfleiden, das trotz optimaler Einstellung zu rezidivierenden Anfällen führt, können durchaus auch im Kreise der informierten Familie bleiben, dürfen jedoch nach dem Anfall nie allein gelassen werden!

**Anhaltender Anfall und Status epilepticus.** Persistieren die Anfälle noch oder liegt ein Status epilepticus vor, so muss der Krampfanfall medikamentös durchbrochen und der Patient vor weiteren Folgeschäden geschützt werden (stabile Seitenlage, Aspirationsschutz, Verletzungen verhindern). Der oft zitierte Beißkeil ist obsolet! Folgende Medikamente stehen zur Verfügung (Dosierungen s. unten Praktisches Vorgehen und ◘ Abb. 14.2).

Benzodiazepine gelten als Mittel der ersten Wahl. Mit Benzodiazepinen kann der Krampfanfall in bis zu 80 % der Fälle terminiert werden. Nach den aktuellen Empfehlungen der Deutschen Gesellschaft für Neurologie (DGN) ist Lorazepam aufgrund seiner lang anhaltenden antikonvulsiven Wirkung für diese Indikation das bevorzugte Benzodiazepin. Auch wirksam sind Diazepam und Clonazepam. Das im Notarztdienst heute gängige Midazolam kann zwar ebenfalls den Anfall durchbrechen, jedoch kann dieser danach aufgrund der kurzen Wirkzeit wiederkehren. Midazolam ist daher weniger geeignet (und hierfür auch nicht zugelassen). Daher sollte – neben Midazolam – für die Therapie eines Status epilepticus ein weiteres, länger wirksames Benzodiazepin präklinisch verfügbar sein.

| Statusdauer (min) | Präparate | Dosierung |
|---|---|---|
| 5 | Benzodiazepine | Lorazepam 2–4 mg oder Diazepam 10–20 mg oder Clonazepam 1–2 mg (oder Midazolam 5–10 mg) |
| 10 | Benzodiazepine | Wiederholung der Benzodiazepingabe |
| 20 | Phenytoin oder Valproat | Phenytoin 750 mg in 20–30 min. i.v. oder Valproat 20–30 mg/kg i.v. |
| 30 | Phenytoin oder Valproat | Wiederholung der Phenytoingabe (bis 20 mg/kg) oder Valproat erneut 10 mg/kg |
| 40 | Barbiturate oder Injektionshypnotika | Phenobarbital 5–10 mg/kg oder Thiopental 3–5 mg/kg oder Propofol 1,5–2,5 mg/kg oder Etomidate 0,15–0,3 mg/kg |

**Abb. 14.2** Ablaufschema der Therapie eines Status epilepticus. Die Zeiten links sind als grober Anhalt zu verstehen. Midazolam ist zur Therapie eines Krampfanfalls nicht zugelassen. Phenytoin und Valproat sind präklinisch meist nicht vorhanden; daher sind bei Versagen der Benzodiazepintherapie dann sofort Barbiturate oder Injektionshypnotika indiziert

**Phenytoin oder Valproat** sind indiziert, wenn Benzodiazepine auch nach wiederholter Gabe den Status nicht beendet haben. Dabei gilt Phenytoin traditionell als zweite Stufe der Status epilepticus-Therapie. Phenytoin muss sehr langsam injiziert oder infundiert werden, ist venenreizend, führt bei paravasaler Injektion zu schweren Gewebeschäden und hat kardiale Nebenwirkungen (Bradykardie und Hypotension). Als dritte Stufe, also wenn auch Phenytoin versagt hat, ist Valproat zugelassen; es kann jedoch nach DGN auch bereits alternativ zu Phenytoin als zweite Stufe eingesetzt werden. Phenytoin und Valproat sind präklinisch allerdings meist nicht verfügbar.

**Barbiturate und Injektionshypnotika** stellen die nächste Therapiestufe dar. In der Regel muss dann der Patient aber auch intubiert und beatmet werden. Traditionell werden für diese Indikation Barbiturate wie Thiopental oder Phenobarbital bevorzugt, aber auch Etomidate oder Propofol sind geeignet. Unter intensivstationären Bedingungen sollte eine Barbiturattherapie des Status epilepticus möglichst unter EEG-Monitoring erfolgen.

**Praktisches Vorgehen**

**Therapie des Status epilepticus – präklinisch.**

- **Vitalfunktionssicherung** (Sauerstoffzufuhr, BZ-Kontrolle, RR-Kontrolle, EKG-Kontrolle)
- **Benzodiazepine** i. v., z. B. 2–4 mg Lorazepam oder 10–20 mg Diazepam oder 1–2 mg Clonazepam (oder, wenn kein anderes Benzodiazepin verfügbar, 5–10 mg Midazolam)
- bei **Nichtansprechbarkeit** nach 5 min: Wiederholung der Benzodiazepingabe
- bei **Persistieren des Status** trotz wiederholter Benzodiazepingabe und Nichtverfügbarkeit von Phenytoin oder Valproat: Barbiturate oder Injektionshypnotika i. v.: Phenobarbital 5–10 mg/kg oder Thiopental 3–5 mg/kg oder Propofol 1,5–2,5 mg/kg oder Etomidate 0,15–0,3 mg/kg; dann Intubation und Beatmung, evtl. Relaxierung (Narkoseeinleitung).

**Sonderfall: Fieberkrämpfe.** Die häufigsten Grand-mal-Anfälle im Kindesalter sind sog. Fieberkrämpfe (Okkasionskrämpfe), die bei etwa 5 % aller Kinder im Alter zwischen 6 Monaten und 6 Jahren im Rahmen eines fieberhaften Infektes auftreten. Hier ist insbesondere die Phase des raschen Fieberanstieges von Bedeutung, die bei frühzeitiger Gabe von Paracetamol (10–20 mg/kg Supp.) umgangen und bei Kenntnis von Fieberkrämpfen (in 1/3 der Fälle kommt es zu wiederholten Fieberkrämpfen) damit prophylaktisch behandelt werden kann. Mittel der Wahl beim Anfall sind Diazepam-Rectiolen (ca. 0,3–0,5 mg/kg) oder (off label!) Dormicum nasal. Das Kind sollte stationär aufgenommen werden zur Abklärung und Infektbehandlung. Wichtig ist auch die Beruhigung der Eltern: Fieberkrämpfe sind harmlos. Ein erhöhtes Risiko für die Entwicklung einer Epilepsie besteht nicht.

## 14.3 Meningitis

**Bedeutung.** An akuter bakterieller Meningitis erkranken in Deutschland jährlich mehrere Tausend Menschen, besonders häufig im Kindesalter. Die Erkrankung verläuft immer noch in etwa 10% der Fälle letal. Aufgrund der ernsthaften, sich nach unspezifischen initialen Erkrankungszeichen rasch entwickelnden Symptome und der zeitkritischen Behandlungsnotwendigkeit kann das Krankheitsbild durchaus notfallmedizinische Bedeutung haben.

**Symptome.** Typisch sind Fieber, Kopfschmerzen, Erbrechen, und Nackensteifigkeit sowie Verwirrtheit, Licht- und Geräuschüberempfindlichkeit, schließlich Bewusstseinstrübung bis hin zum Koma. Fast immer liegen mehr als 2 dieser Symptome vor.

**Erreger.** Die heutzutage wichtigsten Infektionserreger sind Pneumokokken, Meningogokokken, Listerien und E. coli. An eine Meningokokken-Meningitis muss vor allem beim gleichzeitigen Vorliegen von Hautausschlag gedacht werden. Eine Meningokokkeninfektion ist meldepflichtig, und es muss eine medikamentöse Prophylaxe der Helfer und Angehörigen erfolgen.

**Diagnostik.** Die dringende Verdachtsdiagnose auf eine akute Meningitis wird bei der oben geschilderten Symptomkonstellation gestellt. In der Klinik erfolgt die neurologisch-infektiologische Diagnostik durch CT und Liquorpunktion (der Liquor ist bei purulenter Meningitis immer eitrig). Allerdings darf mit dem Therapiebeginn nicht bis zum Abschluss der Diagnostik gewartet werden, insbesondere dann nicht, wenn bereits neurologische Ausfälle oder Bewusstseinstrübung bestehen.

**Therapie.** Neben der Vitalfunktionssicherung ist schnellstens eine antibiotische Therapie indiziert, die die o. g. Erreger abdeckt. Heute wird zumeist die Kombination aus einem Cephalosporin und einem Aminopenicillin empfohlen: Initial z. B. Ceftriaxon 4 g plus Ampicillin 2 g i. v. (letzteres ist erforderlich, da Cephalosporine nicht wirksam gegen Listerien sind; die Dosierungen gelten für Erwachsene).

> **Die Antibiotikagabe muss innerhalb der ersten halben Stunde nach Diagnosestellung bzw. begründetem Verdacht erfolgen!**



Mit jeder Verzögerung der Antibiotikagabe steigen die Letalität und die Wahrscheinlichkeit einer Defektheilung. Daher wird durchaus diskutiert, bereits präklinisch für diese Indikation Antibiotika mitzuführen und zu verabreichen; dieses Vorgehen ist jedoch hierzulande unüblich. Nach heutiger Ansicht soll zusätzlich zur Antibiotikatherapie eine Kortikoidgabe über 4 Tage erfolgen, da diese offenbar das neurologische Outcome verbessert.

# Notfälle im Kindesalter

## Lerninhalte

Die Therapie pädiatrischer Notfälle muss die altersspezifischen Besonderheiten der Kinder berücksichtigen. Die meisten Notarzteinsätze betreffen – abgesehen von den häufigen Unfällen im Klein- und Schulkindesalter – respiratorische Notfälle. Mit Erstickungssymptomatik können das Krupp-Syndrom, die Epiglottitis und die Fremdkörperaspiration einhergehen. Das **Krupp-Syndrom** ist häufig, aber selten wirklich lebensbedrohlich. Zugrunde liegt meist eine Viruserkrankung, die Therapie ist symptomatisch-abschwellend. Demgegenüber ist die bakteriell bedingte akute **Epiglottitis** immer lebensbedrohlich und kann eine künstliche Beatmung erfordern. **Aspiration von Fremdkörpern** ist eine weitere häufige Ursache für kindliche Atemnot, ggf. muss eine präklinische Therapie durch Expulsionsversuche mittels Rückenschlägen und Thoraxkompressionen gemacht werden. Dem **plötzlichen Kindstod** (SIDS) liegt vermutlich eine zentrale Atemregulationsstörung zugrunde, deren Ursache nicht bekannt ist; betroffen sind fast ausschließlich Kinder im ersten Lebensjahr.

## 15.1 Wichtige Aspekte im Kindesalter

Im Kindesalter treten viele Notfälle ähnlich wie im Erwachsenenalter auf, insbesondere Unfälle (Haupttodesursache für Kinder über 1 Jahr), Verbrennungen und Verbrühungen (▶ Kap. 19.1.1), Ertrinken (▶ Kap. 19.2.1), Vergiftungen (▶ Kap. 20), Krampfanfälle (▶ Kap. 14.2) und Asthma (▶ Kap. 11.5). Dagegen sind kardiale Notfälle (Herzversagen, tachykarde und bradykarde Rhythmusstörungen) – die einen Großteil der Notfälle im Erwachsenenalter ausmachen – sehr selten. Ausnahmen sind Kinder mit angeborener Herzerkrankung.

Bei der Behandlung von Kindern müssen grundsätzlich einige Aspekte berücksichtigt werden (◘ Tab. 15.1):

- Die physiologischen Normalwerte sind anders: Je kleiner das Kind, desto höher die physiologische Puls- und Atemfrequenz und desto niedriger der Blutdruck.
- Die intravenösen Kanülen, die Endotrachealtuben und die Dosierungen der Medikamente müssen dem Gewicht und der Größe des Kindes angepasst werden.
- Ein Venenzugang ist häufig schwierig zu finden – insbesondere bei Volumenmangel und Exsikkose. Einige Notfallmedikamente können bei Kindern auch rektal verabreicht werden. Ein notwendiger Transport in die Klinik darf nicht durch langwieriges Suchen nach venösen Zugangsmöglichkeiten verzögert werden! Im lebensbedrohlichen Notfall soll intraossär punktiert werden (▶ Kap. 5.2.1).

**Tab. 15.1** Wichtige physiologische und therapeutische Anhaltsgrößen im Kindesalter

| Alter | Gewicht (kg) | Puls (1/min) | Blutdruck ($mmHg_{systolisch}$) | Atemfrequenz (1/min) |
|---|---|---|---|---|
| Neugeborene | 3 | 140 | 60 | 40 |
| 3 Monate | 5 | 130 | 80 | 40 |
| 6 Monate | 8 | 130 | 90 | 30 |
| 1 Jahr | 10 | 120 | 100 | 30 |
| 3 Jahre | 15 | 110 | 100 | 20 |
| 5 Jahre | 20 | 100 | 100 | 20 |
| 7 Jahre | 25 | 100 | 110 | 15 |
| 9 Jahre | 30 | 90 | 110 | 15 |

**Tubusgröße:**
Innendurchmesser (ID) in mm = 4 + $Alter_{Jahre}$/4
Außendurchmesser (AD) in Chr. = 18 + $Alter_{Jahre}$
Tubus für Säuglinge (unter 1 Jahr) 3,5 mm ID oder 16 Chr. AD
Tubus für Neugeborene 3,0 mm ID oder 14 Chr. AD
**Anmerkung:** früher wurden für Säuglinge und Kleinkinder nur Tuben ohne Blockung empfohlen; heute werden jedoch explizit auch für diese Altersgruppe blockbare Tuben akzeptiert

- Spezielle Infusionslösungen für Kinder sind präklinisch nicht erforderlich; insbesondere sind Glukoselösungen für die notfallmedizinische Infusionstherapie auch im Kindesalter normalerweise nicht indiziert.
- Vorsicht bei der Infusionstherapie: Überwässerungsgefahr bei Kleinkindern!
- Bei Kleinkindern kann Flüssigkeitsverlust rasch zur Dehydratation führen. Fieberhafte Erkrankungen, Erbrechen und Diarrhö, die im Erwachsenenalter normalerweise harmlos verlaufen, können bei Kindern eine lebensbedrohliche Exsikkose auslösen (▶ Kap. 13.3.2).
- Kinder haben eine erheblich größere relative Körperoberfläche und sie kühlen rascher aus als Erwachsene: Wärmeverlust durch Zudecken vermeiden!
- Oft ist es sinnvoll, das Kind nicht von seinen Eltern zu trennen, sondern es gemeinsam mit einem Elternteil zu befördern, der das Kind oft am besten auf dem Arm behält.

**Medikamentendosierung im Kindesalter.** Viele Notärzte haben keine tägliche Routine in der Behandlung kleiner Kinder. Dementsprechend sind sie auch mit der Medikamentendosierung im Kindesalter nicht so vertraut wie etwa Pädiater.

Sowohl Über- als auch Unterdosierungen können jedoch ernste Konsequenzen haben. Mehrere Möglichkeiten der Dosisfindung für Kinder sind möglich und gängig:

**Linear-gewichtsbezogene Dosierung.** Oft ist dem Notarzt die Dosierung eines Medikaments als »mg/kg KG« bekannt (z. B. Ketamin 1 mg/kg). Eine einfache Multiplikation mit dem (geschätzten oder bekannten) Gewicht des Kindes ergibt dann die erforderliche Dosis. Äquivalent ist folgende Formel, wenn nur die übliche Erwachsenendosis bekannt ist (z. B. Diazepam 10 mg i. v.):

$$\text{Dosis}_{\text{Kind}} = (\text{Dosis}_{\text{Erwachsener}}/70) \times \text{Körpergewicht}_{\text{Kind}} \text{ in kg}$$

Dieses Vorgehen führt allerdings häufig zur Unterdosierung bei Säuglingen und Kleinkindern; diese brauchen von den meisten Medikamenten »relativ mehr« als Erwachsene.

**Salisbury-Regel.** Diese wird den physiologischen Gegebenheiten besser gerecht – ist aber auch ein wenig komplizierter. Der erforderliche Prozentsatz der Erwachsenendosis wird so berechnet:
- **Kinder unter 30 kg**: Körpergewicht (in kg) × 2 = Prozentsatz der Erwachsenendosis
- **Kinder über 30 kg**: Körpergewicht (in kg) + 30 = Prozentsatz der Erwachsenendosis.

**Längenbezogene Dosierung.** Praktikabler und sicherer ist die Orientierung an speziellen Dosierungsmaßbändern, mit denen schnell die Länge des Kindes gemessen wird und auf denen dann die für diese Länge angemessene Dosierung der wichtigsten Notfallmedikamente abgelesen werden kann.

**Besondere Notfälle des Kindesalters.** Typisch für das Kindesalter sind Krupp-Syndrom, Epiglottitis, Fremdkörperaspiration (▶ Kap. 7.5.1) und das Syndrom des plötzlichen Kindstods (SIDS). Pathophysiologisch liegt all diesen Notfällen eine Ventilationsstörung zugrunde (▶ Kap. 8.1.2).

15

> **Die meisten nichttraumatologischen lebensbedrohlichen Notfälle im Kindesalter sind respiratorische Notfälle!**

## 15.2 Krupp-Syndrom

**Pathogenese.** Eine Infektion der oberen Atemwege kann aufgrund des geringen Atemwegsquerschnitts beim Kleinkind relativ rasch zu einer kritischen Einengung des Larynxeingangs im Bereich der Stimmlippen bzw. im subglottischen Raum führen. 4 Formen der **akuten obstruktiven Laryngotracheitis**, die sich klinisch im Krupp-Syndrom äußert, können unterschieden werden:

**Viraler Krupp.** Dies ist die weitaus häufigste Form, die im Rahmen eines Infektes des Respirationstrakts durch Parainfluenzaviren, RS-Viren, Adenoviren oder andere Viren entsteht. Betroffen sind meist Kinder zwischen 1/2 und 3 Jahren. Die Krankheit wird auch **Pseudokrupp** genannt.

**»Spasmodic« Krupp.** Hierunter versteht man eine rezidivierend auftretende Krupp-Form bei »hyperreagiblem Atemwegssystem«, der Virusinfektionen, aber auch unspezifische Faktoren wie Kälte oder aber Allergene zugrunde liegt (»Kehlkopfasthma«).

**Echter Krupp.** Ein echter Krupp ist Symptom der Diphtherie, einer bakteriellen Infektion durch **Corynebacterium diphtheriae.** Charakteristisch sind pseudomembranöse Schleimhautbeläge. Obwohl dies heute sehr selten ist (die allermeisten Kinder sind dagegen geimpft), kommt der echte Krupp immer noch sporadisch vor. Die Letalität liegt bei 10 %.

**Bakterielle Laryngotracheitis.** Sehr selten können auch andere Bakterien Ursache eines Krupp-Syndroms sein.

Die wichtigsten Differenzialdiagnosen des Krupp-Syndroms sind die akute Epiglottitis und die akute Atemwegsobstruktion durch Fremdkörper (◻ Abb. 15.1 und ◻ Tab. 15.2).

**◻ Tab. 15.2** Differenzialdiagnose der akuten oberen Atemwegsobstruktionen im Kindesalter

| Parameter | Krupp-Syndrom | Epiglottitis | Fremdkörper-aspiration |
|---|---|---|---|
| Infektion | viral | bakteriell | Nein |
| Krankheitsbeginn | langsam | schnell | akut |
| Fieber | eher mäßig | hoch | nein |
| Allgemeinzustand | meist gut | schwer krank | (initial) gut |
| Speichelfluss | fehlt | oft | nein |
| Stridor | ja | ja | ja |
| Husten | ja, bellend | nein | ja |
| Stimme | heiser | kloßig und leise | leise bis fehlend |
| Schluckbeschwerden | nein | ja | nein |
| Vitalbedrohung | selten | immer | oft |

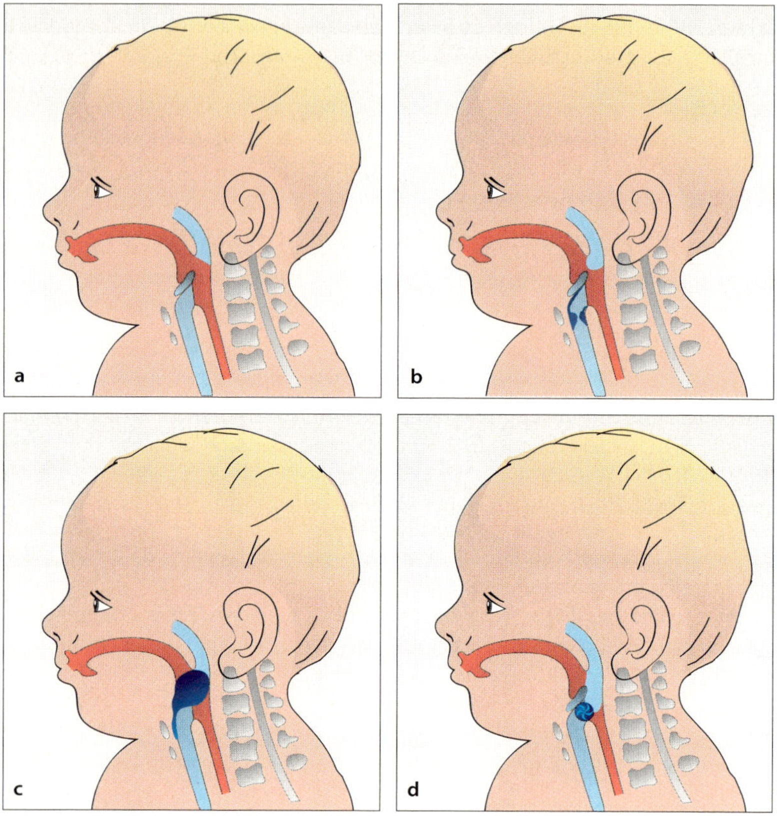


**Abb. 15.1a–d** Akute obere Atemwegsobstruktion. **a** Normale Atemwegsverhältnisse beim Kleinkind; **b** subglottische Stenose (Krupp-Syndrom); **c** Schwellung der Epiglottis (Epiglottitis); **d** Fremdkörperaspiration



**Symptome:** Die Symptome des Krupp-Syndroms sind bellender Husten, Heiserkeit, inspiratorischer Stridor, Schaukelatmung (thorakoabdominale paradoxe Atmung), Tachypnoe, Dyspnoe und in schweren Fällen Zyanose bei meist nur mäßig hohem Fieber. Die Stenose der oberen Atemwege erreicht bei den häufigen nichtbakteriellen Formen nur selten lebensbedrohliche Ausmaße.

**Therapie:** Therapeutisches Ziel ist die Beruhigung des Kindes (und der Eltern) und die Abschwellung der Laryngealschleimhaut durch antientzündliche Kortikosteroide und lokal vasokonstriktive Medikamente. Es ist auch üblich, die Atemluft mit Wasserdampf anzufeuchten, obwohl es keinen Wirksamkeitsbeleg für diese Maßnahme gibt; auch schon das Atmen kalter Luft (Fenster öffnen!) kann die Symptomatik oft bessern. Eine Intubation ist sehr selten erforderlich.

**Praktisches Vorgehen**

**Therapie des Krupp-Syndroms**

- sitzende Lagerung, Sauerstoffgabe über Maske bei Zyanose oder $psaO_2$ unter 90 %
- Kortikoide rektal: Prednison-Suppositorien zu 100 mg 5–20 mg/kg und/oder Budenosid Spray inhalativ (2–4 Hübe)
- Sedierung bei sehr aufgeregtem Kind (rektal): Diazepam 5 mg Rectiole bei Kindern bis 15 kg; Diazepam 10 mg Rectiole bei Kindern über 15 kg
- in der Klinik oder auch bereits im NAW bei schwerem Anfall Abschwellung durch Adrenalinverneblung in der Inspirationsluft: 2–5 ml Adrenalin 1:1000 (1 ml = 1 mg) unverdünnt etwa 10 min lang über einen Kompressionsvernebler.

## 15.3 Epiglottitis

**Pathogenese:** Die Epiglottitis wird durch eine bakterielle Infektion verursacht (meist **Haemophilus influenzae**). Sie führt zu einer perakuten, oft grotesken Schwellung der Epiglottis mit Verlegung des Kehlkopfeingangs (◘ Abb. 15.1). Betroffen sind meist Kinder im 2.–3. Lebensjahr. Die wichtigste Differenzialdiagnose ist der Krupp (◘ Tab. 15.2).

**Symptome:** Die Symptome sind Halsschmerzen, Schluckbeschwerden, Speichelfluss, inspiratorischer Stridor, Schaukelatmung (thorakoabdominale paradoxe Atmung), Atemnot und in schweren Fällen Zyanose bei hohem Fieber und ausgeprägtem Krankheitsgefühl. Eine Epiglottitis ist lebensbedrohlich.

**Therapie:** Schon im Verdachtsfall ist immer eine Klinikeinweisung in Begleitung eines Arztes notwendig. Unnötige Manipulationen am Kind, insbesondere Inspektionen des Rachens sind zu unterlassen, da es dadurch zu reflektorischen Herz- und Atemstillständen und einer Zunahme der Schwellung kommen kann. Bleibt oder wird das Kind trotz supplementierender Sauerstoffzufuhr hypoxisch ($psaO_2 < 85–90$ %), ist eine Atemunterstützung erforderlich. Diese soll durch Maskenbeatmung erfolgen, mit der in den meisten Fällen eine ausreichende Oxygenierung erreicht werden kann. Eine Intubation ist wegen der geschwollenen Epiglottis oft selbst für den Erfahrenen sehr schwierig. Daher ist präklinisch eine Intubation nur dann indiziert, wenn eine akute hypoxische Vitalbedrohung trotz Maskenbeatmung fortbesteht. Die Intubation erfolgt in der Klinik durch den mit Intubationen erfahrensten Pädiater oder Anästhesisten unter Koniotomie- bzw. Tracheotomiebereitschaft. Bei Epiglottitis ist immer eine Intensivbehandlung einschließlich Antibiotikatherapie mit Aminopenicillinen oder Cephalosporinen notwendig.

**Praktisches Vorgehen**

**Präklinische Therapie der Epiglottitis**

- sitzende Lagerung
- Sauerstoffgabe über Maske bei Zyanose oder $psaO_2$ unter 90 %
- bei Hypoxie trotz Sauerstoffgabe: Maskenbeatmung
- nur bei trotz Maskenbeatmung persistierender lebensbedrohlicher Hypoxie: Intubationsversuch
- wenn Intubation unmöglich, aber unumgänglich: Koniotomie!

**! Präklinische Inspektionen des Rachens sind kontraindiziert!**

## 15.4 Fremdkörperaspiration

Ersticken durch Verlegung der oberen Atemwege ist bei Kindern ein häufigeres Ereignis als im Erwachsenenalter (Abb. 15.1d). Hinweisend auf Fremdkörperaspiration sind anamnestische Angaben und das klinische Bild (Tab. 15.2).

15

**Therapie:** Die präklinische Therapie besteht darin, die Mobilisation und das Aushusten des Fremdkörpers zu fördern. Hierzu werden Schläge auf den Rücken zwischen die Schulterblätter verabreicht (Säuglinge sollten dabei in Kopftieflage auf dem Schoß des Helfers gehalten werden). Reicht dies nicht aus, müssen bei schwerer respiratorischer Insuffizienz zusätzlich Oberbauchkompressionen (bei Kindern ≥ 1 Jahr) oder Thoraxkompressionen (bei Kindern < 1 Jahr) durchgeführt werden (▶ Kap. 7.5.1). Bei Atem- und Kreislaufstillstand muss reanimiert werden (Kinderreanimation ▶ Kap. 7.5.1); u. U. wird der Fremdkörper durch die Thoraxkompressionen bei CPR aus den Atemwegen heraus befördert (häufigere Mundinspektion). Ausreichend spontan atmende Kinder müssen zügig in eine Klinik gebracht werden, wo der Fremdkörper mittels Bronchoskopie entfernt werden kann.

## 15.5 Syndrom des plötzlichen Kindstods (SIDS)

**Ursache:** Das **SIDS** (**Sudden Infant Death Syndrome**, »Krippentod«) betrifft hauptsächlich Kinder zwischen dem 2. und 4. Lebensmonat, selten jenseits des 1. Lebensjahres. Es beschreibt einen plötzlichen und unerwarteten Tod meist während des nächtlichen Schlafs ohne vorhergehende wesentliche Krankheitszeichen. Die Ursache bleibt häufig unklar. Wahrscheinlich handelt es sich meist um zentrale Atemregulationsstörungen, die unter bestimmten Umständen zur protrahierten Apnoe mit Hypoxie und schließlich zum Tod führen. Das Auftreten eines SIDS wird offenbar durch intrauterine Probleme, Frühgeburt, überheizte Schlafzimmer, Bauchlagerung sowie Rauchen in der Umgebung begünstigt.

**Therapie:** Ein SIDS gehört für das Rettungspersonal zu den schlimmsten Berufserlebnissen. Die psychologische Betreuung der Eltern ist besonders wichtig. Die Indikation zur Reanimation soll großzügig gestellt werden, damit die Eltern wissen, dass »alles getan« wurde. Wie bei allen unklaren Todesursachen muss die Kriminalpolizei verständigt werden. Die Eltern müssen über diese Maßnahme und die Wichtigkeit einer Obduktion behutsam aufgeklärt werden. Ein evtl. vorhandener Zwilling muss in der Klinik untersucht werden!

**Appearent life-threatening event (ALTE):** Unter diesem Begriff (andere Bezeichnung: »Near missed SIDS«) fasst man alle beobachteten akuten, lebensbedrohlichen, jedoch nicht letalen Zustände im Säuglingsalter zusammen, die mit Apnoe und Zyanose oder Blässe einhergehen.

**Therapie:** Wenn die Apnoe nicht durch Ansprache oder Rütteln an den Schultern vorübergeht, muss unverzüglich reanimiert werden. In jedem Fall ist ein sofortiger Transport in die Klinik notwendig.

# Notfälle in Zusammenhang mit Schwangerschaft und Geburt

## Lerninhalte

Wichtig ist bei jedem Notfall in der Spätschwangerschaft die richtige Lagerung der Patientin zur Vermeidung eines aortokavales Kompressionssyndroms. Die häufigste notfallmedizinische Erkrankung der Spätschwangerschaft ist die **Präeklampsie** mit ihren Varianten Eklampsie (mit zerebralen Krampfanfällen) und HELLP-Syndrom (mit Leberfunktionsstörungen und Thrombopenie und evtl. klinisch dem Bild eines akuten Abdomens). Dabei kann sich auch eine hypertensive Krise entwickeln, die mit Antihypertensiva wie Nifedipin oder Urapidil behandelt werden sollte. Krampfanfälle werden am besten mit Magnesium therapiert. Wenn unter der **Geburt** bereits die Austreibungsphase erreicht ist, muss die Entwicklung des Kindes in der Regel präklinisch erfolgen, ansonsten kann – ggf. unter tokolytischer Therapie mit $\beta_2$-Mimetika – noch der Transport ins Krankenhaus erfolgen. Entscheidend für die **Erstversorgung des Neugeborenen** ist immer die Vermeidung eines Wärmeverlustes. Darüber hinaus ist bei unkomplizierter Geburt und einem sofort schreienden und lebensfrischen Neugeborenen keine weitere Therapie erforderlich. Bei stärkeren Adaptationsstörungen, d. h. insuffizienter Atmung, Bradykardie < 100/min und schlaffem Tonus sind jedoch folgende Maßnahmen indiziert: Freisaugen der Atemwege, Maskenbeatmung und ggf. auch Herzmassage (bei Herzfrequenz unter 60/min). Das einzig etablierte Notfallmedikament im Rahmen der **Neugeborenenreanimation** ist das Adrenalin.

## 16.1 Wichtige Aspekte der Spätschwangerschaft

**Lagerung der Mutter.** Der große und zunehmend schwerer werdende Uterus kann in Rückenlage eine Kompression der V. cava inferior und in geringerem Maße der Aorta abdominalis bewirken (**aortokavales Kompressionssyndrom**). Die Folge sind Blutdruckabfall, Verminderung des Herzzeitvolumens und Abnahme der uterinen Durchblutung und damit der fetalen Sauerstoffversorgung. Im Extremfall kann sich für die Mutter ein obstruktiver Schock und für das Kind eine intrauterine Hypoxie entwickeln.

**In der Spätschwangerschaft darf die Patientin nur in Seitenlage, am besten in Linksseitenlage gelagert und transportiert werden.**

**Mutterpass.** Dieser enthält wichtige Informationen über den Schwangerschaftsverlauf und Geburtsrisiken. Der Mutterpass muss eingesehen und in die Klinik mitgenommen werden.

## 16.2 Notfälle in der Spätschwangerschaft

### 16.2.1 Präeklampsie und Eklampsie

**Ursache.** Die **Präeklampsie** ist eine Komplikation der Spätschwangerschaft (meist nach der 30. Schwangerschaftswoche). Es liegt eine mikrovaskuläre Durchblutungsstörung aufgrund eines Ungleichgewichts zwischen vasodilatierenden (Prostazyklin) und vasokonstringierenden (Thromboxan) Prostaglandinen zugrunde. Trotz der Ödeme und Hypertonie besteht oft ein intravasaler Volumenmangel.

**Symptome.** Die Präeklampsie geht mit Ödemen, Proteinurie und Hypertonie einher (im deutschsprachigen Bereich ist auch die Bezeichnung EPH-Gestose üblich: Edema, Proteinuria, Hypertension). In schweren Fällen kommt es zusätzlich zu zerebralen Krampfanfällen (**Eklampsie**) und/oder der Entwicklung eines **HELLP-Syndroms** mit Oberbauchschmerzen und Leberversagen (◘ Tab. 16.1).

> **Eine schwere Präeklampsie kann durch eine hypertensive Krise, zerebrale Krampfanfälle oder ein akutes Abdomen notfallmedizinisch auffällig werden.**

**◘ Tab. 16.1** Notfälle in der Spätschwangerschaft

| | |
|---|---|
| Präeklampsie | Auftreten von Hypertonie und Proteinurie nach der 20. Schwangerschaftswoche |
| Eklampsie | generalisierte Krampfanfälle in der Schwangerschaft und bis zu 7 Tage nach der Entbindung, sofern andere Ursachen wie Epilepsie ausgeschlossen sind; zerebrale Komplikation der Präeklampsie |
| HELLP-Syndom | **H**emolysis, **E**levated **L**iver enzymes, **L**ow **P**latlet count (Hämolyse, erhöhte Leberenzyme, Thrombozytopenie) hepatisch-hämatologische Komplikation bzw. Sonderform der Präeklampsie |
| Peripartale Kardiomyopathie | Herzversagen im letzten Schwangerschaftsmonat oder nach der Geburt ohne erkennbare zugrunde liegende oder vorbestehende Herzerkrankung und ohne Beziehung zur Präeklampsie |

**Therapie:** Die Blutdrucksenkung soll mit den auch sonst zur Therapie einer hypertensiven Krise (► Kap. 8.2.2) üblichen **Antihypertensiva** Nitrendipin (oder Nifedipin) oder Urapidil durchgeführt werden. Das viele Jahre bevorzugte Dihydralazin kann ebenfalls zum Einsatz kommen, ist jedoch mit stärkeren unangenehmen Nebenwirkungen (Reflextachykardie) und einem langsamen Wirkungseintritt behaftet. Parallel zur vasodilatierend-antihypertensiven Therapie ist aufgrund der meist vorliegenden Hämokonzentration und Verminderung des intravaskulären Volumens eine **Infusionstherapie** erforderlich. Zur Therapie von Krampfanfällen (Eklampsie) hat sich **Magnesium** anderen Therapeutika wie Benzodiazepinen oder Phenytoin als überlegen erwiesen. Magnesium wirkt außerdem uterusrelaxierend, blutdrucksenkend, vasodilatorisch und antiarrhythmisch (► Kap. 14.2); Vorsicht bei Nierenfunktionsstörungen!

**Praktisches Vorgehen**

**Präklinische Therapie der Präeklampsie**

- Lagerung der Mutter in Linksseitenlage mit erhöhtem Oberkörper
- Vitalfunktionssicherung
- wenn erforderlich, antiepileptische Therapie mit Magnesium (2–4 g Magnesiumsulfat = 16–32 mmol $Mg^{++}$ über 5–10 min i. v., danach 1–2 g/h i. v.) und/oder Benzodiazepinen (z. B. Diazepam 5–10 mg i. v.)
- vorsichtige Blutdrucksenkung mit Nitrendipin oder Nifedipin (5 mg p. o.) oder Urapidil (25–50 mg i. v.) oder Dihydralazin (6,25–12,5 mg alle 20 min i. v.)
- begleitende Infusionstherapie z. B. mit 500–1000 ml RL
- Transport in eine Klinik mit geburtshilflicher Abteilung.

**! Eine zu rasche Blutdrucksenkung kann zur Dekompensation der fetalen Versorgung führen. In der Klinik erfolgt die antihypertensive Therapie daher am besten unter kardiotokographischer Kontrolle (CTG)!**

## 16.2.2 Peripartale Kardiomyopathie

**Definition:** Die peripartale Kardiomyopathie ist ein seltener, aber gefürchteter Notfall der Spätschwangerschaft mit einer Letalität bis 50 %. Sie ist von der Präeklampsie und ihren Varianten abzugrenzen (Tab. 16.1).

**Symptome:** An eine peripartale Kardiomyopathie ist zu denken, wenn bis dahin herzgesunde Frauen im letzten Schwangerschaftsmonat oder kurz nach der Geburt Zeichen des Linksherzversagens entwickeln: Lungenödem, kardiogener Schock bis hin zum Herzstillstand.

**Therapie:** Die medikamentöse Therapie ist symptomatisch entsprechend der allgemeinen Therapie der myokardialen Insuffizienz und des kardiogenen Schocks (► Kap. 8.2.1 und 9.2).

## 16.3 Geburtshilfliche Notfälle

Der Notarzt kann in folgenden Stadien der Geburt oder unmittelbar danach mit einem geburtshilflichen Notfall konfrontiert werden:
Unter der **Geburt**:

- **Eröffnungsphase**: 30–60 s dauernde Wehen alle 5–10 min, evtl. Abgang von Fruchtwasser (Blasensprung) und blutigem Schleim
- **Austreibungsphase**: Zunahme der Wehenfrequenz: 30–60 s dauernde Wehen alle 2 min; instinktiver Pressdrang der Mutter. Der kindliche Kopf wird in der Scheide sichtbar.

Unmittelbar **nach der Geburt**:

- **Mutter**: In der Nachgeburtsphase wird die Plazenta abgestoßen; der Uterus kontrahiert sich normalerweise selbständig, so dass nur ein geringer Blutverlust (um 500 ml) entsteht.
- **Neugeborenes**: Nach der Geburt muss sich das neugeborene Kind rasch an die veränderten Umstände adaptieren (Beginn der Atmung, Umstellung des fetalen Kreislaufs). Das Kind muss außerdem abgenabelt werden.

**Eröffnungsphase:** In dieser Phase ist ein zügiger Transport der Patientin in Linksseitenlage in die Klinik (mit Voranmeldung!) meist noch problemlos möglich; ggf. kann eine Wehenhemmung (Tokolyse) mit $\beta_2$-Mimetika (z. B. Fenoterol 2–5 Hübe p. i.) durchgeführt werden.



**Austreibungsphase:** Wenn der Kopf des Kindes vaginal sichtbar wird, muss in der Regel an Ort und Stelle die Geburt durchgeführt werden. Sterile Klemmen und Scheren (Abnabelungsset) sowie sterile Unterlagen für die Mutter, sterile Handschuhe für den Arzt und eine Wärmeschutzfolie oder warme Tücher für das Neugeborene sollten bereit liegen.

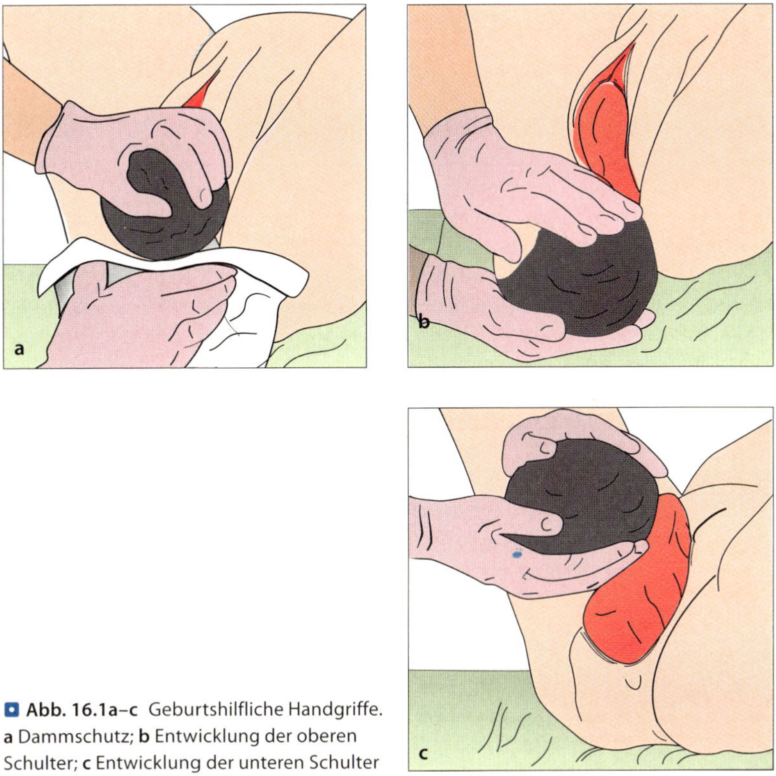


**Abb. 16.1a–c** Geburtshilfliche Handgriffe. **a** Dammschutz; **b** Entwicklung der oberen Schulter; **c** Entwicklung der unteren Schulter

## Praktisches Vorgehen

**Geburtshilfliche Maßnahmen (Abb. 16.1)**

- Unterstützen des Pressens durch Aufforderung an die Mutter auf dem Höhepunkt der Wehe: »Kopf anheben, Kinn auf die Brust, Luft anhalten, kräftig drücken«.
- Beim Durchtritt des Kopfes wird versucht, den Damm vor dem Zerreißen zu schützen: mit einer Hand und abgespreiztem Daumen gegen den Damm drücken, mit der anderen Hand den Kopf führen und abbremsen, um dem Gewebe Zeit zur Dehnung zu lassen.

▼

- Nach Durchtritt des Kopfes zunächst die vordere (obere), dann die hintere (untere) Schulter entwickeln; Kopf dabei mit beiden Händen seitlich halten.
- Erstversorgung des Neugeborenen (► Kap. 16.4).

**Sondersituationen:** Diese liegen vor, wenn nicht der Kopf, sondern andere Teile des Kindes oder die Nabelschnur (Nabelschnurvorfall) zuerst sichtbar werden. Mit diesen Situationen ist der geburtshilflich unerfahrene Notarzt zumeist überfordert. Bei **Nabelschnurvorfall** kann die Nabelschnur durch den Kopf des Kindes im Bereich des Muttermundes abgedrückt werden; es resultiert eine lebensbedrohliche Sauerstoffminderversorgung des Kindes, die sofort therapiert werden muss (eine pulsierende Nabelschnur zeigt eine noch vorhandene Durchblutung und die Herzfrequenz des Kindes an).

### Praktisches Vorgehen

**Vorgehen bei Nabelschnurvorfall**

- schneller Transport in die Klinik
- Kopftief-Beckenhoch-Lagerung auf der linken Seite
- Tokolyse mit Fenoterol (z. B. 2–5 Hübe p. i. oder 10 µg als Bolus langsam i. v., dann 2–5 µg/min kontinuierlich i. v.)
- Hochdrücken und Hochhalten des kindlichen Kopfes von vaginal durch den Notarzt.

**! Niemals an heraushängenden Händen, Füßen oder gar an der Nabelschnur ziehen!**

**Nachgeburtsphase:** Hier ist die Mutter besonders durch Blutungen bedroht, die bei fehlerhafter, unvollständiger Plazentalösung oder einer Kontraktionsstörung des Uterus (atonische postpartale Uterusblutung) zu schwersten Blutverlusten in kürzester Zeit bis hin zum schweren hämorrhagischen Schock führen können. Wenn vorhanden, kann mit uteruskontrahierenden Medikamenten (Oxytocin, Methergin) eine Tonisierung des Uterus und Verminderung der Blutung erzielt werden.

**Praktisches Vorgehen**

**Präklinisches Management schwerer postpartaler Blutungen**

- Vitalfunktionssicherung
- Kopftief-Beckenhoch-Lagerung (Schocklagerung plus Verminderung der Blutungsintensität)
- wenn möglich: medikamentöse Tonisierung des Uterus mit Oxytocin 10 I. E. langsam i. v., in schweren Fällen plus Methergin 0,125–0,5 mg i. v. (Cave: hypertensive Krise!)
- in schweren Fällen bis zum Eintreffen in der Klinik bimanuelle Kompression des Uterus von vaginal und durch die Bauchdecke oder externe Kompression der Aorta abdominalis mit der Faust (▫ Abb. 18.2c).

## 16.4 Erstversorgung und Reanimation des Neugeborenen

### 16.4.1 Neugeborenenversorgung

**Neugeborene ohne Anpassungsstörung:** Normalerweise schreit das Neugeborene nach der Geburt sofort, entwickelt rasch eine regelmäßige Atmung mit etwa 30–40 Atemzügen/min und hat eine Pulsfrequenz von 130–140/min. Die Erstversorgung des Neugeborenen beschränkt sich in solchen Situationen auf Abnabeln, Abtrocknen und Zudecken des Kindes, das der Mutter in den Arm gegeben werden kann. Anschließend sollen in Abständen von 1, 5 und 10 min nach der Geburt zur Dokumentation des kindlichen Zustands die Apgar-Werte erhoben werden (▫ Tab. 16.2). Die Abnabelung soll übrigens nach aktuellen Empfehlungen erst nach frühestens 1 min erfolgen, da ein früheres Abnabeln offenbar zu Bradykardie, Hypovolämie und Anämie disponieren kann.

**Neugeborene mit Anpassungsstörung.** Einige Neugeborene haben Anpassungsstörungen (Adaptationsstörungen) an das extrauterine Leben. Diese äußern sich vor allem in einer respiratorischen und kardiozirkulatorischen Insuffizienz. Ausgeprägte Adaptationsstörungen bezeichnet man als **Asphyxie**: die Kinder sind blass-zyanotisch, ohne oder mit nur schlaffem Tonus, areflexiv, bradykard und atmen insuffizient. Ist eine Adaptationsstörung sofort zu erkennen, soll die Abnabelung zügig erfolgen, um die dann intensivere Neugeborenenversorgung zu erleichtern. Das Ausmaß der Anpassungsstörungen wird international mit dem Apgar-Score quantifiziert (▫ Tabelle 16.2). Allerdings ist die formale Erhebung dieses Scores keine Voraussetzung für die Indikation zur Beatmung/Reanimation.

**Tab. 16.2** APGAR-Score zur Beurteilung der Vitalität des Neugeborenen

| Punkte | A Atmung | P Puls | G Grundtonus | A Aussehen | R Reflexe |
|---|---|---|---|---|---|
| 0 | keine | kein | schlaff | blau (blaue Asphyxie), blass (weiße Asphyxie) | keine |
| 1 | unregelmäßig | < 100 | träge | Stamm rosig, Extremitäten blau | Grimassieren |
| 2 | regelmäßig | > 100 | Spontanbewegungen | rosig | Schreien |

Die Punktzahlen aller 5 Kategorien werden addiert. Interpretation:
0–3 Punkte: schwere Störung (Asphyxie) → Reanimation
4–7 Punkte: mäßige Störung → kurzfriste Maskenbeatmung, Stimulation
8–10 Punkte: guter Zustand → normale Neugeborenenversorgung
Dieser auch »Asphyxie-Index« genannte Score ist nach der amerikanischen Ärztin Virginia Apgar benannt; »APGAR« kann jedoch, wie hier geschehen, aus mnemotechnischen Gründen als Akronym umgedeutet werden.

Für die Gefährdungsbeurteilung des Neugeborenen sind vielmehr vor allem folgende 3 Parameter wichtig:

- **Atmung**: Kräftiges Schreien und Thoraxexkursionen etwa alle 2 sec signalisieren eine ausreichende Atmung; dann ist in der Regel auch die Zirkulation ausreichend, der Muskeltonus ist kräftig, und das Kind ist gut oxygeniert (rosig). Besser als der klinische Eindruck ist zur Beurteilung der Oxygenierung die pulsoximetrische Messung geeignet. Bei suffizienter Atmung soll nicht abgesaugt werden, auch nicht bei mekoniumhaltigem Fruchtwasser: Nur bei Atemstörungen und Verlegung der Atemwege durch Fruchtwasser oder Blut sind zunächst Mund und Rachen, dann die Nase vorsichtig abzusaugen. Insuffiziente Atmung geht meist auch mit Bradykardie (< 100/min) und herabgesetztem Muskeltonus einher. Dann ist eine Maskenbeatmung indiziert,
- **Kreislauf (Puls-/Herzfrequenz)**: Eine Puls- oder Herzfrequenz, die stabil ≥ 100/min liegt, deutet auf eine ausreichende Adaptation hin. Die Herzfrequenz kann am besten mit einem Stethoskop über der Herzspitze beurteilt werden (so kann gleichzeitig auch die Lunge auskultiert und die Atemfrequenz erfasst werden); alternativ kann der Puls an der Basis der Nabelschnur

(A. umbilicalis) oder an der A. brachialis getastet werden. Eine Bradykardie < 100/min ist meist Folge einer Hypoxie und muss daher zunächst durch Stimulation des Kindes und Maskenbeatmung therapiert werden, bei < 60/min soll zudem mit Herzdruckmassage begonnen werden. Der Anstieg der Pulsfrequenz des Kindes ist wahrscheinlich der beste Indikator für eine effektive Reanimation.

- **Muskeltonus**: Ein Neugeborenes mit gutem Muskeltonus hat offenbar eine ausreichende Zirkulation und Oxygenierung. Ein schlaffer Muskeltonus (»floppy infant«) hingegen ist Zeichen einer unmittelbaren Vitalbedrohung und deutet auf schlechte Oxygenierung hin.

Nach diesen Parametern – Atmung, Kreislauf und Muskeltonus – können alle Neugeborenen in eine von drei Gefährdungsgruppen eingeteilt werden (▶ Praktisches Vorgehen):

- Gruppe 1 entspricht dabei dem Regelfall der normalen Adaptation,
- Neugeborene der Gruppe 2 (Bradykardie < 100, Muskeltonus vorhanden) sollen (meist nur kurzfristig) mit der Maske beatmet werden
- Neugeborene der Gruppe 3 (Asystolie oder Bradykardie < 60/min, schlaffer Tonus) sind hochgradig vital bedroht und bedürfen der sofortigen Reanimation mit Beatmung und Herzdruckmassage.

## 16.4.2 Neugeborenenreanimation

Einen Überblick über den Ablauf der Neugeborenenreanimation nach den Empfehlungen des ERC 2010 gibt ◻ Abb. 16.2. Einige Besonderheiten sind gegenüber der Reanimation bei Kindern jenseits des Neugeborenenalters (▶ Kap. 7.5) zu beachten:

**Atmung, Beatmung und Sauerstoffzufuhr.** Normalerweise reicht eine taktile Stimulation durch Abtrocknen und vorsichtiges Reiben der Fußsohlen und des Rückens zur Stimulation der Atmung aus; ist das nicht der Fall, muss das Kind künstlich beatmet werden; eine Atemwegsverlegung soll durch Freisaugen behoben werden. Die Beatmung erfolgt zunächst über eine Maske **ohne Sauerstoffanreicherung** mit einer Beatmungsfrequenz von 40–60/min. Das ERC 2010 empfiehlt wörtlich: »Während der Reanimation eines reifen Neugeborenen soll Raumluft verwendet werden. Wenn trotz effektiver Ventilation die Oxygenierung (idealerweise durch Pulsoxymetrie überwacht) nicht zufriedenstellend ist, sollen höhere Sauerstoffkonzentrationen in Erwägung gezogen werden.« Grund für die zurückhaltende Empfehlung zur Sauerstoffanreicherung sind zunehmende Hin-

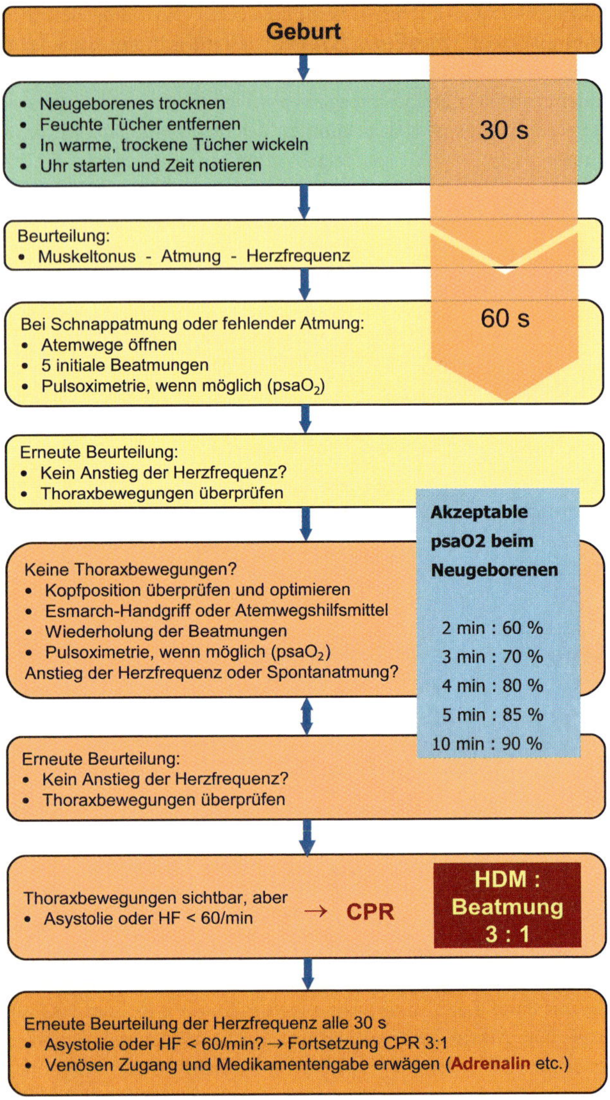


**Abb. 16.2** Algorithmus zur Neugeborenenreanimation nach ERC 2010. *HF* Herzfrequenz; *HDM* Herzdruckmassage bzw. Thoraxkompressionen

16

weise auf die Gefahren einer (auch kurzfristigen!) Hyperoxie gerade beim Neugeborenen. Initial werden zur Öffnung der kollabierten Alveolen ca. 5 Atemhübe mit einem oberen Inspirationsdruck von 30–35 mbar über je 2–3 s empfohlen. Die meisten reanimationspflichtigen Neugeborenen zeigen 30 s nach Lungenbelüftung einen raschen Anstieg der Herzfrequenz. In den allermeisten Fällen reicht bei Kindern, die nach der 32. SSW geboren werden und Adaptationsstörung aufweisen, eine kurzfristige Maskenbeatmung aus, um eine selbständige Lebensfähigkeit herzustellen.

**Herzdruckmassage (HDM).** Die HDM soll nicht nur bei völligem Kreislaufstillstand (kein Puls, kein Herzgeräusch), sondern bei jeder Bradykardie < 60/min durchgeführt werden. Sie soll mit etwa 120 Kompressionen/min und einem Verhältnis HDM: Beatmung von 3:1 erfolgen. Der Puls kann zur Kontrolle der Effektivität an der Basis der Nabelschnur oder an der A. brachialis getastet werden. Im professionellen Rettungsdienst wird für die Durchführung der HDM die **Zwei-Daumen-Methode** empfohlen: Der Oberkörper des Säuglings wird so umfasst, dass beide Daumen über dem unteren Sternumdrittel zu liegen kommen (knapp unterhalb der Brustwarzenebene). Mit den beiden Daumen wird der Brustkorb in der Mitte der unteren Sternumhälfte um etwa 1/3–½ der Thoraxhöhe komprimiert. Steht nur 1 Helfer zur Verfügung, soll nach der **Zwei-Finger-Methode** reanimiert werden: Das Kind liegt auf einer harten Unterlage oder wird vom Helfer waagerecht auf dem Arm gehalten; mit 2 Fingern der anderen Hand wird der Brustkorb komprimiert (◘ Abb. 7.25a–c). Alle 30 s soll die Herzfrequenz des Neugeborenen überprüft werden, und die HDM soll erst beendet werden, wenn diese mindestens 60/min beträgt.

**Reanimationsmedikamente.** Reichen kurzeitige Beatmung und HDM zur Stabilisierung des Neugeborenen nicht aus, müssen zusätzlich Notfallmedikamente gegeben werden, möglichst intravenös. Zur Punktion soll eine Handrücken-, Fuß- oder Umbilikalvene gewählt werden (◘ Abb. 16.3), alternativ ist auch eine intraossäre Punktion möglich (die allerdings vom ERC im Zusammenhang mit der Neugeborenenreanimation gar nicht erwähnt wird). Das wichtigste Reanimationsmedikament ist **Adrenalin** in der Dosierung 10–30 µg/kg (= 0,1–0,3 ml/kg Adrenalin 1:10.000). Da ein nahe am Termin geborenes Kind etwa 2,5–4,5 kg wiegt, werden normalerweise etwa 0,5–1 ml der 1:10.000 Adrenalinlösung i. v. verabreicht. Eine Gabe über den Tubus wird nicht empfohlen; wenn sie dennoch erfolgt, sind 50–100 µg/kg erforderlich. Die Effektivität weiterer Reanimationsmedikamente ist nicht belegt. Natrium-Bikarbonat kann erwogen werden, um eine schwere Azidose zu korrigieren: 1–2 mmol/kg als 4,2 %ige Lösung i. v.

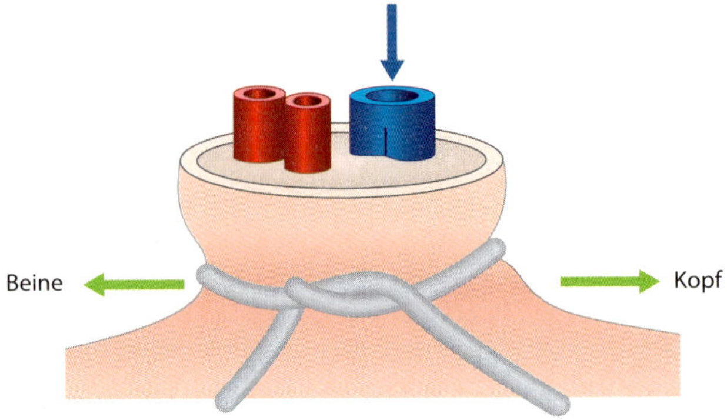


**Abb. 16.3** Nabelschnurgefäße: 2 Arterien (*rot*) und 1 Vene (*blau*)

**Ursachen der Adaptationsstörungen.** Manchmal kann die Ursache der Adaptationsstörung rasch erkannt und therapiert werden:

- Hypovolämie: 10 ml/kg kristalloide Lösung i. v., z. B. RL oder NaCl 0,9 % (in der Klinik bei Anämie auch Erythrozytenkonzentrat)
- Hypoglykämie (eine sichere Untergrenze für den BZ kann nicht gegeben werden; Anhalt: < 35 mg %): 10 ml G 5–10 %
- Hypothermie: Wärmezufuhr, weiteren Wärmeverlust vermeiden
- Spannungspneumothorax: Thorakozentese durch Punktion des Pleuraraumes mit einer Venenverweilkanüle
- Opioidintoxikation durch mütterliche Opioidüberdosierung: Naloxon 0,01 mg/kg i. v., ggf. wiederholt bis zum Wirkeintritt. Kann auch i.m. gegeben werden. Präparat: Narcanti neonatal enthält 0,02 mg Naloxon pro ml; also davon ca. 2 ml i. v./i. m.



**Wann soll die Neugeborenenreanimation beendet werden?.** Zu dieser schwierigen Frage äußert sich das ERC folgendermaßen: Daten von Neugeborenen, die vom Zeitpunkt der Geburt an für 10 min oder länger ohne Lebenszeichen sind, zeigen entweder eine sehr hohe Mortalität oder schwere neurologische Behinderungen. Daher sollte erwogen werden, nach 10-minütiger ununterbrochener Reanimation ohne Lebenszeichen die Reanimationsbemühungen zu beenden.

## Praktisches Vorgehen

**Erstversorgung des Neugeborenen und Neugeborenenreanimation (modifiziert nach ERC 2010)**

- Abnabeln
  - verzögertes Abnabeln (nach frühestens 1 min) bei vitalen Neugeborenen (Gruppe 1)
  - sofortige Abnabeln bei asphyktischen Kindern (Gruppe 2 oder 3)
  - Abnabeln: Nabelschnur 10–20 cm vom Nabel entfernt abklemmen und mit einer Schere durchtrennen
- Wärmeverluste vermeiden
  - Kind abtrocknen
  - mit einer warmen Decke oder Wärmeschutzfolie zudecken
- **Atmung** und **Herz-/Pulsfrequenz** überprüfen, **Muskeltonus** einschätzen und Kind einer der 3 Gruppen zuordnen:
  - Thorax auskultieren: Herztöne? Herzfrequenz? Atemgeräusch? Atemfrequenz?
  - Puls kann auch an der Basis der Nabelschnur getastet werden.
  - Tonus kräftig? Vermindert? Schlaff?
- **Gruppe 1: kräftiges Schreien, suffiziente Atmung, guter Muskeltonus, Herzfrequenz ≥ 100/min**
  - Keine weiteren Maßnahmen, kein Absaugen
  - Kind der Mutter in den Arm geben.
- **Gruppe 2: insuffiziente Atmung oder Apnoe, normaler bis reduzierter Muskeltonus, Herzfrequenz <100/min**
  - Atemwege öffnen: Kopf in Neutralposition (nicht überstrecken!), Mund öffnen, Kinn anheben
  - Maskenbeatmung mit Raumluft; initial 5 Atemhübe mit 30–35 mbar oberen Inspirationsdruck über je 2–3 s
  - weitere Beatmung 30/min, Inspirationszeit jetzt jeweils 1 s; Atemhübe jeweils so tief, dass sich der Thorax hebt
  - pulsoximetrisches Monitoring, wenn möglich. Beurteilung der gemessenen Werte ▣ Abb. 16.2
  - Meist kommt es nach kurzer Maskenbeatmung zur Besserung der Hautfarbe/Oxygenierung, der Muskeltonus nimmt zu, und die Herzfrequenz steigt auf ≥ 100/min.
  - Steigt die Herz-/Pulsfrequenz unter Maskenbeatmung nicht an: Beginn mit HDM 120/min.

▼

- **Gruppe 3: insuffiziente Atmung oder Apnoe, schlaffer Muskeltonus, Blässe, Bradykardie < 60/min oder fehlende Herzfrequenz**
  - Atemwegsmanagement/Beatmung wie in Gruppe 2
  - HDM mit etwa 120 Kompressionen/min und einem Verhältnis HDM: Beatmung von 3:1 durchführen
  - wenn Beatmung nicht sicher möglich: Atemwege freimachen durch Absaugen von Blut, Schleim oder Mekonium aus den oberen Atemwegen (vorzugsweise unter Sicht mit Hilfe eines Laryngoskops)
  - venösen Zugang legen, ideal: Nabelvenenkatheter; alternativ: intraossäre Nadel
  - wenn ohne Besserungstendenz nach etwa 30 s: zusätzlich medikamentöse Therapie: Adrenalin 10–30 µg/kg i. v. (also etwa 0,5–1 ml der 1:10.000 Adrenalin-Lösung)
  - Atemwege sichern: Intubation durch den Geübten mit Tubus 3,0–3,5 mm ID oder Larynxmaske Größe 1

# Spezielle Notfälle und Blutungen

## Lerninhalte

**Ophthalmologische Notfälle:** Ein Glaukomanfall wird mit pupillenverengenden Medikamenten topisch behandelt: Parasympathomimetika evtl. plus β-Blocker. Bei Verletzungen der Augen sollen präklinisch keine Manipulationen erfolgen, Verätzungen sollen dagegen großzügig gespült werden. **HNO-Notfälle:** Nasenbluten kann in schweren Fällen zum hämorrhagischen Schock führen. Wenn die Kompression der Nasenflügel zur Blutstillung nicht ausreicht, muss eine Bellocq-Tamponade (zur Not mit einem zweckentfremdeten Blasenkatheter) vorgenommen werden. **Gynäkologische Notfälle:** Die präklinische Therapie gynäkologischer Notfälle gleicht im Wesentlichen dem Vorgehen bei anderen Blutungen und Schmerzzuständen oder beim akuten Abdomen: Vitalfunktionssicherung, Infusionstherapie, Analgesie. **Urologische Notfälle:** Diese sind selten akut lebensbedrohlich; die Schmerztherapie steht präklinisch im Vordergrund.

## 17.1 Ophthalmologische Notfälle

### 17.1.1 Glaukomanfall

**Ursachen.** Einem Glaukomanfall liegt eine akute Erhöhung des Augeninnendrucks (von normal: < 20 mmHg bis auf > 70 mmHg)) durch eine Abflussstörung des Kammerwassers zugrunde. Der Kammerwasserabfluss wird behindert durch eine Weitstellung der Pupillen (Mydriasis) und verbessert durch eine Engstellung (Miosis).

**Symptome.** Der Augapfel wird steinhart. Es treten erhebliche Schmerzen im Auge und Sehstörungen auf. Begleitend können sich Allgemeinsymptome wie Übelkeit, Erbrechen und Blutdruckanstieg entwickeln, die gelegentlich so dominieren, dass es durchaus zu Verwechslungen mit einem Myokardinfarkt oder einem akuten Abdomen kommen kann.

**Therapie.** Ziel der notfallmäßigen Behandlung ist neben der symptomatischen Therapie (Analgesie) die Hemmung der Kammerwasserproduktion durch Atzetolamid und die Verbesserung des Kammerwasserabflusses durch Induktion einer Miosis mit parasympathomimetischen (Pilocarpin) und evtl. zusätzlich sympatholytischen Augentropfen (β-Blocker, z. B. Timolol); diese haben die Patienten meist selbst zuhause. Atropin ist kontraindiziert, da es zur Mydriasis führen kann. Ein **sofortiger Transport in eine Augenklinik** zur meist notwendigen unverzüglichen operativen Entlastung des Auges ist immer indiziert.

**Praktisches Vorgehen**

**Präklinische Therapie des Glaukomanfalls**

- Rascher Transport in die nächste Augenklinik; dabei:
- Analgesie durch Opioide, z. B. Morphin 5–10 mg i. v. (verstärkt auch die Miosis!)
- falls verfügbar (sonst in der Klinik): Azetolamid 500 mg i. v.
- falls verfügbar: Pilocarpin 1 % alle 10 min 1 Tropfen in das erkrankte Auge

### 17.1.2 Augenverletzungen

Bei Verletzungen der Augen sollten normalerweise präklinisch keine Manipulationen am Auge erfolgen. Beide Augen werden steril und locker mit Mullkompressen abgedeckt, und der Patient wird ggf. symptomatisch mit systemischen Analgetika und Sedativa versorgt. Bei **Verätzungen** des Auges ist hingegen ausgiebiges Spülen erforderlich (▶ Kap. 19.5).

## 17.2 Nasenbluten

Nasenbluten (Epistaxis) kann lokale oder systemische Ursachen haben, z. B. Trauma, Hypertension (hypertensive Krise!) und Gerinnungsstörungen. In schweren

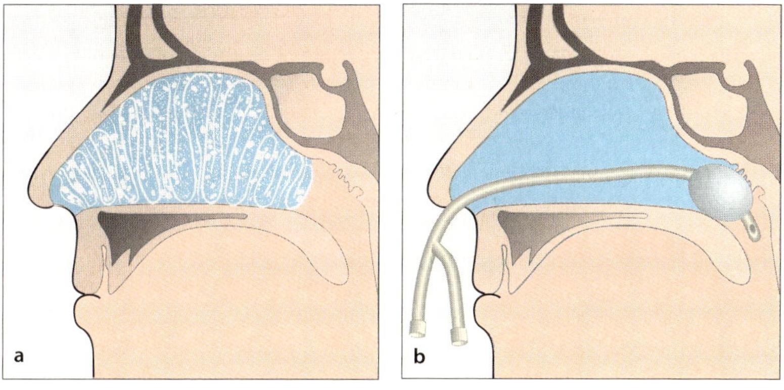


**Abb. 17.1a, b** Nasentamponaden. **a** Vordere Nasentamponade mit Mullstreifen; **b** hintere Nasentamponade mit Ballon-Katheter

Fällen führt Nasenbluten zum hämorrhagischen Schock. In etwa 90 % der Fälle liegt der Blutung eine Verletzung des **Locus Kiesselbachii** zugrunde, die meist einfach durch digitale Kompression beider Nasenflügel zu therapieren ist. Weitaus gefährlicher sind Blutungen aus den hinteren Nasenabschnitten, die oft eine Nasentamponade erfordern (Abb. 17.1).

**Praktisches Vorgehen**

**Therapie der schweren Epistaxis**
- sitzende, vornüber gebeugte Lagerung (senkt den hydrostatischen Druck in der Nase und lässt das Blut nach vorn abfließen)
- bei Hypertension: Blutdrucksenkung, z. B. mit Urapidil 25–50 mg i. v.
- digitale Kompression der Nase über 5 min, wenn ohne Erfolg:
- vordere Nasentamponade mit in Salbe getränkten Tamponadestreifen, wenn ohne Erfolg:
- hintere Nasentamponade mit einem Ballonkatheter, z. B. mit einem Blasenkatheter (**Bellocq-Tamponade**, ggf. beidseits): durch das blutende Nasenloch wird der Blasenkatheter in den Rachen vorgeschoben, mit 10–20 ml Wasser aufgefüllt, zurückgezogen und unter Zug fixiert (Abb. 17.1b), außerdem bei starker Blutung immer:
- zügiger Transport in eine Klinik mit HNO-Abteilung; dort ggf. operative Blutstillung durch Gefäßunterbindung.

## 17.3 Gynäkologische Blutungen

**Ursachen.** Die möglichen Ursachen für eine akute Blutung aus der Scheide oder in den Bauchraum sind vielfältig und können auf Schwangerschaftskomplikationen, gynäkologischen Erkrankungen oder Verletzungen beruhen (Tab. 17.1).

**Symptome.** Bei einer vaginalen Blutung steht der sichtbare Blutverlust im Vordergrund, meist verbunden mit Schmerzen und in schweren Fällen mit den Symptomen des hämorrhagischen Schocks (▶ Kap. 9.3). Bei Blutungen nach innen imponiert neben einer eventuellen Schocksymptomatik oft das Bild eines akuten Abdomens (▶ Kap. 12.2).

**Therapie.** Die präklinische Therapie gleicht grundsätzlich dem Vorgehen bei anderen Blutungen und Schmerzzuständen und beim akuten Abdomen: Vitalfunktionssicherung, Infusionstherapie und Analgesie. Eine präklinische vaginale Untersuchung ist nicht indiziert. Ein Austamponieren der Scheide ist ebenfalls

■ Tab. 17.1 Gynäkologische Ursachen schwerer Blutverluste

| | | |
|---|---|---|
| **Blutungen nach außen (vaginale Blutungen)** | **im Zusammenhang mit einer Schwangerschaft** | Abort<br>Extrauteringravidität<br>Plazenta praevia<br>vorzeitige Plazentalösung<br>Uterusruptur<br>postpartale Blutung bei Uterusatonie<br>postpartale Blutungen durch Einrisse im Bereich der äußeren Geschlechtsteile |
| | **ohne Schwangerschaft Verletzungen** | Karzinomblutung<br>dysfunktionelle Blutungen<br>Kohabitationsverletzungen<br>Pfählungsverletzungen |
| **Blutungen nach innen** | **im Zusammenhang mit einer Schwangerschaft** | Tubargravidität<br>Uterusruptur oder Uterusperforation bei unfachmännischer Abtreibung |
| | **ohne Schwangerschaft** | Ovarialzystenruptur<br>Tumoren |

nicht angezeigt, da bei Scheiden- und Uterusverletzungen dann lediglich eine Blutungsverstärkung nach intraabdominal erfolgt.

## 17.4 Urologische Notfälle

**Ursachen.** Urologische Notfälle können durch Verletzung, Entzündung, Obstruktion oder Torquierung der Urogenitalorgane entstehen.

**Symptome.** Die Symptome sind meist akute oder subakute, oft kolikartige Schmerzen. Im männlichen Glied können eine Paraphimose (ödematöse Schwellung der Glans penis durch die zurückgestreifte Vorhaut) oder Priapismus (pathologische Dauererektion aufgrund einer Abflussstörung der Corpora-cavernosa-Venen) zu starken Schmerzen führen. Auch eine Hodentorsion geht mit erheblichen Schmerzen einher (»akutes Skrotum«).

**Therapie.** Akute Lebensbedrohung liegt meist nicht vor. Die notfallmedizinische Intervention beschränkt sich in der Regel auf supportive Maßnahmen, insbesondere Schmerztherapie und den zügigen Transport in die nächste urologische Fachklinik; bei verzögerter Behandlung droht eine Impotentia coeundi (bei Priapismus) oder Impotentia generandi (bei Hodentorsion).

# Traumatologische Notfälle

## Lerninhalte

Lebensbedrohliche Verletzungen entstehen hierzulande meist durch stumpfe Traumen. Perforierende Verletzungen (Schusswaffen, Messer) sind erheblich seltener. Therapeutisch ist präklinisch stets für eine adäquate Analgesie (durch Opioide oder Ketamin) zu sorgen. Bei schweren Traumen, insbesondere bei Polytrauma, ist oft eine Intubationsnarkose erforderlich. Die Infusionstherapie muss situationsabhängig vorgenommen werden: Einerseits kann sie dazu dienen, normale Kreislaufverhältnisse wieder herzustellen und die Gewebeoxygenierung zu verbessern, andererseits kann sie bei fortbestehender Blutung (besonders bei penetrierenden Thorax- oder Bauchverletzungen) das Ausbluten fördern. Extremitätenfrakturen sollen möglichst achsengerecht reponiert und geschient werden. Beim Schädel-Hirn-Trauma ist in erster Linie auf einen ausreichend hohen Blutdruck und die Vermeidung von Hypoxie und Hypoventilation zu achten. Stets muss an eine Verletzung der Halswirbelsäule gedacht werden, und im Verdachtsfall ist eine immobilisierende Halskrause anzulegen und eine ggf. notwendige Intubation vorsichtig unter manueller Kopfstabilisation durch einen Helfer vorzunehmen. Ein Thoraxtrauma erfordert oft das bereits präklinische Einlegen einer Thoraxdrainage zur Entlastung eines Spannungspneumothorax. Andere invasive Maßnahmen wie Mediastinotomie oder Perikardpunktion sind höchst selten erforderlich. Wichtig ist bei allen schweren Traumata der zügige Transport in die Klinik, wo nach bildgebender Diagnostik oft eine lebensrettende operative Versorgung erfolgen muss.

## 18.1 Ziele und Probleme der präklinischen Traumabehandlung

**Therapieziele.** Jedes Trauma führt zu Schmerzen, Blutverlust und Organschädigungen. Letztere können direkt durch das Trauma verursacht sein oder indirekt durch Hypoxie, Ausblutung, Mediatoraktivierung und Schock. Die Therapie hat zum Ziel,

- den Blutverlust zu stoppen → Kompression der Blutungsquelle (ist effektiver als jede Volumentherapie bei anhaltender Blutung!)
- Schmerzen zu lindern → Analgesie, in schweren Fällen Narkose
- Organschäden zu therapieren → Extremitätenschienung, Entlastung eines Spannungspneumothorax,
- weitere Schäden zu vermeiden → immobilisierende Halskrause
- gestörte Organfunktionen zu unterstützen → Beatmung
- Hypoxie zu vermeiden → Sauerstoffgabe, ggf. Beatmung
- die Schockentwicklung zu verhindern und einen Schock zügig zu therapieren → Volumentherapie, Katecholamintherapie.

Die präklinischen Therapieoptionen sind meist dadurch begrenzt, dass die Ursache einer schweren Blutung oder Organschädigung ohne Operation nicht behoben werden kann (z. B. Trepanation bei intrakranieller Blutung, Laparotomie und operative Blutstillung bei intraabdomineller Blutung). Eine wirkliche präklinische »Stabilisierung« des schwer verletzten Patienten kann daher oft nicht gelingen. Deshalb hat auch im Rahmen einer Primärversorgung durch kompetente Notärzte bei Schwerverletzten der zügige Transport in eine geeignete Klinik hohe Priorität.

**Strittige Aspekte.** Keinesfalls darf der Transport durch aufschiebbare, unerhebliche oder sogar schädliche Therapiemaßnahmen verzögert werden. Allerdings gehen die Ansichten darüber in der nationalen und internationalen Diskussion auseinander, wie schädlich oder nützlich bestimmte Therapiemaßnahmen sind. Besonders umstritten sind die präklinische Intubation und die Volumentherapie bei Patienten mit stark blutenden Verletzungen.

**Endotracheale Intubation.** Die endotracheale Intubation (oder die Atemwegssicherung mit Tubusalternativen) ist sicher die beste Form des Atemwegsmanagements bei Atemstillstand, akut drohender kompletter Atemwegsverlegung und schwerer, durch Sauerstoffsupplementierung nicht zu behebender Hypoxie (► Kap. 4). Ob sie jedoch auch in anderen Fällen das Outcome der Patienten verbessert, ist nicht klar belegt und umstritten. Für das Thoraxtrauma ohne schwerste Ateminsuffizienz und Bewusstlosigkeit konnte jedenfalls kein Vorteil einer bereits präklinischen Intubation gezeigt werden (wohl aber führt diese zu einer deutlichen Verlängerung der präklinischen Versorgungszeit). Auch beim schweren Schädelhirntrauma (SHT), wo die meisten deutschen Notfallmediziner die Intubation für geboten halten, halten andere, insbesondere angelsächsische Autoren diese für optional oder sogar schädlich. Letztlich muss in die Entscheidung für oder gegen eine Intubation immer die individuelle Abwägung des vermutlichen Nutzens gegenüber den Risiken der Intubation (► Kap. 4) einfließen, und zwar v. a. unter Berücksichtigung der eigenen Intubationserfahrung und den konkreten Bedingungen des Notfalls (Patient gut zugänglich? Voraussichtliche Transportzeit in die Klinik? Transport bodengebunden oder im Hubschrauber?).

**Volumentherapie.** In Mitteleuropa war die Notwendigkeit einer »aggressiven« Volumengabe zur Verbesserung der Mikrozirkulation und Gewebeoxygenierung bei schweren, blutenden Verletzungen bis weit in die 1990er-Jahre hinein allgemein akzeptiert. Neuere tierexperimentelle und klinische Studien zeigen jedoch – was von vielen Autoren in den USA schon immer vermutet wurde –, dass eine Volumengabe bei unversorgter Blutungsquelle das Ausbluten fördert und die Pro-

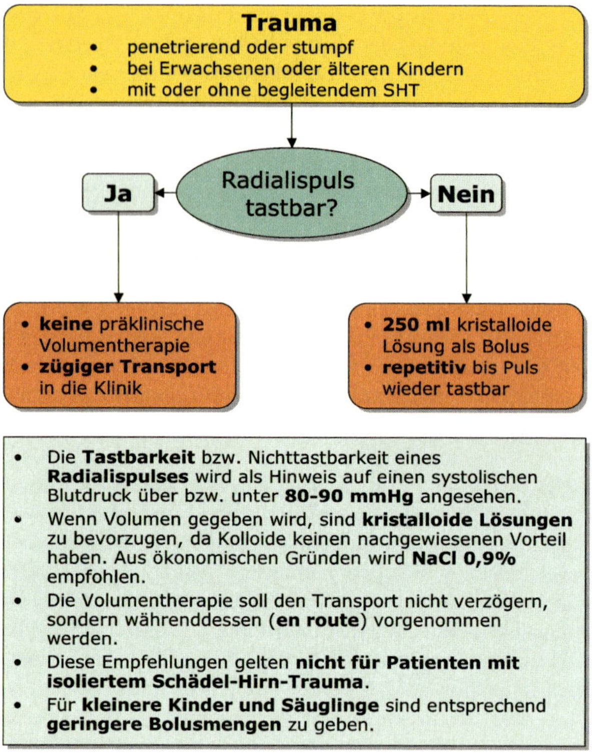


**Abb. 18.1** Algorithmus zur präklinischen Volumentherapie bei Trauma basierend auf den Empfehlungen des britischen National Institute for Clinical Excellence (NICE) 2004

gnose verschlechtert. Daher wird heute die Forderung nach ausgiebiger präklinischer Volumentherapie nicht mehr uneingeschränkt aufrechterhalten. Eine vorübergehende Organminderperfusion bis zur chirurgischen Blutstillung wird bewusst in Kauf genommen, um das Ausbluten zu vermeiden (**permissive Hypotension**). Beachte jedoch: Diese Überlegungen gelten **nicht** für ein **isoliertes Schädelhirntrauma** (▶ Abschn. 18.6)! Einen evidenzbasierten Vorschlag zur präklinischen Volumentherapie bei Trauma hat das britische National Institute for Clinical Excellence 2004 ausgearbeitet (Abb. 18.1). Zu beachten ist natürlich, dass nach der chirurgischen Versorgung eine Wiederauffüllung des Intravasalraums durch Volumengabe obligat ist.

## 18.2 Verletzungsarten

Paradigmatisch werden zwei Verletzungsarten unterschieden:
- **stumpfe Verletzungen** mit großflächiger Gewalteinwirkung führen zu ausgedehnter Gewebetraumatisierung und teilweise selbst tamponierenden Einblutungen.
- **scharfe, penetrierende Verletzungen** mit kleinflächiger Gewalteinwirkung führen zu Gewebepenetration und Gefäßdurchtrennungen, die sich oft nicht selbst tamponieren können.

Hierzulande dominieren eindeutig stumpfe Verletzungen (Verkehrsunfälle, Stürze aus großer Höhe), in einigen urbanen Zentren der USA dagegen werden über 50 % penetrierende Verletzungen (Schusswaffen, Messer) beobachtet. Sonderformen der Penetrationstraumen sind die **Pfählungsverletzungen**, wobei der »Pfahl« (Eisenstange, Holzstab) oft durch eine natürliche Körperöffnung (Anus, Vagina) eindringt, das Hohlorgan penetriert und umgebende Gewebe und Organe verletzt.

> **Befindet sich ein penetrierendes Agens noch in situ, soll es möglichst dort bis zum Erreichen der Klinik belassen werden, da es womöglich eine Blutungsquelle tamponiert. In der Klinik wird es in OP-Bereitschaft kontrolliert entfernt.**

## 18.3 Verletzungen der Extremitäten

Verletzungen von Extremitäten einschließlich des Beckens führen zu **Knochenbrüchen** (Frakturen), **Weichteilverletzungen**, Überdehnungen der Gelenke bis hin zu **Luxationen** sowie **Gefäß**- und **Nervenverletzungen**, in schweren Fällen bis zur traumatischen **Amputation** der Extremität.

### 18.3.1 Frakturen

**Diagnose.** Wegweisend für die Diagnose einer Fraktur sind wahrscheinliche oder sichere Frakturzeichen:
- **wahrscheinliche Frakturzeichen**: Schmerz, Hämatom und Funktionseinschränkung der betroffenen Extremität
- **sichere Frakturzeichen**: Fehlstellung, abnormes Gelenk, Knochenreiben (Krepitation) und sichtbares Knochenfragment.

Eine kurze präklinische Untersuchung kann sich am Merk-Kürzel **DMS** orientieren: Es wird rasch überprüft, ob distal der Fraktur

- die **D**urchblutung (Pulse? Kapillare Reperfusion?),
- die **M**otorik (z. B. bei Femurfraktur: aktive Bewegungen der Zehen möglich?) und
- die **S**ensibilität (Berührungs- und Schmerzempfinden?)

erhalten sind. Bei pathologischen DMS-Zeichen, insbesondere Störungen der Durchblutung, muss der Patient so schnell wie möglich einer chirurgischen Versorgung zugeführt werden. Je nach den begleitenden Haut- und Gewebezerstörungen werden verschiedene Frakturkategorien unterschieden (◻ Tab. 18.1). Der Blutverlust kann auch bei geschlossenen Frakturen hoch sein und zum Schock führen (◻ Tab. 18.1).

**Präklinische Therapie.** Immer ist für eine ausreichende Analgesie zu sorgen. Liegt eine ausgeprägte Fehlstellung vor, sollte ein vorsichtiger Repositionsversuch unter Zug (»Geradeziehen der Extremität«) vorgenommen werden. Entscheidend

**◻ Tab. 18.1** Frakturen

| | |
|---|---|
| **Einteilung der Frakturen** | |
| Geschlossene Frakturen | Haut im Frakturbereich intakt, der Knochen hat keinen Kontakt zur Außenwelt |
| Offene Frakturen | Haut ist im Frakturbereich verletzt, der Knochen hat Kontakt zur Außenwelt, es droht eine **Wundinfektion** |
| – **Grad I** | Durchspießung der Haut von innen nach außen mit kleiner Wunde |
| – **Grad II** | größere Wunde, meist Verletzung von außen nach innen durch direkte Gewalteinwirkung |
| – **Grad III** | ausgedehnte, verschmutzte Weichteilverletzung |
| **Blutverlust bei geschlossenen Frakturen** *(Anhaltswerte)* | |
| Unterarm | bis 400 ml |
| Oberarm | bis 800 ml |
| Unterschenkel | bis 1000 ml |
| Oberschenkel | bis 2000 ml |
| Becken | bis 5000 ml |

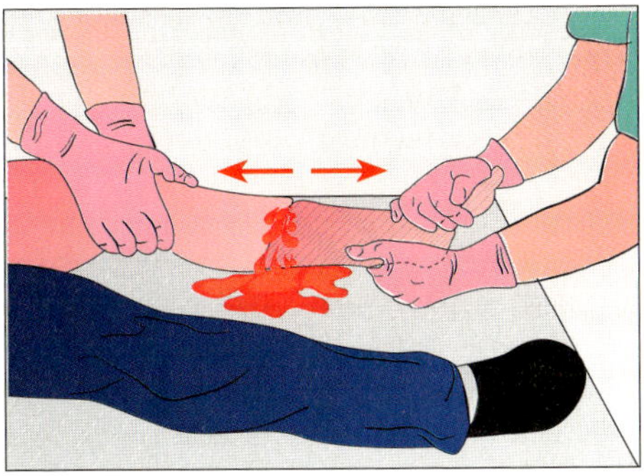

Abb. 18.2 Reposition einer Fraktur unter Zug und Gegenzug

sind Ruhigstellung und Schienung der frakturierten Extremität und der zügige Transport in die Klinik.

**Praktisches Vorgehen**

**Präklinische Frakturbehandlung**

- Vitalfunktionssicherung inkl. Infusionstherapie mit Vollelektrolytlösungen
- Analgesie mit Opioiden, z. B. Morphin 5–10 mg, oder Ketamin 10–25 mg i. v.
- bei Fehlstellungen vorsichtiger achsengerechter Repositionsversuch unter Längszug erwägen (Abb. 18.2)
- Ruhigstellung der frakturierten Extremität durch Schienung (▶ Kap. 3.2)
- Reinigung von groben Verschmutzungen und sterile Abdeckung offener Wunden.

**Beckenfrakturen.** Diese sind nicht so offensichtlich wie Extremitätenfrakturen, können aber präklinisch durch folgende Symptome auffallen: Hämatome im Beckenbereich (v. a. Skrotal- oder Labienhämatome), Schmerzen sowie Fehlstellung oder Bewegungseinschränkung eines Beines. Die Beckenstabilität kann orientierend durch horizontale und vertikale manuelle Kompressionen der Beckenschaufeln untersucht werden. Sie gehen selten mit offenen Verletzungen und Blutungen nach außen einher, können aber nichtsdestoweniger zu schwersten Blutverlusten ins Gewebe bis hin zum Ausbluten des Patienten führen (Tab. 18.1).

**Therapie.** Bei Verdacht muss der Patient unter gleichzeitiger Infusionstherapie in die Klinik transportiert werden. Eine rasche Blutstillung kann oft durch eine sog. Beckenzwinge erfolgen.

### 18.3.2 Luxationen

**Diagnose.** Eine Luxation führt zu Schmerzen im Gelenkbereich, zur Fehlstellung der Extremität und einer sog. »federnden Fixation« des Kopfes in der Gelenkpfanne, wo meist eine pathologische Vertiefung zu tasten ist. Zu den häufigsten Luxationen gehört die Schultergelenkluxation, die bei einigen Patienten rezidivierend auftritt (**habituelle Schultergelenksluxation**).

**Therapie.** Die luxierte Extremität sollte nach adäquater Analgesie noch am Notfallort »gerade gezogen« werden (»Alignement«), damit sie nicht mehr so schmerzt und damit die Gefäß- und Druckschäden des Weichteilmantels und der Gelenkkapsel minimiert werden. Dies gilt für alle traumatischen Luxationen, auch für die relativ häufige Sprunggelenksluxation. Oft ist es nicht möglich und auch nicht wünschenswert, eine frische traumatische Luxation noch am Notfallort regelrecht wieder einzurenken, da präklinisch unklar ist, ob begleitende gelenknahe Frakturen vorliegen, die ein geschlossenes Wiedereinrenken unmöglich machen und die durch starken Zug weiter Schaden nehmen können (Luxationsfrakturen). Frakturen einiger Gelenke, etwa Hüftluxationen, lassen sich ohnehin nur in der Klinik unter Vollrelaxierung in Narkose reponieren. Hingegen können habituelle, also anlagebedingte Luxationen, und posttraumatisch-rezidivierende, also immer wieder bei relativ geringem Trauma auftretende Luxationen präklinisch wieder eingerenkt werden. Grundsätzlich erfolgt das Einrenken unter Zug und Gegenzug durch inverses Wiederholen des Luxationsereignisses, ggf. mit leichtem Seitendruck oder einer Rotationsbewegung zum Einschnellen des Kopfes in die Pfanne. Es darf aber niemals Gewalt angewendet werden! Führen 1–2 Repositionsversuche nicht zum Ziel, ist die betroffene Extremität bis zum Eintreffen in der Klinik möglichst bequem zu lagern. Bei den häufigen habituellen und posttraumatisch-rezidivierenden Schultergelenksluxationen ist der **Hippokrates-Handgriff** geeignet: Der Helfer zieht am Arm des Patienten, während er seinen Fuß in die Axilla des Patienten stemmt; der Humeruskopf wird so wieder in die Pfanne eingehebelt.

**Praktisches Vorgehen**

**Präklinische Behandlung bei traumatischen Luxationen/Luxationsfrakturen**

- ausreichende Analgesie (z. B. mit Morphin oder Dipidolor 10 mg ± Ketamin 25–50 mg)
- luxierte Extremität vorsichtig gerade ziehen oder in anatomisch normale Position bringen, wenn möglich
- bequem lagern und schienen
- bei frischem Trauma normalerweise keine Repositionsversuche
- zügig eine unfallchirurgische Klinik anfahren.

### 18.3.3 Gefäßverletzungen und Amputationen

#### Gefäßverletzungen

Schwere Gefäßverletzungen können mit und ohne Amputation der Extremität vorkommen.

**Therapie.** Therapeutisch muss die Blutung so schnell wie möglich gestoppt werden, ohne den blutenden Arterienstumpf unnötig zu traumatisieren. Der Kreislauf muss aufrechterhalten werden, ohne das Ausbluten zu fördern. Eine amputierte Extremität muss ggf. für eine eventuelle spätere Replantation adäquat aufbewahrt und transportiert werden.

Die **Blutstillung** soll laut aktueller *Leitlinie Polytrauma/Schwerverletzten-Behandlung 2011* folgendermaßen erfolgen:

- Die **direkte Kompression** der blutenden Wunde mit anschließendem Druckverband (◘ Abb. 18.4) führt in den meisten Fällen zum Sistieren der Blutung und ist die Methode der Wahl.
- Die **Hochlagerung** der blutenden Extremität unterstützt die Blutstillung.
- Gelingt es so nicht, die Blutung zu stoppen, soll eine **Kompression der zuführenden Arterie** (◘ Abb. 18.3) vorgenommen und anschließend, sofern möglich, ein **Tourniquet** (also eine Aderpresse zum Abbinden) angelegt werden.

Das **Abbinden mittels Tourniquet** ist jedoch schmerzhaft und kann bei fehlerhafter Anwendung zu einer Verstärkung der Blutung führen (venöse Stauung); nur bei deutlich über dem arteriellen Druck liegendem Kompressionsdruck mit einer breitflächigen Manschette ist das Verfahren effektiv (Anhaltswerte: 250 mmHg am Oberarm; 400 mmHg am Oberschenkel). Kann kein Tourniquet angelegt werden, kommt als ultima ratio das direkte Abklemmen des blutenden Gefäßstumpfes infrage.

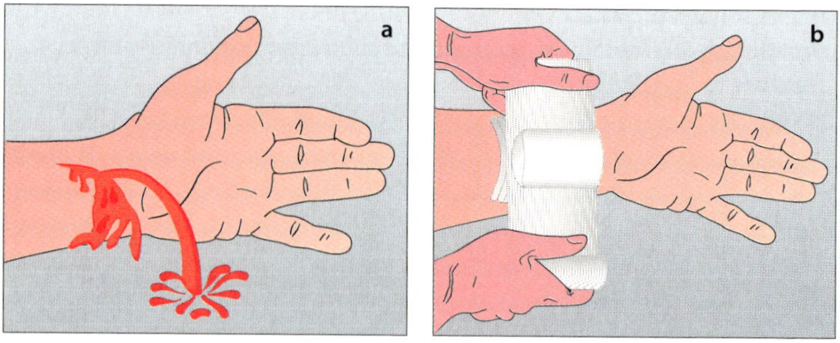


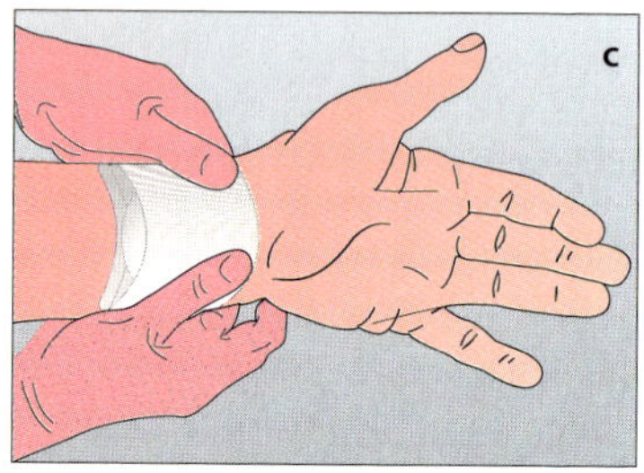


**Abb. 18.3** Kompressionsverband

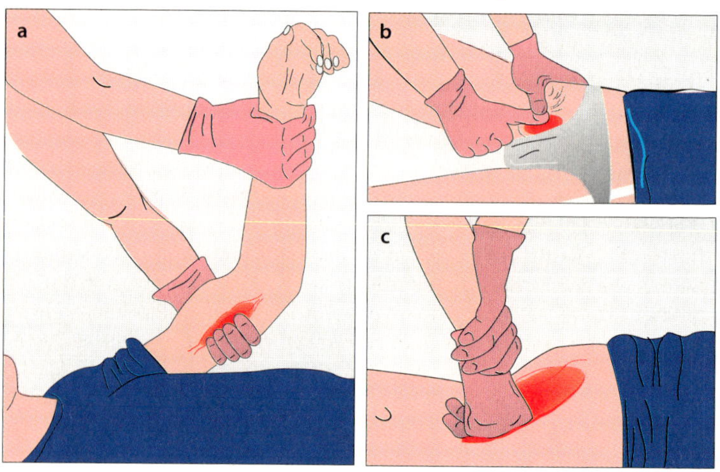


**Abb. 18.4a–c** Kompression der zuführenden Arterien bei schwerer Blutung (nur dann, wenn keine direkte Kompression der Blutungsquelle möglich ist). **a** A. brachialis (gleichzeitiges Hochhalten der blutenden Extremität!); **b** A. femoralis; **c** Aorta

Eine **Infusionstherapie** kann durch Aufrechterhaltung oder Wiederherstellen der Zirkulation lebensrettend sein, kann aber auch durch Blutdrucksteigerung die Blutung lebensbedrohlich verstärken (▶ Kap. 6.3). Diesen beiden Aspekten kann praktisch folgendermaßen Rechnung getragen werden:

- bei persistierender, unstillbarer manifester Blutung Infusionstherapie bis zu einem $RR_{syst}$ von etwa 70–90 mmHg (**permissive Hypotension**)
- nach erfolgreicher Blutstillung: Volumentherapie bis zu einem normalen Blutdruck.

## Amputationen

Das **Amputat** muss **in jedem Fall in die Klinik** mitgenommen werden, da in Zentren mit entsprechender Erfahrung eine Replantation oft möglich ist (▶ Fallbeispiel). Knochenstücke können ebenfalls später therapeutische Verwendung finden. Folgendermaßen ist vorzugehen:

- Verpacken des Amputats oder einzelner Knochen in einem sterilen Beutel
- möglichst Kühlung des Amputats in eigens dafür erhältlichen Spezialkühlbeuteln (**Replant-Beutel**), Hilfsweise auch indirekte Kühlung des Amputatbeutels in kaltem Wasser (Beutel-in-Beutel-System; ◘ Abb. 18.5)
- **kein** Eis in direkten Kontakt mit dem Amputat bringen! Amputat **nicht** in Tiefkühltruhen o. ä. lagern (Gewebezerstörung durch Erfrierung!).

### Aus der Notfallpraxis

Einem Bahnangestellten werden bei Gleisbesichtigungen von einer rangierenden Lok beide Beine abgetrennt, rechts im Oberschenkelbereich, links im Unterschenkelbereich. Beim Eintreffen des Notarztes ist der Patient somnolent und im schweren hämorrhagischen Schock. Die A. femoralis wird beidseits von Helfern abgedrückt, der Patient wird intubiert, mit Ketamin/Midazolam anästhesiert und bekommt präklinisch insg. 2500 ml kristalloide und kolloidale Infusionslösungen. Er wird so schnell wie möglich mitsamt den abgetrennten Beinen in die Klinik gebracht. Der linke Unterschenkel ist jedoch so zerquetscht, dass er nicht mehr replantiert werden kann. Der rechte Oberschenkelstumpf ist für eine Replantation des rechten Beines gleichfalls nicht mehr geeignet. Man entschließt sich, den rechten Unterschenkel links zu replantieren. Der Patient überlebt das Ereignis und das Replantat bleibt gut durchblutet. Ein Jahr später kann der Patient mit einer rechtsseitigen Prothese wieder gehen.

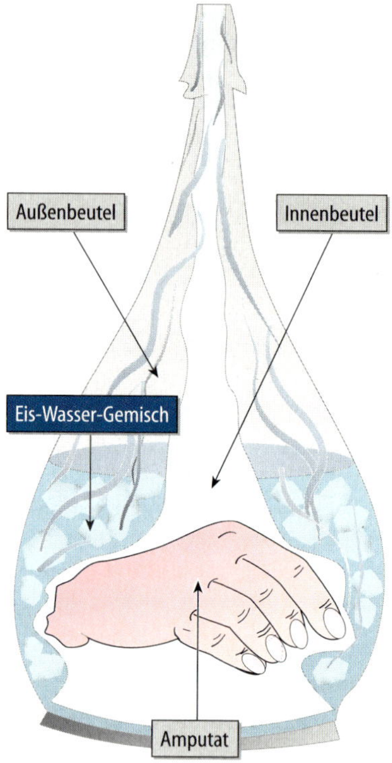


**Abb. 18.5** Lagerung und Transport eines Amputats

## 18.4 Verletzungen von Schädel, Gehirn und Gesicht

### 18.4.1 Schädel-Hirn-Trauma (SHT)



**Schwere des SHT.** Ein SHT führt zu Verletzungen des knöchernen Schädels und/oder der intrakraniellen Strukturen (Hirnsubstanz, Hirnhäute und zerebrale Gefäße) mit oft erheblichen Auswirkungen auf zerebrale und extrazerebrale Funktionen. Für die Schweregradeinschätzung in der Primärversorgung wird weltweit die einfach anzuwendende **Glasgow Coma Scale** herangezogen (Tab. 8.7). Andere Begriffe werden allerdings auch oft verwendet, da es keine allgemein anerkannte Einteilung für die Schwere des SHT gibt (Tab. 18.2).

**Tab. 18.2** Schweregradeinteilungen eines Schädel-Hirn-Traumas im Vergleich

| | | |
|---|---|---|
| Einteilung nach der Glasgow Coma Scale | leichtes SHT | GCS 13–15 Punkte |
| | mittelschweres SHT | GCS 9–12 Punkte |
| | schweres SHT | GCS 3–8 Punkte |
| Einteilung nach der Dauer der Bewusstlosigkeit | leichtes SHT | Bewusstlosigkeit bis zu 1 h |
| | mittelschweres SHT | Bewusstlosigkeit bis zu 24 h |
| | schweres SHT | Bewusstlosigkeit über 24 h |
| Einteilung komatöser Patienten mit SHT nach der WFNS | Koma I | Bewusstlosigkeit ohne neurologische Störung |
| | Koma II | Bewusstlosigkeit mit neurologischen Störungen |
| | Koma III | Bewusstlosigkeit mit Hirnstamm- und Mittelhirnsymptomatik |
| | Koma IV | tiefe Bewusstlosigkeit, reaktionslose Pupillen (Bulbärhirnsyndrom) |
| Traditionelle klinische Begriffe | SHT 1.° | **Commotio cerebri** (Gehirnerschütterung); entspricht in etwa einem leichten SHT ohne nachweisbare Gehirnsubstanzzerstörung |
| | SHT 2.° | **Contusio cerebri** (Gehirnprellung); entspricht oft einem mittelschweren SHT mit häufig nachweisbaren kleineren Hirngewebsverletzungen (Kontusionsherde) |
| | SHT 3.° | **Compressio cerebri** (Gehirnquetschung) entspricht einem schweren SHT mit deutlichen Hirnsubstanzzerstörungen |

**Offenes und geschlossenes SHT.** Kriterium dafür, ob ein offenes oder geschlossenes SHT vorliegt, ist der Zustand der harten Hirnhaut.

- **Geschlossenes SHT**: Die Dura mater ist intakt. Es besteht keine direkte Verbindung zwischen Schädelinnerem und Außenwelt.
- **Offenes SHT**: Die Dura mater ist nicht mehr intakt. Es besteht eine direkte Verbindung zwischen Schädelinnerem und Außenwelt.

Zeichen für ein offenes SHT sind Liquorfluss aus Nase und Ohr (Rhinoliquorrhö und Otoliquorrhö) oder in schweren Fällen Austritt von Hirnmasse nach außen. Bei offenem SHT droht wegen der ungehinderten Verbindung des Schädelinneren mit der Außenwelt bzw. dem bakterienkontaminierten Nasen-Rachen-Raum eine Infektion (Meningitis oder Abszesse).

**Schädigungsmechanismus.** Zwei Mechanismen sind für die Hirnschädigung verantwortlich:

- Der **Primärschaden** wird unmittelbar durch das Trauma verursacht. Er ist praktisch irreversibel und lässt sich therapeutisch nicht beeinflussen.
- Der **Sekundärschaden** wird mittelbar durch verschiedene Pathomechanismen hervorgerufen und ist prinzipiell der Therapie zugänglich.

**Ursachen.** Der **Primarschäden** kann durch stumpfe Gewalteinwirkung auf den Schädel oder durch penetrierende, direkte Hirnverletzungen entstehen. Penetrierende Verletzungen erzeugen vorwiegend lokalisierte, umschriebene Verletzungen, z. B. Schussverletzungen oder Eisenstäbe. Stumpfe Verletzungen, z. B. Schlag mit einem Hammer oder ein Aufprall auf die Straße bewirken vorwiegend diffuse Hirnschäden, die jedoch meist eine fokale Betonung aufweisen (Kontusions- oder Blutungsherde). Der Verletzungsschwerpunkt kann auf der Seite der Gewalteinwirkung liegen (»**coup**«) oder auf der gegenüberliegenden Seite (»**contre-coup**«).

Der **sekundäre Hirnschaden** wird durch intrakranielle Auswirkungen des SHT hervorgerufen (Blutung, Hirnödem, pathobiochemische Schäden) oder durch extrakranielle Einflüsse wie Hypoxie, Hypotension, Hyperkapnie oder Hypokapnie und Hyperglykämie.

- Die **intrakranielle Raumforderung durch** eine **Blutung** ist eine häufige Ursache für die Entwicklung eines sekundären Hirnschadens (◘ Abb. 18.6). Die genaue Diagnose lässt sich erst durch Computertomographie oder MRT in der Klinik stellen.
- Ein **Hirnödem** kann sich innerhalb von Minuten bis Stunden nach dem Trauma durch Freisetzung gewebeschädigender Mediatoren ausbilden und – ähnlich wie eine Blutung – zur Zunahme des intrakraniellen Volumens führen. Schließlich steigt auch der intrakranielle Druck (Hirndruck) an (◘ Abb. 18.7). In der Klinik wird ein erhöhter Hirndruck medikamentös vor allem mit Osmotherapeutika behandelt (z. B. 100 ml Mannit 20 % mehrfach am Tag i. v.). Dies ist jedoch keine etablierte präklinische Routinemaßnahme; eine »blinde« Hirndrucksenkung kann evtl. eine intrakranielle Hämatomausbreitung begünstigen.
- **Hypoxie** kann hypoxische zerebrale Sekundärschäden induzieren. Hypoxievermeidung hat höchste therapeutische Priorität.

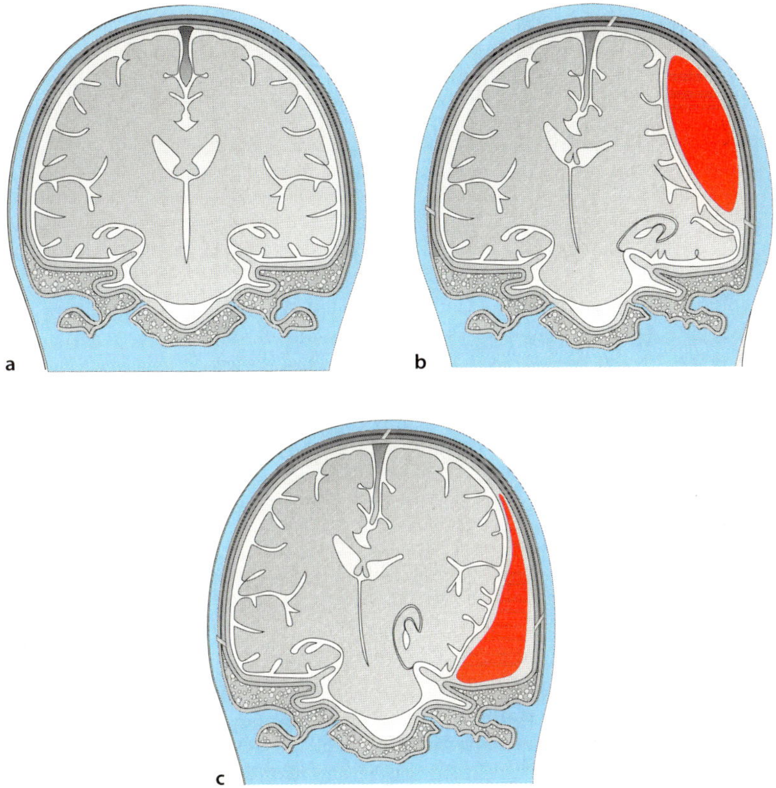


**Abb. 18.6a–c** Intrakranielle Hämatome. **a** Normale Verhältnisse; **b** epidurales Hämatom; **c** subdurales Hämatom. Beachte die Mittellinienverlagerung!

- **Hyperkapnie** führt zum Hirndruckanstieg, da sich der zerebrale Blutfluss und damit das intrakranielle Blutvolumen in weiten Bereichen direkt proportional zum $paCO_2$ verhält: Anstieg des Blutflusses bei Anstieg des $paCO_2$. Durch Hyperventilation und die dadurch induzierte Hypokapnie hingegen kann das intrakranielle Blutvolumen und damit der Hirndruck rasch gesenkt werden. Allerdings kann eine ausgeprägte **Hypokapnie** zu einer so starken Abnahme der Hirndurchblutung führen, dass ischämische Schäden induziert werden. Daher ist eine Hypokapnie < 30 mmHg unbedingt zu vermeiden.

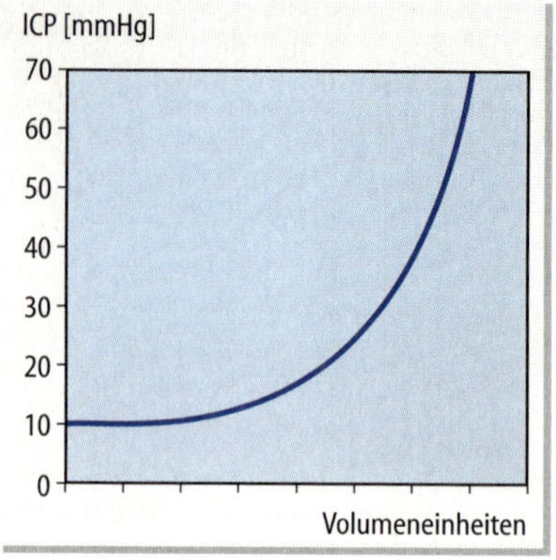


**Abb. 18.7** Hirndruckverlauf bei Zunahme des intrakraniellen Volumens. Eine Zunahme des intrakraniellen Volumens (z. B. durch Blutung oder Hirnödem) führt zunächst nur zu einem diskreten Anstieg des Hirndrucks (ICP). Wenn jedoch die initialen Kompensationsmechanismen (Blutvolumen- und Liquorverschiebungen) verbraucht sind, führt schon eine kleine Volumenzunahme zum deutlichen ICP-Anstieg

- **Hyperglykämie** verstärkt die lokale Azidose in der unmittelbaren Nachbarschaft der zerebralen Primärläsionen.
- **Hypotension** kann zur zerebralen Minderperfusion führen und verschlechtert die Prognose signifikant.

**Symptome.** Patienten mit SHT weisen je nach Schweregrad neurologische Symptome wie Kopfschmerzen, retrograde oder anterograde Amnesie, fokale neurologische Ausfälle (Sehstörungen, Paresen) oder Bewusstlosigkeit bis hin zum Koma auf. Liquorfluss aus Nase oder Ohr ist Zeichen für ein offenes SHT, Blutungen aus Nase und Ohr sowie ein Monokel- oder Brillenhämatom sind Zeichen für einen Schädelbasisbruch. Eine einseitig weite, lichtstarre Pupille (Anisokorie) deutet auf eine akute Raumforderung auf der Seite der weiten Pupille hin (ipsilaterale Einklemmung des N. oculomotorius im Tentoriumschlitz, ► Aus der Notfallpraxis). Beidseitig weite, lichtstarre Pupillen sprechen für ein sehr schweres SHT mit Hirnstammschädigung (Differenzialdiagnose: beidseitige Okulomotoriusschädigung!). Die sekundäre Eintrübung eines vorher wachen Patienten ist hochgradig verdächtig auf eine schwere intrakranielle Raumforderung. Bei Hirndruckentwicklung kommt es typischerweise zum raschen Blutdruckanstieg mit Bradykardie (**Cushing-Reflex**). Häufig anzutreffen sind Ventilations- und Oxygenierungsstörungen aufgrund begleitender schwerer Gesichtsschädelverletzungen, (partieller)

Verlegung der oberen Atemwege (Zunge!), Aspiration aufgrund fehlender Schutzreflexe, zentraler Atemregulationsstörung bei Hirnstammbeteiligung oder (selten) eines neurogenen Lungenödems. Ein schwerer Schockzustand kann nur sehr selten durch ein isoliertes SHT allein erklärt werden und muss daher immer den dringenden Verdacht auf eine lebensbedrohliche Zusatzverletzung (intrathorakale oder intraabdominelle Blutung) aufkommen lassen.

### Aus der Notfallpraxis

Ein Motorradfahrer fährt mit seiner schweren Maschine auf einen stehenden LKW auf. Bei Ankunft des Notarztes ist der Patient wach, ansprechbar, orientiert und kauert neben dem LKW. Den Helm hat er bereits abgenommen. Der Notarzt kann lediglich eine Unterarmfraktur feststellen. Der Patient klagt über Schmerzen im Arm und im Kopf. Er ist kreislaufstabil, atmet suffizient und hat beidseits enge Pupillen. Es werden ein Zugang gelegt, 7,5 mg Piritramid injiziert, 1000 ml Ringerlösung infundiert und eine Halskrause angepasst. Auf der relativ lange dauernden Fahrt in die Klinik wird der Patient zunehmend schläfrig und ist schließlich nicht mehr ansprechbar. Die rechte Pupille ist bei Kontrolle weiter als die linke. Der Notarzt lässt den Wagen kurz anhalten, um den Patienten zu intubieren, und kündigt über die Leitstelle in der Klinik ein SHT mit Verdacht auf intrakranielle Blutung an. Ein nach Ankunft sofort durchgeführtes Schädel-CT zeigt ein epidurales Hämatom, das operativ entlastet wird. Der Patient überlebt ohne Folgeschäden.

**Therapie.** Die Therapie eines SHT zielt im Wesentlichen auf die Verhinderung oder Minimierung eines Sekundärschadens ab. Wichtig sind vor allen Dingen **Oxygenierung**, **Ventilation** und **Blutdruckstabilisierung**. Die Indikation zur Intubation bzw. zur Intubationsnarkose mit Beatmung sollte besonders bei eingetrübten und polytraumatisierten Patienten wegen der Gefahr der Hypoventilation eher großzügig gestellt werden – sofern der Notarzt darin geübt ist. Neben der Hypoventilation ist aber auch eine starke Hyperventilation zu vermeiden, da sonst die Gefahr einer zerebralen Ischämie besteht. Die Narkoseeinleitung und -aufrechterhaltung kann mit allen gängigen Narkotika erfolgen, jedoch muss ein Blutdruckabfall vermieden werden. Ketamin ist dabei – entgegen früherer Ansicht – **nicht** kontraindiziert, sondern wegen seiner kreislaufstabilisierenden und möglicherweise auch neuroprotektiven Wirkung im Gegenteil sogar gut geeignet. Zur Volumenersatztherapie sind Vollelektrolytlösungen geeignet, Kolloide wie Albumin verschlechtern hingegen die Prognose, und auch Glukoseinfusionen nach SHT sind kontraindiziert. In der Klinik muss die Blutzuckerkonzentration in

Bereichen unter 140 mg % reguliert werden. Der Blutdruck sollte ggf. durch zusätzliche Katecholamintherapie (Akrinor, Dopamin oder Noradrenalin) bei 140–160 mmHg systolisch stabilisiert werden. Trotz Analgesie weiterhin erhöhte Blutdruckwerte sollten nicht gesenkt werden, wenn sie nicht sehr hohe Werte (über 220 $mmHg_{syst}$) annehmen. Patienten mit stabilem Blutdruck sollten 30° oberkörperhoch gelagert werden, um den zerebralen Blutabfluss zu verbessern; hypotensive Patienten hingegen sind flach zu lagern, um den zerebralen Perfusionsdruck aufrechtzuerhalten. Die früher oft eingesetzten Glukokortikoide haben sich beim SHT nicht als effektiv erwiesen. An die Primärversorgung muss sich beim schweren SHT immer ein zügiger Transport in die nächste Klinik anschließen, die mindestens einen Computertomographen, am besten eine neurochirurgische Abteilung hat. Dort muss nach radiologischer Diagnostik so früh wie möglich die operative Entlastung eines raumfordernden epi- oder subduralen Hämatoms erfolgen.

### Praktisches Vorgehen

**Präklinische Therapie des SHT**

- Vitalfunktionssicherung, Intubation bei Glasgow Coma Scale unter 8 erwägen, keine nasotracheale Intubation bei Liquorfluss aus der Nase (Rhinoliquorrhö)
- Hypoxie und Hypoventilation vermeiden! In Zweifelsfällen Intubation und kontrollierte Beatmung; Normoventilation anstreben (AMV: ca. 80 ml/kg/min)
- Vollelektrolytlösungen zur Volumentherapie, evtl. small volume resuscitation, keine Glukoselösungen!
- Blutdruckstabilisierung um 140 mmHg systolisch
- blutdruckstabile Patienten 30° oberkörperhoch lagern; hypotensive Patienten flach lagern
- Analgesie mit Opioiden (z. B. Morphin 5–10 mg i. v.); Cave: Atemdepression beim spontan atmenden Patienten!
- Narkoseführung, wenn nötig, z. B. als Opioid/Benzodiazepin- oder (besonders im Schock) Ketamin/Benzodiazepin-Kombinationsnarkose (► Kap. 6.6.3)
- bei offenem SHT und Hirnaustritt: sterile Abdeckung mit Mullkompressen
- zügiger Transport in die nächste geeignete Klinik.

**Die Hauptgründe für vermeidbare sekundäre Hirnschäden nach einem SHT sind verzögerte Diagnose und Therapie einer raumfordernden intrakraniellen Blutung und die mangelnde Korrektur von Hypoxie und Hypotension.**

### 18.4.2 Gesichtsschädel- und Halsverletzung

Schwere Verletzungen des Gesichtsschädels (Nase, Mittelgesicht, Unterkiefer, Orbita) und des Halses (z. B. Larynxtrauma, Strangulationsverletzungen) können mit schweren Blutungen einhergehen und besonders bei bewusstseinsgetrübten Patienten zur Atemwegsverlegung führen.

**Praktisches Vorgehen**

**Erstversorgung schwerer Gesichts- und Halsverletzungen**

- Vitalfunktionssicherung, insbesondere Atemwegssicherung!
- bei drohender Verlegung der Atemwege oder Bewusstlosigkeit endotracheale Intubation
- bei Intubationsschwierigkeiten und akuter respiratorischer Insuffizienz rechtzeitiger Entschluss zur Koniotomie!
- bei akutem traumatischen Nasenbluten: ► Kap. 17.2.

## 18.5 Verletzungen von Wirbelsäule und Rückenmark

Die Verletzungen können jeden Abschnitt der Wirbelsäule betreffen, mit oder ohne Schädigung des Rückenmarks.

**Ursachen.** Verletzungsursachen sind meist Verkehrsunfälle, Sportunfälle oder Stürze aus großer Höhe. Aufgrund des geringen muskulären Schutzmantels ist die Halswirbelsäule (HWS) besonders gefährdet. Eine **Rückenmarkschädigung** kann einerseits **durch primäre Läsionen** (Schuss- oder Stichverletzungen oder Spinalkanalkompressionen durch Knochenanteile der Wirbelkörper) oder **sekundäre Mechanismen** (wie beim SHT) entstehen. Die gesamte Wirbelsäule, besonders aber die HWS ist außerdem durch **sekundäre Traumatisierung** bedroht: Rückenmarksüberdehnungen, -quetschungen oder -lazerationen können während der Rettung oder durch unsachgemäße Lagerung bei vorgeschädigter Wirbelsäule verstärkt oder überhaupt erst induziert werden.

**Symptome.** Die Symptome einer **Wirbelsäulenverletzung ohne Rückenmarksbeteiligung** sind relativ **unspezifisch**: Rücken- bzw. Halsschmerzen oder Hämatome im Bereich der frakturierten Wirbel. Bei **Rückenmarksbeteiligung** imponieren **neurologische Ausfälle**, die bei ansprechbaren Patienten bereits präklinisch festgestellt werden können. Grundsätzlich gilt: Je höher die Wirbelsäulenschädigung, desto schlimmer sind die Auswirkungen bei einer Rückenmarksmitbeteiligung:
- Paresen und/oder Parästhesien distal der Verletzung (»kein Gefühl mehr im Bein«)
- neurogener Schock bei hoher Querschnittslähmung (thorakal oder zervikal): Hypotension und Bradykardie durch Ausfall des thorakalen sympathischen Grenzstrangs (▶ Kap. 9.5)
- thorakoabdominale paradoxe Atmung bei hoher Querschnittslähmung (hochthorakal oder im unteren Zervikalbereich) durch Ausfall der thorakalen Atemmuskulatur (▶ Kap. 8.1.1)
- akutes respiratorisches Versagen bei sehr hoher Querschnittslähmung (oberhalb C4) durch zusätzlichen Ausfall der Zwerchfellinnervation (▶ Kap. 8.1.1).

**Therapie.** Die Wirbelsäule muss schon im Verdachtsfall (d. h., bei allen bewusstlosen Traumapatienten!) während der Rettung und des Transports immobilisiert werden: Schaufeltrage oder Spine Board, Vakuummatratze und immobilisierende Halskrause (Orthese). Die Kleidung ist ggf. mit einer Kleiderschere aufzutrennen. Auch bei Patienten mit Rückenmarkstrauma ist die Vermeidung von Hypotension zur Aufrechterhaltung der medullären Perfusion wichtig. Kortikosteroide (Methylprednisolon) können erwogen werden, allerdings nur, wenn das Trauma

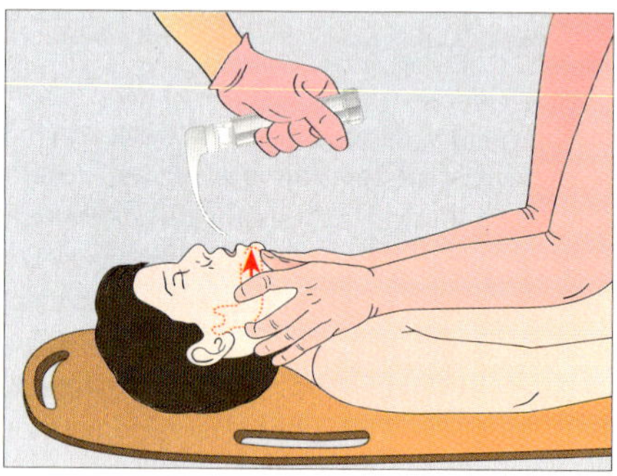

**Abb. 18.8** Intubation eines Patienten mit HWS-Trauma. Ein Helfer fixiert den Kopf; Flexions- und Extensions- und Rotationsbewegungen sind zu vermeiden

weniger als 8 h zurückliegt. Die Indikation zur Intubation sollte beim Halswirbelsäulentrauma aufgrund der Gefahr sekundärer Halsmarkschädigungen durch den Intubationsvorgang eher streng gestellt werden. Die Intubation muss unter weitestgehender Schonung der Halswirbelsäule erfolgen (▪ Abb. 18.8). Dennoch gilt:

**Atemwegssicherung und Hypoxievermeidung haben auch beim Halswirbelsäulentrauma höchste Priorität.**

**Praktisches Vorgehen**

**Präklinisches Vorgehen bei Wirbelsäulenfraktur und Rückenmarkstrauma**

- Vitalfunktionssicherung; wenn nötig, vorsichtige endotracheale Intubation unter manueller Fixierung der HWS
- Immobilisation der Wirbelsäule: Rettung mit der Schaufeltrage, Flachlagerung auf einer Vakuum-Matratze, schonender Transport; bereits bei Verdacht auf zervikale Traumen immobilisierende Halskrause anlegen
- bei neurogenem Schock ausreichende Volumen- und Vasopressortherapie; Hypotension vermeiden!
- Kortikosteroide erwägen: Methylprednisolon 30 mg/kg als Bolus, gefolgt von 5,4 mg/kg/h für 23 h.

## 18.6 Thoraxtrauma

### 18.6.1 Allgemeine Aspekte

Ein stumpfes oder penetrierendes Thoraxtrauma kann zu einer Reihe von **Verletzungen der Thoraxwand**, der **Lunge**, des **Herzens** oder der **großen Gefäße** führen. Gelegentlich sind lebensrettende und unaufschiebbare Eingriffe notwendig, die über die Intubation und Infusions-/Kreislauftherapie hinausgehen: insbesondere die **Drainierung des Thorax**, selten auch eine **Mediastinotomie.** Eine **Perikardpunktion** wird vom ERC heute präklinisch normalerweise nicht mehr empfohlen, mag aber in Einzelfällen als ultima ratio erwogen werden. Die Versorgung eines schweren Thoraxtraumas gehört mit zu den schwierigsten notärztlichen Tätigkeiten.

## Praktisches Vorgehen

**Thoraxdrainage**

- Indikationen
  - Spannungspneumothorax, auch im begründeten Verdachtsfall
  - großer Pneumothorax bzw. Hämatopneumothorax mit Ventilations- und Oxygenierungsbeeinträchtigung.
- Vorgehen
  - lateraler Zugangsweg 4.–6. Interkostalraum, mittlere Axillarlinie oder
  - anteriorer Zugangsweg 2.–3. Interkostalraum, Medioklavikularlinie ◘ Abb. 18.9)
  - nach Hautdesinfektion und Hautinzision Präparation durch die Interkostalmuskulatur mit einer Schere am Oberrand der unteren Rippe
  - Penetration der Pleura parietalis mit einer stumpfen Klemme oder dem Finger
  - digitale Sondierung des Pleuraraums
  - nach eindeutiger Identifikation Einlegen der Drainage (28–32 Chr., bei Kindern kleiner; wenn keine Thoraxdrainage verfügbar ist, kann auch ein Endotrachealtubus verwendet werden).
- Nach dem Legen der Thoraxdrainage
  - in der Klinik ein sog. Dreiflaschensystem oder spezielle Thoraxdrainagen-Saugsysteme mit einem Sog von etwa 20 mbar anlegen (im Notarztwagen normalerweise nicht möglich)
  - präklinisch bei spontan atmenden Patienten ein Einwegventil aufstecken, um die **Luft von intrathorakal nach außen**, aber nicht von außen herein zu lassen (Heimlich-Ventil oder zur Not auch nur einen eingeschnittenen Fingerling, ◘ Abb. 18.10).
  - Bei beatmeten Patienten ist ein solches Vorgehen nicht unbedingt notwendig, da die Lunge aufgrund der Überdruckbeatmung nicht kollabiert, in diesem Fall nur sterile Abdeckung der Öffnung mit lockeren Mullkompressen.
- Komplikationen
  - Blutungen aus einem Interkostalgefäß
  - Blutungen aus der A. thoracica interna (beim anterioren Zugang)
  - Verletzung eines Oberbauchorgans (beim lateralen Zugang)
  - Verletzungen der Lunge bzw. der Pleura visceralis
  - Fehllage der Drainage (meist subkutan)
  - Infektionen.

▼

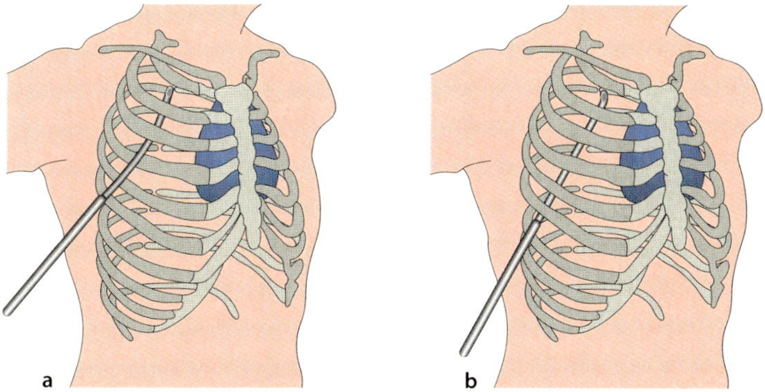


**Abb. 18.9a, b** Thoraxdrainage. **a** Anlage erfolgt im 3. ICR in der Medioklavikularlinie; **b** Anlage erfolgt im 6. ICR in der vorderen Axillarlinie

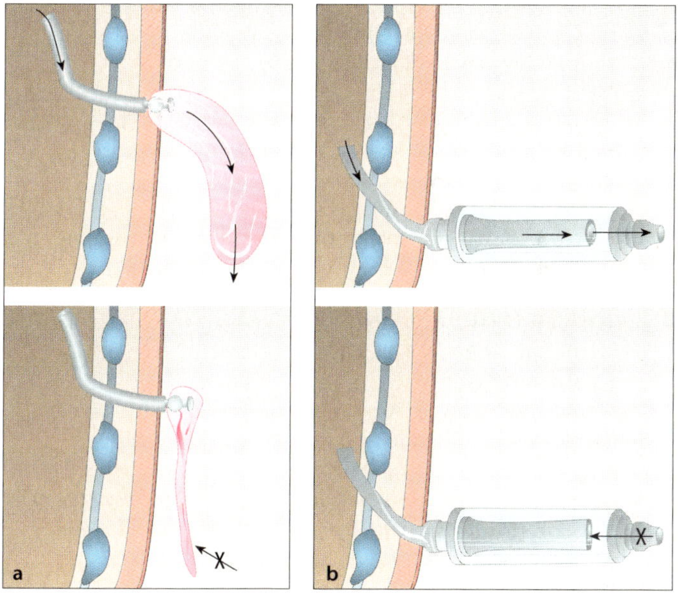


**Abb. 18.10a, b** Einwegventile für Thoraxdrainagen. **a** Eingeschnittener Fingerling; **b** Heimlich-Ventil; Luft und Flüssigkeit kann aus dem Thorax entweichen, aber nicht nach intrathorakal eindringen

- Vermeidung der Komplikationen
  - Präparation stets am Oberrand einer Rippe (Interkostalgefäße verlaufen am Unterrand)
  - Präparation bei anteriorem Zugang nie medial der Medioklavikularlinie
  - Präparation bei lateralem Zugang nur oberhalb der Mamillenebene
  - stumpfe Pleuraeröffnung und Einlegen der Drainage nur nach sicherer Identifikation des Pleuraraums (digitale Palpation der Lunge); kein Legen einer Drainage mit spitzem Trokar
  - auch im Notarztwagen möglichst steriles Vorgehen.

## Praktisches Vorgehen

**Kollare Mediastinotomie – Indikationen**

- lebensbedrohliches (sog. kompressives) Mediastinalemphysem
- nach Hautdesinfektion im Jugulumbereich ca. 3 cm lange quere Hautinzision am Oberrand des Manubrium sterni
- stumpfe digitale Präparation im lockeren Bindegewebe bis unter das Sternum
- bei korrekter Durchführung und Diagnosestellung entweicht dann hörbar Luft, vermischt mit blutig-schaumigem Sekret.

## Praktisches Vorgehen

**Perikardpunktion (■ Abb. 18.11) – Indikationen**

- dringender Verdacht auf eine Herzbeuteltamponade (ultima ratio)
- nach Hautdesinfektion substernales Eingehen mit einer ca. 8 cm langen Nadel im Larrey-Winkel unter dem Processus xyphoideus (Rippen-Sternum-Winkel)
- Punktion unter ständiger Aspiration in Richtung Mitte des linken Schulterblatts; das Perikard wird in 3–4 cm Tiefe erreicht.
- Wichtigste Gefahr: Verletzung der Koronararterien und des Myokards
- Bewertung durch ERC 2010: vermutlich keine sinnvolle präklinische Intervention; statt dessen rasche Notthorakotomie anstreben.

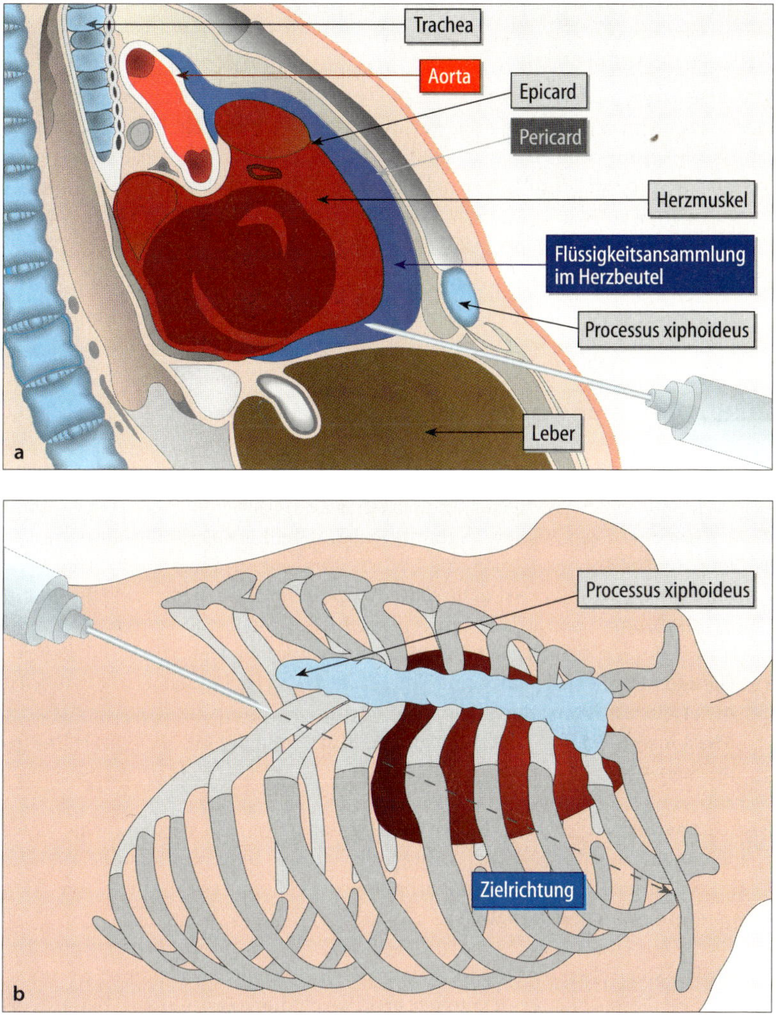


**Abb. 18.11a, b** Perikarderguss und -punktion. **a** Anatomische Verhältnisse bei Perikarderguss; **b** Punktionsrichtung

## 18.6.2 Verletzungen der Thoraxwand

### Rippenserienfraktur

Die Verletzung mehrerer Rippen kann zum instabilen Thorax und zu Ventilationsproblemen (Dyspnoe, Tachypnoe) führen, die sich als thorakale seitenparadoxe Atmung bemerkbar machen (▶ Kap. 8.1). In schweren Fällen kann die Ventilation nur durch Intubation und Beatmung sichergestellt werden. Die Rippenserienfraktur geht häufig mit einem Hämatopneumothorax und einer Lungenkontusion einher.

**Nicht so sehr die Rippenserienfraktur, als vielmehr die meist zugrunde liegende Lungenkontusion ist für die Prognose eines Thoraxtraumas entscheidend.**

### Pleuraverletzungen

Verletzungen der viszeralen und/oder parietalen Pleura können zu erheblichen respiratorischen und zirkulatorischen Problemen führen. Blut oder Luft im Pleuraraum können Lunge und Mediastinum komprimieren. Andererseits kann der Verlust des intrapleuralen Vakuums zum Lungenkollaps führen.

- **Pneumothorax** bezeichnet eine Luftansammlung im Pleuraraum. Häufigste Ursache ist ein Thoraxtrauma. Ein Pneumothorax kann jedoch auch spontan durch Ruptur eines großen Lungenbläschens oder iatrogen durch versehentliche Pleuraverletzung beim Legen eines zentralen Venenkatheters entstehen.
- **Hämatothorax** bezeichnet eine Blutansammlung im Pleuraraum. Ursache ist meist ein Thoraxtrauma oder eine iatrogene Verletzung der A. subclavia. Meist liegt beim Thoraxtrauma gleichzeitig ein Pneumothorax vor: **Hämatopneumothorax**.

**Symptome.** Das wichtigste klinische Zeichen ist jeweils ein abgeschwächtes Atemgeräusch auf der Seite der kollabierten Lunge. In der Klinik lässt sich die Diagnose anhand einer Röntgenaufnahme des Thorax oder einer thorakalen Computertomographie stellen.

**Therapie.** Sofern keine respiratorische oder zirkulatorische Insuffizienz besteht, muss keine dieser Pleuraverletzungen präklinisch therapiert werden. Bei instabilen Patienten ist aber – vor allem vor Transporten im RTH – schon präklinisch eine Drainierung des Thorax indiziert.

**Eine zu tiefe Intubation kann auskultatorisch einen Pneumothorax vortäuschen!**

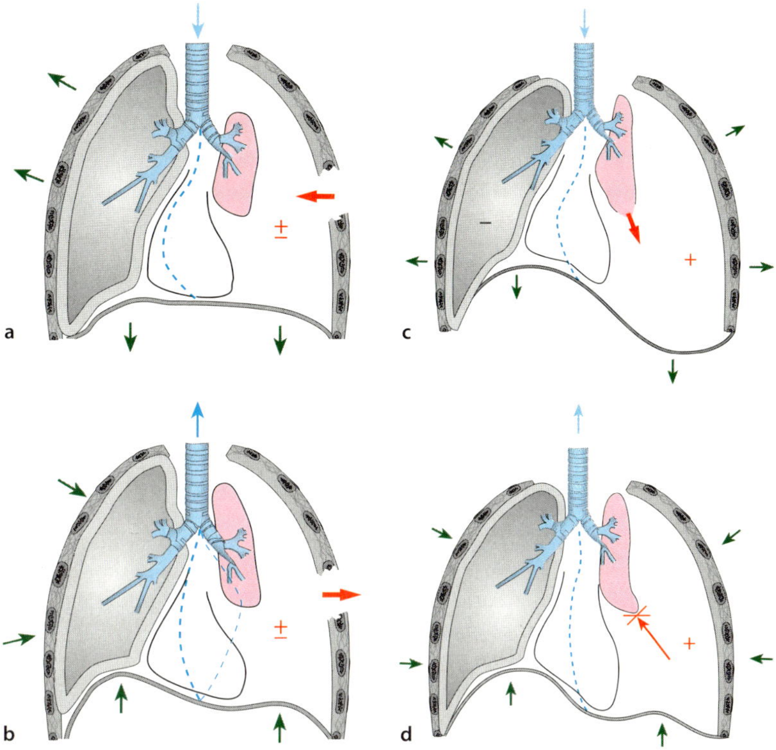


**Abb. 18.12a–d** Pneumothorax. **a, b.** Offener Pneumothorax. Luft kann ungehindert in die Pleurahöhle ein- und austreten; der intrathorakale Druck ändert sich wenig (±). **c, d.** Spannungspneumothorax. Luft dringt in die Pleurahöhle ein, kann aber nicht entweichen; der intrathorakale Druck kann bedrohlich ansteigen (+)

**Offener Pneumothorax.** Wenn auf einer Thoraxseite eine ausgedehnte Verletzung der Brustwand und der parietalen Pleura vorliegt, kann ungehindert Luft in den Pleuraraum eindringen (Inspiration) und wieder entweichen (Exspiration). Dabei bewegt sich das Mediastinum inspiratorisch in Richtung der unverletzten Thoraxhälfte und exspiratorisch in Richtung der verletzten Seite (Abb. 18.12a, b). Dieses **Mediastinalflattern** hat allerdings in der Regel keine deletären Auswirkungen auf das Herz-Kreislauf-System, kritisch ist jedoch die meist begleitende respiratorische Insuffizienz.

**Therapie.** Beim Auftreten einer respiratorischen Insuffizienz sollte der Patient intubiert und beatmet sowie die Brustwandverletzung mit einer sterilen Kompresse **locker** abgedeckt werden, um die Entwicklung eines Spannungspneumothorax zu verhindern. Wenn jedoch keine Beatmung möglich ist, – etwa unter den initialen Versorgungsbedingungen eines Großunfalls – ist die **luftdichte** Abdeckung gelegentlich die einzige Möglichkeit eine ausreichende Ventilation aufrechtzuerhalten; dabei besteht jedoch die Gefahr der Entwicklung eines Spannungspneumothorax.

**Spannungspneumothorax.** Wenn kontinuierlich während der Inspiration Luft in den Pleuraraum gelangt, aber aufgrund eines Ventilmechanismus nicht wieder entweichen kann, so entwickelt sich ein akut lebensbedrohlicher Spannungspneumothorax. Druck und Luftvolumen im Pleuraraum nehmen zu, die ipsilaterale Lunge wird komprimiert und das Mediastinum mitsamt dem Herzen zur kontralateralen Seite verdrängt (**Mediastinalverlagerung**, ◘ Abb. 18.12c, d). Durch Beatmung wird der Spannungspneumothorax aufgrund des intrapulmonalen Überdrucks verstärkt oder überhaupt erst ausgelöst.

**Symptome.** Es entwickeln sich rasch Zeichen der schweren respiratorischen und kardiozirkulatorischen Insuffizienz im Sinne eines **obstruktiven Schocks**: Dyspnoe, Tachypnoe, Hypoxie, Zyanose, Tachykardie (später Bradykardie), Hypotension und ein hoher ZVD bzw. gestaute Halsvenen.

**Therapie.** Bei rechtzeitiger Diagnosestellung lässt sich diese lebensbedrohliche Situation durch Legen einer **Thoraxdrainage** meist gut beherrschen (▶ Aus der Notfallpraxis). Diese Maßnahme soll schon im begründeten Verdachtsfall präklinisch durchgeführt werden. Im Zweifelsfall beidseitig drainieren! Notfallmäßig kann zunächst eine Entlastung mittels einer großlumigen Kanüle im 2. oder 3. Interkostalraum in der Medioklavikularlinie erfolgen. Die Kanüle muss jedoch bald durch eine großlumigere Thoraxdrainage ersetzt werden, da sie leicht dislozieren und durch Blutkoagel verstopfen kann.

**Aus der Notfallpraxis**

Nach einem schweren Verkehrsunfall in einer ländlichen Region findet der nachgeforderte Notarzt den Patienten im Rettungswagen vor. Der Patient sitzt auf der Trage und umklammert mit beiden Händen die unter der Decke angebrachte Stange für Infusionslösungen. Er ist zyanotisch, tachypnoeisch,

▼

sehr unruhig, leidet offensichtlich unter extremer Atemnot und kann kaum sprechen. Die Herzfrequenz beträgt 170/min. Die Rettungsassistenten haben soeben mit Mühe einen venösen Zugang gelegt. Eine rasche Auskultation des Thorax ergibt links kein Atemgeräusch. Der Notarzt diagnostiziert klinisch einen Spannungspneumothorax und entschließt sich zu folgendem Vorgehen: Er injiziert 50 mg Ketamin und führt dann linksseitig sofort eine Inzision des Thorax in der vorderen Axillarlinie durch, aus der sich unter hörbarem Pfeifen Luft entleert. In Ermangelung einer Thoraxdrainage legt er einen 7,5-mm-Tubus in den Pleuraspalt. Der Patient wird dann orotracheal intubiert und in Opioid-Benzodiazepin-Kombinationsnarkose unter Infusion von 1500 ml Ringer-Lösung in die Klinik transportiert. Die $psaO_2$ beträgt bei Ankunft in der Klinik 99 %, der Blutdruck 135/90 mmHg und die Herzfrequenz liegt bei 100/min.

**! Bei dringendem klinischem Verdacht auf einen Spannungspneumothorax darf mit der Thoraxdrainage nicht erst auf die radiologische Bestätigung der Diagnose gewartet werden.**

**Mediastinal- und Hautemphysem.** Entlang der bronchialen Bindegewebsscheide kann sich bei pulmonalen Verletzungen, häufig begleitet von einem Pneumothorax, Luft bis ins Mediastinum und in die Haut ausbreiten. Das **Pneumomediastinum** (Mediastinalemphysem) ist präklinisch nicht direkt zu diagnostizieren, wohl aber das Hautemphysem. Es ist meist nur ein Symptom, das die Aufmerksamkeit auf pulmonale oder tracheobronchiale Verletzungen (Trachealruptur, Bronchusruptur) bzw. Pneumothoraces lenken sollte. Ein sehr stark ausgeprägtes Pneumomediastinum aufgrund einer Bronchial- oder Trachealruptur kann jedoch zu einer akuten Vitalfunktionsverschlechterung im Sinne eines **obstruktiven Schocks** mit zusätzlichem Ventilationsversagen führen (sog. **kompressives Mediastinalemphysem**) und bedarf der sofortigen Entlastung durch eine kollare Mediastinotomie (► Abschn. 18.6.1).

## 18.6.3 Verletzungen der Atemwege und der Lunge

### Tracheal- und Bronchusruptur

Bei Ab- oder Einriss der Trachea entwickelt sich meist rasch ein Mediastinal- und Hautemphysem.

**Therapie.** Es sollte versucht werden, bei der Intubation den Tubus über die Läsion hinaus in die distale Trachea vorzuschieben. Die diagnostischen und therapeutischen Möglichkeiten für den Notarzt sind aber sehr begrenzt. Durch einen möglichst niedrigen Beatmungsdruck kann versucht werden, die Luftleckage so gering wie möglich zu halten.

### Lungenkontusion

Penetrierende Thoraxverletzungen führen zu umschriebenen Lungenverletzungen, meist kombiniert mit einem Hämatopneumothorax (▶ Abschn. 18.6.2). Die Lungenkontusion als Folge des stumpfen Traumas ist heute oft die wichtigste verlaufsbestimmende Verletzung im Rahmen eines Thoraxtraumas. Die Lungenkontusion führt vor allem zu Oxygenierungsstörungen, die sich meist erst einige Stunden nach dem Trauma voll manifestieren und bis zum Lungenversagen führen können (ALI, ARDS, ▶ Kap. 8.1.2).

**Therapie.** Therapeutisch ist in schweren Fällen (Hypoxie trotz Sauerstoffzufuhr) die Beatmung mit niedrigen Atemhubvolumina (6 ml/kg) und einem PEEP von zunächst etwa 5–10 mbar angezeigt (▶ Kap. 4.5); dieser kann jedoch die Entwicklung eines Lungenversagens offenbar nicht verhindern.

## 18.6.4 Verletzungen des Herzens und der großen Gefäße

### Herzkontusion

Eine Commotio oder Contusio cordis kann zu Rhythmusstörungen aller Art und Beeinträchtigung der myokardialen Kontraktionsfähigkeit führen. Die Symptomatik ähnelt gelegentlich der des Myokardinfarkts. Eine durch kurzfristige präkordiale Gewalteinwirkung (Fußtritt oder Faustschlag) hervorgerufene maligne Rhythmusstörung ist die zweithäufigste kardiale Todesursache bei jungen Sportlern! (Die häufigste ist eine hypertrophe Kardiomyopathie.) Die Letalität der Contusio cordis beträgt etwa 80 %!

**Therapie.** Die Behandlung ist grundsätzlich symptomatisch: Bei kreislaufwirksamen Rhythmusstörungen sind Antiarrhythmika, bei Ischämiezeichen Nitrate und bei Herzinsuffizienz Katecholamine indiziert (▶ Kap. 8.2.1). Vor allem aber gilt: Bei Kammerflimmern muss sofort defibrilliert werden.



**Perikardtamponade (Herztamponade, Herzbeuteltamponade).** Verletzungen des Myokards können zur Blutansammlung im Herzbeutel führen (Hämoperikard). Bei stumpfen Thoraxtraumen ist das Myokard relativ selten verletzt, häufig jedoch bei Stich- oder Schussverletzungen. Die Folge der Perikardtamponade ist, dass sich das Herz diastolisch nicht mehr hinreichend ausdehnen kann (◘ Abb. 18.11).

**Symptome.** Die Herzbeuteltamponade führt je nach Schockterminologie zum obstruktiven oder kardiogenen Schock mit den klassischen Symptomen der **Beck-Trias: Hypotension, leise Herztöne und hoher ZVD** bzw. **gestaute Halsvenen**. Zusätzlich besteht meist eine **Tachykardie**.

**Therapie.** Bei dringendem Verdacht auf eine kreislaufwirksame Perikardtamponade ist nach traditioneller Ansicht eine Perikardpunktion indiziert ▶ Abschn. 18.6.1). Diese wird jedoch vom ERC aktuell bei vermuteter traumatischer Herzbeuteltamponade nicht mehr empfohlen, da es keine Daten für einen Nutzen gibt und eine Herzverletzung nicht auszuschließen ist. Statt dessen wird betont, so schnell wie möglich eine Notfallthorakotomie durchzuführen; dies kann allerdings meist erst frühestens in der Notaufnahme durch entsprechend erfahrene Chirurgen geschehen.

**Traumatische thorakale Aortenruptur.** An ein **traumatisches akutes Aortensyndrom** muss vor allem beim **axialen Dezelerationstrauma** (z. B. Sturz aus großer Höhe) gedacht werden.

**Therapie.** Eine spezifische präklinische Therapie gibt es nicht. Der Blutdruck soll nicht über 90 mmHg angehoben werden (permissive Hypotension). Der Verdacht muss zum **sofortigen Transport** in eine **Klinik** mit einer Abteilung für Herz- und Thoraxchirurgie führen, da eine erfolgreiche Therapie wesentlich von der raschen operativen Intervention abhängt, die meist nur unter Einsatz einer Herz-Lungen-Maschine durchgeführt werden kann (▶ Kap. 11.3).

## 18.6.5 Thoraxtrauma: Zusammenfassung

Schwere Herz- und Gefäßverletzungen oder Tracheal- und Bronchusabrisse nach einem Thoraxtrauma sind akut lebensbedrohend, jedoch insgesamt (bei stumpfem Trauma) relativ selten. Die häufigste akute Vitalbedrohung nach einem Thoraxtrauma ist der **Spannungspneumothorax**. Die wichtigste verlaufsbestimmende Verletzung nach primär überlebtem Thoraxtrauma ist meist die Lungenkontusion. Die Prognose des Thoraxtraumas lässt sich durch eine frühe Intubation und Beatmung offenbar nicht positiv beeinflussen, sofern initial keine schwere respiratorische Insuffizienz vorliegt.

**Praktisches Vorgehen**

**Präklinische Versorgung des Thoraxtraumas**

- Vitalfunktionssicherung, Sauerstoffgabe, ggf. Intubation
- Oberkörperhochlagerung bei stabilem Kreislauf; bei Hypotension Flachlagerung
- Analgesie mit z. B. Morphin 5–10 mg i. v., im Schock alternativ oder zusätzlich Ketamin 25–100 mg i. v.; ggf. Intubationsnarkose
- bei **penetrierenden Thorax- oder Herzverletzungen** mit penetrierendem Agens in situ (z. B. Messer) Gegenstand nicht entfernen, sondern wenn möglich bis in die Klinik belassen
- bei **penetrierenden Thoraxverletzungen mit Verletzung großer Gefäße** zurückhaltende Infusionstherapie: zügiger Transport
- bei **offenen Thoraxverletzungen** vorzugsweise lockere Abdeckung mit sterilen Mullkompressen (bei luftdichtem Verband Gefahr des Spannungspneumothorax!)
- bei **Verdacht auf Spannungspneumothorax** Thoraxdrainage legen (relativ häufig; kann lebensrettend sein)
- bei **dringendem Verdacht auf Herzbeuteltamponade** Perikardpunktion (sehr selten; therapeutischer Nutzen fraglich)
- bei **dringendem Verdacht auf kompressives Mediastinalemphysem** kollare Mediastinotomie (sehr selten).

## 18.7 Bauchtrauma

Das Abdomen kann durch spitze, penetrierende Verletzungen oder – deutlich häufiger – **stumpfe Traumen** geschädigt werden. Ein Blutverlust nach außen ist beim stumpfen Bauchtrauma nicht zu erkennen. Es führt jedoch häufig zur **Ruptur innerer Organe** und dadurch zu starken, oft **lebensgefährlichen Blutungen nach intraabdominell**. Grundsätzlich können alle Bauchorgane betroffen sein: in erster Linie Milz und Leber, aber auch Darm, Mesenterialgefäße, V. cava, Niere, Pankreas und Zwerchfell (traumatische Zwerchfellhernie).

**Symptome.** Nach einem stumpfen Bauchtrauma stehen oft die Symptome eines akuten Abdomens (▶ Kap. 12.2) und/oder des hämorrhagischen Schocks (▶ Kap. 9.3) im Vordergrund. Die Verletzungen können nur in der Klinik sicher diagnostiziert und operativ therapiert werden. Die Schmerzlokalisation kann Hinweise auf die betroffenen Organe geben (■ Tab. 12.2).

**Therapie.** Eine sichere präklinische Möglichkeit der Blutstillung gibt es nicht. Daher soll nach schwerem Bauchtrauma ein Transport ins Krankenhaus nur durch unbedingt notwendige therapeutische Maßnahmen verzögert werden.

**Zweizeitige Organruptur.** Es muss stets daran gedacht werden, dass auch bei Fehlen schwerer hämodynamischer Veränderungen eine Organruptur vorliegen kann. Ein typisches Beispiel ist die **zweizeitige Milzruptur**: Durch das Trauma rupturiert zunächst das Parenchym, die Kapsel bleibt intakt. Es bildet sich ein in Ultraschall und CT erkennbares subkapsuläres Hämatom aus. Nach Stunden bis Tagen kann sekundär die Kapsel rupturieren, und es entwickelt sich in kürzester Zeit ein hämorrhagischer Schock.

**Praktisches Vorgehen**

**Präklinische Versorgung des Bauchtraumas**

- Vitalfunktionssicherung, Kreislaufstabilisierung, Infusionstherapie
- bei stabilem Kreislauf halbsitzende Lagerung mit Knierolle
- bei schwerem Trauma Indikation zur Intubation und Beatmung erwägen (Oxygenierungs- und Ventilationsstörungen durch Beeinträchtigung der Zwerchfellmotilität und Abnahme der funktionellen Residualkapazität bei Zwerchfellruptur und Verletzungen der Oberbauchorgane)
- offene abdominelle Wunden steril abdecken, ausgetretene Eingeweide nicht reponieren, sondern ebenfalls steril abdecken
- ausreichende Analgesie mit Opioiden, z. B. Morphin 5–10 mg i. v., im Schock alternativ oder zusätzlich Ketamin 25–100 mg i. v., vorher Schmerzlokalisation durch rasche Palpation aller 4 Quadranten erfragen und dokumentieren.

## 18.8 Mehrfachverletzung (Polytrauma)

**Definition.** Unter Polytrauma versteht man Verletzungen mehrerer Körperregionen oder Organe, von denen mindestens eine oder die Kombination mehrerer lebensbedrohlich ist.

**Einteilung.** Eine Einteilung in Schweregrade kann präklinisch anhand der zirkulatorischen Auswirkungen vorgenommen werden (◘ Tab. 18.3). Innerklinisch ist es üblich, die Traumaschwere mit dem Injury Severity Score (ISS) zu klassifizieren (◘ Tab. 18.4). Dies ist jedoch erst nach erfolgter kompletter Primärdiagnostik möglich.

**Tab. 18.3** Polytrauma

| | | |
|---|---|---|
| Schweregradeinteilung | Polytrauma I° | keine Schockzeichen |
| | Polytrauma II° | beginnender Schock |
| | Polytrauma III° | manifester Schock |
| Verletzungsmuster | Schädel und Gehirn | 60–90 % |
| | Thorax | 20–60 % |
| | Abdomen | 10–40 % |
| | Wirbelsäule | 5–10 % |
| | Arme | 30 % |
| | Beine und Becken | 70 % |
| Mortalitätsursachen | Schädel-Hirn-Trauma | 40–50 % |
| | schwere Blutung | 30–40 % |
| | Multiorganversagen | 5–10 % |

**Tab. 18.4** ISS-Klassifikation

| Körperregion | Verletzungsschwere (pro Körperregion) | Punkte |
|---|---|---|
| Weichteile | gering | 1 |
| Kopf/Hals | mäßig | 2 |
| Gesicht | schwer, nicht lebensbedrohlich | 3 |
| Thorax | schwer, lebensbedrohlich | 4 |
| Abdomen | kritisch, Überleben unsicher | 5 |
| Extremitäten | maximal | 6 |

Die Punkte der 3 schwersten Verletzungen werden erst quadriert und dann addiert. Diese Regel gilt für eine Verletzungsschwere bis zu 5 Punkten; 6 Punkte in einer Region ergeben per definitionem 75 Punkte. Bewertung: > 15 Punkte: Polytrauma; > 24 Punkte: schweres Polytrauma; 75 Punkte: maximales Polytrauma

**Verletzungsmuster.** Das Verletzungsmuster hängt stark vom jeweiligen Unfallmechanismus ab; ungefähre Angaben findet man ebenfalls in ◘ Tab. 18.3. Polytraumata sind insgesamt bei etwa 5–10 % aller Notarzteinsätze zu versorgen.

**Mortalitätsursachen.** In der Frühphase (innerhalb von 24 h nach dem Trauma) dominieren andere Ursachen als im späteren Behandlungsverlauf. Todesursachen in der Akutphase sind unüberlebbare Verletzungen (z. B. Dekapitation), schwerste Schädelhirntraumen, Verbluten (Ein- oder Abrisse großer Gefäße, schwere Organrupturen) oder schwere sonstige Störungen des kardiozirkulatorischen und respiratorischen Systems (z. B. Spannungspneumothorax, Atemwegsverlegung). Im weiteren Verlauf wird die Prognose des polytraumatisierten Patienten im Wesentlichen durch die Entwicklung eines Multiorganversagens und die Folgen der zerebralen Schäden bestimmt (◘ Tab. 18.3). Insgesamt ist die Letalität nach Polytrauma in den letzten Jahren deutlich zurückgegangen, sofern die Frühphase überlebt wird.

**Traumatisch-hämorrhagischer Schock.** Eine wesentliche Besonderheit des Polytraumas ist die häufige Koinzidenz zweier Schädigungsmechanismen des Gesamtorganismus:

- der **hämorrhagische Schock**, der zur durchblutungsbedingten Sauerstoffminderversorgung der Organe und in der Folge zur Aktivierung gewebeschädigender Mediatoren führt
- die **Gewebetraumatisierung** (vor allem Weichteil- und Muskeltraumen, Frakturen, Organquetschungen), die in noch stärkerem Maße zur unkontrollierten Aktivierung organschädigender Mediatoren führen kann.

Beide Schädigungen zusammen werden als traumatisch-hämorrhagischer Schock bezeichnet, dessen Schwere für die Entwicklung eines späteren Multiorganversagens entscheidend ist (▶ Kap. 9.3 und ◘ Tab. 9.1).

**Crush-Syndrom (Gewebstraumatisierung).** Werden große Muskelmassen zerstört, kann sich ein Crush-Syndrom ausbilden: Infolge der traumatischen Rhabdomyolyse entwickelt sich eine ausgeprägte Myoglobinämie und Myoglobinurie, die zum Verstopfen der Nierentubuli führen und ein akutes Nierenversagen auslösen kann. Ursachen sind z. B. ein ausgedehntes Polytrauma, Verschüttungen, aber auch Kindesmisshandlungen durch Schläge. Präklinisch ist eine ausreichende Infusionstherapie wichtig. In der Klinik wird eine forcierte Diurese (Urinproduktion über 100 ml/h) durch Volumen- und Diuretikagabe angestrebt. Zusätzlich sollte der Urin-pH durch Natriumbikarbonatinfusionen in den alkalischen Bereich angehoben werden, dadurch wird die tubuläre Myoglobinausfällung reduziert.

**Praktisches Vorgehen**

**Präklinische Versorgung des Polytraumas**

- Atemwegssicherung, Sauerstoffgabe, ggf. Intubation
- Beachtung spezifischer Verletzungsprobleme (z. B. SHT, Wirbelsäule, Thorax)
- Infusionstherapie mit Volumenersatzmitteln, möglichst über zwei großlumige venöse Zugänge
- Analgesie und Sedierung, in schweren Fällen Intubationsnarkose
- Blutungsquellen möglichst komprimieren, wenn unmöglich: zurückhaltende Infusionstherapie bis zu einem systolischen Blutdruck von etwa 70–90 mmHg und zügiger Transport ins nächste geeignete Krankenhaus.

**! Bei schwerem Volumenmangel kann durch Analgetika, Sedativa und Narkotika ein bedrohlicher Blutdruckabfall ausgelöst werden!**

## 18.9 Mehrere Verletzte

Schon mehr als 2 Schwerverletzte sind durch ein Rettungsteam (ein NA, zwei RA) kaum adäquat zu versorgen. Bei Großunfällen mit vielen Verletzten, erst recht bei Katastrophen ist eine sofortige individuelle medizinische Versorgung aller Verletzten unmöglich. Deshalb muss die vorhandene Kapazität an ärztlichen und nichtärztlichen Helfern so genutzt werden, dass der größtmöglichen Anzahl an Patienten die bestmögliche Hilfe zuteil wird. Bei Großunfällen sind (wenn dies nicht aufgrund der Meldung ohnehin schon veranlasst wurde) über die Leitstelle situationsangepasst weitere Rettungsmittel, Rettungspersonal und der Leitende Notarzt anzufordern. Letzterer leitet die Rettungsmaßnahmen zusammen mit dem Organisatorischen Leiter Rettungsdienst (OrgL), der für den technisch- organisatorischen Bereich der Notfallrettung zuständig ist.

**Sichtung.** Für einen geordneten Rettungsablauf ist es unabdingbar, zunächst eine Sichtung (Triage) der Patienten vorzunehmen und diese einer bestimmten **Versorgungskategorie** zuzuordnen; diese Zuordnung muss in regelmäßigen Abständen und abhängig von den dann zur Verfügung stehenden Ressourcen überprüft und ggf. modifiziert werden. Es gab und gibt verschiedene Sichtungsschemata. Aktuell wird von der deutschen Ärztekammer eines empfohlen, das 2002 auf einer von der deutschen Schutzkommission beim Bundesministerium des Innern organisierten Konsenskonferenz entwickelt wurde (Tab. 18.5). Dieses Sichtungsschema mit

**Tab. 18.5** Sichtungskategorien. Aktuell empfohlen von der Deutschen Ärztekammer

| Kategorie | Verletzungsausmaß | Maßnahme |
|---|---|---|
| I | akute vitale Bedrohung | Sofortbehandlung |
| II | schwer verletzt – schwer erkrankt | aufgeschobene Behandlungdringlichkeit |
| III | leicht verletzt – leicht erkrankt | spätere oder ambulante Behandlung |
| IV | keine Überlebenschance | Humanitäre und abwartende Behandlung |
| | Tote | Kennzeichnung |

den Kategorien I–IV soll sowohl für Katastrophen als auch für Großunfälle Anwendung finden; es entspricht der weltweit üblichen Systematik. Tote werden keiner Sichtungskategorie zugeordnet; sie werden vielmehr nach der Todesfeststellung durch einen Sichtungsarzt gesondert gekennzeichnet. Bei der Sichtung müssen alle Patienten mit einer unverwechselbaren Identifikationsnummer, der Sichtungskategorie (in römischen Zahlen und farbkodiert nach Ampelschema wie in Tab. 18.5) und einer Kurzdiagnose versehen werden. Hierzu gibt es entsprechende Verletztenanhängekarten, die am Patienten befestigt werden.

# Spezielle Unfälle und Verletzungen

## Lerninhalte

**Verbrennung:** Jede Verbrennung hat lokale Gewebezerstörungen und systemische Auswirkungen zur Folge, die bis zum Multiorganversagen führen können (Verbrennungskrankheit). In vielen Fällen liegt begleitend ein Rauchgasinhalationstrauma vor, das zur Kohlenmonoxidintoxikation und zum Lungenversagen führen kann und ggf. Intubation und Beatmung erforderlich macht. Ansonsten besteht die präklinische Therapie in Analgesie, Kühlungsbehandlung vor Ort, ausreichender Infusionstherapie mit kristalloiden Lösungen und dem sterilen Abdecken der Verbrennungswunden. Bei Hausbränden kann durch Kunststoffverbrennung eine Zyanidintoxikation hervorgerufen werden, die eine entsprechende Antidot-Therapie erfordert. **Hitzschlag:** Eine globale Hitzeeinwirkung bei unzureichender Wärmeabgabe kann in schweren Fällen zum lebensbedrohlichen Hitzschlag führen. Sofortige Kühlung verbunden mit Infusion kristalloider Lösungen sind die präklinischen Therapiemaßnahmen. **Unterkühlungen** können je nach Ausmaß zu kardiozirkulatorischen, zerebralen und metabolischen Störungen führen. Beim Eintreten eines Kreislaufstillstandes soll die Reanimation wegen der protektiven Wirkung der Hypothermie länger als sonst üblich fortgesetzt werden. **Ertrinken:** Die Unterscheidung zwischen Süß- und Salzwasserertrinken ist therapeutisch bedeutungslos. Meist sind Intubation und Beatmung, kombiniert mit adäquater Infusionstherapie erforderlich. **Taucherkrankungen:** Die notfallmedizinisch wichtigste Erkrankung im Zusammenhang mit dem Tauchen ist die Decompression Illness (DCI), die durch Stickstoffgasblasenbildung im Gewebe oder eine arterielle Gasembolie (AGE) hervorgerufen werden kann. Hier sind Sauerstoffzufuhr und der Transport in die nächste einsatzbereite Überdruckkammer entscheidend. **Stromunfälle:** Sowohl Nieder- als auch Hochspannungsunfälle können tödlich sein. Niederspannungsunfälle können lebensbedrohliche Rhythmusstörungen auslösen, Hochspannungsunfälle schwerste Gewebezerstörungen. Der Blitzschlag ist eine Sonderform der Hochspannungsunfälle. **Verätzungen** sollen präklinisch ausgiebig gespült werden und erfordern eine adäquate Schmerztherapie.

## 19.1 Thermische Notfälle

Thermische Notfälle werden durch Hitze- oder Kälteeinwirkung hervorgerufen (▣ Tab. 19.1). Für den Notarztdienst am wichtigsten ist die Verbrennung. Andere Hitzenotfälle kommen in unserer Region fast nur im Hochsommer vor, und Kältenotfälle sind natürlich überwiegend auf den Winter und bestimmte Regionen (Gebirge) beschränkt.

**Tab. 19.1** Übersicht über die thermischen Notfälle

| | | |
|---|---|---|
| Notfälle durch Hitzeeinwirkung | Verbrennung | lokale Schädigungen der Haut oder Schleimhaut |
| | Hitzschlag | globale Überwärmung des Gesamtorganismus |
| | Hitzeerschöpfung | Dehydratation durch starke Volumenverluste aufgrund starken Schwitzens |
| | Hitzekrämpfe | Muskelkrämpfe durch Natriumverluste aufgrund starken Schwitzens |
| | Sonnenstich | Überwärmung des Gehirns |
| | Hitzeohnmacht | Synkope durch vasovagale Fehlregulation |
| Notfälle durch Kälteeinwirkung | Unterkühlung | globale Kälteeinwirkung auf den Gesamtorganismus |
| | Erfrierung | lokale Kälteeinwirkung auf begrenzte Körperregionen |

## 19.1.1 Verbrennung

**Ursachen.** Ursachen für notfallmedizinisch bedeutsame Verbrennungen sind offenes Feuer (Hausbrand, ► Aus der Notfallpraxis), Verbrühungen mit heißen Flüssigkeiten oder auch Stromunfälle (► Abschn. 19.3).

**Pathophysiologie.** Die Verbrennung führt neben der primären lokalen Gewebeschädigung über eine Mediatorfreisetzung (z. B. Zytokine, Proteinasen) auch zu einer Schädigung des Gesamtorganismus (**Verbrennungskrankheit**). Es entwickelt sich ein generalisierter Kapillarschaden mit erhöhter Permeabilität. Zusammen mit den Flüssigkeitsverlusten über die Wunde entsteht bei schweren Verbrennungen (über 25 % Körperoberfläche) ein erheblicher Volumenmangel bis hin zum hypovolämischen Schock. Die sekundäre lokale Hitzeschädigung (sog. »Nachbrennen« durch überhitzte Gewebeareale) kann durch lokale Kältebehandlung, meist mit kaltem Wasser, vermindert werden, sofern diese in den ersten Minuten nach dem Trauma geschieht.

**Aus der Notfallpraxis**

Bei einem Hausbrand kann sich ein Patient aus seiner brennenden Wohnung nicht selbst befreien. Er wird von den Feuerwehrleuten aus dem Haus in den Rettungswagen getragen. Beide Arme und Beine sowie das Gesicht sind schwer verbrannt. Der Patient ist wach und stöhnt vor Schmerzen. Ein peripher-venöser Zugang kann nicht gefunden werden. Der Notarzt injiziert dem Patienten zunächst zur Analgesie 100 mg Ketamin i. m. und legt dann ausnahmsweise einen Katheter in die V. femoralis. Darüber werden zur Intubation 20 mg Etomidate und 0,1 mg Fentanyl injiziert und in den nächsten 30 min 1000 ml Ringerlösung infundiert. Der Patient wird mit 100 % $O_2$ beatmet und erhält weitere 0,3 mg Fentanyl und 10 mg Diazepam. Nach Entkleidung wird die Verbrennungsausdehnung auf etwa 60 % geschätzt. Der Patient wird in die Universitätsklinik transportiert und nach Primärversorgung der Wunden am nächsten Morgen in ein Verbrennungszentrum transferiert. Er stirbt einen Monat später am Multiorganversagen.

**Rauchgasvergiftung.** Bei Verbrennungen durch Feuer in geschlossenen Räumen muss immer an ein begleitendes Inhalationstrauma durch Rauchgasvergiftung gedacht werden, das auch isoliert ohne äußerliche Verbrennungen vorliegen kann. Der heiße Rauch kann Reizgase, Kohlenmonoxid und Zyanide enthalten. Die Prognose wird durch folgende Schädigungen erheblich verschlechtert:

- direkte thermische Atemwegs- und Lungenschädigung durch Feuer und heiße Gase
- Bronchospasmus, Atemwegsschwellung und Lungenödem durch Reizgase (▶ Kap. 8.1, ▶ Kap. 11.2 und ▶ Kap. 20.2.16)
- Kohlenmonoxidvergiftung bei unvollständiger Verbrennung (▶ Kap. 20.2.13)
- Zyanidvergiftung bei Hausbrand durch Kunststoffverbrennung (▶ Kap. 20.2.13).

**Verbrennungsschwere.** Die Schwere der Verbrennungskrankheit ist etwa direkt proportional zur verbrannten Körperoberfläche (KOF) und darüber hinaus abhängig von der Tiefe der Hautzerstörung. Diese wird mit 3 Verbrennungsgraden beurteilt, und das Ausmaß der Verbrennung wird bei Erwachsenen orientierend mit Hilfe der »Neunerregel« nach Wallace abgeschätzt (◘ Abb. 19.1).

**Eine andere Faustregel besagt: In jeder Altersgruppe entspricht 1 Patientenhandfläche (inkl. der Finger) etwa 1 % KOF.**

**Verbrennungsgrade**

- **Verbrennung I°** Hautrötung (Hyperämie); für die Prognose der Verbrennung wenig bedeutsam
- **Verbrennung II°** Teilzerstörung der Oberhaut, evtl. mit Blasenbildung; Hautregeneration möglich
- **Verbrennung III°** Zerstörung der Haut bis in die Subkutis; Hautregeneration nicht mehr möglich; Extremform: Verkohlung (wird auch manchmal als Verbrennung IV° bezeichnet).

**Abschätzung der verbrannten Körperoberfläche (KOF)** nach *Wallace*

- Kopf und Hals zusammen 9 %
- Linker und rechter Arm je 9 %
- Linker und rechter Unterschenkel je 9 %
- Linker und rechter Oberschenkel je 9 %
- Thoraxvorderseite und -rückseite je 9 %
- Abdomenvorderseite und -rückseite je 9 %
- Das fehlende Prozent wird oft der Genitalregion zugerechnet.
- Bei Kindern ist der Anteil von Kopf und Hals an der KOF etwa 10 % höher zu veranschlagen (also etwa 19 %), die anderen Regionen etwa je 1 % niedriger.

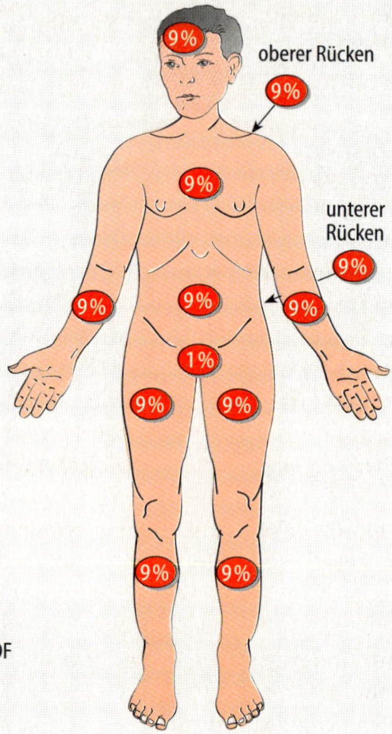


**Abschätzung der benötigten Infusionsmenge**
nach *Parkland-Formel*

- Infusionsmenge/24 h = 4 ml/kg * % verbrannter KOF
- Die Formel gilt für Elektrolytlösungen.
- Die Hälfte soll innerhalb der ersten 8 h infundiert werden.
- Zusätzlich muß der Basisbedarf gedeckt werden: 30–40 ml/kg/die.



**Abb. 19.1** Verbrennung

**Therapie.** Die präklinisch wichtigsten therapeutischen Maßnahmen sind Analgesie und Kühlung, Volumentherapie und – besonders bei begleitendem Inhalationstrauma – die Atemwegssicherung.

**Kühlung.** Die Kühlung der Verbrennungsareale mit kaltem bis lauwarmem Wasser oder feuchten Tüchern hat neben der möglichen Reduktion der Verbrennungsschwere auch eine ausgeprägte analgetische Wirkung. Die Wassertemperatur sollte etwa 15–20 °C betragen, also nicht etwa Eiswasser! Dieses Vorgehen ist indiziert bei kleinflächigen Verbrennungen (< 15 %) innerhalb der ersten 30 min und sollte dann etwa 10–20 min durchgeführt werden. Eine Unterkühlung des Patienten ist unbedingt zu vermeiden, denn eine Hypothermie erhöht die Letalität signifikant. Daher soll bei großflächigen Verletzungen über 15 % sowie bei Kleinkindern und Säuglingen, die zu den häufigsten Verbrennungs- und Verbrühungsopfern gehören, auf eine Kühlung verzichtet werden.

**Analgesie und Venenzugang.** Analgetisch können wie bei anderen Traumen auch Opioide gegeben werden, allerdings ist gerade bei schweren Verbrennungen insbesondere Ketamin sehr gut geeignet: sei es in analgetischer Dosis (0,2–0,4 mg/kg), sei es in narkotischer Dosis (1–3 mg/kg) mit Intubation und Beatmung. Ketamin kann bei großflächigen Verbrennungen auch zunächst i. m. gegeben werden, wenn noch kein venöser Zugang gelegt werden konnte. Begleitend zur Ketamingabe können Benzodiazepine die unangenehmen halluzinogenen Nebenwirkungen kupieren (z. B. Midazolam beim Erwachsenen 2–3 mg bei reiner Analgesie mit Ketamin, 5–10 mg bei Ketamin zur Narkose). Der Venenzugang soll nicht in verbrannten Arealen gelegt werden. Gelingt es nicht, innerhalb angemessener Zeit einen Zugang zu etablieren, soll eine intraossäre Nadel gelegt werden.

**Atemwegssicherung.** Bei ausgeprägten Verbrennungen sollte – wie beim schweren Polytrauma – eine bereits präklinische Narkoseeinleitung mit Intubation und Beatmung erwogen werden, sofern der Notarzt diese Verfahren beherrscht. Liegen Verbrennungen im Gesichtsbereich, Mund und Rachen vor – all das deutet auf ein Inhalationstrauma hin, so soll die Intubation vorgenommen werden, bevor Schwellungen im Bereich der oberen Atemwege sie immer schwieriger werden lassen.

**Volumentherapie.** Neben der Atemwegssicherung und Analgesie steht die ausreichende Volumentherapie mit Vollelektrolytlösungen im Mittelpunkt jeder Erstversorgung von Patienten mit schweren Verbrennungen. Die benötigte Menge ist von der verbrannten KOF abhängig. Mit speziellen Formeln wie der Parkland-Formel (▪ Abb. 19.1) lässt sich die Infusionsmenge quantitativ abschätzen. Darüber hinaus ist der Volumenbedarf wie sonst auch vom aktuellen Volumenstatus und von der Kreislaufsituation abhängig. Eine Überinfusion ist zu vermeiden, da sie das sich entwickelnde Ödem verstärken kann.

**Zur Orientierung: Beim Erwachsenen mit schwerer Verbrennung sollen bis zur Ankunft in der Klinik (innerhalb der 1. Stunde nach der Verbrennung) etwa 1000 ml Vollelektrolytlösung infundiert werden, bei Kindern etwa 20 ml/kg.**

**Sekundärverlegung Schwerbrandverletzter.** In der Klinik erfolgen Intensivbehandlung und die frühzeitige chirurgische Nekroseabtragung (Escharotomie). Wenn möglich sollten großflächige Verbrennungen, insbesondere von Kindern, in Zentren behandelt werden, die auf Verbrennungen spezialisiert sind. Ist das nächste Verbrennungszentrum zu weit entfernt oder nicht aufnahmebereit, kann die klinische Erstversorgung in jeder Klinik erfolgen; von dort aus wird dann die Sekundärverlegung in ein Verbrennungszentrum organisiert. Die zentrale Vermittlungsstelle für Verbrennungspatienten befindet sich in Hamburg (▶ Telefonnummern im Anhang). Als Indikationen für eine Verlegung in ein Brandverletztenzentrum gelten:
- drittgradige Verbrennungen des Gesichtes, der Hände, der Füße oder Verbrennungen anderer, besonders komplizierter Lokalisationen einschließlich elektrischer Verbrennungen
- Verbrennungen zweiten Grades >20% der Körperoberfläche, bei Kindern >10%
- Verbrennungen dritten Grades >10 % der Körperoberfläche
- Inhalationstrauma (ohne Rücksicht auf Grad und Ausdehnung der äußeren Verbrennung).

### Praktisches Vorgehen

**Präklinische Therapie der Verbrennung**
- Vitalfunktionssicherung, Sauerstoffgabe (besonders bei Rauchgasvergiftung)
- Venenpunktion möglichst nicht im Bereich verbrannter Hautareale
- Kühlung bei Verbrennungen < 15% KOF und innerhalb der ersten 30 Minuten nach Trauma: Kühlung für 10–20 min mit 15-20° kaltem Wasser; dieses über die verbrannten Hautareale fließen lassen oder immer neue Wasser-getränkte Kompressen auflegen
- bei Verbrennungen > 15 % KOF sowie bei Kleinkindern und Säuglingen wegen Hypothermiegefahr keine Kühlung

▼

- ausreichende Analgesie mit Opioiden (Morphin oder Dipidolor 0,05–0,1 mg/kg i. v.) und/oder Ketamin (0,2–1 mg/kg i. v./i. o. oder etwa die dreifache Menge i. m.)
- zur Sedierung Midazolam 0,05–0,1 mg/kg i. v.
- frühzeitige Indikationsstellung zur Intubationsnarkose bei schweren Verbrennungen, Verbrennungen im Gesichtsbereich, Mund und Rachen und Inhalationstrauma
- Infusionstherapie mit kristalloiden Lösungen, präklinisch beim Erwachsenen mit schweren Verbrennungen etwa 1000 ml
- bei Rauchgasinhalation inhalative Kortikoide (z. B. 2–4 Hübe Budesonid alle 5–10 min) und ggf. Bronchospasmolytika (z. B. Fenoterol 2 Hübe, evtl. plus Theophyllin 200–400 mg i. v.; Dosierungen gelten für Erwachsene)
- bei Hinweis auf Kohlenmonoxidintoxikation Zufuhr von möglichst 100 % Sauerstoff
- bei Hinweis auf Zyanidintoxikation Hydroxocobalamin 5 g i. v.; wenn nicht vorhanden: 4-DMAP 3 mg/kg i. v. gefolgt von Natrium-Thiosulfat (Dosierungen gelten für Erwachsene),
- verbrannte Körperareale zum Schutz vor Verschmutzung, Infektion und Wärmeverlust mit steriler Folie abdecken (Metalline-Tücher)
- Verlegung der Patienten mit schweren Verbrennungen (> 20 % KOF; Kinder über 10 % KOF; Inhalationstrauma) möglichst in Verbrennungszentren.

## 19.1.2 Notfälle durch globale Hitzeeinwirkung

**Pathophysiologie.** Die Wärmeabgabe des Menschen erfolgt über verschiedene Mechanismen:

- **Wärmeabstrahlung**: Nur wirksam bei Umgebungsgegenständen mit Temperaturen < 37 °C
- **Leitung und Konvektion**: Direkte Wärmeabgabe an das Umgebungsmedium proportional zum Temperaturgradienten; nur wirksam bei Umgebungstemperaturen < 37 °C
- **Verdunstung von Wasser an der Körperoberfläche**: Die Erzeugung von Verdunstungskälte durch Verdunstung von Schweiß (Perspiratio sensibilis) und Diffusionswasser (Perspiratio insensibilis) ist die einzige Möglichkeit der Wärmeabgabe bei Umgebungstemperaturen > 37 °C.

Die **Wärmeabgabe** wird durch hohe Umgebungstemperaturen, hohe Luftfeuchtigkeit und Bekleidung beeinträchtigt.

> **Hyperthermie und Hitzschlag entwickeln sich, wenn die Wärmezufuhr plus Wärmeproduktion größer ist als die Wärmeabgabe. Besonders gefährdet sind Kleinkinder und alte Menschen.**

## Hitzschlag

**Ursache.** Beim Hitzschlag liegt eine globale Überwärmung des Gesamtorganismus durch unzureichende Wärmeabgabe bei Versagen der Temperaturregulationsmechanismen vor. Folgende Formen des Hitzschlags werden unterschieden:
- **Klassischer Hitzschlag** (»classic heat stroke«, CHS) durch hohe Umgebungstemperaturen, auch ohne besondere Anstrengung des Patienten
- **Anstrengungshitzschlag** (»exertion heat stroke«, EHS) durch extreme Anstrengung in warmer Umgebung und/oder hoher Luftfeuchtigkeit; meist bei jungen Erwachsenen

**Risikofaktoren** sind Dehydratation, Alkoholgenuss, Adipositas, vorbestehende Kreislauferkrankungen, Hyperthyreose, Phäochromozytom und verschiedene Medikamente und Drogen, die in die Temperaturregulation eingreifen, wie β-Blocker, Kalziumkanal-Blocker, Anticholinergika, Amphetamine und Kokain.

**Symptome.** Trockene, warme Haut (Hyperthermie > 40 °C), Desorientiertheit, Bewusstlosigkeit, Übelkeit, Erbrechen, Tachykardie, Hypotension (zu Beginn auch Hypertension), Krämpfe, Schock. Im weiteren Verlauf entwickelt sich oft ein Multiorganversagen, v. a. eine Leberfunktionsstörung.

**Praktisches Vorgehen**

**Therapie des Hitzschlags**
- Vitalfunktionssicherung, Sauerstoffgabe
- Patient so bald wie möglich in kühle Umgebung verbringen
- sofortiger Beginn einer externen Kühlung mit allen verfügbaren Mitteln, z. B. mit kaltem Wasser, Verbringen in eine Kühlkammer o. ä.
- möglichst Oberkörperhochlagerung; bei Hypotension Flach- oder Schocklagerung
- Infusionstherapie mit Vollelektrolytlösungen (500–1000 ml)
- bei zerebralen Krampfanfällen antikonvulsive Therapie (z. B. Diazepam 5–10 mg i. v.; ► Kap. 14.2)
- immer Krankenhauseinweisung!

**Der Hitzschlag ist eine akut lebensbedrohliche Erkrankung mit hoher Letalität! Mit den Kühlungsmaßnahmen muss so früh wie möglich, d. h. bereits präklinisch, begonnen werden.**

## Hitzeerschöpfung

**Ursache.** Bei der Hitzeerschöpfung steht nicht die Hyperthermie, sondern der **Flüssigkeitsverlust** im Vordergrund. Starkes Schwitzen bei unzureichender Flüssigkeitszufuhr führt zu **Dehydratation** (► Kap. 13.3.2).

**Symptome.** Hyperthermie, Benommenheit, Erschöpfung, Verwirrtheit, starker Durst, Myalgie und Kopfschmerzen.

**Therapie.** Sie entspricht der des Hitzschlags mit stärkerer Betonung der Volumengabe.

## Hitzekrämpfe

**Ursache/Symptome.** Werden kochsalzarme Getränke (z. B. reines Wasser) als Flüssigkeitsersatz bei starkem Schwitzen gewählt, kann es durch einen Nettoverlust von Natrium über Elektrolytimbalancen zu **Muskelkrämpfen** kommen (keine zerebralen Krämpfe!).

**Therapie.** Therapeutisch sind Infusionen von Vollelektrolytlösungen und Trinken kochsalzhaltiger Getränke indiziert. Eine Krankenhauseinweisung ist meist nicht nötig.

## Sonnenstich (Insolation)

**Ursache.** Ein Sonnenstich ist die Folge einer **Überhitzung** des **Gehirns**, meist durch direkte, lang anhaltende, intensive Sonneneinstrahlung bei unbedecktem Kopf. Das führt zu meningealen Reizerscheinungen und in schweren Fällen zum Hirnödem (► Kap. 18.4.1).

**Symptome.** Roter, heißer Kopf, Benommenheit, Schwindel, Übelkeit, Erbrechen, Kopfschmerzen (die durch Beugung des Kopfes verstärkt werden: **Meningismuszeichen**) bis hin zu zerebralen Krampfanfällen (► Kap. 14.2).

**Therapie.** Sie erfolgt wie beim Hitzschlag, jedoch mit stärkerer Betonung der Kühlung des Kopfes und ggf. der antikonvulsiven Therapie. In schweren Fällen muss der Sonnenstich wie ein Hirnödem behandelt werden. Eine Kortikoidtherapie ist umstritten. Eine Krankenhauseinweisung ist in schweren Fällen erforderlich.

### Hitzeohnmacht

**Ursache.** Nach längerem Aufenthalt in warmer Umgebung kann sich besonders bei längerem Stehen eine vasovagale Synkope (▶ Kap. 8.3.2) entwickeln. Starke Überhitzung oder schwere Hypovolämie liegen nicht vor. Alternative Bezeichnungen sind: Hitzekollaps, Hitzesynkope.

**Symptome.** Plötzlicher Bewusstseinsverlust (»Schwarzwerden vor Augen«); das Bewusstsein kehrt im Liegen in der Regel rasch wieder.

**Therapie.** Therapeutisch reichen meist Basismaßnahmen wie Verbringen in kühlere Umgebung, Entkleidung des Oberkörpers, Flachlagerung mit erhöhten Beinen und kalte Getränke aus. Eine Krankenhauseinweisung ist in der Regel nicht nötig.

## 19.1.3 Unterkühlung

**Ursache.** Wird der Organismus längere Zeit ungeschützt einer niedrigen Umgebungstemperatur ausgesetzt, ist die endogene Wärmeproduktion schließlich nicht mehr in der Lage, die normale Körperkerntemperatur (KKT) von etwa 37 °C aufrechtzuerhalten. Begünstigend für eine Unterkühlung wirken äußere Faktoren wie niedrige Außentemperatur mit hoher Luftfeuchtigkeit, Immersion im kalten Wasser (Beinaheertrinken, ▶ Abschn. 19.2.1), hohe Windgeschwindigkeit, geringe Bekleidung und lange Kälteexpositionszeit. Hinzu können individuelle Faktoren kommen: große Körperoberfläche relativ zum Volumen (Kinder!), schlechter Allgemeinzustand (alte und kranke Patienten!) und Unterernährung.

> **Hypothermie entsteht, wenn die Wärmeabgabe größer ist als die Wärmezufuhr plus endogener Wärmeproduktion. Besonders gefährdet sind kleine Kinder und alte Menschen.**

**Symptome.** Die klinischen Symptome sind abhängig vom Ausmaß der Unterkühlung (◻ Tab. 19.2). Bei leichter Unterkühlung (bis etwa 32 °C) resultiert eher eine Erregungssteigerung und Frierreaktion mit Kältezittern und Hyperventilation. Es entwickeln sich eine metabolische Azidose und Hyperglykämie. Unter 32 °C bis etwa 28 °C nimmt die Erregung dann ab und es kommt zu Somnolenz, Teilnahmslosigkeit und Muskelstarre. Die Azidose verstärkt sich, die Hyperglykämie kann in eine Hypoglykämie umschlagen. Bei noch tieferen Temperaturen (< 28 °C) wird der Patient bewusstlos, hypotensiv und atmet nur noch langsam. Es droht Kammerflimmern. Unter etwa 24 °C schließlich ist der Pa-

■ **Tab. 19.2** Hypothermie: Schweizer Klassifikationssystem (SKS). *KKT* Körperkerntemperatur

| Stadium | Symptomatik | KKT |
|---|---|---|
| I | Patient ist bei Bewusstsein und friert | 35–32 °C |
| II | Patient ist somnolent und friert nicht mehr | 32–28 °C |
| III | Patient ist bewusstlos | 28–24 °C |
| IV | Atemstillstand, keine Lebenszeichen | < 24 °C |
| V | Tod durch Hypothermie; irreversibel | |

tient »scheintot« mit klinisch nicht mehr feststellbaren Vitalfunktionen. Die exakte KKT-Messung ist allerdings für die initiale Therapie nicht obligat und oft auch gar nicht möglich, da übliche Thermometer für Temperaturen <35 °C nicht geeignet sind; wenn möglich sollten spezielle epitympanale oder ösophageale Thermometer eingesetzt werden. Das ERC empfiehlt folgende dreistufige Terminologie:

- milde Hypothermie: 35–32 °C; entspricht dem Stadium I nach SKS
- moderate Hypothermie: 32–28 °C; entspricht dem Stadium II nach SKS
- schwere Hypothermie: <28 °C; fasst die Stadien III-V nach SKS zusammen.

**Therapie.** Neben der Vitalfunktionsstabilisierung sind in erster Linie die Beendigung der Kälteexposition und die vorsichtige Wiedererwärmung wichtig. Folgende Vorgehensweisen werden unterschieden:

- **passive Wiedererwärmung** durch Zudecken des Patienten mit Wolldecken, Wärme- oder Alufolie zur Verhinderung weiteren Wärmeverlustes
- **aktive äußere Wiedererwärmung** durch heiße Umschläge, Wärmflaschen oder eine **Hibler-Packung**. Darunter versteht man ein mehrfach zusammengefaltetes, von innen mit heißem Wasser befeuchtetes, Leinentuch, das ausschließlich um den Rumpf gewickelt wird. In der Klinik werden meist – bei Patienten mit eigenem Kreislauf – Warmluft-Gebläse-Decken eingesetzt.
- **aktive innere Wiedererwärmung** durch heiße Getränke, angewärmte Atemluft oder warme Infusionslösungen. Die präklinischen Möglichkeiten sind hier aber sehr beschränkt: selbst wenn z. B. 40 °C warme Infusionen verfügbar sind, haben diese nur marginale Auswirkungen auf die KKT (1000 ml 40°

warme Infusionslösung steigert die KKT um nur etwa 0,3 °C). Die bevorzugte Erwärmungsmethode für Patienten ohne Kreislauf (unter CPR) ist in der Klinik die extrakorporale Zirkulation mit Herz-Lungen-Maschine.

**Komplikationen.** Der Patient ist während der Rettung durch schwerwiegende Komplikationen bedroht, die letztlich zum Tod führen können (**Bergungstod**):

- **Kammerflimmern**: Das hypotherme Herz hat eine niedrige Flimmerschwelle. Kammerflimmern kann durch heftige Bewegungen während der Rettung oder bei der Gabe von Katecholaminen ausgelöst werden. Eine Bradykardie ist bei Hypothermie physiologisch und soll normalerweise nicht durch Katecholamine therapiert werden.
- **Nachkühlung** (»after-drop«): Die Körperkerntemperatur nimmt weiter ab, obwohl der Patient peripher wärmer wird.
- **Wiedererwärmungskollaps**: Blutdruckabfall durch periphere Vasodilatation, besonders bei aktiver Wiedererwärmung unter Einbeziehung der Extremitäten. In dieser Phase besteht ein hoher Volumenbedarf.

**Reanimation bei unterkühlten Patienten.** Hypothermie hat einen generell organprotektiven und vor allen Dingen zerebroprotektiven Effekt. Durch Hypothermie wird der Sauerstoffverbrauch der Zellen um ca. 6 % pro 1 °C-Abnahme der Körperkerntemperatur gesenkt. Der Sauerstoffverbrauch ist bei 28 °C bereits um etwa 50 % reduziert und bei 22 °C sogar um 75 %. Daher ist bei einem hypothermen Kreislaufstillstand die Wiederbelebungszeit erheblich verlängert. Reanimationsmaßnahmen sollten daher großzügig begonnen und normalerweise bis zur Erwärmung des Patienten auf über 35 °C fortgesetzt werden. Praktisch bedeutet das: Fortsetzung der Reanimation bis in die Klinik! Bei sehr niedriger Körpertemperatur gelingt oft die Defibrillation nicht. Nach drei vergeblichen Versuchen sollten weitere Defibrillationen erst bei über 30 °C durchgeführt werden. Adrenalin und andere Medikamente sollten bei tiefer Hypothermie gar nicht gegeben werden, sondern erst, wenn die Körpertemperatur wieder mindestens 30 °C beträgt, und dann in etwa doppelt so langen Zeitintervallen wie üblich (also Adrenalin alle 6–10 min). Ab 35 °C soll dann wieder »normal« reanimiert werden.

> **Für die Reanimation Unterkühlter gilt der Merksatz: »No one is dead until warm and dead!«**

**Praktisches Vorgehen**

**Präklinische Therapie der Hypothermie**

- möglichst schonende Rettungsmaßnahmen
- Verhindern weiteren Wärmeverlustes (passive Wiedererwärmung)
- Temperatur kann rektal mit einem Spezialthermometer gemessen werden
- bei milder Hypothermie: warme Getränke, Wärmflaschen und warme Decken (aktive Wiedererwärmung)
- bei moderater und tiefer Hypothermie: aktive Wiedererwärmung unterAussparung der Extremitäten (Hibler-Packung)
- Sauerstoffgabe; bei Atemstillstand oder schwerer respiratorischer Insuffizienz: Intubation und Beatmung
- ausreichende Volumentherapie (z. B. RL 1000–2000 ml) in der Wiedererwärmungsphase
- Kortikoide und Barbiturate sind ohne nachgewiesenen positiven Effekt.

**Besonderheiten bei der Reanimation stark hypothermer Patienten**

- Reanimationsmaßnahmen fortsetzen bis zur Erwärmung des Patienten auf über 35 °C
- ggf. Transport unter Reanimationsmaßnahmen bis in die Klinik (wenn möglich mit herzchirurgischer Abteilung: Möglichkeit der extrakorporalen Zirkulation!)
- bei Temperatur unter 30 °C: maximal 3 Defibrillationsversuche
- Adrenalin und andere Medikamente erst über 30 °C Körpertemperatur.

### 19.1.4 Erfrierungen

**Ursachen.** Erfrierungen entstehen durch lokale, schwere Unterkühlung schlecht geschützter Körperregionen.

**Symptome.** Sie ähneln im Aussehen den Verbrennungen und werden analog in verschiedene Grade (1–4) eingeteilt.

**Therapie.** Präklinisch ist keine spezifische Therapie möglich. Nach den aktuellen AHA/ARC-Empfehlungen sollen die erfrorenen Körperteile in etwa 37–40 °C warmem Wasser für ca. ½ h erwärmt werden. Die Wiedererwärmung tut weh! Daher auf ausreichende Analgesie achten.

## 19.2 Unfälle im Wasser

### 19.2.1 Ertrinken

**Ursache.** Oft sind es Badeunfälle bei Nichtschwimmern, aber auch geübte Schwimmer sind durch Erschöpfungen gefährdet. Außerdem können kleine Kinder in flachen Gewässern, z. B. Gartenzierteichen ertrinken. Im Winter ist das Einbrechen durchs Eis beim Schlittschuhlaufen typisch.

> **Ertrinkungsunfälle gehen oft mit Unterkühlung (▶ Abschn. 19.1.3) einher.**

**Symptome.** Ertrinken führt letztlich immer zur Hypoxie: **Ertrinken ist Ersticken unter Wasser**. Die hypoxischen Schäden sind entweder noch zumindest partiell reversibel oder irreversibel (Tod durch Ertrinken). Meist kommt es zur Aspiration von Wasser, in seltenen Fällen (ca. 10 %) durch einen reaktiven Laryngospasmus aber auch nicht. Letzteres wurde früher auch als »trockenes Ertrinken« vom gewissermaßen normalen »nassen Ertrinken« (durch Flüssigkeitsaspiration) abgegrenzt. Diese Begriffe sollen aber nach den neuen Empfehlungen des ERC nicht mehr benutzt werden. Gleichfalls nicht mehr empfohlen wird die Abgrenzung von »Beinahe-Ertrinken« vom »vollständigen« Ertrinken; vielmehr wird jeder Vorgang, der mit bedrohlicher Asphyxie durch Eintauchen der Atemwege unter Wasser (oder einer anderen Flüssigkeit) einhergeht, als »Ertrinkungsunfall« oder einfach »Ertrinken« bezeichnet. Dieser kann tödlich ausgehen oder überlebt werden. Terminologisch unterschieden wird weiterhin folgendes:
- **Immersion:** Untertauchen eines Teils des Körpers unter Wasser (oder einer anderen Flüssigkeit). Um zu ertrinken, müssen mindestens das Gesicht oder die Mund- und Nasenöffnungen eingetaucht sein. Kleinkinder beispielsweise können im flachen Gewässer (Gartenteich) durch Immersion ertrinken.
- **Submersion:** Hier befindet sich der gesamte Körper unter der Flüssigkeitsoberfläche. Ertrinken im Rahmen von Tauch- und Schwimmunfälle geschieht üblicherweise durch Submersion.

Oft ist für den Notarzt bei Wasserleichen nicht klar zu entscheiden, ob der Patient ertrunken ist, ob er schon vorher tot war und dann erst ins Wasser geworfen wurde oder ob er im Wasser durch eine andere Ursache zu Tode gekommen ist, z. B. einen Stromschlag oder einen Herzinfarkt. Dies muss ggf. in der Rechtsmedizin geklärt werden. Je nach Gewässer, in dem das Ereignis stattfindet, kann man zwischen Salz- und Süßwasserertrinken unterscheiden (▪ Abb. 19.2). Unabhängig von der Tonizität der aspirierten Flüssigkeit (Salzwasser = hyperton, Süßwasser =

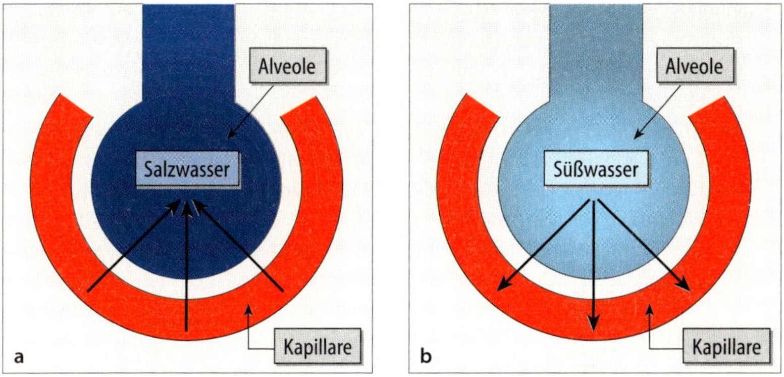


**Abb. 19.2a, b** Alveolokapillare Flüssigkeitsverschiebungen bei Salz- und Süßwasserertrinken. **a** Salzwasserertrinken. Hypertone Flüssigkeit in den Alveolen führt über einen Einstrom intravasaler und interstitieller Flüssigkeit nach intraalveolär zum Lungenödem; theoretisch resultiert eine Blutvolumenverminderung mit Hämokonzentration und Hypernatriämie; **b** Süßwasserertrinken. Hypotone Flüssigkeit in den Alveolen führt zum Einstrom der alveolären Flüssigkeit in das Gefäßsystem; das Surfactantsystem wird geschädigt, und theoretisch resultiert eine Blutvolumenvermehrung mit Hämolyse, Hyperkaliämie und Hyponatriämie. In jedem Fall aber führt die Wasseraspiration zu Bronchospasmus, Atelektasen, Compliance-Erniedrigung und Hypoxie

hypoton) ist jedoch die Hypoxie (und nicht etwaige Hydratations- oder Elektrolytstörungen) entscheidend, die durch Alveolarkollaps, Surfactantauswaschen und intrapulmonalen Rechts-Links-Shunt entsteht. Nach primärem Überleben des Ertrinkungsunfalls droht innerhalb der nächsten 12–24 h unabhängig von der Art des aspirierten Wassers ein Lungenödem (sog. **zweites Ertrinken**). Es gibt keinen Beleg dafür, dass eine medikamentöse Therapie mit Kortikosteroiden wirksam ist.

**Der Unterschied zwischen Salz- und Süßwasserertrinken ist für die präklinische Therapie völlig irrelevant. Es droht in jedem Fall eine Störung des pulmonalen Gasaustausches mit Hypoxie.**

**Praktisches Vorgehen**

**Präklinische Behandlung eines Ertrinkungsunfalls**

- Bergung des Patienten aus dem Wasser (darf durch nichts verzögert werden!)
- übliche Maßnahmen zur Vitalfunktionssicherung bzw. Reanimation
- Intubation und Beatmung, am besten mit moderatem PEEP (5–10 mbar)
- Flachlagerung; kein »Ausschütteln des Patienten«; ggf. Absaugen von Flüssigkeit nach Intubation
- bei **Hypothermie**: Beachten der besonderen Aspekte (► Abschn. 19.1.3)

**! Wegen der Gefahr der verzögerten Entwicklung eines Lungenödems müssen alle Patienten nach einem Ertrinkungsunfall für mindestens 24 h intensivmedizinisch behandelt oder zumindest beobachtet werden!**

## 19.2.2 Tauchunfälle

Die zunehmende Beliebtheit des Tauchens als Freizeitbeschäftigung führt zu einer Zunahme der Tauchunfälle besonders durch unerfahrene Sportler. Entscheidend für das Trauma sind besonders beim Gerätetauchen die Auswirkungen des erhöhten Unterwasserdrucks und der Druckunterschiede pro Zeiteinheit während des Ab- und Auftauchens. Man bedenke: 10 m unter Wasser herrschen bereits 2 Atmosphären oder etwa 1520 mmHg. In jeder Tauchphase können spezifische Tauchunfälle auftreten. Neben diesen klassischen Unfällen können Probleme mit den Druckluftflaschen zu **Vergiftungen** (Kohlenmonoxid, Kohlendioxid), zum **Ersticken** oder zum **Ertrinken** führen. 60% aller Todesfälle im Zusammenhang mit Gerätetauchen sind auf Ertrinken zurückzuführen.

### Unfälle in der Kompressionsphase (beim Abtauchen)

Durch Barotraumatisierung der Lunge (starker relativer Unterdruck in der Lunge bei Tieftauchen mit angehaltener Luft) können theoretisch Parenchymeinrisse mit Lungenödem und Hämoptysen entstehen; praktisch ist dies jedoch ohne Bedeutung. Der extrakorporale Druckanstieg führt zur **Kompression luftgefüllter Hohlräume im Körper**, z. B. Ohr, Nasennebenhöhlen und Lunge. Dabei kann Blut und Gewebe in die Hohlräume eindringen, was zu erheblichen Schmerzen oder einem Trommelfelleinriss führen kann. Das ist zwar nicht lebensbedrohlich, kann jedoch zu gefährlichen Orientierungsstörungen unter Wasser führen.



**Therapie.** Abgesehen von der Analgesie ist keine spezifische notfallmedizinische Behandlung erforderlich.

## Unfälle in der Isopressionsphase (in der Tiefe)

Durch Anstieg des Stickstoffpartialdrucks in großer Tiefe (Druckluftatmung in über 30 m Tiefe) können lachgasähnliche Wirkungen wie Verminderung des Urteilsvermögens und Unzurechnungsfähigkeit auftreten (»Tiefenrausch«). Außerdem kann Sauerstoff – insbesondere bei Verwendung $O_2$-angereicherter Gasgemische wie Nitrox – in großer Tiefe bei einem Partialdruck über 1200 mmHg nach einiger Zeit toxisch wirken und folgende Reaktionen auslösen: Zucken im Gesicht, Zittern, Übelkeit, Erbrechen, Krämpfe, Bewusstlosigkeit.

## Unfälle in der Dekompressionsphase

Unfälle beim **Auftauchen** bzw. bei **abnehmendem Druck** sind notfallmedizinisch am bedeutsamsten und werden unter dem englischen Begriff **Decompression Illness** (**DCI**) zusammengefasst. Dieser umfasst sowohl die Dekompressionskrankheit im engeren Sinne (Decompression Sickness: DCS) – früher auch Caisson-Krankheit genannt – als auch die arterielle Gasembolie (Arterial Gas Embolism: AGE) aufgrund von Alveolarrupturen im Rahmen eines pulmonalen Barotraumas.

- **Dekompressionskrankheit** (**DCS**): Bei zu raschem Auftauchen ohne Einhalten der Dekompressionszeiten nach längeren und/oder tiefen Tauchgängen kommt es zum Ausperlen des während des Tauchens vermehrt in den Körper-

**Tab. 19.3** Schweregradeinteilung und Symptome der beiden Unterformen der Decompression Illness (DCI): Dekompressionskrankheit (DCS) und arterielle Gasembolie (AGE)

| DCS Typ 1 | DCS Typ 2 | AGE |
|---|---|---|
| Schmerzen in Muskeln und Gelenken (»bends«)<br>Juckreiz (»Taucherflöhe«)<br>Rötung und Schwellung der Haut<br>Druckdolente Lymphknoten<br>Müdigkeit, Apathie | *zusätzlich zu DCS Typ 1:*<br>Schwindel und Erbrechen<br>Hör-, Seh- und Sprachstörungen<br>gestörte Muskelkoordination (»staggers«)<br>Sensibilitätsstörungen, Paresen (oft ab Nabel abwärts)<br>akute Dyspnoe (»chokes«) mit Brustschmerz und Husten | *zerebral: wie Schlaganfall*<br>Verwirrtheit<br>Bewusstseinsstörungen bis hin zur Bewusstlosigkeit<br>Halbseitenlähmung<br>Krampfanfälle<br>*kardial: wie Myokardinfarkt*<br>Angina pectoris<br>Vernichtungsschmerz,<br>Rhythmusstörungen<br>kardiozirkulatorische Insuffizienz |

geweben gelösten Stickstoffs (oder ggf. auch eines anderen Inertgases als Komponente des Atemgases). Das führt zur Gasblasenbildung im Gewebe und Blut und zum Entstehen der in ◘ Tab. 19.3 aufgeführten Symptome mit unterschiedlichem Ausmaß an Vitalbedrohung. Darüber hinaus können bei einem offenen Foramen ovale auch arterielle Gasembolien (AGE) entstehen.

- **Pulmonales Barotrauma und arterielle Gasembolie (AGE)**: Bei raschem Auftauchen mit angehaltenem Atem (auch schon aus geringer Tiefe) kommt es durch die Entwicklung eines relativen Überdrucks in der Lunge zur Alveolar-

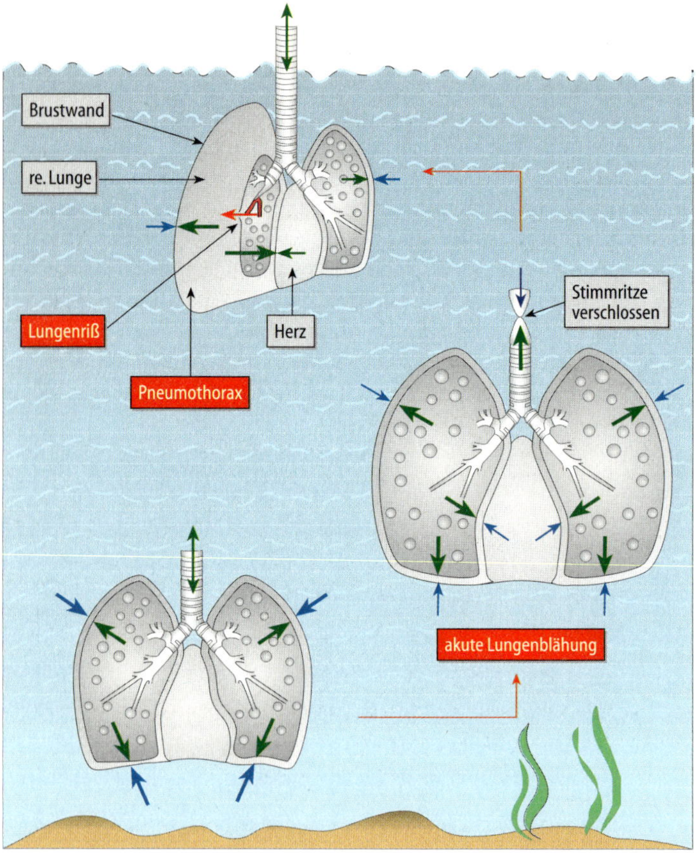


◘ **Abb. 19.3** Barotraumatisierung der Lunge beim Auftauchen mit angehaltenem Atem ruptur (ist auch im Schwimmbad unabhängig von Tauchzeit und Tauchtiefe möglich, ◘ Abb. 19.3). Das kann zum Pneumothorax (häufig Spannungspneumothorax, ► Kap. 18.6.2) und/oder Mediastinalemphysem mit Luftnot und obstruktivem Schock führen. Außerdem kann aus den Alveolen Gas in die arterielle Blutbahn mit der Folge einer Embolisation in praktisch allen Endstromgebieten (AGE) gelangen. Besonders bedeutsam sind Embolien im Gehirn (häufig) und Herzen (seltener), die zu Symptomen wie beim Schlaganfall (► Kap. 14.1.1), oder Myokardinfarkt (► Kap. 11.1.1) führen können. Zur Vermeidung dieser Form der DCI gilt für den Gerätetaucher: Immer atmen, nie die Luft anhalten! Und für den Apnoetaucher: Beim Auftauchen ausatmen!

**Therapie.** Die Therapie beider DCI-Formen ist ähnlich. Immer ist eine frühestmögliche Rekompression in einer Überdruckkammer mit hyperbarem Sauerstoff (Hyperbaric Oxygen: HBO-Therapie) erforderlich. Bis dahin sollte der Patient möglichst reinen Sauerstoff atmen. Zudem ist eine adäquate Infusionstherapie durchzuführen, da nach längeren Tauchgängen durch die sog. Taucherdiurese und die trockenen Atemgase immer eine Hypovolämie mit einem Volumendefizit von etwa 1500 ml besteht, das bei Vitalfunktionsstörungen durch Kristalloide ausgeglichen werden muss. Umstrittene Therapiemaßnahmen ohne belegte Effektivität sind die Gabe von Lidocain und Kortikosteroiden.

### Praktisches Vorgehen

**Therapie der Decompression Illness (DCI)**

- Sauerstoffzufuhr: möglichst 100 % Sauerstoff über Gesichtsmaske; bei Ateminsuffizienz intubieren und beatmen mit $FiO_2$ 1,0
- Infusionstherapie, z. B. RL zunächst 500–1500 ml/h
- Analgesie mit fiebersenkenden Analgetika wie ASS 500–1000 mg i. v. und Opioiden wie z. B. Morphin 5–10 mg i. v. (Ein über die Analgesie hinausgehender Nutzen von ASS bei DCS ist nicht belegt.)
- bei Spannungspneumothorax Thoraxdrainage legen (► Kap. 18.6.1)
- bei zerebralem Krampfanfall Benzodiazepine, z. B. Diazepam 10 mg i. v. (► Kap. 14.2)
- bei kardiozirkulatorischer Insuffizienz Katecholamintherapie zusätzlich zur Volumengabe
- Transport in nächste einsatzbereite Überdruckkammer (► Telefonnummern Anhang)
- Transport möglichst erschütterungsfrei; wenn luftgebunden, dann möglichst hoher Kabinendruck bzw. möglichst niedrige Flughöhe.

## 19.3 Elektrounfälle

Beim Kontakt mit Strom ist der Patient sowohl durch die **primären Stromwirkungen** gefährdet, die sich als elektrische oder thermische Schädigungen äußern, als auch durch **sekundäre Stromschäden**, die mittelbar durch die primären Schäden hervorgerufen werden (Sturz vom Strommast, Knochenfrakturen etc.). Jährlich werden etwa 5 Todesfälle durch Strom pro 1 Mio. Einwohner registriert. Stromunfälle werden je nach Spannung der Stromquelle in folgende Kategorien eingeteilt:

- **Niederspannungsunfälle** (bis 1000 V) können lebensgefährliche Herzrhythmusstörungen bis hin zum Kammerflimmern auslösen (**elektrische Schädigung**). Dazu gehören die meisten Stromunfälle im Haushalt (Haushaltsstrom: in Europa, Asien, Australien 230 V, in den USA und Kanada 110 V). Etwa 50 % aller tödlichen Stromunfälle sind Niederspannungsunfälle. Spannungen unter 50 V (Batterien, Klingelstrom, Telefonanlage) sind normalerweise harmlos und führen nur unter ganz ungünstigen Umständen zum Tod.
- **Hochspannungsunfälle** (über 1000 V) führen zu erheblichen Verbrennungen bis hin zu Verkohlungen (»Strommarken«) an den Kontaktstellen und im Körper im Bereich des Stromkreises (**thermische Schädigung**). Die Muskulatur kann sich am spannungsführenden Leiter verkrampfen und dadurch sogar Frakturen erzeugen (sekundäre Stromschäden). Hochspannungsleitungen haben bis zu 380.000 V, Bundesbahnfahrleitungen 15.000 oder 25.000 V. Etwa 50 % aller tödlichen Stromunfälle sind Hochspannungsunfälle.

**Sonderform: Blitzschlag.** Jährlich sterben etwa 1000 Menschen weltweit durch Blitzschlag. Es handelt sich dabei um einen Hochspannungsunfall (3–200 Millionen V) mit extrem kurzer Einwirkzeit im Mikro- oder Millisekundenbereich. Der direkte Blitzeinschlag in einen Menschen ist meist tödlich (Herzstillstand, Kammerflimmern, schwere Verbrennungen). Beim Blitzeinschlag in den Boden entsteht um die Einschlagstelle herum ein sog. Spannungstrichter. Personen innerhalb des Spannungstrichters sind durch die sog. Schrittspannung gefährdet (◘ Abb. 19.4). Solche Unfälle werden in etwa 70 % der Fälle überlebt. Spezifische Symptome sind farnkrautartig verzweigte **Lichtenberg-Blitzfiguren** auf der Haut.

**Schädigungsmechanismus.** Der im Körper bzw. durch die Organe fließende Strom (I, Ampère) – genauer gesagt die Stromdichte (Ampère/cm$_2$) – ist für die Schäden entscheidend. Die Stromstärke hängt nach dem bekannten Ohm-Gesetz ($I = U/R$) neben der Spannung (U, Volt) entscheidend vom Widerstand (R, Ohm)

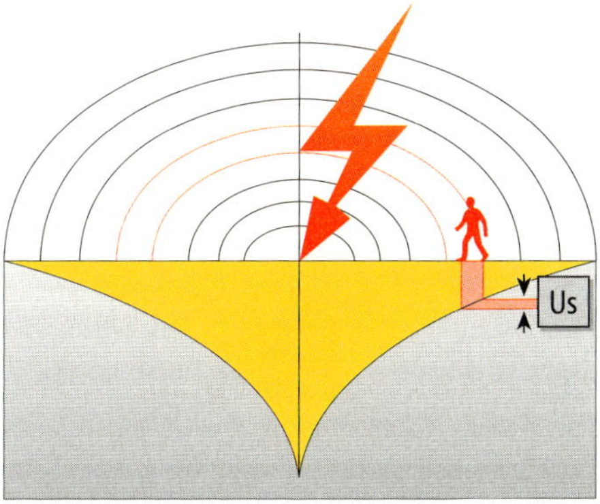


**Abb. 19.4** Spannungstrichter. Um die Blitzeinschlagstelle herum oder um ein aufliegendes Starkstromkabel bildet sich ein Spannungstrichter aus. Wenn jemand darin mit gespreizten Beinen steht (ein Bein näher an der Einschlagstelle als das andere), entsteht eine Spannungsdifferenz zwischen beiden Beinen [Schrittspannung: $U_S$]: je breitbeiniger, desto größer). Der Strom fließt von einem Fuß zum anderen durch den Körper

ab. Das heißt, je niedriger der Widerstand von Haut und Körper, desto höher die Stromstärke. Der Körperinnenwiderstand beträgt zwischen 500 und 1000 Ohm, der Hautwiderstand zwischen 1 (feuchte, dünne Haut) und 1000 Ohm (trockene, dicke Haut). Damit ist die Gefährlichkeit des Haushaltsstroms besonders im Badezimmer und in der Badewanne zu erklären. Bei hoher Stromdichte (hohe Spannung, niedriger Widerstand) können die inneren Organe regelrecht »verkochen«. Für die Auswirkungen beim Menschen ist außerdem die Stromart wichtig: Gleichstrom ist normalerweise weniger gefährlich als der haushaltsübliche Wechselstrom. Für die gleichen schädigenden Effekte sind bei Gleichstrom etwa 3- bis 4-mal höhere Spannungen erforderlich. Bei Berühren eines Wechselstromleiters kann es im Übrigen zu dem grotesk anmutenden Phänomen der tetanischen Muskelkontraktion kommen. Dadurch ist der natürliche »Loslassreflex« aufgehoben, die Hand umklammert krampfhaft den Stromleiter, und der Körper wird fortgesetzt dem Strom ausgesetzt.

**Symptome.** Bei einem Elektrounfall können je nach Spannung bzw. Stromstärke folgende Symptome auftreten:

- **Herzrhythmusstörungen** (Nieder- und Hochspannungsunfälle); sie können nach Starkstromunfällen noch einen Tag später auftreten (► Aus der Notfallpraxis)
- **Bewusstseinsstörungen** (Nieder- und Hochspannungsunfälle)

- **Hypotension** (Hochspannungsunfälle) oder **Hypertension** (Niederspannungsunfälle)
- Verbrennungen, Muskelschäden, Myoglobinämie, Nierenschäden und Knochenfrakturen (Hochspannungsunfälle).

### Aus der Notfallpraxis

Im Rahmen eines Festzeltaufbaus fällt nach abgeschlossener Elektroinstallation der Stromkasten um. Durch Beschädigung der zuführenden Leitung geriet dabei eine Zeltstange unter Strom, die der Installateur offenbar versehentlich mit dem Ellenbogen (der zwei deutliche Strommarken aufwies) berührte. Der Patient wurde nach unbekannter Zeit von einem Kollegen gefunden, der den Notarzt rief, die Stromzufuhr unterbrach und den Patienten in Seitenlage verbrachte. Der Notarzt fand den Patienten leblos mit Kammerflimmern, das nach 11-maliger Defibrillation und 20 min CPR in einen effektiven Rhythmus umsprang. Leider entwickelte der Patient später ein malignes Hirnödem und starb.

### Praktisches Vorgehen

**Stromrettung**

- Immer besondere Selbstschutzmaßnahmen beachten! Vor allem im Hochspannungsbereich!
- Bei Niederspannungsunfällen möglichst, bei Hochspannungsunfällen immer den Stromkreis vor den Rettungsmaßnahmen unterbrechen und gegen Wiedereinschalten sichern (bei Hochspannung nur durch den Fachmann!).
- Bei Hochspannungsunfällen Sicherheitsabstand beachten, um einen Spannungsbogen (Lichtbogen) zu vermeiden: mindestens 1 cm pro 1000 V, also bei einer Hochspannungsleitung mindestens 4–5 m.
- Bei Niederspannungsunfällen Kabel mit einem nicht bzw. schwer leitenden Stab (z. B. Holzstock) vom Patienten entfernen (nicht bei Hochspannung! Ist die Spannung hoch genug, leitet auch Holz!)
- Vitalfunktionssicherung, ggf. Reanimation
- antiarrhythmische Therapie bei Rhythmusstörungen bzw. Defibrillation bei Kammerflimmern (▶ Kap. 10)
- Volumenersatztherapie bei Verbrennungen (▶ Abschn. 19.1.1)
- Analgesie und Sedierung, z. B. Morphin 5–10 mg i. v.

**Indikationen zur Krankenhausbehandlung.** Die Patienten, die einen Stromschlag überleben, sollen stationär überwacht werden, wenn sie (nach ERC-Empfehlungen 2010)

- bewusstlos waren, oder
- einen Kreislaufstillstand hatten, oder
- ein pathologisches EKG aufweisen, oder
- Weichteilverletzungen und Verbrennungen erlitten haben.

Wenn also – und das passiert ja sehr häufig – jemand zu Hause »einen gewischt bekommt«, wenn er etwa eine Lampe anschließt, ohne vorher die Stromzufuhr zu unterbrechen, so ist keine Krankenhauseinweisung oder gar Intensivüberwachung erforderlich, sofern er immer wach war und kein pathologisches EKG vorliegt.

## 19.4 Notfälle durch Tiere

Bei Verletzungen durch Tiere sind folgende Schädigungen zu unterscheiden:

- **Mechanisch-traumatische Schädigungen**: Das sind in der Regel Bissverletzungen, sehr häufig z. B. Hunde- oder Katzenbisse. Sie können einerseits durch die direkte Schädigung (z. B. Biss in den Hals) und andererseits später durch von der Wunde ausgehende Infektionen (z. B. Tollwut, polymikrobielle Sepsis) gefährlich werden. Insbesondere nach einem Katzenbiss entwickelt sich relativ häufig eine gefährliche lokale und systemische Infektion durch Pasteurella multocida. Daher: Jeden Tierbiss ernst nehmen und in der Klinik zumindest erstversorgen lassen. Durch ausgiebiges Spülen mit Wasser so rasch wie möglich nach dem Biss lässt sich die Keimlast deutlich reduzieren. Außerdem sind immer Antibiotika indiziert.
- **Anaphylaktische Reaktionen bei Insektenstichen**: Bei entsprechend disponierten Personen können Insektenstiche (Wespen-, Hornissen-, Skorpionstiche) oder Schlangenbisse einen lebensbedrohlichen anaphylaktischen Schock auslösen. Außerdem ist Histamin ein Bestandteil der meisten Insektengifte, so dass sich bei größeren Giftmengen (viele Stiche) auch ohne Allergiereaktion ein anaphylaktischer Schock entwickeln kann. Darüber hinaus droht bei Stichen im Mund- und Rachenbereich eine obere Atemwegsverlegung durch intraorale oder pharyngeale Schwellungen.
- **Gifteinwirkungen von Schlangen oder Spinnen**: Europäische Tierarten verursachen nur äußerst selten gefährliche Vergiftungen. Immer wieder werden jedoch Menschen auch hierzulande von exotischen Tieren gebissen, die privat von Liebhabern gehalten werden. Die Gifte sind meist Proteine oder Polypeptide, die neurotoxische und/oder hämolytische Wirkungen entfalten und ana-

phylaktische Reaktionen auslösen können. Wenn die Tierart oder die Herkunftsregion bekannt ist, können Antiseren über Notfalldepots für Sera und Plasmaderivate angefordert werden, die oft großen Kliniken angegliedert sind. Es handelt sich um Mischseren, die bei den wichtigsten in einer Region vorkommenden Schlangenarten wirken (z. B. Europaserum, Nord- und Westafrikaserum). Das heroische Aussaugen von Bissen als Erstmaßnahme soll unterlassen werden; es ist wirkungslos. Die gebissene Extremität soll hingegen nach AHA/ARC-Empfehlung als Erstmaßnahme mit einem Druckverband über die gesamte Länge immobilisiert werden; dieser soll etwa 40–70 mmHg Druck an den Armen bzw. 55–70 mmHg an den Beinen ausüben, d. h. so viel, dass man gerade noch einen Finger darunter stecken kann.

- **Verbrennungen durch Quallen**. Hierzulande sind sehr giftige Quallen selten, aber schmerzhafte Quallenverletzungen kommen auch in deutschen Küstenregionen vor. Das Gift befindet sich in Nematozysten, die auf den Tentakeln sitzen und bei Kontakt auf die Haut des Menschen sog. Nesselschläuche schleudern, mit denen das Gift in die Haut eindringt. AHA und ARC empfehlen folgende Erstmaßnahmen: Die Giftwirkung kann mit ausgiebiger Essigwaschung (4–6 %) vermindert werden – so schnell wie möglich und für mindestens 30 s. Die Schmerzen lassen sich durch Eintauchen in möglichst (gerade noch erträglich) heißes Wasser mindern (bis 45°C). Eine Druckimmobilisierung (wie bei Schlangenbissen) wird hingegen **nicht** empfohlen, da sie die Giftfreisetzung fördern kann.

## Praktisches Vorgehen

**Versorgung der Verletzungen durch Tiere**

- Vitalfunktionssicherung
- bei Bissverletzungen: Wunde ausgiebig unter fließendem Wasser spülen; Wundversorgung im Krankenhaus, Antibiotikatherapie mit breitem Spektrum (z. B. Imipenem/Cilastatin 4×500 mg i. v.)
- bei schweren anaphylaktischen Reaktionen: Volumenersatzmittel, Kortikosteroide, Katecholamine und ggf. Reanimationsmaßnahmen (► Kap. 9.4)
- bei Verlegungen der oberen Atemwege: Freimachen der Atemwege durch Intubation; wenn nicht möglich: Koniotomie
- bei Schlangen- oder Spinnenbissen bzw. Skorpionstichen: Extremität immobilisieren, Wunde nicht aussaugen oder ausbrennen; Druckverband; möglichst bald ein spezifisches Antiserum geben, wenn indiziert.
- bei Verbrennungen durch Quallen: Spülen mit 4–6 % Essig (30 s), Eintauchen in möglichst heißes Wasser als Erstmaßnahmen.

## 19.5 Verätzungen

Ätzende Substanzen sind entweder Säuren oder Laugen, die zu äußeren oder inneren Verletzungen führen können. Verätzungen sind meist die Folge von Fahrlässigkeit oder Verwechslungen.

- **Säuren** (z. B. Salzsäure, HCl) führen zu sog. **Koagulationsnekrosen**, die ihre Ausbreitung in die Tiefe durch Schorfbildung selber hemmen.
- **Laugen** (z. B. Natronlauge, NaOH) führen zu den gefürchteten **Kolliquationsnekrosen** (Verflüssigungsnekrosen), die sich leicht bis in tiefe Gewebsschichten hin ausbreiten.

**Innerliche Verätzung.** Durch Trinken einer ätzenden Flüssigkeit (Ingestionsverletzung) kommt es zu schweren Schleimhautschäden bis hin zu Perforationen des oberen Gastrointestinaltrakts (im Kindesalter durch Verwechslungen mit einem schmackhaften Getränk). Durch Inhalation ätzender Gase können schwere Tracheobronchial- und Lungenschäden bis hin zum Lungenödem entstehen (Inhalationsverletzung, ► Abschn. 19.1.1 und ► Kap. 20.2.17).

**Äußerliche Verätzung (Kontaminationsverletzung).** Durch Kontakt der äußeren Haut oder Schleimhaut mit ätzenden Substanzen können schwere Verletzungen hervorgerufen werden, deren Schwere analog zu Verbrennungen eingeteilt werden kann (◘ Abb. 19.1, oben). Besonders gefährdet sind die Augen!

### Praktisches Vorgehen

**Präklinische Therapie der Verätzung**

- Ingestionsverätzung
  - Wasser trinken lassen (Verdünnung der Säure/Lauge), möglichst keine anderen Flüssigkeiten (Milch o. ä.)
  - keinen Magenschlauch/Magensonde blind legen (Gefahr der Ösophagusperforation)
  - kein Erbrechen provozieren (Gefahr der erneuten ösophagopharyngealen Schädigung).
- Inhalationsverätzung
  - Atemwegssicherung, Sauerstoffgabe
  - bei Bronchospasmus inhalative β-Mimetika und/oder Theophyllin i. v.
  - inhalative Kortikoide (z. B. Budesonid 2 Hübe alle 5 min p. i.).

▼

- Kontaminationsverätzung
  - sofortige möglichst weitgehende Dekontamination durch Entfernen aller kontaminierter Kleidungsstücke und anschließendes reichliches und intensives Spülen mit Wasser oder Elektrolytlösungen
  - Analgesie und Infusionstherapie.
- Besonderheiten bei Verätzungen des Auges (Abb. 19.5)
  - zunächst den oft bestehenden Lidkrampf (Blepharospasmus) durch Aufträufeln eines Lokalanästhetikums (z. B. Lidocain 0,5–2 %) durchbrechen
  - danach Spülen mit reichlich Flüssigkeit (Wasser, Elektrolytlösung) bei zur Seite gedrehtem Kopf vom inneren Lidwinkel nach außen, wenn vorhanden, Verwendung spezieller Augenspüllösungen (z. B. Isogutt).

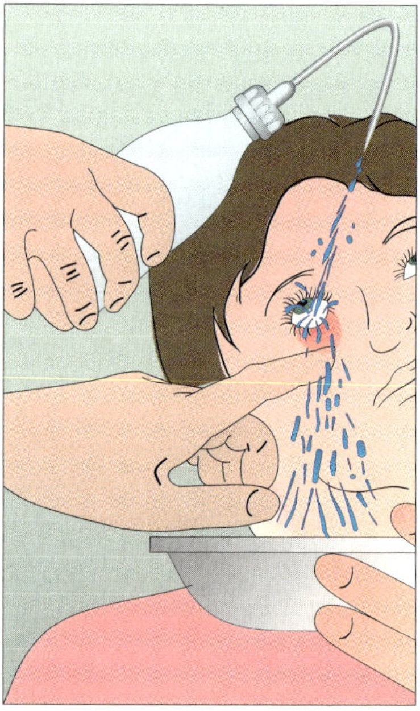

**Abb. 19.5** Spülen bei Verätzungen des Auges

# Toxikologische Notfälle

## Lerninhalte

Besonders häufig sind Überdosierungen von Medikamenten oder Rauschdrogen sowie Vergiftungen mit Rauch- und Abgasen. Die allgemeinen Therapiemaßnahmen bestehen in der Vitalfunktionssicherung. Eine Giftneutralisation mit Kohle kann bei schweren Vergiftungen und langen Transportwegen im Rettungsdienst erwogen werden, in Ausnahmefällen auch eine präklinische Giftelimination durch Magenspülung. Spezifische Antidote stehen nur für wenige Gifte zur Verfügung. Zu diesen zählen Morphin, Heroin und andere Opioide (Antidot: Naloxon), Diazepam und andere Benzodiazepine (Antidot: Anexate; wird jedoch nicht empfohlen), Insektizide vom Typ der Organophosphate (Antidote: Atropin, Obidoxim) und Zyanide (Antidote: 4-DMAP, Natrium-Thiosulfat bzw. Hydroxocobalamin). Reizgasinhalationstraumen können zum akuten Lungenversagen führen und machen oft eine prolongierte Beatmung erforderlich. Vergiftungen mit Pflanzen oder Pilzen sind heute relativ selten. Am gefährlichsten ist die Knollenblätterpilzvergiftung, die zum fulminanten Leberversagen führen kann.

## 20.1 Allgemeine notfallmedizinische Aspekte

Notfallmedizinisch relevant sind akute Vergiftungen, die zu schweren Störungen des Allgemeinbefindens und der Vitalfunktionen führen. Die Menge der potenziell toxischen Substanzen ist unüberschaubar groß (sogar eine tödliche Vergiftung mit Maggi-Würze wurde vor einiger Zeit beschrieben). Praktisch werden jedoch in unserer Gesellschaft die meisten Vergiftungen durch relativ wenige Substanzen hervorgerufen. Dies sind heutzutage vor allem chemische Gifte. Intoxikationen durch natürliche pflanzliche oder tierische Giftstoffe sind eher selten geworden. Die häufigsten toxikologischen Notfälle sind:

- Überdosierungen von Medikamenten
- Überdosierungen von Rauschdrogen
- Vergiftungen mit Rauch- und Abgasen.

Gelegentlich kommen Vergiftungen durch landwirtschaftliche Gifte, Pilze und andere Chemikalien vor. Von den **Intoxikationen** zu unterscheiden sind **Ingestionen** mit Säuren und Laugen, die primär nicht zu systemischen, sondern zu lokalen Schädigungen der Haut oder Schleimhäute des Organismus führen (► Kap. 19.5).

Die meisten Gifte werden auf **oralem Weg** eingenommen, andere Applikationswege sind jedoch möglich: **intravenös** (Morphium, Heroin), **inhalativ** (Kohlenmonoxid, »Schnüffeln« von Lösungsmitteln) oder **perkutan** (Insektizide).

**Ursachen.** Vergiftungen entstehen aus folgenden Gründen:
- Suizid oder Suizidversuch (vor allem bei Erwachsenen)
- Verwechslungen und versehentliche Einnahme (vor allem bei Kindern)
- versehentliche Medikamenten- oder Drogenüberdosierung
- gewerbliche Intoxikationen und Unfälle (Hausbrand etc.)
- Mord oder Mordversuch.

**Schweregrade und Symptome.** Die allgemeine Einschätzung der Vergiftungsschwere wird international nach dem **Poisoning Severity Score** vorgenommen (◘ Tab. 20.1). Die Vergiftungssymptome sind meist unspezifisch. Fast immer ist das Kardinalsymptom eine **Bewusstseinsstörung,** deren Ausprägung von der Wirkung des Giftes bzw. des Medikaments (eher stimulierend oder eher beruhigend) und der aufgenommenen Menge abhängt. Die Bewusstseinsstörung wird oft von **respiratorischen und kardiozirkulatorischen Störungen** begleitet, deren Ausprägung und Konstellation oft schon Hinweise auf mögliche Toxine zulässt. Symptomkonstellationen, die auf ein bestimmtes Toxin hindeuten, werden auch als **Toxidrome** bezeichnet (◘ Tab. 20.2). Darüber hinaus rufen einige wenige Toxine (< 5 % aller Gifte) relativ spezifische Vergiftungssymptome hervor, z. B.:
- die Zyanidvergiftung → Bittermandelgeruch (allerdings kann etwa ¼ der Bevölkerung den Geruch nicht wahrnehmen)
- die Kohlenmonoxidvergiftung → kirschrote Hautfarbe (kann auch fehlen).

**Intoxikationsverdacht.** Eine Vergiftung muss bei jeder unklaren Vitalfunktionsstörung und Todesursache in Erwägung gezogen werden, wenn für den Notarzt keine offensichtliche oder plausible andere Ursache zu erkennen ist. Ein konkreter Verdacht auf eine Intoxikation ergibt sich oft aus
- der Aussage der vergifteten Personen selbst (sofern noch ansprechbar)
- der Aussage von Zeugen, Angehörigen oder Bekannten sowie

◘ **Tab. 20.1** Schweregradeinteilung der Vergiftungen nach dem Poisoning Severity Score (PSS; Persson 1998)

| PSS | Schweregrad | Symptome |
|---|---|---|
| 0 | asymptomatisch | keine Symptome |
| 1 | leicht | passagere Symptome, spontane Rückbildung |
| 2 | mittelschwer | deutliche, anhaltende Symptome |
| 3 | schwer | schwere, lebensbedrohende Symptome |
| 4 | fatal | tödlicher Verlauf |

**Tab. 20.2** Toxidrome (modifiziert und ergänzt nach AHA 2010)

| Kardiozirkulatorische Zeichen | | | Zerebrale und metabolische Zeichen | | |
|---|---|---|---|---|---|
| **Tachykardie, Hypertension** | **Bradykardie, Hypotension** | **Kardiale Reizleitungs-störungen** | **Krampfanfall** | **Somnolenz, Sopor, Koma** | **Metabolische Azidose** |
| Antidepressiva (TZA, MAOI, SSRI)<br>Amphetamine, XTC<br>Kokain<br>Anticholinergika<br>Antihistaminika<br>Theophyllin/Koffein<br>Drogenentzug | Beta-Blocker<br>Kalziumkanal-Blocker<br>Clonidin<br>Digoxin<br>Insektizide | Antidepressiva (TZA)<br>Kokain<br>Lokalanästhetika<br>Antiarrhythmika | Antidepressiva (TZA und SSRI)<br>Isoniazid<br>Drogenentzug | Antidepressiva (TZA, MAOI, SSRI)<br>Opioide<br>Benzodiazepine<br>Kohlenmonoxid<br>Alkohole: Ethanol, Methanol<br>Orale Antidiabetika: Sulfonylharnstoffderivate | Zyanide<br>Ethylenglykol<br>Orale Antidiabetika: Metformin<br>Salicylate, ASS<br>Methanol |

- den konkreten Umständen (z. B. herumliegende Spritzen, Medikamentenschachteln, Abschiedsbriefe)

Der Verdacht auf eine Intoxikation wird in der Klinik durch Giftnachweis im Körper (Blut, Urin, Mageninhalt) bestätigt. Präklinisch gewonnene Körpersekrete müssen asserviert und in die Klinik mitgenommen werden.

**Aus der Notfallpraxis**

Der Notarzt findet eine 45-jährige Frau bewusstlos auf ihrem Sofa vor. Die erwachsene Tochter war nach Hause gekommen, hatte ihre Mutter so angetroffen und die Rettungsleitstelle via Polizei verständigt. Die Patientin ist tief komatös, atmet flach und ist hypotensiv. Der BZ ist normal. Nach Intubation, Beginn der Beatmung, Infusion von 500 ml Ringerlösung und 1 ml Akrinor ist der Kreislauf der Patientin wieder stabil. Im EKG zeigen sich bis auf eine leichte Tachykardie keine Auffälligkeiten. Der Notarzt denkt an einen Suizidversuch. Die mittlerweile eingetroffene Polizei kann jedoch auch in Abfalleimern keine leeren Tablettenschachteln oder ähnliches und auch keinen Abschiedsbrief finden. Die Tochter sagt, im Badezimmer gebe es einen Medikamentenschrank, dort habe sie aber schon nachgesehen, und es seien noch alle Medikamente da. Bei genauerer Inspektion zeigt sich, dass sämtliche ordentlich im Schrank stehenden Packungen nur leere Blisterstreifen enthalten, unter den Packungen finden sich solche für Benzodiazepine, Barbiturate und Paracetamol. Die Patientin erhält bei dringendem Verdacht auf eine Intoxikation in der Klinik eine Magenspülung, die noch reichlich Tablettenreste zu Tage fördert. Die Patientin überlebt ohne Residuen und wird nach 3 Tagen in psychiatrische Behandlung übergeben.

**Giftinformationszentrale.** Bei Unklarheit über die Giftigkeit bestimmter Substanzen, die Inhaltsstoffe bestimmter Präparate, Wirkungen bestimmter Gifte oder die Therapie kann man sich (zur Not auch im Notarzteinsatz unter Einschaltung der Leitstelle oder über ein Mobiltelefon) Rat bei einer **Informationszentrale für Vergiftungsfälle** holen, die es in vielen großen Kliniken gibt (► Telefonnummern im Anhang), oder beim zentralen toxikologischen Auskunftsdienst in Berlin: (030) 19240.

### 20.1.1 Allgemeine Therapiemaßnahmen

#### Vitalfunktionssicherung

Im Vordergrund steht wie bei allen Notfällen die **Sicherung der Vitalfunktionen** (Atmung, Kreislauf). Bei bestimmten Vergiftungen (z. B. Insektizide) muss jedoch unter Beachtung eines erhöhten Selbstschutzes vorgegangen werden (Kontaminationsvermeidung!). Bei jeder unklaren Bewusstseinsstörung muss immer so schnell wie möglich eine **Blutzuckerbestimmung** durchgeführt werden, um zu überprüfen, ob eine **Hypoglykämie** vorliegt.

#### Giftelimination und -neutralisation

Induziertes Erbrechen und Magenspülung waren früher gewissermaßen die Eckpfeiler der Erstbehandlung vieler Intoxikationen – gelegentlich schon präklinisch, spätestens aber im Schockraum oder auf der Intensivstation. Heute ist ihr Stellenwert insgesamt eher gering – von relativ seltenen Ausnahmen abgesehen, etwa Vergiftungen mit hoch toxischen Substanzen wie Insektiziden, Herbiziden, Zyaniden oder Knollenblätterpilzen.

**Induziertes Erbrechen.** Es gibt mehrere Möglichkeiten, Erbrechen zu induzieren:

- Ipecacuanha-Sirup: bei Kindern 10–20 ml p. o., bei Erwachsenen 30 ml p. o.; führt nach ca. 10–20 min zum Erbrechen
- Apomorphin: bei Erwachsenen 0,1 mg/kg i. m.; führt nach ca. 10 min zum Erbrechen.

Induziertes Erbrechen wurde früher bei wachen Personen mit stabilen Vitalfunktionen und intakten Schluck- und Hustenreflexen zur Elimination oral aufgenommener Gifte empfohlen. Es gibt jedoch keine guten Belege für die Effektivität dieses Verfahrens; daher wird es vom ERC heute nicht mehr empfohlen. Lediglich in Ausnahmefällen – kürzliche orale Aufnahme einer hochtoxischen Substanz, langer Transportweg, keine Möglichkeit der Magenspülung – kann induziertes Erbrechen auch heute noch erwogen werden.

> **Induziertes Erbrechen ist keine Standardmaßnahme der Intoxikationsbehandlung mehr.**

**Magenspülung.** Sie ist effektiver als das induzierte Erbrechen und wird daher bevorzugt – wenn denn überhaupt ein Eliminationsverfahren aus dem Gastrointestinaltrakt gewählt wird; denn auch der Nutzen der Magenspülung ist nur schwach belegt, und sie wird heute bei den meisten Intoxikationen nicht mehr empfohlen, sondern soll nur noch bei kürzlich erfolgten Vergiftungen mit hochtoxischen Substanzen vorgenommen werden, etwa bei Knollenblätterpilzen. Eine Magenspülung wird folgendermaßen durchgeführt: Nach Einführen eines großlumigen Magenschlauchs in Linksseitenlage wird solange intermittierend mit Wasser gespült (ca. 20 l in 500 ml Portionen), bis die in einen Eimer zurücklaufende Flüssigkeit klar ist. Komatöse und somnolente Patienten ohne sichere Schluckreflexe müssen vorher intubiert werden. Die gegenwärtige ERC-Empfehlung lautet:

**Eine Magenspülung kann innerhalb der 1. Stunde nach Einnahme einer lebensbedrohlichen Giftdosis erwogen werden.**

**Kohle (Carbo medicinalis).** Kohle wirkt durch seine große Oberfläche als **Universaladsorbens** und unspezifisches Antidot bei sehr vielen Giftstoffen. Kohle soll bei lebensbedrohlichen Vergiftungen in der Dosierung 0,5–1 g/kg p. o. (nur bei bewusstseinsklaren Patienten mit sicheren Schutzreflexen!) gegeben werden, sofern die Gifteinnahme nicht länger als 1 h zurückliegt. Insbesondere bei langem Transportweg kann die Gabe von Kohle bereits präklinisch durch den Rettungsdienst erwogen werden. Es gibt keine Kontraindikationen, allerdings gibt es auch keine klaren Belege dafür, dass die Kohleeinnahme den Behandlungserfolg positiv beeinflusst. Nach ERC-Empfehlungen 2010 gilt:

**Die Gabe von Carbo medicinalis kann innerhalb der 1. Stunde nach Ingestion eines potenziell lebensbedrohlichen Gifts erwogen werden.**

**Andere Eliminationsmethoden.** Diese spielen präklinisch keine Rolle, können jedoch in der Klinik eingeleitet werden:

- Induzierte Diarrhö: Beschleunigung der Magen-Darm-Passage mit Laxanzien (z. B. Glaubersalz 10–20 g p. o.)
- Forcierte Diurese: Furosemid (20–40 mg i. v. plus Flüssigkeitszufuhr)
- Alkalisierung des Urins: Natrium-Bikarbonat-Infusionen fördern die Elimination von Säuren (z. B. Barbiturate, ASS) und sind auch bei Herbizidvergiftung (Diquat, Paraquat) indiziert
- Bei einigen Giften sind die Hämofiltration und besonders die Hämoperfusion effektive Gifteliminationsverfahren.

### 20.1.2 Verwendung von Gegengiften (Antidota)

Gegengifte (Antidota) stehen abgesehen vom »Universalantidot« Kohle nur bei einer kleinen Anzahl von Vergiftungen zur Verfügung. Viele dieser Intoxikationen sind sehr selten. Da die sofortige Gabe des richtigen Antidots in diesen Fällen jedoch lebensrettend sein kann, müssen auch Antidote für seltene Vergiftungen im NAW oder Notfallkoffer mitgeführt werden. Dies geschieht am besten in einer **Intox-Box**, in der die wichtigsten Antidote inkl. rascher Indikations- und Dosierungsanleitungen vorgehalten werden. Antidota mit stark verzögertem Wirkungseintritt müssen nicht schon präklinisch verabreicht werden (◘ Tab. 20.3).

**Dosierungsprinzipien.** Zwei verschiedene Dosierungsprinzipien dürfen nicht verwechselt werden:
- **Patienten- bzw. gewichtsbezogene Dosierung**: Unabhängig von Giftmenge und -wirkung wird eine bestimmte Antidotmenge appliziert (z. B. Zyanidintoxikation: 4-DMAP 3 mg/kg oder Hydroxocobalamin 5 g i. v.).
- **Gift- bzw. wirkungsbezogene Dosierung**: Die Menge an Antidot wird gegen die erwünschte Wirkung titriert. Da die notwendige Menge u. a. von der aufgenommenen Giftmenge abhängt, lassen sich keine genauen Dosierungsangaben machen, höchstens für eine Initialdosierung, ab der weiter titriert werden muss oder für einen sehr groben quantitativen Bereich (z. B. Alkylphosphatintoxikation: intravenöse Atropingabe bis der Speichelfluss oder (besser) die Bronchialsekretion sistiert. Der Dosierungsbereich liegt zwischen 2 und mehr als 20 mg).

◘ **Tab. 20.3** Antidota

| Antidot | Vergiftung/Indikation | Dosierung/Bemerkungen |
|---|---|---|
| N-Acetylcystein | Paracetamol | 150 mg/kg i. v. innerhalb 15–30 min; dann 50–100 mg/kg/h kontinuierlich i. v. Eine bereits präklinische Gabe ist nicht unbedingt erforderlich |
| Atropin | Alkylphosphate Carbamate (Insektizide) | 2–20 mg i. v., evtl. repetitiv wirkungsbezogene Titration! Liegt für diese Indikation in großen Ampullen (100 mg) vor |
| Biperiden | Psychopharmaka (neuroleptikainduzierte Extrapyramidalsymptomatik; hyperkinetisch-dystones Syndrom; Schlundkrämpfe) | 0,04 mg/kg i. v. |

▼

**Tab. 20.3** (Fortsetzung)

| Antidot | Vergiftung/Indikation | Dosierung/Bemerkungen |
|---|---|---|
| 4-DMAP (Dimethylaminophenol) | Zyanidvergiftung (Blausäure, Zyankali) | 3 mg/kg i. v. |
| Flumazenil | Benzodiazepine | 0,2–0,4 mg (5 µg/kg) i. v., evtl. mehr (wirkungsbezogene Titration!) |
| Hydroxocobalamin (Vitamin $B_{12}$) | Zyanidvergiftung (Blausäure, Zyankali) | 5 g i. v. (Erwachsene)<br>2,5 g i. v. (Kinder) |
| Kohle (Carbo medicinalis) | Vergiftungen aller Art; schlecht wirksam bei Alkoholen | 0,5–1 g/kg p. o. Universaladsorbens |
| Naloxon | Opioide | 0,4–0,8 mg (10 µg/kg) i. v., evtl. deutlich mehr (wirkungsbezogene Titration!) |
| Natriumthiosulfat | Zyanidvergiftung (Blausäure, Zyankali) | 50–100 mg/kg i. v. |
| Obidoxim | Alkylphosphate Carbamate (Insektizide) | 3 mg/kg i. v. Die Reaktivierung der Azetylcholinesterase dauert Tage bis Wochen und ist nicht bei allen Insektiziden wirksam. Präklinisch daher nicht indiziert |
| Physostigmin | trizyklische Antidepressiva Belladonna-Alkaloide (Atropin) (GHB) | 0,02 mg/kg i. v., danach evtl. wirkungsbezogene Titration! |
| Toluidinblau | Methämoglobinbildner, z. B. Nitrite, 4-DMAP-Überdosierung | 3 mg/kg i. v. (2–4 mg/kg) |
| Sauerstoff | Kohlenmonoxidintoxikation | soviel wie möglich, am besten 100 %; hyperbare Oxygenation erwägen |

## 20.2 Häufige Vergiftungen

### 20.2.1 Äthylalkohol

Die Intoxikation mit der Rauschdroge Alkohol ist die häufigste Vergiftung in unserer Gesellschaft. Auch Jugendliche und sogar Kinder werden zunehmend mit schweren Alkoholvergiftungen aufgefunden; offenbar ist es zurzeit angesagt, in kurzer Zeit möglichst viel Hochprozentiges zu trinken (»Komasaufen«).

**Symptomatik.** Die Symptome eines Alkoholintoxikierten korrelieren grob mit der Alkoholkonzentration im Blut (◘ Tab. 20.4). In jedem Vergiftungsstadium kann ein starker und oft widerlicher Geruch nach Alkohol (Foetor alcoholicus) imponieren. Potenziell letale Blutalkoholspiegel liegen im Bereich von 2,5–5 ‰.

**Therapie.** Diese hängt vom Stadium der Vergiftung ab. Ein Antidot existiert nicht; allerdings wird Anticholium verschiedentlich als Prophylaxe eines Entzugsdelirs empfohlen (2 mg i. m.; keine Standardtherapie). Eine Magenspülung, die in der Klinik früher zu den Standardmaßnahmen (»schon aus erzieherischen Gründen«) gehörte, ist normalerweise nicht indiziert, höchstens bei bezeugten sehr hohen Alkoholmengen kurz nach der Einnahme. Carbo medicinalis ist nicht wirksam. Der Transport ins Krankenhaus ist ab Stadium II indiziert bei deutlich bewusstseinsgetrübten, hilflosen und sehr agitierten Patienten (bei letzteren u. U. gegen ihren Willen unter Mitwirkung der Polizei).

**◘ Tab. 20.4** Stadien der Alkoholintoxikation

| Stadien und Blutalkoholgehalt | | Symptome |
|---|---|---|
| I | Stadium der Exzitation<br>1–2‰ | Euphorie, Enthemmung, Sprachstörungen (Lallen), Gangstörungen (Torkeln), Sehstörungen (Doppelbilder) |
| II | Stadium der Hypnose<br>2–2,5‰ | Somnolenz, Tachykardie, partielle Analgesie |
| III | Stadium der Narkose<br>2,5–4‰ | Sopor oder Koma Grad I–II, Hypotension, Hypoglykämie |
| III | Stadium der Asphyxie<br>> 4‰ | Koma Grad III–IV, respiratorische Insuffizienz, Schock, Hypothermie |

- **Stadium I** bedarf keiner Therapie; tatsächlich ist dieses Stadium für viele Alkoholkonsumenten geradezu erwünscht, und der Notarzt wird auch kaum in diesem Stadium hinzugezogen. Allenfalls müssen zu Aggressivität neigende Alkoholisierte davon abgehalten werden, Unheil anzurichten.
- **Stadium II.** Patienten in diesem Stadium können komatös erscheinen (was den Notarzt auf den Plan rufen kann), aber sie werden auf Rütteln oder Schmerzreize hin wach und sind also nicht wirklich komatös. Eine spezifische Behandlung ist nicht indiziert. Hilflose Patienten müssen an einen sicheren Ort zum Ausschlafen gebracht werden.
- **Stadium III und IV.** Jetzt sind die üblichen Maßnahmen der Vitalfunktionssicherung indiziert: Atemwegssicherung, Kreislaufstabilisierung, in schweren Fällen Intubation und Beatmung. Außerdem ist Folgendes zu beachten:
  - **Hypoglykämie**: Alkohol kann Hypoglykämien auslösen, und eine Alkoholintoxikation kann hypoglykämische Krisen verschleiern. Bei vermindertem Bewusstsein muss immer die Blutzuckerkonzentration kontrolliert werden; ist diese in dieser Situation auch nur leicht erniedrigt, so soll Glukose infundiert werden: 0,5–1,0 g/kg.
  - **Wernickeenzephalopathie**: Diese degenerative Erkrankung des Gehirns mit der klassischen Trias Verwirrtheit, Augensymptome (Nystagmus, Doppelbilder) und Ataxie kann bei erwachsenen Alkoholikern auftreten. Sie beruht auf einem Mangel an Thiamin (Vitamin $B_1$) und verläuft unbehandelt häufig tödlich. In der Klinik sollten daher 1 mg/kg (50–100 mg) Thiamin i. v. oder i. m. gegeben werden.

**! Eine Alkoholvergiftung kann andere, lebensbedrohliche Zusatzerkrankungen wie Hypoglykämie, zusätzliche Tablettenintoxikation und Schädel-Hirn-Trauma verschleiern.**

## 20.2.2 Benzodiazepine

Vergiftungen mit Benzodiazepinen (z. B. Diazepam, Flunitrazepam, Lorazepam, Oxazepam) sind häufig und verlaufen selten tödlich. Sie können jedoch besonders bei alten Patienten oder in Kombination mit anderen Drogen oder Medikamenten (Alkohol, Opioide) eine gefährliche Atemdepression hervorrufen.

**Therapie.** Meist kann man die Patienten in der Klinik unter Überwachung ausschlafen lassen, bis die Benzodiazepine metabolisiert sind. In schweren Fällen kann der spezifische Antagonist Flumazenil als Antidot erwogen werden (Tab. 20.3). Die Routinegabe von Flumazenil beim komatösen Patienten mit Benzodiazepinintoxikation wird aber vom ERC aktuell wegen der Gefahr der Auslösung von Krampfanfällen nicht empfohlen. Bei Ateminsuffizienz und Hypoxie: ggf. Intubation und Beatmung.

### 20.2.3 Barbiturate

Barbiturate wie Phenobarbital und Primidon werden als Antiepileptika verwendet, früher auch als Schlafmittel. Intoxikationen mit Barbituraten sind aufgrund der zurückgehenden Verbreitung in den letzten Jahren deutlich seltener geworden.

**Symptome.** Überdosierungen führen zu Atem- und Kreislaufdepression; Barbituratvergiftungen sind erheblich gefährlicher als Benzodiazepinintoxikationen. Relativ charakteristisch sind bei Tod durch Barbituratintoxikation Druckblasen (sog. »Schlafmittelblasen«) an den Aufliegestellen.

**Therapie.** Ein Antidot ist nicht bekannt, die Behandlung erfolgt rein symptomatisch. Bei Ateminsuffizienz und Hypoxie: Intubation und Beatmung, Kreislaufstabilisierung durch Katecholamintherapie.

### 20.2.4 Beta-Blocker

Diese Substanzen (z. B. Atenolol, Metoprolol, Propanolol, Sotalol) werden heute zur Therapie des Bluthochdrucks, der KHK und von Herzrhythmusstörungen (sowie zu weiteren, selteneren Indikationen) sehr häufig eingesetzt.

**Symptome.** Bei Überdosierung resultieren vor allem Bradykardie, Blutdruckabfall und in schweren Fällen Kreislaufstillstand durch Asystolie.

**Therapie.** Katecholamine sind aufgrund der β-Rezeptorbesetzung häufig weniger effektiv, können aber in erhöhter Dosis wirksam sein; die Gabe von Glukagon oder Kalzium ist gelegentlich effektiver. Eine CPR sollte bei Intoxikation durch β-Blokker ggf. länger als üblich fortgeführt werden. Dosierungen:

- Glukagon (wenn verfügbar): 5–10 mg i. v., dann 2–10 mg/h
- Kalziumchlorid 10 % 10 ml (oder 0,1–0,2 ml/kg) oder Kalziumglukonat 10 % 30 ml (0,3–0,6 ml/kg) über 5 min i. v.

## 20.2.5 Kalziumkanalblocker

Im Wesentlichen sind zwei Substanzgruppen zu unterscheiden, die auch in ihren Überdosierungssymptomen differieren:
- vasoselektive Kalziumkanalblocker, das sind die Dihydroperidine Nifedipin, Nitrendipin, Nimodipin und Nicardipin.
- kardioselektive Kalziumkanalblocker: Verapamil und Diltiazem.

**Symptome.** Präparate beider Substanzgruppen können zu ausgeprägter Hypotension führen, aber besonders die kardioselektiven Kalziumkanalblocker darüber hinaus noch zur extremen Bradykardie bis hin zur Asystolie. Der mit der höchsten Letalität assoziierte Kalziumkanal-Blocker ist Verapamil.

**Therapie.** Katecholamine sind ähnlich wie bei der ß-Blockerintoxikation häufig weniger effektiv, können aber in höherer Dosis wirksam sein. Es wird zusätzlich die Gabe von Kalzium und/oder Glukagon empfohlen:
- Kalziumchlorid 10 % 10 ml (oder 0,1–0,2 ml/kg) oder Kalziumglukonat 10 % 30 ml (0,3–0,6 ml/kg) über 5 min i.v;
- Glukagon (wenn verfügbar): 5–10 mg i. v.

## 20.2.6 Antidepressiva

Intoxikationen mit Antidepressiva sind heute die zweithäufigsten Medikamentenvergiftungen nach Sedativa/Hypnotika. Gerade stark suizidgefährdete Patienten haben diese Pharmaka häufig leicht zur Hand. Mittlerweile sind viele verschiedene Antidepressiva verfügbar (für den Nicht-Psychiater kaum noch überschaubar) mit unterschiedlichen Wirkmechanismen und unterschiedlicher Toxizität bei Überdosierung. Es können grob 3 Hauptgruppen unterschieden werden:
- Tri- und tetrazyklische Antidepressiva (TZA): z. B. Doxepin, Imipramin, Clomipramin, Amitriptylin, Desipramin, Maprotilin
- Monoaminoxidaseinhibitoren (MAOI): Tranylcypromin (irreversibler MAOI), Moclobemid (reversibler MAOI)
- Selektive Serotonin-Wiederaufnahmeinhibitoren (SSRI): z. B. Fluoxetin, Citalopram und Paroxetin.

Es gibt aber noch weitere Antidepressiva: selektive Serotonin-Noradrenalin-Wiederaufnahmehemmer (SNRI) wie Venlafaxin und Duloxetin; selektive Noradrenalin-Wiederaufnahmehemmer (SNRI) wie Reboxetin; $\alpha_2$-Antagonisten wie Mianserin und Mirtazapin. Zwar ist die Toxizität der TZA besonders hoch, aber aufgrund ihrer großen Verbreitung sind tödliche SSRI-Intoxikationen noch häufiger.

**Symptome.** Die Symptomatik hängt von der eingenommenen Substanzgruppe ab:

- **TZA**: kardiale und zerebrale Störungen im Sinne eines zentralen anticholinergen Syndroms (ZAS): heiße, rote Haut, trockene Schleimhäute, Mydriasis, Tachykardie, kardiale Arrhythmien aller Art bis hin zum Kammerflimmern sowie Erregungszustände, Krampfanfälle.
- **MAOI**: Aufgrund der sympathikotone Wirkung durch Hemmung des Katecholaminabbaus imponieren Tremor, Tachykardie, Tachypnoe, Mydriasis und Hyperthermie (heiße, feuchte Haut) sowie Muskelspasmus, Trismus oder Opisthotonus,
- **SSRI**: Hier kann sich ein serotonerges Syndrom entwickeln: Unruhe, Halluzinationen, Krampfanfälle, Somnolenz, Koma, Übelkeit, Erbrechen, Schwitzen, Tachyarrhythmien, Hypertension, Tachypnoe

**Therapie.** Über die symptomatische Therapie hinaus sind bei TZA- und MAOI-Vergiftungen folgende spezifischen Aspekte zu berücksichtigen:

- **Bei leichten Vergiftungen mit TZA** kann das indirekte Parasympathomimetikum Physostigmin (ein auch zentral wirkender AChE-Inhibitor) indiziert sein (◘ Tab. 20.2). **Bei schweren Vergiftungen** und bei Patienten mit Arrhythmie oder Rechtsschenkelblock ist es hingegen kontraindiziert (Gefahr der Asystolie!). Bei durch trizyklische Antidepressiva induzierten Arrhythmien hat offenbar die Gabe von Natriumbikarbonat günstige Effekte. Präklinisch (»blind«) können 50–100 ml $NaHCO_3$ i. v. gegeben werden, in der Klinik ist gesteuert durch Blutgasanalysen ein pH von 7,45–7,55 anzustreben.
- **Bei MAOI** dürfen Katecholamine nur vorsichtig dosiert werden, da MAO eines der Katecholamin-abbauenden Enzyme ist.

## 20.2.7 Digitalisglykoside

Digitalisglykoside werden vor allem zur Behandlung einer Tachyarrhythmia absoluta und gelegentlich auch immer noch zur Therapie der chronischen Herzinsuffizienz eingesetzt. Sie haben eine nur geringe therapeutische Breite und führen bei Überdosierung zu kardialen, zerebralen und gastrointestinalen Symptomen.

**Symptome.** Rhythmusstörungen aller Art, Verwirrtheit, Kopfschmerzen, Sehstörungen (Farbensehen), Übelkeit, Erbrechen. Charakteristisch sind muldenförmige ST-Streckensenkungen im EKG.

**Therapie.** Problematisch ist die lange Halbwertszeit der Glykoside und ihre hohe Gewebebindung und das hohe Verteilungsvolumen. Eliminationsverfahren sind daher bei einmal resorbiertem Glykosid relativ wenig effektiv. Die symptomatische antiarrhythmische Therapie umfasst Atropin bei Bradykardie und Lidocain und Magnesium bei ventrikulärer Tachyarrhythmie. In der Klinik stehen Digitalisantikörper (digoxinspezifische Fab-Fragmente) zur Verfügung, die mit den freien Digitalisglykosiden unwirksame Komplexe bilden. Die Therapie erfolgt unter Kontrolle des Digitalisplasmaspiegels. Als Faustregel gilt: 80 mg Digitalisantikörper binden etwa 1 mg Digoxin; 1 ng/ml Digoxin entsprechen etwa 1 mg des im Körper enthaltenen Glykosids.

### 20.2.8 Opioide

Morphium (Morphin), Heroin (Diazetylmorphin), Oxycodon, Hydromorphon, Fentanyl oder verwandte Substanzen sind einerseits unentbehrliche Pharmaka zur akuten oder chronischen Schmerztherapie, andererseits werden sie als Rauschdrogen missbraucht. Sie werden entweder enteral appliziert oder parenteral i. v., i. m. oder als sog. transdermal therapeutisches System (TTS, z. B. Fentanylpflaster). Bei zunehmender Niereninsuffizienz kann es auch bei chronischen Schmerzpatienten ohne Dosissteigerung zur Überdosierung durch akkumulierende aktive Metaboliten kommen.

**Symptome.** Opioidüberdosierungen führen zu Hypoventilation und Hypoxie durch eine zentrale Atemdepression (langsame Atemfrequenz, evtl. auch erniedrigtes Atemzugvolumen). In seltenen Fällen entsteht ein Lungenödem (opioidassoziiertes Lungenödem). Die Vergiftung geht charakteristischerweise mit stecknadelkopfgroßen Pupillen einher.

**Therapie.** Als Antidot steht der spezifische Opiatantagonist Naloxon zur Verfügung (◘ Tab. 20.3). Die Gabe des Antidots darf aber eine notwendige Intubation und Beatmung nicht ersetzen. Naloxon kann in einigen Fällen eine hypertensive Krise mit Lungenödem auslösen.

### 20.2.9 Salicylate und Paracetamol

Die therapeutische Breite dieser weit verbreiteten fiebersenkenden Analgetika ist relativ gering; schon das 10- bis 20-fache der üblichen therapeutischen Dosis kann akute Vergiftungserscheinungen hervorrufen.

**Symptome der ASS-Vergiftung.** Symptome sind Nierenversagen und Blutungskomplikationen. Initial kann ein Exzitationssyndrom mit Tachykardie, Hyperventilation und Halluzinationen im Vordergrund stehen. Die letale Dosis liegt beim Erwachsenen im Bereich von 30–40 g, bei Kindern u. U. schon bei 2–4 g.

**Therapie der ASS-Vergiftung.** Eine spezifische Therapie gibt es nicht. In der Klinik: Alkalisierung des Urins zur Erhöhung der Säureelimination.

**Symptome der Paracetamolvergiftung.** Die Initialsymptome sind unspezifisch: Übelkeit, Erbrechen, Schweißausbrüche. Über eine Anhäufung toxischer Metaboliten kann sich dann innerhalb von 3–5 Tagen ein akutes Leberversagen entwickel; dies ist die häufigste Ursache für ein akutes Leberversagen in England. Die letale Dosis liegt beim Erwachsenen im Bereich von etwa 20 g.

**Therapie der Paracetamolvergiftung.** Magenspülung bei Einnahme großer Mengen, sofern der Einnahmezeitpunkt nur kurze Zeit zurückliegt. In der Klinik wird als Antidot hoch dosiert N-Acetylcystein gegeben (◘ Tab. 20.3). Es handelt sich dabei um eine Glutathion-Vorstufe; dadurch wird die Konjugation der toxischen Paracetamolmetaboliten gefördert.

## 20.2.10 Rauschdrogen

**Überwiegend sedierende Drogen.** Dazu gehören Opioide (z. B. Heroin, Morphium), Benzodiazepine (z. B. Flunitrazepam), Alkohol und GHB, sie sind in ► Abschn. 20.2.1, ► Abschn. 20.2.2, ► Abschn. 20.2.8 und ► Abschn. 20.2.12 beschrieben.

**Lösungsmittel.** Klebstoffe, Lacke und Reinigungsmittel enthalten Lösungsmittel, die durch »Schnüffeln« inhaliert werden und dann zunächst zu euphorischen Stimmungsveränderungen führen. In höheren Dosen wirken sie sedierend und narkotisierend bis hin zum Koma (das weit verbreitete Lösungsmittel Trichlorethylen wurde früher auch als Narkosemittel verwendet). Sie können schwerwiegende kardiale Arrhythmien auslösen.

**Therapie der Lösungsmittelintoxikation.** Die Therapie ist symptomatisch: Antiarrhythmika, Vitalfunktionssicherung. Antidote gibt es nicht.

**Überwiegend stimulierende Drogen.** Hierzu gehören Amphetamine, Ecstasy (► Abschn. 20.2.11) und Kokain (► Abschn. 20.2.13). Sie führen in hohen Dosen zur sympathoadrenergen Krise mit Fieber, Tachykardie, Kammerflimmern, hypertensiver Krise, akutem Koronarsyndrom (ACS), Krämpfen und Koma.

**Therapie.** Sie ist im Wesentlichen symptomatisch: Antiarrhythmika, Antihypertensiva, Antikonvulsiva, Sedativa (Besonderheiten der Kokainintoxikation ► Abschn. 20.2.13).

**Halluzinogene.** Halluzinogene wie Cannabis oder LSD sind weniger toxisch, können aber akute paranoide Erregungszustände hervorrufen.

**Therapie.** Die Erregungszustände werden mit Benzodiazepinen therapiert.

## 20.2.11 Ecstasy (XTC)

Ecstasy (XTC) gilt als moderne »Party-« oder »Gute-Laune-Droge«. Ecstasy-Pillen enthalten das Amphetaminderivat MDMA (3,4-Methylendioxymethamphetamin), häufig jedoch auch andere psychoaktive Substanzen. MDMA entfaltet seine Wirkung vorwiegend über eine Aktivierung der Dopamin-, Noradrenalin- und Serotonintransmittersysteme. Neben den erwünschten Effekten (Steigerung des Glücksgefühls, intensiveres Erleben, Gefühl der unerschöpflichen Energie) kann Ecstasyeinnahme zu schweren und lebensbedrohlichen Symptomen führen.

**Symptome.** Akuter Erregungszustand, Halluzinationen, Panik-Attacken, Krampfanfall, Tachyarrhythmie, hypertensive Krise, Hyperpyrexie (Temperaturanstieg bis > 40 °C) mit Muskelzerfall (Rhabdomyolyse). Da mit der Einnahme von Ecstasy-Tabletten häufig große körperliche Aktivitäten (stundenlanges Tanzen) verbunden sind, kommt es außerdem oft zu schweren Entgleisungen des Wasser- und Elektrolythaushaltes (lebensbedrohliche Dehydratation, ► Kap. 13.3.2).

**Therapie.** Neben der symptomatischen Therapie (ggf. Benzodiazepine, Antiarrhythmika) ist vor allem eine ausreichende Infusionstherapie mit Vollelektrolytlösungen erforderlich.

## 20.2.12 Liquid Ecstasy (Gamma-Hydroxybuttersäure, GHB)

**Bedeutung.** GHB ist ein auch natürlich vorkommender Neurotransmitter und wird im Körper wahrscheinlich zu Gamma-Aminobuttersäure (GABA) metabolisiert. Es wird schon seit Jahren in der Anästhesie und Intensivmedizin zu Narkose, Sedierung und Delirbehandlung verwendet, hat aber dort wegen unvorhersehbarer Wirkdauer und Hypernatriämiegefahr nie einen hohen Stellenwert erlangt. Außerdem wird GHB zur Therapie der Narkolepsie eingesetzt. Seit einigen Jahren hat GHB unter dem Namen »liquid ecstasy« oder »fantasy« eine gewisse Verbreitung als Partydroge erlangt, obwohl es keine Designer-Droge ist, mit Ecstasy nichts zu tun hat und in gewisser Hinsicht gegenteilig wirkt. GHB kann auch als sog. »K.O.Tropfen« missbraucht werden (unbemerkt in Drinks gemischt), um andere Menschen gefügig zu machen.

**Wirkung und Gefahren.** Die Wirkung von 1–2 g GHB beginnt ca. 15 min nach oraler Einnahme und hält bis zu 3 h an. GHB wirkt euphorisierend und sedierend. Im illegalen Bereich ist der Grad an Reinheit der Substanz nicht ohne weiteres zu erkennen. Dadurch besteht ein erhöhtes Überdosierungsrisiko. Obwohl GHB an sich in therapeutischer Dosierung praktisch untoxisch ist und vollständig metabolisiert werden kann, können die Konsumenten durch komatöse Zustände und seine Komplikationen (Aspiration, Ateminsuffizienz, Hypoxie) zu Schaden kommen, vor allem bei gleichzeitigem Konsum von Alkohol oder anderen »Downerdrogen« (wie Heroin). Todesfälle sind beschrieben.

**Therapie.** Die Therapie ist in erster Linie symptomatisch: Atemwegssicherung, Kreislaufstabilisierung und Abwarten der körpereigenen Elimination. Das Erwachen kann durch Gabe von Physostigmin (2 mg langsam i. v.) beschleunigt werden.

## 20.2.13 Kokain

Kokain kann als Hydrochloridsalz geschnupft oder intravenös gespritzt (in Kombination mit Heroin = Speedball) oder als Kokain-Base (Crack) geraucht werden. Kokain ist ein potentes Sympathomimetikum, das die präsynaptische Wiederaufnahme von Noradrenalin hemmt und dadurch die Noradrenalinkonzentration an den Rezeptoren erhöht, und es hat außerdem eine lokalanästhetische Wirkung (es wurde dafür lange in der Ophthalmologie verwendet).

**Symptome.** Euphorie, Agitiertheit, akuter Erregungs- und Verwirrtheitszustand, Halluzinationen, Krampfanfälle. Für die Akutgefährdung besonders bedeutsam sind die Auswirkungen auf das Herz-Kreislauf-System: Tachyarrhythmie, hypertensive Krise und akutes Koronarsyndrom. Das führende Symptom ist der Thoraxschmerz.

**Therapie.** Die AHA empfiehlt zur Therapie des kokaininduzierten ischämischen Myokardschadens in erster Linie folgende Therapie: Sauerstoff, ASS, Nitroglycerin und Benzodiazepine, letztere sind auch Mittel der Wahl zur Therapie etwaiger Krampfanfälle. Dagegen können ß-Blocker die kokaininduzierte koronararterielle Vasokonstriktion und somit den Myokardschaden möglicherweise verstärken und gelten nach AHA-Ansicht beim kokaininduzierten akuten Koronarsyndrom bzw. Myokardinfarkt als kontraindiziert.

## 20.2.14 Zyanide

Zyanide können bei bestimmten industriellen Fertigungsprozessen entstehen (Metall verarbeitende und Kunststoffindustrie) und werden darüber hinaus bei praktisch allen Hausbränden durch Kunststoffverbrennung in unterschiedlicher Konzentration freigesetzt. Außerdem werden nach wie vor **Zyankali** (KCN) oder **Blausäure** (HCN) gelegentlich in suizidaler Absicht eingenommen. Zyanide kommen in Kernobst vor, z. B. können 10 bittere Mandeln bei Kleinkindern tödlich sein (bei Erwachsenen 60–80).

**Symptome.** Intoxikierte Patienten weisen oft einen charakteristischen **Bittermandelgeruch** auf. (den allerdings etwa 25% der Menschen nicht riechen können). Zyanide blockieren die mitochondriale Atmungskette durch reversible Bindung an Eisen-III. Der Sauerstoff kann nicht mehr oxidativ verwertet werden (**innere Erstickung**).

**Therapie.** Folgende 2 Therapiekonzepte sind heute möglich: Therapie mit 4-DMAP plus Natrium-Thiosulfat; Therapie mit Hydroxocobalamin. Beide Therapien sind gleich effektiv, aber Hydroxocobalamin ist sicherer und daher, wenn vorhanden, zu bevorzugen.

- **4- DMAP** ist ein Methämoglobinbildner und wandelt einen Teil des Hämoglobin (Eisen-II) in Met-Hb (Eisen-III) um. Damit steht genügend Eisen-III zur Verfügung, damit nach dem Massenwirkungsgesetz Met-Hb anstelle der Atmungskette den größten Teil der Zyanidionen bindet. Die therapeutische Dosierung führt zu einer Transformation von etwa 30 % des Hb in Met-Hb, was gut mit dem Leben vereinbar ist. Aber Achtung: Eine Überdosierung von 4-DMAP bewirkt eine kritische Abnahme des Sauerstofftransports! Daher darf 4-DMAP bei Zyanidintoxikation präklinisch nur einmalig gegeben werden. Bei Überdosierung: Toluidinblau und/oder Ascorbinsäure. **Dosierung 4-DMAP**: 3 mg/kg i. v.

- **Natrium-Thiosulfat** wird unmittelbar nach der Gabe von 4-DMAP zugeführt, um genügend Schwefel als Substrat für das Enzym Rhodanase zur Verfügung zu stellen. Die Rhodanase sorgt für die körpereigene Entgiftung des Zyanids durch Katalysierung der folgenden Reaktion: $S^+ + CN^- \rightarrow SCN$. **Dosierung**: 50–100 mg/kg i. v.
- **Hydroxocobalamin**: Ein neueres Therapieverfahren besteht in der Zufuhr relativ großer Mengen von Hydroxocobalamin = Vitamin $B_{12}$. Dessen Wirkung beruht darauf, dass die Affinität von Zyanidionen zu Kobalt (das durch Hydroxocobalamin zugeführt wird) noch höher ist als zu Eisen-III. Hydroxocobalamin hat praktisch keine Eigentoxizität, daher kann die Indikation (beispielsweise bei Rauchgasinhalation) großzügig gestellt werden, allerdings sind die Kosten erheblich. **Dosierung**: 5 g (Kinder 2,5 g) innerhalb ½ h i. v., ggf. wiederholt. Anhalt: 200 mg Hydroxocobolamin binden 1 mg CN.

**Bei jedem Rauchgasinhalationstrauma muss auch an eine CO-Vergiftung und eine Zyanidvergiftung gedacht werden!**

## 20.2.15 Methämoglobinbildner

Methämoglobinbildner sind Stoffe, die Eisen-II zu Eisen-III oxidieren. Hierzu gehören die in Zahnpasten und Reinigern enthaltenen Chlorate, das Lokalanästhetikum Prilocain und vor allen Dingen das oben erwähnte 4-DMAP (versehentliche Überdosierung!). Intoxikationen mit Methämoglobinbildnern führen zur toxischen Hypoxämie (Tab. 20.5 und ► Kap. 8.1.3).

**Therapie.** Das **Antidot Toluidinblau** (3 mg/kg i. v.) reduziert Eisen-III wieder weitgehend zu Eisen-II und führt zu einer Redoxpotenzialeinstellung bei etwa 10 % Met-Hb. Auch **Ascorbinsäure** (Vitamin C) wirkt als Reduktionsmittel; 1000 mg i. v. reichen bei leichteren Vergiftungen oft aus.

## 20.2.16 Insektizide

Die meisten Insektizide sind entweder **Alkylphosphate** (Organophosphate) wie Parathion (E 605), Demeton und Dimethoat (Metasystox), oder sie sind **Carba-**

**Tab. 20.5** Dyshämoglobinämien durch Intoxikationen mit Methämoglobinbildnern und Kohlenmonoxid (CO)

| | Pathologischer Hb | Symptome |
|---|---|---|
| Kohlenmonoxid-intoxikation: CO-Hb | ab 5 %<br>10 %<br>20 %<br>30 %<br>40 %<br>50 %<br>60 %<br>70 % | Visusbeeinträchtigung<br>Kopfschmerzen, Schwindel<br>Herzklopfen, Benommenheit<br>zunehmende Somnolenz<br>Bewusstlosigkeit<br>Koma<br>Tod in 10 min bis 1 h<br>Tod in wenigen Minuten |
| Methämoglobin-bildnerintoxikation: Met-Hb | ab 10 %<br>40 %<br>50 %<br>60 % | Zyanose, Kopfschmerzen, Schwindel<br>Übelkeit, Benommenheit, Dyspnoe<br>Koma<br>Tod |

**mate** wie Carbaryl und Isolan. Beide Insektizidgruppen entfalten ihre Wirkung über eine Blockade der Acetylcholinesterase (AChE) und erzeugen so eine endogene Acetylcholinvergiftung, die zu einer maximalen Stimulation der muskarinergen Rezeptoren des Parasympathikus und der nikotinergen Rezeptoren an der neuromuskulären Endplatte führt. Da Acetylcholin auch der Transmitter des 1. sympathischen Neurons ist, kann der Vagotonus durch eine erhebliche Katecholaminfreisetzung überlagert sein (phäochromozytomähnliche Reaktion, ▶ Kap. 13.1.4 und 8.2.3). Carbamate blockieren die AChE reversibel, Alkylphosphate blockieren sie irreversibel (sind dadurch gefährlicher).

**Symptome.** Die resultierenden klinischen Symptome sind: Speichel- und Bronchialsekretion (bis hin zum klinischen Bild eines Lungenödems), Bronchospasmus, Miosis, Bradykardie (nicht immer!), Hypotension, Muskelfibrillationen, Muskelschwäche, Atemlähmung, Krämpfe und Bewusstseinstrübung. Initial lebensbedrohlich sind besonders die pulmonalen Auswirkungen der Vergiftung.

**Therapie.** Die Behandlung hat unter erhöhtem Selbstschutz zu erfolgen! Wichtig ist – neben der symptomatischen Therapie, wenn erforderlich Intubation, Beatmung etc. – die Antagonisierung des Acetylcholins mit hochdosiertem **Atropin**.

Ziel ist das Sistieren der Bronchialsekretion, Hilfsweise auch der Speichelsekretion. Dosierungsanhalt: 2–5 mg i. v. initial und repetitiv alle 2–5 min nach Wirkung; keine Höchstdosis! Bei den meisten Organophosphaten kann die Reaktivierung der AChE mit **Obidoxim** beschleunigt werden, was aber Tage dauert (250 mg bzw. 3 mg/kg i. v. oder i.m.). Aber: Bei Carbamaten ist der Einsatz von Obidoxim umstritten, und bei Dimethoat ist Obidoxim sogar kontraindiziert, da es in diesem Fall zu einer Verstärkung der AChE-Hemmung führt.

## 20.2.17 Herbizide

Herbizide wie **Diquat** oder **Paraquat** führen zu einer schweren Lungenfibrose, die durch Sauerstoff verstärkt wird. Es sollte daher nur so viel Sauerstoff – wenn überhaupt – verabreicht werden, dass die Sauerstoffsättigung bei etwa 85 % liegt. Diese Herbizide binden sich sehr stark ans Gewebe und können daher nach Resorption nur noch sehr schwer eliminiert werden.

**Therapie.** Antidota gibt es nicht; daher gilt hier: Giftelimination so früh wie möglich! Eine Alkalisierung des Urins wird vom ERC empfohlen.

## 20.2.18 Kohlenmonoxid (CO)

Kohlenmonoxid entsteht bei unvollständiger Verbrennung (Hausbrand, Autoabgase enthalten bis zu 20 % CO, Zigarettenrauch: starke Raucher haben bis zu 10 % CO-Hb). Bereits 0,1 % CO in der Einatemluft führt mit der Zeit zum Tode. Die Toxizität entsteht durch die 200- bis 300-mal größere Affinität des CO zum Hämoglobin im Vergleich zu Sauerstoff. Das entstehende CO-Hb kann keinen Sauerstoff mehr transportieren (**toxische Hypoxämie**, ▶ Kap. 8.1.3). Gleichzeitig kommt es zur Linksverschiebung mit verschlechterter Sauerstoffabgabe des verbleibenden Hb. Die Zellen werden hypoxisch, der Patient hat aber typischerweise eine **kirschrote Hautfarbe** (▶ Aus der Notfallpraxis, ◘ Tab. 20.5). Unabhängig von der initialen CO-Hb-Konzentration und den Frühsymptomen können sich neurologische Spätschäden entwickeln (z. B. Kopfschmerzen, Konzentrationsstörungen), deren Ursache unbekannt ist.

**Therapie.** Therapeutisch ist die sofortige Verdrängung des CO vom Hb durch eine möglichst hohe inspiratorische Sauerstoffkonzentration anzustreben, am besten unter hyperbaren Bedingungen in einer Überdruckkammer (HBO-Therapie, ▶ Telefonnummern im Anhang).

**Aus der Notfallpraxis**

Einem Anwohner fällt auf, dass aus einer geschlossenen Garage permanent das Geräusch eines laufenden Motors dringt. Er benachrichtigt die Polizei, die sofort auch einen Notarzt zur Garage ordert. Nach dem Öffnen der abgesperrten Garage eilt der Notarzt zusammen mit einem Polizisten mit angehaltenem Atem zum Auto und holt einen leblosen Mann heraus. Aufgrund der rosigen Gesichtsfarbe werden sofort Wiederbelebungsmaßnahmen eingeleitet, im Kieferbereich war jedoch schon die Totenstarre eingetreten. Aufgrund der Situation, eines eindeutigen Abschiedsbriefes und der rechtsmedizinischen Untersuchung wird auf Suizid durch CO-Vergiftung erkannt.

### 20.2.19 Reizgase

Reizgase gelangen durch Einatmung in die Lunge und können ein **Inhalationstrauma** auslösen. Reizgase entstehen bei Haus- und Zimmerbränden und tragen neben anderen Bestandteilen zur Rauchgasvergiftung bei (▶ Kap. 19.1.1). Auch bei fehlerhafter Verwendung bestimmter Haushaltsreiniger werden Reizgase frei. Industrieunfälle mit Reizgasfreisetzung führen oft zu einem Massenanfall von Verletzten mit Inhalationstrauma. Praktisch alle Reizgase können Reizhusten, Atemnot und Hypoxie hervorrufen; die Ausprägung der dominierenden klinischen Symptomatik hängt wesentlich von ihren physikalischen Eigenschaften ab: grundsätzlich gelangt ein Stoff umso tiefer in die Lunge und führt dort zu Schäden, je lipidlöslicher er ist (▫ Tab. 20.6):

- **Wasserlösliche Substanzen** provozieren eine klinische Sofortsymptomatik, bei der Hustenreiz, Augentränen, Konjunktivitis und asthmoide Beschwerden im Vordergrund stehen (▶ Kap. 11.6.1). Ein Lungenödem tritt in der Regel nicht auf, da die Patienten sich meist selbstständig und rasch aus dem Gefahrenbereich entfernen (sofern möglich).
- **Lipidlösliche Substanzen** führen zunächst nur zu sehr diskreten Symptomen, die gelegentlich auch ganz fehlen können. Das Inhalationstrauma erfolgt weitgehend unbemerkt. Mit einer Latenzzeit von bis zu 24 h kann sich ein lebensbedrohliches toxisches Lungenödem mit Hypoxie und Tachypnoe entwickeln.

**Vergiftungen mit wasserlöslichen Reizgasen sind erheblich häufiger als solche mit lipidlöslichen.**

**Tab. 20.6** Ausgewählte Reizgase und ihre Wirkung

| Reizgas | Ammoniak<br>Chlorwasserstoff<br>Formaldehyd | Schwefeldioxid<br>Chlorgas<br>Isocyanate | Nitrose-Gase (NOx)<br>Ozon<br>Phosgen |
|---|---|---|---|
| Wasserlöslichkeit | hoch | mittel | niedrig |
| Lipidlöslichkeit | niedrig | mittel | hoch |
| Hauptschädigungsort | oberer Respirationstrakt<br>Pharynx<br>Larynx<br>Trachea | mittlerer Respirationstrakt<br>Bronchien<br>Bronchiolen<br>Kapillaren | unterer Respirationstrakt<br>Bronchiolen<br>Alveolen |
| Symptome | Pharyngitis<br>Glottisödem<br>inspiratorischer Stridor<br>Reizhusten | Asthmoide Bronchitis<br>exspiratorischer Stridor<br>Reizhusten | Zyanose<br>Lungenödem |

**Therapie.** Neben der Atemwegssicherung und Sauerstoffgabe werden inhalativ Kortikosteroide verabreicht (z. B. Budesonid-Spray 2 Hübe p. i. alle 5 min), um reaktiven ödematösen Schwellungen des Respirationstraktes und einer Schädigung der Alveolarmembranen entgegenzuwirken. In schweren Fällen ist auch eine systemische Gabe zu erwägen (z. B. Methylprednisolon 250 mg i. v.). Der Nutzen der sowohl inhalativen als auch der systemischen Kortikoidgabe ist jedoch nicht gesichert. Bei Bronchospasmus müssen außerdem wie beim Asthmaanfall $\beta_2$-Mimetika, ggf. auch Theophyllinpräparate gegeben werden (► Kap. 11.4).

## 20.2.20 Pilze

Pilzvergiftungen entstehen in der Regel durch akzidentiellen Verzehr von für essbar gehaltenen Pilzen, selten auch durch bewussten Genuss halluzinogenhaltiger Pilze (Fliegenpilz, Psilocybes-Arten).

**Symptome.** Allgemeine Symptome einer Pilzvergiftung sind Übelkeit, Erbrechen, Diarrhö und abdominale Schmerzen. Die Symptome können sich innerhalb weniger Stunden nach Pilzgenuss entwickeln, zum Teil jedoch gerade bei den hochgiftigen Pilzen auch mit einer erheblich längeren Latenzzeit (Knollenblätterpilze!). Darüber hinaus werden durch einige Pilze spezifische Syndrome hervorgerufen.

**Knollenblätterpilze.** Sie führen zu den schlimmsten Pilzvergiftungen mit einer Letalität von 10–50 %. Knollenblätterpilze können besonders von unerfahrenen Sammlern mit Speisepilzen (Champignons) verwechselt werden. Etwa 90 % aller tödlichen Pilzvergiftungen werden durch Knollenblätterpilze verursacht. Bereits 1 einziger Fruchtkörper kann tödlich sein. Die Gifte des Knollenblätterpilzes, die Amatoxine, rufen nach einer etwa 12- bis 24-stündigen Symptomfreiheit ein dreiphasiges Krankheitsbild hervor (**Phalloides-Syndrom**):

- Übelkeit/Erbrechen, kolikartige Bauchschmerzen, wässrige Durchfälle
- Dann folgt erneut ein 12- bis 24-stündiges symptomfreies Intervall.
- Schließlich beginnt etwa 2–4 Tage nach Pilzverzehr die sog. **hepatorenale Phase**: Entwicklung eines foudroyanten Leber- und Nierenversagens (► Kap. 13.1.4).

**Therapie.** Spezifische präklinische Maßnahmen gibt es nicht. Eine primäre Giftelimination mit Magenentleerung und Gabe von Carbo medicinalis kann schon präklinisch erwogen werden (sofern der Patient nicht von selbst erbricht). In der Klinik werden neben den Verfahren zur forcierten Giftelimination (Magenspülung, forcierte Diurese und forcierte Diarrhö, ggf. auch Hämoperfusion) die Antidote Silibinin (20–50 mg/kg/Tag i. v.) und/oder Penicillin G (1.000.000 I. E./kg/Tag i. v.) eingesetzt, sie blockieren die Toxinaufnahme in die Leberzelle.

**Rißpilze und Trichterlinge.** Diese führen aufgrund ihres Muskaringehaltes zu einer Überaktivierung des Parasympathikus. Die Symptome ähneln in schweren Fällen der Insektizidvergiftung (**Muskarin-Syndrom**).

**Therapie.** Vergiftungen mit diesen Pilzen werden wie Insektizidvergiftungen mit Atropin therapiert.

**Fliegen- und Pantherpilze.** Sie enthalten nur unbedeutende Mengen an Muskarin, dafür aber Halluzinogene, die meist jedoch keine lebensbedrohlichen Zustände, sondern eine exogene Psychose mit anticholinerger Symptomatik (Mydriasis, Tachykardie, Hyperthermie) erzeugen (**Pantherina-Syndrom**). Lebensbedrohliche Zustände treten erst nach reichlichem Genuss auf (mehr als 10 Pilze).

**Therapie.** Therapeutisch wird bei einem ausgeprägten anticholinergen Syndrom Physostigmin (1–2 mg i. v.) verabreicht. Bei ausgeprägter Psychose (wie auch bei

Vergiftungen mit anderen halluzinogenen Pilzen) werden symptomatisch Benzodiazepine oder Neuroleptika gegeben.

### 20.2.21 Dihydrogenmonoxid

Dihydrogenmonoxid (DHMO) ist farb- und geruchlos, Andere Bezeichnungen sind Dihydrogenoxid, Hydrogenhydroxid, Hydroniumhydroxid oder Hydritsäure. DHMO hat ein hohes und weitgefächertes Gefährdungspotenzial. Inhalation von DHMO kann auch in relativ geringen Dosen zum Tod führen. Hautkontakt mit flüssigem und festem DHMO kann bei längerer Kontaktzeit Hautschäden verursachen, und gasförmiges DHMO ist Ursache schwerster Verbrennungen. Übermäßige DHMO-Ingestion kann zur tödlich verlaufenden Hyperhydration führen; besonders gefährdet sind Dialysepatienten. DHMO wird auch in Tumoren nachgewiesen. Trotz seiner Gefährlichkeit ist DHMO nahezu uneingeschränkt verfügbar und selbst an Schulen frei zugänglich.

**Symptome.** Bei Ingestion: Schwitzen, Übelkeit, Erbrechen, Atemnot, Lungenödem, Störung des Elektrolyt-Haushalts (v. a. Hyponatriämie). Bei Trauma durch gasförmiges DHMO: Verbrennungen aller Schweregrade. Bei Inhalation: Symptome des Erstickens.

**Therapie.** Symptomatische Therapie, ein Antidot ist nicht bekannt. Bei übermäßiger Ingestion: Diuretika wie Furosemid, ggf. Dialyse. Bei Verbrennung mit gasförmigem DHMO ist paradoxerweise flüssiges DHMO als Akuttherapie indiziert. Bei DHMO-Inhalation: Intubation, Beatmung, CPR. Nicht jeder Kontakt mit DHMO ist jedoch therapiebedürftig: Die Ingestion (in geringen Mengen) und die Kontamination mit DHMO wird häufig auch ohne präklinische Therapie überlebt.

# Anhang

**Medikamentenausstattung im Rettungsdienst (Beispiel für eine mögliche Ausstattung)**

| Medikament (Beispiel) | Handelsname (Beispiel) | Wirkungsweise/Gruppe | Wichtige Indikationen |
|---|---|---|---|
| Adrenalin | Suprarenin | Katecholamin; Sympathomimetikum (α- und β-Agonist) | Reanimation; Schock; Asthmaanfall |
| Adenosin | Adrekar | Antiarrhythmikum; Adenosin-Rezeptor-Agonist | paroxysmale supraventrikuläre Tachykardie |
| Akrinor | Akrinor | positiv inotropes Antihypotensivum | Hypotension |
| Acetylsalicylsäure (ASS) | Aspisol *(Amp.)* Aspirin *(Tbl.)* | Thrombozytenaggregationshemmer; Analgetikum/Antipyretikum/Antiphlogistikum | Myokardinfarkt, ACS; Schmerzen |
| Amiodaron | Cordarex | Antarrhythmikum | ventrikuläre und supraventrikuläre Tachyarrhythmien; rezidivierendes Kammerflimmern |
| Atropin | Atropin (0,5 mg) | herzfrequenzsteigerndes Parasympatholytikum | Bradykardie (s.a. unter Antidota) |
| Budesonid | Pulmicort *(Spray)* | Glukokortikoid | Rauchgasinhalation; toxisches Lungenödem |
| Butylscopolamin | Buscopan | Parasympatholytikum; Spasmolytikum | Kolikartige Schmerzen |
| Clemastin | Tavegil | Antihistaminikum ($H_1$-Antagonist) | allergische und anaphylaktische Reaktionen |

| | | | |
|---|---|---|---|
| Clopidogrel | Plavix *(Tbl.)* | Adenosindiphosphatrezeptorantagonist, Thrombozytenaggregationshemmer | Myokardinfarkt, ACS |
| Diazepam | Valium | Benzodiazepin ($GABA_A$-Agonist); Antiepileptikum | Erregungs- und Angstzustände, Krampfanfall; Sedierung. |
| Digoxin | Lanicor | positiv inotropes und negativ dromotropes Digitalisglykosid; Antiarrhythmikum | Vorhofflimmern (Tacharrhythmia absoluta); Vorhofflattern |
| Enoxaparin | Clexane | Antikoagulans | Myokardinfarkt; Lungenembolie |
| Etomidate | Hypnomidate | kurzwirksames Injektionsanästhetikum | Narkoseeinleitung |
| Fenoterol | Berotec *(Spray)* Partusisten *(Amp.)* | $\beta_2$-Mimetikum; Bronchospasmolytikum; Tokolytikum | Asthmaanfall; vorzeitige Wehentätigkeit |
| Fentanyl | Fentanyl | Opioid (μ-Rezeptor-Agonist) | Narkose, Analgesie |
| Furosemid | Lasix | Schleifendiuretikum | Lungenödem; hypertensive Krise |
| Haloperidol | Haldol | Neuroleptikum mit antiemetischer Wirkung; Dopamin- und α-Rezeptor-Antagonist | akuter Erregungszustand; akute Psychose; Delir; starke Übelkeit |
| Ketamin | Ketanest | Narkosemittel; Analgetikum | Narkose; starke Schmerzen |
| Magnesiumsulphat | Cormagnesin | kalziumantagonistisches Elektrolyt; Antiarrhythmikum | ventrikuläre Tachyarrhythmie (Torsaden); Eklampsie |
| Methylprednisolon ▼ | Urbason | entzündungshemmend und abschwellend wirkendes Glukokortikoid | anaphylaktischer Schock; schwerer Asthmaanfall; Rückenmarkstrauma |

**Medikamentenausstattung im Rettungsdienst (Beispiel für eine mögliche Ausstattung)** (Fortsetzung)

| Medikament (Beispiel) | Handelsname (Beispiel) | Wirkungsweise/Gruppe | Wichtige Indikationen |
|---|---|---|---|
| Metoprolol | Beloc | β-Blocker | supraventrikuläre Tachykardie |
| Midazolam | Dormicum | Benzodiazepin ($GABA_A$-Agonist) | Erregungs- und Angstzustände, Sedierung, Narkose |
| Nifedipin | Adalat *(Kapseln)* | Kalzium-Antagonist; Vasodilator | hypertensive Krise |
| Nitroglycerin (Glyceroltrinitrat) | Nitrolingual *(Amp. + Spray)* | Vasodilator; Spasmolytikum | Angina pectoris; Myokardinfarkt; hypertensive Krise; Lungenödem; kolikartige Schmerzen |
| Paracetamol | Perfalgan *(i. v.)* ben-u-ron *(Supp.)* | Zyclooxygenasehemmer; Analgetikum und Antipyretikum | leichtere Schmerzen und Fieber im Kindesalter |
| Piritramid | Dipidolor | Opioid (µ-Rezeptor-Agonist) | starke Schmerzen |
| Prednison | Rectodelt *(Supp.)* | entzündungshemmend und abschwellend wirkendes Glukokortikoid | Krupp-Syndrom; allergische und anaphylaktoide Reaktionen im Kindesalter |
| Rocuronium | Esmeron | nicht-depolarisierendes Muskelrelaxans | Muskelrelaxation während der Narkose |
| Succinylcholin | Lysthenon | depolarisierendes Muskelrelaxans | Muskelrelaxierung zur Intubation |
| Theophyllin | Euphyllin | Methylxanthin; Adenosin-Rezeptor-Antagonist; Bronchospasmolytikum | Asthmaanfall |

| | | | |
|---|---|---|---|
| Urapidil | Ebrantil | $\alpha_1$-Antagonist; Antihypertensivum | Hypertensive Krise (auch bei Präeklampsie) |
| Verapamil | Isoptin | Kalziumantagonist | Supraventrikuläre Tachykardie (enge Kammerkomplexe) |
| **Antidota** | **Handelsname (Beispiel)** | **Wirkungsweise/Gruppe** | **Indikationen** |
| Atropin | Atropin (100 mg) | Anticholinergikum | Insektizid- bzw. Organophosphatvergiftung |
| Apomorphin | Apomorphin | Emetikum | Auslösen von Erbrechen |
| Biperiden | Akineton | Anticholinergikum | Neuroleptika-induziertes akinetisches Syndrom; Parkinson-Krise |
| Carbo medicinalis | Kohle-Pulvis *(Pulver)* | Universaladsorbens | Universalantidot |
| 4-Dimethylaminophenol | 4-DMAP | Methämoglobinbildner | Zyanidvergiftung |
| Flumazenil | Anexate | Benzodiazepin-Rezeptor-Antagonist | Benzodiazepinintoxikation |
| Hydroxocobalamin | Cyanokit | Vitamin $B_{12}$ | Zyanidvergiftung |
| Naloxon | Narcanti | Opioid-Rezeptor-Antagonist | Opioidintoxikation |
| Natriumthiosulfat | Natriumthiosulfat | Schwefelgruppendonator | Zyanidvergiftung |

▼

**Medikamentenausstattung im Rettungsdienst (Beispiel für eine mögliche Ausstattung)** (Fortsetzung)

| Medikament (Beispiel) | Handelsname (Beispiel) | Wirkungsweise/Gruppe | Wichtige Indikationen |
|---|---|---|---|
| Physostigmin | Anticholium | indirektes, auch zentral wirkendes Parasympathomimetikum; Acetylcholinesteraseinhibitor | Antidepressivaintoxikation; zentral anticholinerges Syndrom |
| Toluidinblau | Toluidinblau | Redox-Mittel | Vergiftung mit Methämoglobinbildnern |
| **Infusionslösungen** | **Handelsname (Beispiel)** | **Wirkungsweise/Gruppe** | **Indikationen** |
| Ringer-Lösung | Ringer-Lösung DAB 7 | kristalloide Volumenersatzlösung; Vollelektrolytlösung | Volumenmangel; Trägerlösung für Medikamente |
| Natriumbikarbonat 1 molar | Natriumhydrogencarbonat 8,4 % | alkalisierende Lösung; Pufferlösung | Hyperkaliämie; Azidose; länger andauernde Reanimation; Antidepressivaintoxikation |
| Glukose | Glucose 40 % | kristalloide, glukosehaltige Lösung | hypoglykämische Krise |

| Häufige und typische Krankheitsbilder und Indikationsgebiete für eine medikamentöse Notfalltherapie | |
|---|---|
| **Krankheitsbilder, Indikationen** | **Mögliche medikamentöse Therapie (ausgewählte Beispiele)** |
| Anaphylaktische Reaktion (leichtere Formen; Stadien I–II) | $H_1$- und $H_2$-Blocker (Clemastil und Cimetidin)<br>Kortikosteroide (Methylprednisolon)<br>Infusionslösungen (Ringer-Lösung) |
| Akutes Koronarsyndrom, instabile AP, Myokardinfarkt | Acetylsalicylsäure (ASS)<br>Clopidogrel<br>Nitrate (Nitroglycerin)<br>β-Blocker (Metoprolol); bei Tachykardie und Hypertension<br>Morphin (oder andere Opiode)<br>Heparin (oder alternative Thrombin-inhibitoren)<br>Fibrinolytika (rtPA); wenn keine PCA zeitnah möglich |
| Angst, „Panic Attacks" | Benzodiazepine (Diazepam, Midazolam) |
| Asthmaanfall, Bronchospasmus | $\beta_2$-Mimetika (Fenoterol, Salbutamol)<br>Theophyllin<br>Kortikosteroide (Methylprednisolon) |
| Bradykardie | Parasympatholytika (Atropin)<br>$\beta_1$-Mimetika (Adrenalin) |
| Erregungszustand, Delirium, akute Psychose | Neuroleptika (Haloperidol, Atosil)<br>Benzodiazepine (Diazepam, Midazolam) |
| Herzinsuffizienz, Herzversagen | Nitrate (Nitroglycerin)<br>Katecholamine (Noradrenalin, Adrenalin, Dobutamin) |
| Hypertensive Krise | Kalziumkanal-Blocker (Nifedipin, Nitrendipin)<br>$\alpha_1$-Blocker (Urapidil)<br>$\alpha_2$-Agonisten (Clonidin)<br>Nitrate (Nitroglycerin)<br>Diuretika (Furosemid) |
| Hypoglykämie, hypoglykämisches Koma<br>▼ | Glukose 20–50 % |

**Häufige und typische Krankheitsbilder und Indikationsgebiete für eine medikamentöse Notfalltherapie** (Fortsetzung)

| Krankheitsbilder, Indikationen | | Mögliche medikamentöse Therapie (ausgewählte Beispiele) |
|---|---|---|
| Hypotonie | | Akrinor |
| Krampfanfall | | Benzodiazepine (Lorazepam, Diazepam)<br>Barbiturate (Thiopental, Phenobarbital)<br>Magnesium (bei Eklampsie) |
| Krupp-Syndrom | | Kortikosteroide (Prednison) |
| Lungenödem | | Nitrate (Nitroglycerin)<br>Diuretika (Furosemid)<br>Katecholamine (Adrenalin, Dobutamin) |
| Narkose | Einleitung | kurzwirksame Barbiturate (Na-Thiopental)<br>Etomidate<br>Propofol<br>Ketamin |
| | Aufrechterhaltung | Opioide (Fentanyl, Morphin oder Dipidolor)<br>Ketamin<br>Benzodiazepine (Midazolam, Diazepam)<br>Propofol |
| | Muskelrelaxierung | depolarisierendes Muskelrelaxans (Succinylcholin) nicht-depolarisierendes Muskelrelaxans (Rocuronium) |
| Reanimation | | Adrenalin<br>Amiodaron<br>evtl. Puffersubstanzen (Natriumbikarbonat) |
| Schmerzen | | Opioide (Morphin, Piritramid)<br>Zyklooxygenaseinhibitoren (ASS, Paracetamol)<br>Ketamin<br>Butylscopolamin *(bei Koliken)*<br>Nitrate (Nitroglycerin; *bei Koliken*) |
| Schock | hypovolämisch | Vollelektrolytlösung als Volumenersatzmittel (Ringer-Lösung)<br>Vasopressoren (Adrenalin, Noradrenalin) |
| ▼ | kardiogen | Katecholamine (Adrenalin, Noradrenalin, Dobutamin)<br>Nitrate (Nitroglycerin) |

**Häufige und typische Krankheitsbilder und Indikationsgebiete für eine medikamentöse Notfalltherapie** (Fortsetzung)

| Krankheitsbilder, Indikationen | | Mögliche medikamentöse Therapie (ausgewählte Beispiele) |
|---|---|---|
| Schock | anaphylaktisch | Adrenalin<br>Kortikosteroide (Methylprednisolon)<br>Vollelektrolytlösung als Volumenersatzmittel (Ringer-Lösung) |
| | neurogen | Vollelektrolytlösung als Volumenersatzmittel (Ringer-Lösung)<br>evtl. zusätzlich Vasopressoren (Adrenalin oder Noradrenalin) oder Akrinor |
| | septisch | Vollelektrolytlösung als Volumenersatzmittel (Ringer-Lösung)<br>Vasopressoren (Adrenalin oder Noradrenalin)<br>Antibiotika (so früh wie möglich in der Klinik z. B. Meropenem) |
| Tokolyse | | $\beta_2$-Mimetika (Fenoterol) |
| Tachykardie, Tachyarrhythmie | supraventrikulär | Metoprolol<br>Amiodaron<br>Verapamil<br>Digoxin<br>Adenosin |
| | ventrikulär | Amiodaron<br>Magnesium |
| Vergiftungen | generell | Kohle |
| | Insektizide (Organophosphate) | Atropin<br>Obidoxim (in der Klinik) |
| | Zyanide | Hydroxocobalamin<br>(oder 4-DMAP + Natriumthiosulfat) |
| | Kohlenmonoxid | Sauerstoff |
| | Methämoglobinbildner | Toluidinblau |
| | Benzodiazepine | Flumazenil |
| | Opioide | Naloxon |

# Literaturverzeichnis

## Weiterführende Literatur


### Allgemein

Dirks B (2007) Die Notfallmedizin, 3. Aufl. Springer, Berlin Heidelberg New York

### Innere Medizin

Böhm M, Hallek M, Schmiegel W (2009) Innere Medizin. 6. Aufl. Urban & Fischer/Elsevier, München

### Pharmakologie

Lüllmann H, Mohr K, Hein L (2010) Pharmakologie und Toxikologie, 17. Aufl. Thieme, Stuttgart New York

### EKG

Klinge R (2011) Das Elektrokardiogramm. 9. Aufl. Thieme, Stuttgart New York

### Analgesie, Sedierung, Narkose

Larsen R (2010) Anästhesie, 9. Aufl. Urban & Fischer/Elsevier, München

### Unfälle, Verletzungen

Lick RF, Schläfer H (1985) Unfallrettung. Schattauer, Stuttgart New York

Trentz O, Bühren V (2005) Traumatologie, 5. Aufl. Thieme, Stuttgart New York


## Leitlinien und Übersichten


Akutes Koronarsyndrom mit persistierender ST-Streckenhebung (STEMI). 2010. Übersetzung der ESC-Pocket-Leitlinie Management of Acute Myocardial Infarction in Patients Presenting with Persistent ST-segment Elevation

Schellhaaß, Alexander; Walther, Andreas; Konstantinides, Stavros; Böttiger, Bernd W.: Diagnostik und Therapie bei akuter Lungenembolie. Dtsch Arztebl Int 2010; 107(34–35): 589–95.

Diagnose und Therapie der akuten Lungenembolie (2009) Kurzfassung der „ESC-Guidelines on the Diagnosis and Management of Acute Pulmonary Embolism"

Kodolitsch, Yskert von; Baumgart, Dietrich; Eggebrecht, Holger; Dieckmann, Christoph; Jakob, Heinz; Meinertz, Thomas; Erbel, Raimund. Das akute Aortensyndrom. Dtsch Arztebl 2003; 100(6): A-326/B-289/C-278. www.aerzteblatt.de

Guadalupe Garcia-Tsao, Arun J. Sanyal, Norman D. Grace, William Carey, and the Practice Guidelines Committee of the American Association for the Study of Liver Diseases, the Practice Parameters Committee of the American College of Gastroenterology. AASLD Practice Guideline 2007 Prevention and Management of Gastroesophageal Varices and Variceal Hemorrhage in Cirrhosis

Prävention, Diagnose, Therapie und Nachsorge der Sepsis. Leitlinien der Deutschen Sepsis-Gesellschaft und der Deutschen Interdisziplinären Vereinigung für Intensiv- und Notfallmedizin 2010

Akuttherapie anaphylaktischer Reaktionen. Leitlinie der Deutsche Gesellschaft für Allergologie und klinische Immunologie (DGAKI), Ärzteverband Deutscher Allergologen (ÄDA), Gesellschaft für Pädiatrische Allergologie und Umweltmedizin (GPA), Deutsche Akademie für Allergologie und Umweltmedizin (DAAU). Allergo Journal 2007, 16:420–34

Diagnose und Therapie der akuten Lungenembolie. ESC/DGK Pocket-Leitlinie 2009. Deutsche Gesellschaft für Kardiologie

Diagnostik und Therapie von Synkopen. ESC/DGK Pocket-Leitlinie 2009. Deutsche Gesellschaft für Kardiologie

Akutes Koronarsyndrom mit persistierender ST-Streckenhebung (STEMI). ESC/DGK Pocket-Leitlinie 2010. Deutsche Gesellschaft für Kardiologie

Cardiopulmonary Resuscitation and Emergency Cardiovascular Care. 2010 American Heart Association Guidelines. Circulation 2010, 122: S640–S 933

First Aid. 2010 American Heart Association and American Red Cross Guidelines for First Aid. Circulation 2010, 122: S640–S933

European Resuscitation Council Guidelines for Resuscitation 2010. Resuscitation 2010, 81: 1219–1451

Zusammenfassung der American Heart Association Leitlinien 2010 für Herz-Lungen-Wiederbelebung und kardiovaskuläre Notfallmedizin (auf deutsch)

Akuttherapie des ischämischen Schlaganfalls. Leitlinie der Deutschen Gesellschaft für Neurologie (DGN) und der Deutschen Schlaganfallgesellschaft (DSG) in der Deutschen Gesellschaft für Neurologie 2008. Aktualisierung der Leitlinie im Mai 2009

Leitlinie zur Diagnostik und Therapie von Patienten mit Asthma. Deutschen Atemwegsliga und der Deutschen Gesellschaft für Pneumologie und Beatmungsmedizin e.V. Pneumologie 2006; 60: 139–183

Leitlinie der Deutschen Atemwegsliga und der Deutschen Gesellschaft für Pneumologie und Beatmungsmedizin zur Diagnostik und Therapie von Patienten mit chronisch obstruktiver Bronchitis und Lungenemphysem 2007 (COPD). Pneumologie 2007; 61; e1–e40

S3 – Leitlinie Polytrauma/Schwerverletzten-Behandlung 2011. Interdisziplinäre Leitlinie herausgegeben von der Deutschen Gesellschaft für Unfallchirurgie (federführend)

The Task Force for the Diagnosis and Treatment of Acute and Chronic Heart Failure 2008 of the European Society of Cardiology. ESC Guidelines for the diagnosis and treatment of acute and chronic heart failure 2008. European Heart Journal 2008, 29: 2388–2442

## Internet-Adressen

Die Seiten folgender Fachgesellschaften enthalten aktuelle Leitlinien für notfallmedizinisch relevante Krankheitsbilder:
AHA: www.heart.org/HEARTORG/
AHA auf Deutsch: www.american-heart.de
ERC: www.erc.edu
ILCOR: www.ilcor.com
European Society of Cardiology: www.escardio.org
Deutsche Gesellschaft für Unfallchirurgie: www.dgu-online.de
Deutsche Gesellschaft für Kardiologie: www.dgk.de
Deutsche Gesellschaft für Neurologie: www.dgn.org
Deutsche Gesellschaft für Pneumologie: www.pneumologie.de
Medizinische Leitlinien: www.leitlinien.de

## Zeitschriften

Annals of Emergency Medicine, Mosby Yearbook Incorperation, Dallas TX
Anästhesiologie Intensivmedizin Notfallmedizin Schmerztherapie (ains), Thieme, Stuttgart
Current Opinion in Critical Care, Lippincott Williams and Wilkins, Philadelphia
Current Opinion in Anaesthesiology, Lippincott Williams and Wilkins, Philadelphia
Der Notarzt, Thieme, Stuttgart
Notfallmedizin, peri-med, Balingen
Intensivmedizin und Notfallmedizin, Steinkopff, Berlin
Notfall & Rettungsmedizin, Springer, Berlin, Heidelberg, New York
Resuscitation, Elsevier, Amsterdam

# Wichtige Telefonnummern

## Meldung eines Notfalls

- Notruf Rettungsdienst: 112
- Notruf Feuerwehr: 112
- Notruf Polizei: 110
- Rettungsleitstelle: (Vorwahl) 1 92 22
- Nächstgelegene Rettungsleitstelle: 1 92 22

## Vergiftungen

- Berlin. Giftnotruf Berlin. Beratungsstelle für Vergiftungserscheinungen, Institut für Toxikologie 0 30-19 24 0
- Bonn. Informationszentrale gegen Vergiftungen des Landes Nordrhein-Westfalen. Zentrum für Kinderheilkunde am Universitätsklinikum Bonn 02 28-19 24 0
- Erfurt. Gemeinsames Giftinformationszentrum (GGIZ Erfurt) der Länder Mecklenburg-Vorpommern, Sachsen, Sachsen-Anhalt und Thüringen 03 61-73 07 30
- Freiburg. Vergiftungs-Informations-Zentrale Freiburg (VIZ) Zentrum für Kinderheilkunde und Jugendmedizin, Universitätsklinikum Freiburg 07 61-19 24 0
- Göttingen. Giftinformationszentrum-Nord (GIZ-Nord) der Länder Bremen, Hamburg, Niedersachsen und Schleswig-Holstein 05 51-19 24 0
- Homburg/Saar. Informations- und Behandlungszentrum für Vergiftungen. Universitätsklinikum des Saarlandes und Medizinische Fakultät der Universität des Saarlandes 0 68 41-19 24 0
- Mainz. Giftinformationszentrum der Länder Rheinland-Pfalz und Hessen. Klinische Toxikologie, II. Medizinische Klinik und Poliklinik der Universität Mainz 0 61 31-19 24 0
- München. Giftnotruf München – Toxikologische Abt. der II. Medizinischen Klinik und Poliklinik rechts der Isar der Technischen Universität München 0 89-19 24 0
- Nürnberg. Giftinformationszentrale Nürnberg – Medizinische Klinik 2 des Klinikums Nürnberg mit toxikologischer Intensivstation 09 11-3 98 24 51 oder 09 11-3 98 26 65

## Verbrennungen

- Zentrale Anlaufstelle für die Vermittlung von Betten für Schwerbrandverletzte (Feuerwehr Hamburg)
  - Telefon: 0 40 / 4 28 51 – 39 98 oder 0 40 / 4 28 51 – 39 99
  - Telefax: 0 40 / 4 28 51 – 42 69
  - E-Mail: leitstelle@feuerwehr.hamburg.de

## Tauchunfälle, Kohlenmonoxidintoxikationen, Hyperbare Therapiezentren (Auswahl)

- Bundeswehrkrankenhaus Ulm, Abt. für Anaesthesiologie und Intensivmedizin: (0731) 17 11 oder 1 71 22 85 oder 1 71 22 86
- Uniklinik Mainz, Institut für Anaesthesiologie: (0 61 31) 1 71 oder 17 24150
- Schifffahrtsmedizinisches Institut der Marine in Kiel: (04 31) 5 40 90 oder 54 09 17 40

# Stichwortverzeichnis

## A

# B

# C

# D



# E

## I

# K

## L



## M

# N

# O



# P

# Q



# R

# S

# T

## U



## V



## W

# Z

Printing and Binding: Stürtz GmbH, Würzburg

# Notfallmedizin – Fallquiz

Liebe Leserin, lieber Leser,

Die thematischen Schwerpunkte der folgenden Fallbeispiele bilden mehr oder weniger alltägliche oder zumindest typische Notfallsituationen, die sich so oder ähnlich im Umfeld des Autors ereignet haben und deren Management besprochen wird. Es ist nicht beabsichtigt, den Leser durch vieldeutige Informationen auf falsche Fährten zu locken (obwohl dies, wie im wirklichen Leben, vorkommen kann) oder seltene »Orchideenerkrankungen« vorzustellen, auf die man nur unter Aufbietung eines gehörigen fachspezifischen Detailwissens kommen kann. Vielmehr sollte der »notfallmedizinische Alltag« exemplarisch (wenngleich natürlich zwangsläufig lückenhaft) abgebildet werden. Die geschilderten notärztlichen Maßnahmen sind dabei nicht unbedingt die einzig möglichen; oft ist auch ein anderes und vielleicht sogar besseres Notfallmanagement denkbar.

Alle geschilderten Fälle sind vor allem aus Gründen des Persönlichkeitsschutzes verfremdet und modifiziert. Darüber hinaus wird die Notfallbehandlung aus didaktischen Gründen in allen vorliegenden Fällen so beschrieben, als ob sie zumindest zunächst einmal erfolgreich gewesen sei; jeder weiß, dass es in Wirklichkeit leider nicht so ist.

Schließlich noch folgender Hinweis: Bei praktisch allen lebensbedrohlichen und ernsthafteren kardiozirkulatorischen, respiratorischen und neurologischen Notfällen sind einige diagnostische und therapeutische **Standardmaßnahmen** indiziert:

- **Diagnostisch:** symptombezogene Untersuchung des Patienten, Blutdruckmessung, pulsoximetrische Bestimmung der Sauerstoffsättigung und EKG-Monitoring.
- **Therapeutisch:** Supplementierende Gabe von Sauerstoff (zumindest bei Hypoxie oder drohender Hypoxie) sowie Anlage eines peripheren Venenzugangs.

Auf eine in jedem Fallbeispiel wiederholte explizite Beschreibung dieser notfallmedizinischen Selbstverständlichkeiten wird, um den Leser nicht zu langweilen und zu ermüden, bei der Darstellung der Fallbeispiele und auch im Rahmen der Antworten oft verzichtet; das bedeutet nicht, dass sie in den konkreten Fällen unterlassen wurden, oder dass Sie diese Maßnahmen unterlassen sollten.

Jeder Fall gliedert sich in drei Schritte. Auf der **ersten Seite** finden Sie die **Anamnese** des Notfalls. Auf der **zweiten Seite** werden die primären und weiterführenden **diagnostischen Schritte** erklärt. Die Fallbeschreibung schließt auf der **dritten Seite** mit den Möglichkeiten zur weiteren **notfallmäßigen Erstversorgung**.

So können Sie den Ablauf, den Sie später im Notfalleinsatz im Schlaf beherrschen müssen, üben und Ihr Wissen anwenden und vertiefen.

Nachfolgend 3 typische Seiten zur Orientierung:

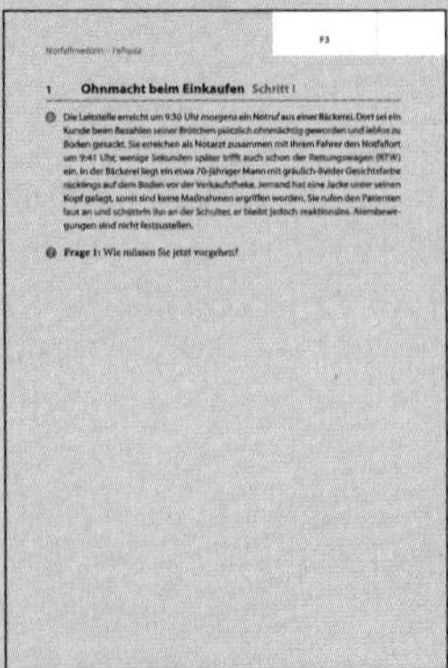

F3

Notfallmedizin – Fallquiz

1 **Ohnmacht beim Einkaufen** Schritt I

Die Leitstelle erreicht um 9:30 Uhr morgens ein Notruf aus einer Bäckerei. Dort sei ein Kunde beim Bezahlen seiner Brötchen plötzlich ohnmächtig geworden und leblos zu Boden gesackt. Sie erreichen als Notarzt zusammen mit Ihrem Fahrer den Notfallort um 9:41 Uhr, wenige Sekunden später trifft auch schon der Rettungswagen (RTW) ein. In der Bäckerei liegt ein etwa 70-jähriger Mann mit gräulich-fahler Gesichtsfarbe rücklings auf dem Boden vor der Verkaufstheke. Jemand hat eine Jacke unter seinen Kopf gelegt, sonst sind keine Maßnahmen ergriffen worden. Sie rufen den Patienten laut an und schütteln ihn an der Schulter, er bleibt jedoch reaktionslos. Atembewegungen sind nicht festzustellen.

**Frage 1:** Wie müssen Sie jetzt vorgehen?

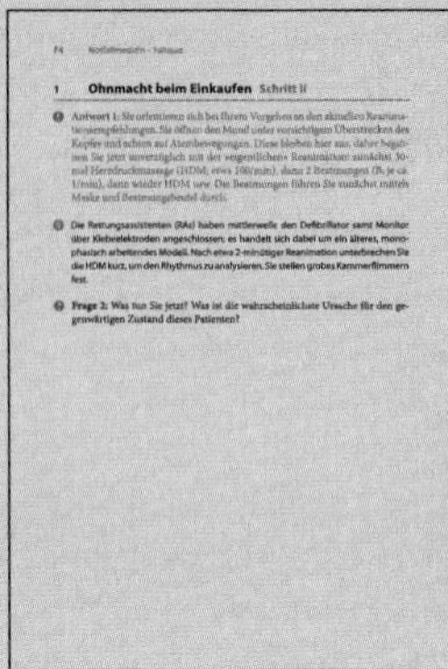

F4 Notfallmedizin – Fallquiz

1 **Ohnmacht beim Einkaufen** Schritt II

Antwort 1: Sie orientieren sich bei Ihrem Vorgehen an den aktuellen Reanimationsempfehlungen. Sie öffnen den Mund unter vorsichtigem Überstrecken des Kopfes und achten auf Atembewegungen. Diese bleiben hier aus, daher beginnen Sie jetzt unverzüglich mit der »eigentlichen« Reanimation: zunächst 30-mal Herzdruckmassage (HDM, etwa 100/min), dann 2 Beatmungen (B, je ca. 1/min), dann wieder HDM usw. Die Beatmungen führen Sie zunächst mittels Maske und Beatmungsbeutel durch.

Die Rettungsassistenten (RAs) haben mittlerweile den Defibrillator samt Monitor über Klebeelektroden angeschlossen; es handelt sich dabei um ein älteres, monophasisch arbeitendes Modell. Nach etwa 2-minütiger Reanimation unterbrechen Sie die HDM kurz, um den Rhythmus zu analysieren. Sie stellen grobes Kammerflimmern fest.

**Frage 2:** Was tun Sie jetzt? Was ist die wahrscheinlichste Ursache für den gegenwärtigen Zustand dieses Patienten?

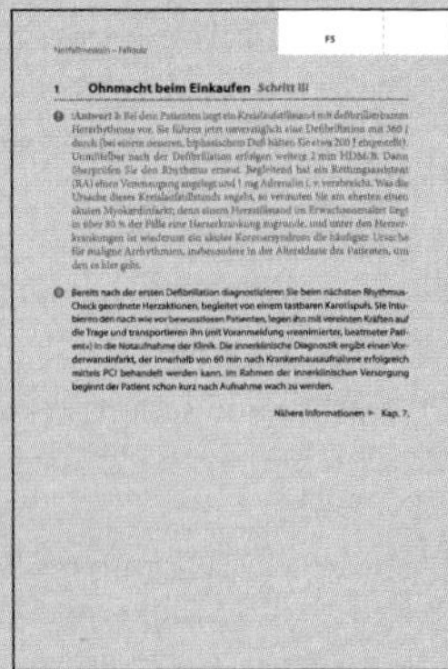

F5

Notfallmedizin – Fallquiz

1 **Ohnmacht beim Einkaufen** Schritt III

Antwort 2: Bei dem Patienten liegt ein Kreislaufstillstand mit defibrillierbarem Herzrhythmus vor. Sie führen jetzt unverzüglich eine Defibrillation mit 360 J durch (bei einem neueren, biphasischen Defi hätten Sie etwa 200 J eingestellt). Unmittelbar nach der Defibrillation erfolgen weitere 2 min HDM/B. Dann überprüfen Sie den Rhythmus erneut. Begleitend hat ein Rettungsassistent (RA) einen Venenzugang angelegt und 1 mg Adrenalin i. v. verabreicht. Was die Ursache dieses Kreislaufstillstands angeht, so vermuten Sie am ehesten einen akuten Myokardinfarkt; denn einem Herzstillstand im Erwachsenenalter liegt in über 80 % der Fälle eine Herzerkrankung zugrunde, und unter den Herzerkrankungen ist wiederum ein akutes Koronarsyndrom die häufigste Ursache für maligne Arrhythmien, insbesondere in der Altersklasse des Patienten, um den es hier geht.

Bereits nach der ersten Defibrillation diagnostizieren Sie beim nächsten Rhythmus-Check geordnete Herzaktionen, begleitet von einem tastbaren Karotispuls. Sie intubieren den nach wie vor bewusstlosen Patienten, legen ihn mit vereinten Kräften auf die Trage und transportieren ihn (mit Voranmeldung »reanimierter, beatmeter Patient«) in die Notaufnahme der Klinik. Die innerklinische Diagnostik ergibt einen Vorderwandinfarkt, der innerhalb von 60 min nach Krankenhausaufnahme erfolgreich mittels PCI behandelt werden kann. Im Rahmen der innerklinischen Versorgung beginnt der Patient schon kurz nach Aufnahme wach zu werden.

Nähere Informationen ► Kap. 7.

**Schritt I:**

- Erstkontakt mit dem Patienten, Anamnese
- Welche Differenzialdiagnosen kommen in Frage, welche diagnostischen Erstmaßnahmen müssen eingeleitet werden?

**Schritt II:**

- Antworten zu Differenzialdiagnosen und Erstmaßnahmen
- Weitere Informationen zur endgültigen Diagnosestellung bzw. dem Fortgang der notfallmäßigen Behandlung
- Fragen zur weiteren Notfalltherapie

**Schritt III:**

- Antworten zur weiteren Notfalltherapie
- Darstellung des weiteren Verlaufs

Erklärung der Symbole:

- Frage
- Antwort
- Befunde und weitere Informationen zum Fall

Wir wünschen viel Spaß und Erfolg

Ihr Springer Lehrbuch-Team

## 1 Ohnmacht beim Einkaufen Schritt I

Die Leitstelle erreicht um 9:30 Uhr morgens ein Notruf aus einer Bäckerei. Dort sei ein Kunde beim Bezahlen seiner Brötchen plötzlich ohnmächtig geworden und leblos zu Boden gesackt. Sie erreichen als Notarzt zusammen mit Ihrem Fahrer den Notfallort um 9:41 Uhr, wenige Sekunden später trifft auch schon der Rettungswagen (RTW) ein. In der Bäckerei liegt ein etwa 70-jähriger Mann mit gräulich-livider Gesichtsfarbe rücklings auf dem Boden vor der Verkaufstheke. Jemand hat eine Jacke unter seinen Kopf gelegt, sonst sind keine Maßnahmen ergriffen worden. Sie rufen den Patienten laut an und schütteln ihn an der Schulter, er bleibt jedoch reaktionslos. Atembewegungen sind nicht festzustellen.

**Frage 1:** Wie müssen Sie jetzt vorgehen?

## 1 Ohnmacht beim Einkaufen Schritt II

**Antwort 1:** Sie orientieren sich bei Ihrem Vorgehen an den aktuellen Reanimationsempfehlungen. Sie öffnen den Mund unter vorsichtigem Überstrecken des Kopfes und achten auf Atembewegungen. Diese bleiben hier aus, daher beginnen Sie jetzt unverzüglich mit der »eigentlichen« Reanimation: zunächst 30-mal Herzdruckmassage (HDM; mdst. 100/min), dann 2 Beatmungen (B; je ca. 1 sec.), dann wieder HDM usw. Die Beatmungen führen Sie zunächst mittels Maske und Beatmungsbeutel durch.

Die Rettungsassistenten (RAs) haben mittlerweile den Defibrillator samt Monitor über Klebeelektroden angeschlossen; es handelt sich dabei um ein älteres, monophasisch arbeitendes Modell. Nach etwa 2-minütiger Reanimation unterbrechen Sie die HDM kurz, um den Rhythmus zu analysieren. Sie stellen grobes Kammerflimmern fest.

**Frage 2:** Was tun Sie jetzt? Was ist die wahrscheinlichste Ursache für den gegenwärtigen Zustand dieses Patienten?

## 1 Ohnmacht beim Einkaufen Schritt III

**Antwort 2:** Bei dem Patienten liegt ein Kreislaufstillstand mit defibrillierbarem Herzrhythmus vor. Sie führen jetzt unverzüglich eine Defibrillation mit 360 J durch (bei einem neueren, biphasischem Defi hätten Sie 120–200 J eingestellt). Unmittelbar nach der Defibrillation erfolgen weitere 2 min HDM/B. Dann überprüfen Sie den Rhythmus erneut. Begleitend hat ein Rettungsassistent (RA) einen Venenzugang angelegt und 1 mg Adrenalin i. v. verabreicht. Was die Ursache dieses Kreislaufstillstands angeht, so vermuten Sie am ehesten einen akuten Myokardinfarkt; denn einem Herzstillstand im Erwachsenenalter liegt in über 80% der Fälle eine Herzerkrankung zugrunde, und unter den Herzerkrankungen ist wiederum ein akutes Koronarsyndrom die häufigste Ursache für maligne Arrhythmien, insbesondere in der Altersklasse des Patienten, um den es hier geht.

Bereits nach der ersten Defibrillation diagnostizieren Sie beim nächsten Rhythmus-Check geordnete Herzaktionen, begleitet von einem tastbaren Karotispuls. Sie intubieren den nach wie vor bewusstlosen Patienten, legen ihn mit vereinten Kräften auf die Trage und transportieren ihn (mit Voranmeldung »reanimierter, beatmeter Patient«) in die Notaufnahme der Klinik. Die innerklinische Diagnostik ergibt einen Vorderwandinfarkt, der innerhalb von 60 min nach Krankenhausaufnahme erfolgreich mittels PCI behandelt werden kann. Im Rahmen der innerklinischen Versorgung beginnt der Patient schon kurz nach Aufnahme wach zu werden.

Nähere Informationen ► Kap. 7.

## 2 Motorradunfall Schritt I

In der Notfallmeldung, die Ihnen von der Leitstelle übermittelt wird, heißt es an einem warmen Sommernachmittag: »Verkehrsunfall mit Motorradfahrer auf der Landstraße«. Sie erreichen den Unfallort mit dem Rettungshubschrauber (RTH) 11 min nach Alarmierung. Schon im Landeanflug sehen Sie eine regungslose Person in schwarzer Ledermontur am Straßenrand liegen, 2 weitere Personen kümmern sich offenbar um sie. Während Sie den Patienten untersuchen, berichtet Ihnen einer der beiden helfenden Personen vom Unfallhergang, dessen Zeuge er war: Der Motorradfahrer habe versucht, einem von einem Feldweg plötzlich einbiegenden Auto auszuweichen, habe dabei die Kontrolle über seine Maschine verloren und sei vor einen Baum geprallt. Der Patient sei sofort regungslos und nicht ansprechbar gewesen. Er habe extra den Integralhelm aufgelassen, damit nichts Schlimmeres passiere. Sie stellen im Rahmen einer ersten orientierenden Untersuchung fest, dass der Patient bewusstlos ist, flach und schnell atmet und einen gut tastbaren Radialispuls aufweist.

**Frage 1:** Wie lautet Ihre erste Verdachtsdiagnose? Was sind die vordringlichen diagnostischen und therapeutischen Maßnahmen?

## 2 Motorradunfall Schritt II

**Antwort 1:** Offenbar hat der Patient ein schweres Schädel-Hirn-Trauma (SHT) erlitten. Ob sonst noch Verletzungen vorliegen, können Sie auf den ersten Blick nicht erkennen. Der Helm muss natürlich schnellstmöglich abgenommen werden, allerdings vorsichtig unter weitestgehender Immobilisation der Halswirbelsäule (HWS). Da beim Motorradunfall immer von einer möglichen HWS-Beteiligung auszugehen ist, ist das Anlegen einer immobilisierenden Halskrause (Orthese) angezeigt. Höchste Priorität hat jedoch auch beim HWS-Trauma die Atemwegsmanagement und die Sicherstellung einer adäquaten Oxygenierug und Ventilation, ggf. – insbesondere auch bei persistierender Bewusstlosigkeit – durch Beatmung und Intubation. Vermeiden von Hypoxie und Hypotension sind essenziell für eine ausreichende zerebrale Oxygenierung gerade beim SHT.

Nach einer raschen Untersuchung des Patienten können Sie keine äußerlich sichtbaren Verletzungen erkennen. Der Bauch ist weich, das Atemgeräusch seitengleich. Der Patient reagiert jedoch nach wie vor nicht auf Ansprache, hält die Augen geschlossen und bewegt Arme und Beine weder spontan noch auf Schmerzreize, die Sie durch Kneifen im Pektoralisbereich setzen. Bei der Pupillenuntersuchung fällt auf, dass die linke Pupille gegenüber der rechten deutlich erweitert ist.

**Frage 2:** Wie würden Sie den Schweregrad des SHT quantifizieren? Wie lautet die nun etwas i. v.re Verdachtsdiagnose, mit der Sie den Patienten in der Klinik anmelden?

## 2 Motorradunfall Schritt III

**Antwort 2:** Nach der Glasgow Coma Scale bekommt der Patient die niedrigste Punktzahl, nämlich 3 (je einen Punkt in den Kategorien »Augen öffnen«, »motorische Reaktion« und »verbale Antwort«). Die Anisokorie links > rechts, die Sie so bald nach dem Trauma schon feststellen, deutet auf eine sich rasch entwickelnde intrakranielle Blutung im Bereich der linken Hemisphäre hin, wahrscheinlich ein epidurales Hämatom. Dieses muss operativ ausgeräumt werden. Daher dürfen Sie keine Zeit mehr verlieren, sondern müssen den Patienten so schnell wie möglich – unter Sicherung von Ventilation, Oxygenierung und Kreislauf – in die nächste neurochirurgische Klinik fliegen.

Sie intubieren und beatmen den kräftigen Patienten mit 8 l/min (cave: exzessive Hyperventilation!) und weisen den Hubschrauberpiloten an, nach Kontaktaufnahme mit der Leitstelle und Voranmeldung eine etwa 15 Flugminuten entfernte Universitätsklinik anzufliegen. Dort wird der Patient im Schockraum von einem Team von Unfallchirurgen, Neurochirurgen und Anästhesisten entgegengenommen. Nach Durchführung einer Röntgen-Thoraxaufnahme und eines abdominellen Ultraschalls wird ein Schädel-CT angefertigt, das Ihre Verdachtsdiagnose »epidurales Hämatom links« bestätigt. Der Patient wird unverzüglich einer operativen Versorgung zugeführt.

Nähere Informationen ► Kap. 18.3.

## 3 Leblose Person auf der Parkbank Schritt I

An einem schönen Frühlingstag werden Sie mittags mit der Einsatzindikation »leblose Person auf einer Parkbank« mit dem Notfalleinsatzfahrzeug (NEF) in den nahe gelegenen Stadtpark gesandt. Dort erwartet Sie an einem Kiosk ein älterer Jogger, der mit seinem Mobiltelefon die Leitstelle alarmiert hatte. Er steigt zu Ihnen in den Wagen, und Sie fahren über Gehwege und Grünflächen zu der besagten Parkbank, wo seine Joggingpartnerin bei dem Patienten wartet. Auf der kurzen Fahrt dorthin wird Ihnen berichtet, er – der Jogger – sei zweimal an der Bank vorbeigelaufen. Beim ersten Mal habe er schon dort eine Person »so komisch« liegen sehen, habe jedoch gedacht, sie würde sich ein wenig ausruhen. Als er die Person jedoch 10 min später immer noch in der gleichen Lage dort angetroffen habe, sei ihm klar gewesen, »da stimmt was nicht«. Er habe die Person, einen jungen Mann, angesprochen, aber keine Antwort erhalten, und auch auf Schütteln an der Schulter habe sich der Mann nicht gerührt. Verletzungen habe er keine sehen können.

**Frage 1:** Auf welche möglichen Ursachen stellen Sie sich zunächst einmal ein?

## 3 Leblose Person auf der Parkbank Schritt II

**Antwort 1:** Natürlich können sehr viele verschiedene Erkrankungen zu Bewusstlosigkeit und Koma führen. Bei einem offenbar unverletzten jungen Mann, der in der Öffentlichkeit bewusstlos geworden ist, denken Sie am ehesten an folgende Möglichkeiten: einen hyoglykämischen Notfall bei insulinpflichtigem Diabetiker, einen Krampfanfall mit protrahiertem postiktualem Dämmerzustand, eine Opioidintoxikation bei Drogenmissbrauch und vielleicht noch eine akute Subarachnoidalblutung bei rupturiertem Hirnarterienaneurysma.

Sie finden den etwa 30-jährigen Patienten in einer etwas unkonventionellen, aber ihren Zweck erfüllenden Seitenlage auf der Parkbank, in den ihn die wartende Begleiterin des Joggers gebracht hat. Die Atmung ist offenbar ausreichend, zumindest ist der Patient nicht zyanotisch. Der Radialispuls ist gut tastbar. Nach wie vor ist der Patient nicht ansprechbar und reagiert auf die ihm von Ihnen zugefügten Schmerzreize nur mit einer schwachen Abwehrbewegung beider Arme. Die Augen sind geschlossen.

**Frage 2:** Was sind die jetzt vordringlichen diagnostischen Maßnahmen, und warum?

## 3 Leblose Person auf der Parkbank Schritt III

**Antwort 2:** Sie können durch eine rasche Pupillenuntersuchung (Pupillengröße und -symmetrie) und Bestimmung des Blutzuckers das mögliche Ursachenspektrum für die Bewusstlosigkeit sehr zügig eingrenzen und ggf. dann bereits präklinisch eine kausale Therapie einleiten. Bei stecknadelkopfgroßen Pupillen ist an eine Opioid-assoziierte Bewusstlosigkeit zu denken; eine Anisokorie mit einseitiger Mydriasis würde für eine asymmetrische intrakranielle Raumforderung sprechen, etwa eine intrazerebrale Blutung, insbesondere dann, wenn gleichzeitig eine Halbseitensymptomatik vorliegt. Grundsätzlich ist jedoch bei Pupillenuntersuchungen an Irreführungen durch Augenoperationen o. ä. zu denken, und auch Glasaugen haben schon zu Verwirrung geführt. Die Blutzuckeruntersuchung kann innerhalb einer Minute die häufige hypoglykämische Ursache der Bewusstlosigkeit ausschließen oder verifizieren.

Die Pupillen sind symmetrisch und mittelweit und reagieren gut auf Licht. Der Blutzucker, den der Rettungsassistent für Sie misst, beträgt etwa 18 mg%. Sie diagnostizieren einen schweren hypoglykämischen Notfall und injizieren dem Patienten 40 ml G 40 % i. v. Innerhalb von 2 min beginnt er, sich spontan zu bewegen und kommt rasch, zunächst etwas benommen und verwundert, zu sich. Auf dem Transport in die Klinik im mittlerweile auch eingetroffenen RTW ist der Patient schon soweit orientiert, dass er Ihnen berichten kann, er leide an insulinpflichtigem Diabetes und sei heute nach der morgendlichen Insulininjektion aus verschiedenen Gründen nicht dazu gekommen, wie üblich vor seinem Vormittagsspaziergang (er sei arbeitslos) zu frühstücken.

Nähere Informationen ▶ Kap. 13.1.1.

## 4 Notfall im Säuglingsalter Schritt I

Mitten in der Nacht gegen 2 Uhr werden sie vom schrillen Alarm des Notarztfunks mit der anschließenden Durchsage »Säuglingsreanimation« aus dem Schlaf gerissen. Sie sind sofort hellwach. Auf der etwa 20-minütigen Anfahrt zum etwas abgelegenen Wohnhaus, aus dem der Notfall gemeldet wurde, erfahren Sie von der Leitstelle, dass eine sehr aufgeregte und verzweifelte Mutter angerufen und berichtet habe, ihr noch nicht ganz einjähriges Kind sei ganz blau und atme nicht mehr. I. v.res sei nicht zu erfahren gewesen. Man habe Mühe gehabt, die Mutter zu bewegen, ihre Adresse verständlich durchzugeben. Sie haben auf der Anfahrt genug Zeit, sich verschiedene Szenarien auszumalen, was Sie da wohl erwartet.

**Frage 1:** Auf welche Notfallsituation müssen Sie sich anhand der Schilderungen der Mutter (Zyanose und Apnoe bei ihrem einjährigen Kind) einstellen?

## 4 Notfall im Säuglingsalter Schritt II

**Antwort 1:** Ihnen fallen einige Möglichkeiten ein: Erstens: sudden infant death syndrome (SIDS); ein etwa 12-Monate altes Kind ist an der oberen Altersgrenze für den plötzlichen Kindstod. Zweitens: Krupp-Syndrom; das Prädilektionsalter beträgt ½–3 Jahre, allerdings ist es selten so schlimm, dass das Kind zyanotisch und apnoeisch wird, und die Symptomatik setzt nicht von jetzt auf gleich ein. Drittens: Epiglottitis; hieran erkranken jedoch eher etwas ältere Kinder. Viertens: Fremdkörperaspiration; es könnte ja sein, dass das Kind sich nachts eine Murmel oder so etwas in den Mund gesteckt und sie dann aspiriert hat. Aber letztlich hoffen Sie, dass sich die Situation nicht als so dramatisch herausstellt, wie sie offenbar telefonisch geschildert wurde.

Als Sie die Wohnung betreten, finden Sie auf dem Wohnzimmersofa einen schlafenden Jungen vor. Die Hautfarbe ist rosig, die Atmung erscheint normal. Als Sie das Kind untersuchen wollen, fällt Ihnen als erstes auf, dass es sich sehr heiß anfühlt. Das Kind öffnet auf laute Ansprache hin die Augen. Die Mutter berichtet, ihr Sohn habe seit gestern zunehmend gehustet, und ihm sei die Nase gelaufen. Am Abend habe es wohl Fieber gehabt, sie hätte aber nicht gemessen; außerdem habe ihre Freundin gesagt, man solle Fieber gar nicht senken, sondern es sei natürlich und gut. Wegen der Krankheit hätte sie ihren Sohn bei sich im Bett schlafen lassen, und mitten in der Nacht sei sie durch komische Laute und Bewegungen des Kindes wach geworden. Nach Anknipsen der Nachttischlampe habe die Mutter das Kind mit beiden Armen zucken sehen, und es sei blau geworden und habe aufgehört zu atmen. Sowas habe sie noch nie erlebt, und sie habe große Angst gehabt, dass ihr Kind stirbt. Da habe sie 112 gewählt. Aber dann, nach Beendigung des Telefonats mit der Leitstelle, als sie schon ganz verzweifelt gewesen sei, habe der Junge wieder angefangen zu atmen, sei aber schläfrig geblieben. Was das Kind denn nur habe, und ob es schlimm sei?

**Frage 2:** Um welchen pädiatrischen Notfall handelt es sich aller Wahrscheinlichkeit nach? Was antworten Sie der Mutter? Was unternehmen Sie diagnostisch und therapeutisch?

## 4 Notfall im Säuglingsalter Schritt III

**Antwort 2:** Vermutlich handelt es sich um einen Fieberkrampf, einen sog. epileptischen Gelegenheitskrampf. Etwa 5 % aller Kinder erleiden im Vorschulalter mindestens einen Krampfanfall im Rahmen eines fieberhaften (meist viralen) Infekts. Im Zuge des generalisierten Krampfanfalls kommt es oft zur vorübergehenden Apnoe mit Zyanose, die Laien (und insbesondere besorgte Mütter) oft als lebensbedrohlich erleben. Dabei ist ein Fieberkrampf zumeist harmlos, und nur sehr selten ist er erstes Zeichen eines lebenslangen Krampfleidens. Insofern können Sie die Mutter zunächst einmal beruhigen. Bei abgelaufenem Krampfanfall und stabilen Vitalfunktionen sind keine therapeutischen Maßnahmen vor Ort zwingend. Eine Fiebersenkung mit Paracetamol supp. (10–30 mg/kg Körpergewicht) kann bereits präklinisch eingeleitet werden. Die Verabreichung von Diazepam-Rectiolen nach abgelaufenem Anfall ist nicht indiziert. Dennoch können Sie präklinisch nicht mit Sicherheit ausschließen, dass nicht doch ernsthaftere Ursachen wie z. B. eine Meningitis hinter dem Krampfanfall stecken. Daher ist der Transport in eine Kinderklinik indiziert.

Die Mutter ist auf Ihren Vorschlag hin sofort einverstanden, mit dem Kind im RTW in die Kinderklinik zu fahren. Dort wird das Kind pädiatrisch untersucht, 36 h beobachtet und mit der Diagnose »Fieberkrampf bei grippalem Infekt« am übernächsten Tag wieder nach Hause entlassen.

Nähere Informationen ▶ Kap. 12.2.

## 5 Unerträgliche Kopf- und Brustschmerzen Schritt I

Der Rettungsdienst wird vom Geschäftsführer eines etwas außerhalb der Stadt gelegenen, Ihnen bis dato unbekannten Etablissements alarmiert: einem Gast gehe es gar nicht gut, und er brauche wohl dringend ärztliche Hilfe; er, der Geschäftsführer, glaube, der Gast habe vielleicht einen Herzinfarkt. Mit diesen Informationen betreten Sie zusammen mit Ihrem NEF-Fahrer das etwas schummrige Lokal und finden inmitten ziemlich locker bekleideter Damen einen älteren, korpulenten Herrn mit hochrotem Kopf, gelockerter Krawatte und geöffnetem Kragenknopf zurückgelehnt auf seinem Stuhl sitzend vor. Er klagt über Kopf- und Brustschmerzen, die im Laufe des Abends begonnen und dann immer schlimmer geworden sein und sich auch durch einen Braunschweiger Kräuterschnaps nicht hätten vertreiben lassen; jetzt sei ihm, als ob sein Kopf bald zerspringe, und er sehe auch etwas verschleiert; solche Kopfschmerzen habe er noch nie gehabt. Während ihr Assistent das diagnostische Equipment auspackt, gehen Ihnen bereits einige Verdachtsdiagnose durch den Kopf.

**Frage 1:** Was kann die Ursache für plötzliche, unerträgliche Kopfschmerzen sein? Worauf deuten nichttraumatische Thoraxschmerzen hin?

## 5 Unerträgliche Kopf- und Brustschmerzen Schritt II

**Antwort 1:** Eine Subarachnoidalblutung führt zu schlagartigen, heftigsten Kopfschmerzen. In diesem Fall jedoch haben sich die Schmerzen über einen gewissen Zeitraum eskalierend entwickelt. Möglich wäre ein Migräneanfall, aber die fehlende Kopfschmerzanamnese sowie die weiteren Symptome und Umstände sprechen eher dagegen. Eine akute hypertensive Entgleisung hingegen kann sowohl Kopfschmerzen als auch pektanginöse Beschwerden auslösen, die in diesem Fall die wahrscheinlichste Ursache für die Thoraxschmerzen zu sein scheinen. Auch ein Myokardinfarkt, ein Spontanpneumothorax, ein akutes Aortensyndrom und eine Lungenembolie fallen meist durch das Leitsymptom »Thoraxschmerzen« auf.

Eine sofort durchgeführte Blutdruckmessung ergibt einen Wert von 260/120 bei einem offenbar regelmäßigen Puls von 90/min und einer $psaO_2$ von 91 %. Der Patient ist wach, orientiert und aufgeregt. Er kann alle Extremitäten normal bewegen.

**Frage 2:** Wie lautet ihre Diagnose? Wie gehen Sie diagnostisch und therapeutisch weiter vor?

## 5 Unerträgliche Kopf- und Brustschmerzen Schritt III

**Antwort 2:** Sie sehen ihre ursprüngliche Verdachtsdiagnose eines hypertensiven Notfalls bestätigt. Ihr Assistent weist Sie daraufhin, dass nun auch noch – besonders wegen der Thoraxschmerzen – ein EKG abgeleitet werden müsse. Sie stimmen grundsätzlich zu, entscheiden sich aber pragmatisch angesichts der i. v.n Situation für folgendes Vorgehen: Sie geben 2 Hübe Nitroglycerin und legen einen peripher-venösen Zugang, durch den Sie dem erregten Patienten 5 mg Morphin zur Sedierung, Schmerztherapie und Vorlastsenkung injizieren. Dann lagern Sie ihn mit stark erhöhtem Oberkörper auf eine mittlerweile vom eingetroffenen RTW-Team herbeigebrachte Trage, um dann im RTW/NAW den Oberkörper freizumachen, auszukultieren und ein 12-Kanal-EKG abzuleiten und erneut den Blutdruck zu messen. Sie sehen keine EKG-Zeichen, die auf einen transmuralen Infarkt hindeuten. Der Blutdruck beträgt im RTW immer noch 250/110, so dass Sie sich dazu entschließen, auf dem Transport in die etwa 15 Fahrminuten entfernte Klinik noch 25 mg Urapidil zu injizieren.

Der Patient bleibt wach und orientiert, die Schmerzen lassen nach, er wird deutlich ruhiger und erreicht mit einem Blutdruck von etwa 200/100 die Klinik. Auf dem Transport unterhalten Sie sich mit ihm und erfahren, dass er schon seit Jahren hohen Blutdruck habe, jedoch Arztbesuche eher scheue und auch seine ihm vor geraumer Zeit einmal verschriebenen Blutdrucktabletten (welche, weiß er nicht, aber sie seien rot, klein und rund) eher »nach Bedarf« nehme. Er verspricht, sich zu bessern, und vielleicht auch etwas abzunehmen, wenn er denn diese Attacke überstanden habe. In der Klinik werden keine weiteren Organschäden (Herz, Lunge, Gehirn, Niere) oder greifbare Hypertonieursachen diagnostiziert, so dass der Patient nach 5 Tagen und mit einer antihypertensiven 3-fach Medikation (Enalapril, HCT, Metoprolol) in hausärztliche Behandlung entlassen wird.

Nähere Informationen ► Kap. 8.2.3.

## 6 Atemnot am Baggersee Schritt I

An einem schönen Sommertag fliegen Sie gegen Mittag im RTH zu einem Baggersee, wo sich eine Person mit Atemnot befinden soll. Beim Anflug auf den See sehen Sie am Ufer eine Menschentraube, aus der heraus einige Personen heftig winken und auf jemanden in ihrer Mitte zeigen. Nach der Landung finden Sie inmitten der Menschenmenge eine junge Frau auf einem Campingstuhl sitzend vor die Hände auf die Knie gestützt, mit bläulichen Lippen, nach Luft ringend. Die Frau sieht Sie panisch an, ohne ein Wort zu sagen. Ein Umstehender gibt sich als ihr Freund zu erkennen und erzählt Folgendes: Seine Freundin und er seien nach dem Frühstück spontan zum See gefahren, aber noch bevor man das erste Mal baden konnte, habe seine Freundin plötzlich angefangen, schwer zu atmen, und gesagt, sie »kriege glaub ich wieder einen Anfall« und habe in ihrer Handtasche eine Sprayflasche gesucht, aber nicht gefunden. Dann habe sie nur noch »Arzt rufen« sagen können, und seitdem sei es immer schlimmer geworden.

**Frage 1:** Was ist ihre Verdachtsdiagnose? Wie gehen Sie diagnostisch und therapeutisch vor?

## 6 Atemnot am Baggersee Schritt II

**Antwort 1:** Alles sieht nach einem schweren Asthmaanfall aus. Offenbar hat die Frau ihr Asthmaspray (Fenoterol o. ä.) gesucht, aber nicht dabei gehabt. Sie müssen den Anfall durchbrechen und sollten gleichzeitig die Hypoxie (bzw. Hypoxämie) durch pulsoximetrische Messung quantifizieren und durch $O_2$-Gabe beseitigen.

Sie geben zunächst 2 Hübe Fenoterol und klippen gleichzeitig ein Pulsoximeter an einen Finger: $psaO_2$ 75 %, Puls 105/min. Sie lassen Sauerstoff 8 l/min über eine Maske geben, die sich die Frau jedoch sofort panisch vom Gesicht reißt. Auskultatorisch hören Sie über der gesamten Lunge ein sehr leises Atemgeräusch mit exspiratorischem Giemen. Sie können mit Mühe einen venösen Zugang am linken Arm legen. Der Rettungsassistent schlägt vor, die Patientin erst einmal mit 5 mg Dormicum (vielleicht auch mehr) zu sedieren, und dann nötigenfalls zu intubieren.

**Frage 2:** Gehen Sie auf diesen Vorschlag ein?

## 6 Atemnot am Baggersee Schritt III

**Antwort 2:** Beim Asthmaanfall ist eine effektive Bronchospasmolyse die beste Anxiolyse. Sie entschließen sich daher, diese therapeutische Richtung nachhaltiger einzuschlagen, denn Sie wissen, dass eine Sedierung ohne Bronchospasmolyse deletär sein kann, und dass eine Beatmung im Asthmaanfall zwar lebensrettend zu sein vermag, aber auch mit großen Gefahren verbunden ist (Air trapping, Pneumothorax, obstruktiver Schock). Sie verabreichen erneut 4 Hübe Fenoterol und injizieren 250 mg Methylprednisolon i. v. Außerdem geben Sie 400 mg Theophyllin i. v., obwohl Sie wissen, dass diese Maßnahme durchaus kontrovers beurteilt wird (aber Sie haben damit »gute Erfahrungen« gemacht). Aufgrund der Schwere des Anfalls greifen Sie außerdem tief in die therapeutische Trickkiste und lassen noch 4 g Magnesiumsulfat verabreichen. Ein umstehender Helfer hält derweil der Patientin die Sauerstoffmaske (höchster Flow!) möglichst dicht vors Gesicht.

Tatsächlich bessert sich der Zustand innerhalb der nächsten 10 Minuten erheblich. Die Sättigung steigt auf über 85 % an, und die Panik nimmt ab. Die junge Frau wird – von Ihnen begleitet – mit dem zwischenzeitlich eingetroffenen RTW in die nächste Klinik transportiert. Dort angekommen kann Sie bereits wieder normal durchatmen und reden, und die $psaO_2$ ist > 90 %. Die junge Frau erzählt, dass Sie, was ihr noch nie passiert sei, offenbar ihr Spray zu Hause vergessen hätte; so einen schlimmen Anfall habe sie noch nie gehabt.

Nähere Informationen ▶ Kap. 11.5.

## 7 Schwerer Verkehrsunfall Schritt I

An einem Frühjahrsmorgen stoßen auf einer Kreuzung in einem ländlichen Gebiet 2 Autos zusammen. Beide sind verhängnisvollerweise mit 4 Personen besetzt. Der erstalarmierte Notarzt hat es also mit 8 Verletzten zu tun, einige davon bewusstlos und kreislaufinstabil. Er fordert sofort den Leitenden Notarzt sowie weitere Notärzte nach; einer davon sind Sie. Sie erreichen etwa 20 min nach Eintreffen des ersten Notarztes den Unfallort, wo bereits einige Schwerverletzte in RTWs/NAWs behandelt werden. Der bereits eingetroffene LNA bestimmt Sie für die Behandlung eines etwa 30-jährigen Patienten, der am Straßenrand an einen Baum gelehnt sitzt und von zwei helfenden Personen betreut wird. Er ist ansprechbar, orientiert und gibt an, der Fahrer eines der Wagen, eines alten Golf II zu sein.

**Frage 1:** Welche diagnostischen und therapeutischen Maßnahmen ergreifen Sie, noch bevor Sie den Patienten in den NAW einladen?

## 7 Schwerer Verkehrsunfall Schritt II

**Antwort 1:** Diagnostisch ist zunächst abzuklären, ob die wichtigsten Vitalfunktionen stabil sind (Atmung, Kreislauf, Bewusstsein) und ob neurologische Ausfälle oder Frakturen erkennbar sind. Sie fragen den Patienten ob er Luftnot hat (er verneint dies, gibt aber an, Schmerzen im Brustbereich zu haben), fühlen den Puls (regelmäßig, 100/min), messen Sauerstoffsättigung (95 %) und Blutdruck (110/70 mmHg) und fordern ihn auf, alle Extremitäten zu bewegen und anzugeben, ob er irgendwo Gefühlsstörungen oder weitere Schmerzen habe. Da Sie nicht ausschließen können, dass bei dem offenbar mit großer Gewalteinwirkung einhergegangenen Unfallgeschehen nicht doch eine HWS-Verletzung entstanden ist, legen Sie ihm eine immobilisierende HWS-Orthese an. Außerdem bekommt er einen peripher-venösen Zugang, worüber Sie langsam (»zum Offenhalten«) eine Vollelektrolytlösung laufen lassen; für eine intensivere Volumenersatztherapie sehen Sie zu diesem Zeitpunkt keine Indikation. Gegen die Schmerzen geben Sie 7,5 mg Piritramid und nehmen sich vor, den Brustkorb im NAW genauer zu untersuchen.

Im RTW machen Sie den Oberkörper des Patienten frei und beginnen mit einer orientierenden Untersuchung: Inspektion, Palpation, Auskultation. Sie sehen deutliche präkordiale und thorakale Blutergüsse (Prellmarken; das ältere Auto verfügte noch nicht über einen Airbag). Als Sie beide Hände auf den Thorax legen und diesen leicht komprimieren, spüren Sie beidseits seitliche Krepitationen, die auf Rippenfrakturen hindeuten; der Patient gibt dabei Schmerzen an. Auskultatorisch hören Sie beidseits. Atemgeräusch, aber rechts leiser als links. Der Patient gibt jetzt auch ohne Nachfrage an, zunehmend schlechter Luft zu bekommen. Er wird tachypnoeisch und tachykard.

**Frage 2:** Wie lautet Ihre Verdachtsdiagnose? Was tun Sie?

## 7 Schwerer Verkehrsunfall Schritt III

**Antwort 2:** Offenbar hat der Patient ein Thoraxtrauma erlitten mit Rippenfrakturen und einem Pneumothorax mit zunehmenden Spannungszeichen. Den Spannungspneumothorax müssen Sie noch im RTW entlasten. Sie überlegen, ob Sie den Patienten intubieren sollen, entscheiden sich aber dagegen, da er – abgesehen von der Tachykardie und Tachypnoe, die Sie auf den Spannungspneumothorax zurückführen – stabil zu sein scheint. Außerdem entscheiden Sie sich gegen eine Entlastungspunktion mit einer 2,2-er Kanüle, da Sie eine Verstopfung mit Blut befürchten und außerdem im Anlegen einer »richtigen« Thoraxdrainage nicht ungeübt sind. Sie infiltrieren den Bereich über dem 2. Interkostalraum in der Medioklavicularlinie rechts mit 5 ml Lidocain, inzidieren mit einem Skalpell die Haut und präparien mit einer Schere am Oberrand der 3. Rippe, bis Sie ein zischendes Geräusch hören: Die Luft entweicht aus dem Pleuraraum. Sie platzieren die 28 Ch Throraxdrainage, versehen mit einem Heimlich-Ventil.

Der Patient bekommt sofort wieder besser Luft, und die zwischenzeitlich auf 120/min angestiegene Herzfrequenz nimmt wieder ab. Sie übergeben 25 min später den Patienten schmerzfrei (nach weiteren 7,5 mg Piritramid), kreislaufstabil, Sauerstoff über Maske atmend mit 99 % Sauerstoffsättigung an die Kollegen eines Krankenhauses der Regelversorgung. Dieses liegt außerhalb Ihres Rettungsbezirkes, wird aber von Ihnen auf Anweisung des LNA angefahren, um das näher gelegen Schwerpunktkrankenhaus, in dem auch Sie arbeiten, nicht mit Verletzten zu überlasten.

Nähere Informationen ▶ Kap. 18.5.

## 8 Plötzliche Übelkeit und Brustschmerz Schritt I

Ihr Einsatzort ist die Wohnung eines älteren Ehepaars, das in der 3. Etage eines Mietshauses am Rande der Stadt wohnt. Die Ehefrau hatte gegen 4:30 am Morgen den Notarzt gerufen. Die Frau empfängt Sie im Morgenmantel auf der Straße und erzählt Ihnen auf dem Weg in die Wohnung folgendes: Ihr 70-jähriger, bis dato »völlig gesunder« Mann sei von einem nächtlichen Toilettengang wieder ins Bett gekommen und habe sie geweckt, weil ihm übel sei und er plötzliche starke Schmerzen in Brustkorb und Arm habe. Es sei ihm schwindelig geworden, er liege jetzt ganz blass im Bett, und man lese und höre doch immer so viel, ob das jetzt ein Herzinfarkt sei, aber er habe doch gar nie geraucht, und sie beiden seien stolz darauf, als einzige in ihrem Bekanntenkreis bisher überhaupt keine Medikamente einzunehmen. Sie finden den Patienten mit geschlossenen Augen, aber wach und ansprechbar auf dem Bett liegend vor, die rechte Hand zur Faust geballt auf sein Brustbein gedrückt. Er habe starke Schmerzen. Die rasch vom Rettungsassistenten gemessenen Vitalfunktionswerte lauten: Blutdruck 160/100 mmHg, Herzfrequenz regelmäßig 110/min, $psaO_2$ 94 %.

**Frage 1:** Was sind Ihre Erstmaßnahmen? Wie lautet Ihre erste Verdachtsdiagnose?

## 8 Plötzliche Übelkeit und Brustschmerz Schritt II

**Antwort 1:** Sie geben der Ehefrau Recht, indem auch Sie einen Herzinfarkt bzw. ein akutes Koronarsyndrom für am wahrscheinlichsten erachten. Sie verabreichen nach Legen eines venösen Zugangs 5 mg Morphin, 2 Hübe Nitroglycerin und 1 Amp. ASS i. v. Bei der Tachykardie und dem Hypertonus geben Sie außerdem fraktioniert 5 mg Metoprolol i. v. Mittlerweile haben die Rettungsassistenten ein 12-Kanal-EkG abgeleitet.

Sie erkennen in den Ableitungen I und aVL sowie V2 bis V5 von deutlich gehobenem Abgang steil aszendierende ST-Strecken. Der Patient berichtet nach Ihren Initialmaßnahmen über eine deutliche Besserung seines Befindens und fragt Sie – da er ja wohl mit in die Klinik müsse – ob er aufstehen und zum »Krankenwagen« laufen solle; vielleicht sei es ja doch kein Herzinfarkt; er sei hart im Nehmen.

**Frage 2:** Wie lautet Ihre Diagnose jetzt? Nehmen Sie sein Angebot an? Was tun Sie weiter? Welche Komplikationen drohen?

## 8 Plötzliche Übelkeit und Brustschmerz Schritt III

**Antwort 2:** Es handelt sich offenbar um einen frischen Vorderwandinfarkt. Eine schnellstmögliche Rekanalisierung des verschlossenen Koronararterienanteils ist erforderlich – am besten mittels PCI. Glücklicherweise liegt ihr Krankenhaus ganz in der Nähe und verfügt über eine 24-h-Herzkatheterbereitschaft. Während der Transportvorbereitungen geben Sie noch 2 weitere gerinnungshemmende Mittel: Enoxaparin 30 mg i. v. (15 min später muss noch einmal 1 mg/kg s. c. gegeben werden) und 600 mg Clopidogrel als Tablette. Sie wissen, dass der Patient mit frischem Myokardinfarkt in besonderem Maße gefährdet ist, ein Kammerflimmern zu entwickeln; außerdem droht bei dem offenbar ausgedehnten Infarkt die Entwicklung einer akuten Herzinsuffizienz. Daher muss der Transport in die Klinik unter kontinuierlicher Monitorüberwachung und Defibrillationsbereitschaft erfolgen; der Patient darf sich nicht anstrengen und muss liegend bzw. halbsitzend transportiert werden.

Nach telefonischer Voranmeldung bringen Sie den Patienten in die Notaufnahme der Klinik. Er bleibt auf dem Transport stabil und wird, nach Kurzbegutachtung des EKG durch den diensthabenden Internisten, zum Herzkatheterraum weitergeleitet. Hier wird ein Verschluss eines Astes der vorderen Herzkranzarterie wiedereröffnet und mittels Stent aufgehalten. Eine Woche später begegnen Sie dem Patienten in der Cafeteria; er sitzt im Rollstuhl (nur aus Gründen der Schonung) und wird von seiner Frau geschoben, die Sie wieder erkennt und sich bei Ihnen herzlich bedankt.

Nähere Informationen ▶ Kap. 11.1.

## 9 Notfall in der Behindertenwerkstatt Schritt I

Der NAW fährt mit Ihnen zu einer Behindertenwerkstatt, in der sich eine bewusstlose Person befinden soll mit »erneutem Krampfanfall«, wie es in der Notfallmeldung hieß. Sie werden von einem Mitarbeiter vor der Werkstatt empfangen und zum Notfallort geführt. Er berichtet Ihnen von einem 25-jährigen, stark lernbehinderten Mann, der während der Frühstückspause plötzlich »komische Bewegungen mit den Armen« gemacht habe und dann blau angelaufen und bewusstlos geworden sei. Er sei bekannter Epileptiker und habe vor einiger Zeit schon einmal einen Krampfanfall auf der Arbeit gehabt.

**Frage 1:** Wie gehen Sie bei anhaltendem Krampfanfall vor? Und wie therapieren Sie einen Patienten mit abgelaufenem Krampfanfall?

## 9 Notfall in der Behindertenwerkstatt Schritt II

**Antwort 1:** Meist ist der Anfall bei Eintreffen des Notarztes schon wieder abgeklungen, und der Patient ist mehr oder weniger somnolent im Zustand eines postiktualen Nachschlafs oder postiktualen Dämmerzustands. Spezifische medikamentöse Maßnahmen sind hier nicht erforderlich. Wenn der Anfall jedoch noch anhält, muss er mit Antiepileptika durchbrochen werden; hierbei sind Benzodiazepine Mittel der Wahl und meist ausreichend. Wenn Benzodiazepine auch nach einmalig wiederholter Verabreichung nicht ausreichen, sind Injektionsanästhetika (Thiopental, Propofol oder Etomidate) indiziert, verbunden mit endotrachealer Intubation.

Sie finden den zyanotischen Patienten tief bewusstlos und ruckartig atmend rücklings auf dem Boden liegen. Ein besonnener Mitarbeiter kniet bereits neben dem jungen Mann und hält den Kopf unter Hochziehen des Unterkiefers vorbildlich überstreckt, wie er es im Erste Hilfe Kurs gelernt hat. Der Karotispuls ist nur sehr schwach tastbar und sehr langsam (etwa 20/min). Bei jeder Inspiration sinkt der Brustkorb ein, und der Bauch wölbt sich nach vorn. Eine effektive Atmung scheint nicht vorzuliegen.

**Frage 2:** Wie lautet Ihre Verdachtsdiagnose jetzt nach persönlicher Inaugenscheinnahme des Patientenzustands? Was müssen Sie sofort tun?

## 9 Notfall in der Behindertenwerkstatt Schritt III

**Antwort 2:** Offenbar liegt eine obere Atemwegsobstruktion vor, die einen pathologischen Atemtypus mit sich bringt: eine thorakoabdominale paradoxe Atmung. Wahrscheinlich ist die Zunge allein nicht Ursache der Obstruktion, da der Kopf korrekt überstreckt gehalten wird. Da der Notfall akut während der Frühstückspause eingetreten ist, könnten Speiseteile vor den Larynxeingang oder in die Trachea gelangt sein. Jedenfalls ist das Erscheinungsbild, das Sie vorfinden, nicht typisch für einen rein postiktualen Nachschlaf. Sie wissen, dass Sie die Atemwege sofort frei bekommen müssen, sei es durch Fremdkörperextraktion aus dem Rachen, sei es durch akute intrathorakale Druckerhöhungen. Da der Patient bereits tief zyanotisch und bradykard ist, entschließen Sie sich, sogleich mit Thoraxkompressionen, also CPR zu beginnen. Zunächst öffnen Sie jedoch unverzüglich den Mund und inspizieren den Hypopharynx.

Dort sehen Sie eine große bräunlich-gräuliche Masse, die Sie mit einer Magillzange entfernen. Sie stellt sich als halbes Schnitzel heraus, dass der Patient, offenbar ohne es ausreichend zu kauen, herunterschlucken wollte und das den Larynxeingang fast komplett verlegt hatte. Sie intubieren und beatmen den Patienten, dessen Kreislauf sich auch ohne CPR schnell wieder erholt. Offenbar wurde bei diesem Patienten mit bekanntem Krampfleiden der Erstickungsvorgang von allen Umstehenden als erneuter Krampfanfall gedeutet.

Nähere Informationen ► Kap. 7.2.4.

## 10 Notfall im U-Bahnhof Schritt I

Gegen 15:00 Uhr an einem Sonntag Nachmittag werden Sie von der Leitstelle in eine Gegend der Großstadt geschickt, die Sie üblicherweise nicht aufsuchen. Ein junger Mann liegt dort leblos im Bereich des Zugangs zu einer U-Bahnstation. Irgendjemand hat ohne Angabe seines Namens den Rettungsdienst informiert, da sei ein »Notfall im U-Bahnhof«, er wisse auch nicht was es sei, aber es solle mal ein Arzt kommen. Sie finden den Patienten bewusstlos, ohne Reaktion auf Schmerzreize, hypotensiv (Blutdruck 100/60), bradykard (50/min), und bradypnoeisch (5/min). Die $psaO_2$ beträgt 82 %.

**Frage 1:** Wie lautet Ihre erste Verdachtsdiagnose? Welche beiden schnell durchführbaren Untersuchungsmaßnahmen könnten diese weiter untermauern?

## 10 Notfall im U-Bahnhof Schritt II

**Antwort 1:** Die Umstände und der Patientenzustand lassen an eine Opioidintoxikation denken. Für diese Diagnose sprächen enge, stecknadelkopfgroße Pupillen, die sehr langsame Atmung und das Auffinden von frischen Einstichstellen am Körper, vielleicht in einer der Ellenbeugen. Allerdings könnten Sie auch dann nicht sicher sein, ob nicht eine Mischintoxikation vorläge, und Sie müssen in jedem Fall eine akute Hypoglykämie ausschließen (es kommt durchaus vor, dass ein juveniler Diabetiker im hypoglykämischen Koma für einen Junkie gehalten wird).

Die Pupillen sind maximal eng, und in der linken Ellenbeuge findet sich eine frische Einstichstelle (allerdings liegt kein »Fixerbesteck« herum; möglicherweise wurde dies von Freunden des Patienten entfernt, die auch den Rettungsdienst aktiviert hatten). Ein Blutzuckerschnelltest nach Anlage eines Venenzugangs (der überraschenderweise leicht zu legen war; das periphere Venensystem des Patienten war noch weitgehend intakt) ergab einen Wert von 90 mg %.

**Frage 2:** Welche therapeutischen Möglichkeiten haben Sie? Wie gehen Sie weiter vor?

## 10 Notfall im U-Bahnhof Schritt III

**Antwort 2:** Sie wissen, dass Sie Heroin und andere Opioide durch Naloxon antagonisieren können. Andererseits könnten bei einer Mischintoxikation dann noch andere Drogen weiter ihre toxischen Wirkungen ausüben; außerdem kann eine zügige Antagonisierung zur hypertensiven Krise führen. Alternativ entschließen Sie sich, den Patienten zu intubieren und zu beatmen und in Ihr Krankenhaus zu transportieren.

Die Intubation gelingt problemlos, und der Patient ist auf dem Transport in die Klinik völlig stabil bei leichter Hypotension, die Sie für nicht therapiebedürftig halten. Auf der Intensivstation wird die Beatmung bis zum Abend fortgesetzt. Als der Patient schließlich erwacht und extubiert ist, verlangt er sofort seine Kleidung und verlässt, ohne sich auf weitere Diskussionen einzulassen, die Intensivstation und das Krankenhaus.

Nähere Informationen ► Kap. 20.2.4.

## 11 Plötzliche Seh- und Sprachstörung Schritt I

Morgends um 9:00 Uhr rücken Sie aus in ein nahe gelegenes Neubaugebiet. Von dort hat eine Frau die Leitstelle angerufen und berichtet, ihr Mann könne auf einmal nicht mehr richtig reden und sei auch sonst plötzlich ganz komisch. Bei ihrer Ankunft empfängt Sie die Frau an der Tür und erzählt, Sie habe mit ihrem 56-jährigen Mann gefrühstückt, bevor dieser zur Arbeit fahren wollte. Plötzlich habe er gesagt, er sehe nicht mehr richtig, und dann habe er auch nicht mehr deutlich sprechen können. Sie habe ihn in seinen Lieblingssessel (den Fernsehsessel mit Lederhocker) gesetzt und dann sofort den Rettungsdienst gerufen. Jetzt könne er auch die rechte Hand nicht mehr heben. Was ihr Mann sonst noch an Erkrankungen habe? Nun, eigentlich sei er gesund, er habe nur schon lange zu hohen Blutdruck und zu viel Fett im Blut, aber dafür nähme er Tabletten ein. Sie finden den Patienten wach im Sessel sitzend vor, den rechten Arm schlaff an der Seite herabhängend. Der Blutdruck beträgt 170/100, Herzfrequenz regelmäßig 70/min, $psaO_2$ 94 %.

**Frage 1:** Wie lautet Ihre Verdachtsdiagnose? Was können Sie präklinisch tun?

## 11 Plötzliche Seh- und Sprachstörung Schritt II

**Antwort 1:** Das klinische Bild deutet auf einen linkshemisphärischen Schlaganfall hin, wahrscheinlich aufgrund einer Durchblutungsstörung im Mediastromgebiet; wichtige Risikofaktoren für diese Erkrankung konnten Sie auch bereits anamnestisch erheben (hinzu kommt noch die Tatsache, dass der Mann, wie sich herausstellt, starker Raucher war, erkennbar am bereits morgens gefüllten Aschenbecher auf dem Frühstückstisch). Kardiozirkulatorisch und respiratorisch ist der Patient offenbar stabil; der erhöhte Blutdruck wird in dieser Phase unmittelbar nach dem Schlaganfall bewusst akzeptiert. Die präklinische Therapie kann sich also auf die Verabreichung von Sauerstoff beschränken, auch wenn selbst dies bei fehlender Hypoxie vielleicht nicht unbedingt nötig ist. Außerdem sollten Sie den Blutzucker bestimmen.

Sie sagen dem Patienten und der Ehefrau, dass wahrscheinlich ein Schlaganfall vorliegt, und dass Sie ihren Mann mit in die Klinik nehmen müssten. Mittlerweile hat die Gattin auch die Medikamente des Patienten aus dem Nachtschränkchen geholt, bestehend aus Simvastatin, HCT und Metoprolol. Der vom Rettungsassistenten gemessene Blutzucker beträgt 110 mg %; eine Zuckerkrankheit sei nicht bekannt, einen Herzinfarkt habe der Patient auch noch nicht gehabt. Sie haben die Wahl, ihre eigene Klinik anzufahren, ein Krankenhaus der Grundversorgung (ohne CT), oder ein etwa 10 Fahrminuten weiter entferntes größeres Schwerpunktkrankenhaus mit neurologischer Fachabteilung und CT. Sie wissen, dass Ihr Chef, ein Internist der alten Schule, traditionell gerne auch Schlaganfallpatienten behandelt.

**Frage 2:** Welche Klinik fahren Sie an? Warum?

## 11 Plötzliche Seh- und Sprachstörung Schritt III

**Antwort 2:** Dieser Patient hat offenbar einen frischen Schlaganfall erlitten. Der Beginn der Symptomatik liegt weniger als 1 h zurück; insofern ist dringend zu erwägen, bei diesem Patienten eine Lysetherapie durchzuführen. Dies setzt jedoch zwingend die vorherige und sofortige Anfertigung eines CCT (oder NMR) voraus. Sie dürfen keine Zeit damit verlieren, in ein Krankenhaus ohne CT zu fahren, auch wenn es das ist in dem Sie arbeiten und Sie ihrem Chef damit eine Freude machten. Vielmehr müssen Sie – ohne weitere Zeit am Notfallort zu verbringen – den Patienten unverzüglich in ein Krankenhaus bringen, das die Möglichkeit zur Lysetherapie bietet.

Nach Vorankündigung (»frischer Schlaganfall«) übergeben Sie den Patienten in der zentralen Notaufnahme des Schwerpunktkrankenhauses dem dort bereits wartenden Neurologen. Dieser veranlasst ein sofortiges kranielles CT. Wie Sie am nächsten Tag auf Nachfrage erfahren, handelte es sich tatsächlich um einen ischämischen Infarkt im Versorgungsbereich der A. cerebri media sinistra, die – nach Ausschluss der Kontraindikationen – durch rtPa wiedereröffnet werden konnte.

Nähere Informationen ► Kap. 14.1.

## 12 Zusammenbruch in der Küche Schritt I

Eine junge Frau berichtet dem Leitstellenmitarbeiter aufgeregt, ihr Freund habe über Brustschmerzen geklagt und sei dann bei der gemeinsamen Küchenarbeit »zusammengebrochen«. Sie werden als Notärztin zu der nahe gelegen Wohnung mit der Angabe »Verdacht auf Herzinfarkt« geschickt. Bei der Ankunft in der Wohnung nach nur 3 min Fahrzeit finden Sie einen etwa 40-jährigen Mann auf dem Küchenboden liegen; an den Küchentisch gelehnt fallen Ihnen 2 Unterarmgehstützen auf. Die junge Frau berichtet, ihr Freund sei immer ganz gesund gewesen, nur habe er sich vor 10 Tagen einer Meniskusoperation unterzogen. Ihr Erstbefund: Bewusstlosigkeit, keine Reaktion auf Ansprache und Schmerzreize, kein Karotispuls, keine Atmung.

**Frage 1:** Wie gehen Sie vor? Was könnte dem Ereignis zugrunde liegen?

## 12 Zusammenbruch in der Küche **Schritt II**

**Antwort 1:** Wenn ansonsten gesunde Menschen ohne unmittelbar erkennbare äußere Ursache plötzlich leblos zusammenbrechen, muss stets vor allem an 2 Krankheitsursachen gedacht werden: Herzinfarkt (MI) und Lungenembolie (LE). Jede dieser Erkrankungen könnte auch dem vorliegenden Kreislaufstillstand zugrunde liegen. Grundsätzlich ist ein MI häufiger als eine LE; im vorliegenden Fall lassen aber das relativ geringe Lebensalter und die kurz zuvor erfolgte Knieoperation doch eher eine fulminante LE vermuten. Wie auch immer, Sie müssen sofort mit Herzdruckmassage und Beatmung beginnen.

Das während der CPR abgeleitete EKG weist Kammerkomplexe auf, die jedoch nicht zu einem tastbaren Puls führen. Auch nach 3 CPR-Zyklen und 2 mg Adrenalin ist kein wirksamer Auswurf zu erzielen. Sie intubieren den Mann problemlos und beatmen ihn mit 100 % Sauerstoff.

**Frage 2:** Was können Sie noch tun?

## 12 Zusammenbruch in der Küche Schritt III

**Antwort 2:** Bei jedem Kreislaufstillstand, und also auch und vor allem bei pulsloser elektrischer Aktivität (PEA) wie in diesem Fall müssen Sie parallel zur CPR eine unverzügliche Therapie der zugrunde liegenden Erkrankung anstreben. Im vorliegenden Fall liegt eine LE als Ursache nahe, und so beschließen Sie, unter CPR eine Thrombolysetherapie zu versuchen. Sie verabreichen 50 mg rtPa über 2 min und zusätzlich 5.000 I.E. Heparin. Die CPR geht natürlich weiter. Sie wissen, dass dieses Vorgehen kein Standardverfahren ist, dass eine Restunsicherheit besteht, ob wirklich eine LE vorliegt, und dass möglicherweise Kontraindikationen zur Lysetherapie vorliegen, die Sie in der Eile nicht abklären konnten. Aber die verzweifelte Lage bei einem jungen Menschen überwiegt alle anderen Bedenken. Trotz der bekannt schlechten Prognose einer PEA hoffen Sie, aufgrund der schnellen Ankunft am Notfallort noch helfen zu können.

Nach etwa 20 min Reanimation meinen Sie, nach jedem CPR-Zyklus einen schwachen Karotispuls zu tasten. Sie setzen aber die CPR zunächst fort, da Ihnen der Auswurf noch nicht ausreichend erscheint. Schließlich, nach ½ h, hat der Patient eine spontane Herzfrequenz von etwa 120/min, einen messbaren Blutdruck von 110/60 und eine (erstmals messbare) Sauerstoffsättigung von 92 %. Sie transportieren ihn in Ihre Klinik. Auf der Intensivstation wird sofort ein Herz-Echo angefertigt, das noch Zeichen der Rechtsherzbelastung zeigt. Der Patient kann 2 Tage später ohne Katecholamine extubiert werden, und zwar ohne erkennbare grobe neurologische Defizite.

Nähere Informationen ► Kap. 11.3.

## 13 Todesgefahr am Weiher Schritt I

Der RTH – mit Ihnen als Notärztin – wird Ende November zu einer Kinderreanimation in einem etwa 10 Flugminuten entfernten Dorf nachgefordert. Sie treffen folgende Situation an: ein 6-jähriges Kind wird am Ufer eines kleines Weihers durch zwei Personen wiederbelebt; ein Rettungsassistent führt die Herzdruckmassage durch, ein anderer beatmet das Kind über Maske mit einem Ruben-Beutel. Der Notarzt steht daneben und schaut Ihnen erwartungsvoll entgegen. Er habe das Kind nicht intubiert, da er gehört habe, dass das bei unterkühlten Personen gefährlich sein könne, und eine Vene habe er auch nicht punktieren können, aber er könne Ihnen sagen was passiert sei: Das Kind sei mit Spielkameraden auf einen direkt am Ufer wachsenden Baum geklettert, dessen Äste bis deutlich über das Wasser reichten. Dorthin sei der Junge geklettert, dann abgerutscht und – offenbar konnte er nicht schwimmen, oder er habe einen »Kaltwasserschock« erlitten – untergetaucht. Es habe einige Zeit gedauert, bis einige von den Freunden alarmierte Erwachsene zur Hilfe gekommen, das Kind aus dem eiskalten Wasser geholt und den Notarzt verständigt hätten. Sie würden nun schon 20 min reanimieren, ohne Erfolg! Wie lange war das Kind unter Wasser? Vielleicht 10–12 min. Ihr Erstbefund: Das Kind ist offenbar stark ausgekühlt, kein Bewusstsein, kein Puls, keine Atmung, weite lichtstarre Pupillen.

**Frage 1:** Hat eine Weiterführung der Reanimation Sinn? Welche Maßnahmen ergreifen Sie?

## 13 Todesgefahr am Weiher Schritt II

**Antwort 1:** Das Kind ist bei kalten Umgebungstemperaturen in kaltem Wasser ertrunken und dabei schnell hypotherm geworden, auch wenn Sie mangels geeigneter Thermometer auf die Schnelle weder Luft-, Wasser- noch Körpertemperatur exakt quantifizieren können. Mittlerweile sind über ½ h seit dem Untertauchen vergangen, aber Sie wissen, dass die zerebrale Wiederbelebungszeit durch die rasche Hypothermie deutlich verlängert wird, gerade bei Kindern. Also setzen Sie die Reanimation mit Engagement fort: Sie intubieren das Kind vorsichtig mit einem Tubus 5½ mm I.D. (in Abwägung aller Vor- und Nachteile) und schaffen einen Zugang, und das alles natürlich unter nahezu ununterbrochener Fortführung der CPR 15:2.

Allerdings können auch Sie keine punktierbare Venen finden, daher legen sie eine intraossäre Nadel im Bereich der vorderen Tibia. Das EKG zeigt eine Nulllinie. Sie überlegen, wie viel Adrenalin Sie geben sollen, und wie Sie weiter verfahren sollen, wenn – wie zu erwarten – innerhalb einer überschaubaren Zeitspanne kein Spontankreislauf einsetzte. Mittlerweile war außerdem die verzweifelte Mutter an den Notfallort geholt worden, um die sich der ebenfalls herbeigerufene Pastor der dörflichen Gemeinde kümmerte. Sie will dass Sie bestätigen, dass ihr Sohn wieder gesund wird.

**Frage 2:** Was sagen Sie der Mutter? Wie halten Sie es mit dem Adrenalin? Was haben Sie mit dem Kind weiter vor?

## 13 Todesgefahr am Weiher Schritt III

**Antwort 3:** Sie können der Mutter natürlich keine Genesung versprechen, wohl aber, dass das Kind noch eine Chance hat. Sie wissen, dass Sie bei einer Körpertemperatur unter 30° kein Adrenalin geben sollten, wissen aber nicht, wie hoch die Körpertemperatur tatsächlich ist. Sie geben als Kompromiss (bei geschätzten 30 kg) 0,3 mg Adrenalin durch die intraossäre Nadel und wiederholen dies nach etwa 10 min. Sie beschließen bereits wenige Minuten nach Ihrem Eintreffen, das Kind unter Fortführung der CPR im RTH in Ihr »Heimatklinikum« zu fliegen, wo, wie Sie wissen, regelmäßig kardiochirurgische Eingriffe bei Kindern durchgeführt werden und somit eine entsprechende Herz-Lungen-Maschine bereitgestellt werden kann.

Nach Voranmeldung erreichen Sie tatsächlich, dass bei Ihrer Ankunft ein herzchirurgischer Saal mit aufgerüsteter HLM für das Kind bereitsteht. Es wird unter Fortführung der CPR an die HLM angeschlossen und sehr langsam erwärmt. Die Körpertemperatur beträgt bei der ersten Messung 28°C. Wie Sie später erfahren, hat das Kind nach Wiedererwärmung tatsächlich einen suffizienten Spontankreislauf entwickelt, und es kann 5 Tage später extubiert werden.

Nähere Informationen ► Kap. 19.1.3 und 19.2.1.

## 14 Plötzliche Bewusstlosigkeit im Schlafzimmer Schritt I

Mitten in der Nacht führt Sie ein Einsatz in ein Haus mit in das Erdgeschoss integriertem Kiosk, in dem Sie schon des Öfteren Zeitschriften und Bier gekauft haben, da er genau auf dem Weg zwischen der Klinik und ihrer Wohnung liegt. So kennen Sie auch vom Sehen den Patienten, offenbar den Kioskinhaber, der in der Wohnung direkt hinter der Verkaufshalle bewusst- und pulslos auf seinem Bett liegt. Das Ehepaar wollte nach dem Spätfilm zu Bett gehen, da sei ihr Mann bewusstlos geworden, berichtet die Frau. Das Schlafzimmer ist so extrem mit Möbeln vollgestellt, dass nur etwa ½ m Platz neben und vor dem Bett ist. Sie beginnen daher die Herzdruckmassage im Bett, während ein Rettungsassistent (RA) den Defi anbringt. Unter der HDM wird die Matratze mit jeder Kompression erheblich nach unten gedrückt und federt wieder zurück. Der andere RA kauert am Kopfende und führt die Maskenbeatmung durch.

**Frage 1:** Ist diese CPR-Durchführung akzeptabel?

## 14 Plötzliche Bewusstlosigkeit im Schlafzimmer Schritt II

**Antwort 1:** Nein. Eine gut durchgeführte HDM ist essenziell für den Reanimationserfolg, insb. bei Kreislaufstillstand von > 5 min Dauer (wie vermutlich in diesem Fall). Auf einer weichen Unterlage kann keine vernünftige Thorax- und Herzkompression erzielt werden; der Patient muss auf den Boden gelegt werden, oder eine harte Reanimationsunterlage muss untergeschoben werden. Die Maskenbeatmung, sofern sie suffizient ist, kann dagegen interponiert so weiter fortgeführt werden, aber dennoch ist längerfristig eine Intubation anzustreben.

Sie legen den Patienten trotz der Enge auf den Boden und ein RA führt die HDM über ihm stehend fort (neben dem Patienten ist kein Platz). Sie beurteilen das mittlerweile angelegte EKG und sehen Kammerflimmern. Die erste Defibrillation hat keinen Erfolg, der RA nimmt sofort die HDM wieder auf. Sie versuchen den Patienten jetzt zu intubieren, indem Sie sich hinter seinen Kopf hocken. Es gelingt Ihnen in 3 Versuchen nicht, den Kehlkopfeingang einzustellen oder den Tubus einzuführen.

**Frage 2:** Was tun? Sollen Sie weitere Intubationsversuche vornehmen oder etwa einen »Luftröhrenschnitt« vornehmen, wie einer der Rettungsassistenten, der dramatische Situationen liebt, Ihnen nahe legt?

## 14 Plötzliche Bewusstlosigkeit im Schlafzimmer Schritt III

**Antwort 2:** Sie sollten die Intubation nicht erzwingen. Wenn die Maskenbeatmung gut funktioniert, können Sie diese beibehalten; alternativ und vielleicht besser ist das Einlegen einer Larynxmaske (oder eines Kombitubus), damit Sie die Hände freihaben. Eine Koniotomie ist nur dann erforderlich, wenn Sie den Patienten weder suffizient über Maske beatmen können, noch ihn intubieren können, noch eine Beatmung über eine der Tubusalternativen wie Larynxmaske oder Kombitubus effektiv ist; dann allerdings dürfen Sie mit dieser Maßnahme nicht zögern! Viel wichtiger als sich über die misslungene Intubation zu grämen (sofern die Ventilation anderweitig funktioniert) ist es, eine suffiziente Herzdruckmassage durchzuführen und das Kammerflimmern durch erneute Defibrillationen zu beseitigen.

Sie führen problemlos eine Larynxmaske Größe 5 ein, über die der Patient auch mit dem transportablen Beatmungsgerät gut beatmet werden kann (100 % $O_2$, Atemminutenvolumen 7 l/min bei geschätzten 100 kg). Sie injizieren in den mittlerweile am Fußrücken gelegten venösen Zugang 1 mg Adrenalin als Vasopressor und nehmen eine erneute Defibrillation vor, woraufhin Sie die HDM sofort wieder aufnehmen. Beim nächsten Check sehen Sie einen geordneten Herzrhythmus mit tastbarem Puls. Sie transportieren den Patienten mit Mühe durch die labyrinthartigen Gänge der möbelreichen Wohnung in ihren NAW und bringen ihn auf die Intensivstation Ihrer Klinik. Im weiteren Verlauf stellt sich heraus, dass ein massiver Vorderwandinfarkt Auslöser des Ereignisses war.

Nähere Informationen ► Kap. 4 und 7.

## 15 Notfall in der Landarztpraxis Schritt I

Sie werden mit dem RTH in eine ländliche Arztpraxis gerufen. Die Sprechstundenhilfe hatte der Leitstelle telefonisch gemeldet, einer Patientin ginge es schlecht, und die Frau Doktor brauche Hilfe. Sie landen auf einem nahe gelegenen Sportplatz und betreten die Praxis durch das voll besetzte Wartezimmer. In einem Behandlungsraum liegt eine offenbar bewusstlose, etwa 30-jährige Frau auf einer Liege. Sie atmet mit aus der Distanz hörbarem Giemen. In der linken Ellenbeuge liegt eine mit Heftpflaster befestigte Butterfly-Kanüle, in die ein Infusionssystem mit einer leeren 100-ml-Flasche Kochsalz mündet. Die Ärztin hält der Patientin eine Sauerstoffmaske vor das Gesicht. Sie berichtet, die ihr gut bekannte Privatpatientin sei mit starken Schmerzen im Rücken in die Praxis gekommen, die möglicherweise auf eine Nierenkolik zurückzuführen gewesen seien. Daher habe sie zunächst eine Ampulle Metamizol (1 mg) in die jetzt leere Kochsalzflasche gegeben und diese schnell einlaufen lassen. Gegen Ende der Infusion habe die Patienten über Unwohlsein und Luftnot geklagt, und sei kurz darauf bewusstlos geworden. Der Blutdruck sei niedrig, und das Herz schlage sehr schnell. Das sei in 20 Jahren Praxis noch nie passiert.

**Frage 1:** Wie lautet Ihre Verdachtsdiagnose?

## 15 Notfall in der Landarztpraxis Schritt II

**Antwort 1:** Am wahrscheinlichsten ist eine allergische Reaktion auf das verabreichte Schmerzmittel. Die Symptomkonstellation Bronchospasmus und Atemnot zusammen mit Hypotension und Tachykardie sowie Eintrübung des Bewusstseins spricht für einen anaphylaktischen Schock, also eine anaphylaktische Reaktion Grad III.

Bei näherer Untersuchung der Patientin nach Entkleiden des Oberkörpers entdecken Sie einen konfluierenden Hautausschlag, der ihre diagnostische Vermutung weiter festigt. Dem Rettungsassistenten ist es mittlerweile gelungen, einen großlumigen Zugang in die rechte Ellenbeuge zu legen.

**Frage 2:** Welche Akutmaßnahmen, über die Verabreichung von Sauerstoff hinaus, sind indiziert?

## 15 Notfall in der Landarztpraxis Schritt III

**Antwort 2:** Sie verabreichen fraktioniert in 0,1 mg-Portionen Adrenalin intravenös, um die Hypotension zu beseitigen und den Bronchospasmus zu therapieren. Zugleich werden so schnell wie irgend möglich über beide Zugänge Vollelektrolytösungen verabreicht, insgesamt 2500 ml. Sie lassen zudem 1000 mg Methylprednisolon aufziehen und verabreichen, um die allergische Reaktion zu stoppen.

Der Zustand der Patientin bessert sich zügig. Die Sauerstoffsättigung steigt von initial 70 % auf über 90 % an, und die Patientin kommt langsam wieder zu Bewusstsein, so dass Sie auf eine Intubation (die Sie haben vorbereiten lassen) dann doch meinen verzichten zu können. Sie begleiten die junge Frau bodengebunden im mittlerweile eingetroffenen RTW unter Fortsetzung der Infusionstherapie zur weiteren Beobachtung, Diagnostik und Therapie (auch der initialen starken Rückenschmerzen!) in ein 20 km entferntes Krankenhaus.

Nähere Informationen ► Kap. 9.4.

## 16 Atemnot und Zungenschwellung Schritt I

Kurz nach Beginn der abendlichen Tagesschau alarmiert eine Ehefrau den Rettungsdienst mit der Angabe, ihr Mann würde zunehmend schwer Luft bekommen, seine Zunge werde immer dicker. Die Wohnung liegt ländlich am Rande ihres Einsatzgebietes, so dass die Anfahrtszeit 20 min beträgt; allerdings wird ein näher stationierter Rettungswagen ebenfalls dorthin geschickt. Als Sie eintreffen, finden Sie auf dem Sofa sitzend einen etwa 70-jährigen Mann vor, dem die bereits eingetroffenen Rettungsassistenten eine Sauerstoffmaske vor Mund und Nase halten. Der Patient ringt mit gurgelnden Geräuschen nach Luft, sein Gesicht ist periorbital erheblich angeschwollen, so dass die Augen nur noch schlitzförmig geöffnet werden können, und eine riesige, bläuliche Zunge quillt aus dem Mund. Die Ehefrau hat alle Medikamente, die ihr Mann nimmt, auf dem Küchentisch ausgebreitet: Metoprolol, Enalapril, HCT, Digoxin. Ihr Mann habe es zwar »mit dem Herzen«, aber einen solchen Anfall habe er noch nie gehabt, und es sei auch in letzter Zeit nichts besonderes vorgefallen.

**Frage 1:** Wie lautet Ihre Verdachtsdiagnose?

## 16 Atemnot und Zungenschwellung Schritt II

**Antwort 1:** Offenbar hat der Patient ein akutes Quincke-Ödem entwickelt, eine innerhalb von Minuten auftretende umschriebene Schwellung von Haut und Schleimhaut. Die möglichen Ursachen sind heterogen, infrage kommen grundsätzlich u.a. allergische Reaktionen, Autoimmunerkrankungen oder ein angeborener C1-Esterase-Inhibitor-Mangel. Im vorliegenden Fall verdächtigen Sie jedoch eines seiner »Herzmedikamente«, nämlich das Enalapril (ein Vertreter der Gruppe der ACE-Hemmer) als Auslöser des Ödems. ACE-Hemmer können, wahrscheinlich über eine Abbauverzögerung des Bradykinins, ebenfalls zum Quincke-Ödem führen; bei zunehmender Verbreitung der ACE-Hemmer als Herzinsuffizienztherapeutika und Antihypertensiva wird dies immer häufiger beobachtet. Bei Lokalisation im Bereich der Atemwege, wie in diesem Fall, kann der Patient ersticken.

Die pulsoximetrisch gemessene Sauerstoffsättigung beträgt trotz Sauerstoffgabe nur 71 %, die Herzfrequenz 130/min, und die Atemfrequenz etwa 40/min. Der Patient ringt weiterhin nach Luft und Sie haben den Eindruck, dass er sich zunehmend erschöpft und dass er Todesangst hat.

**Frage 2:** Wie therapieren Sie dieses Krankheitsbild? Würden Sie den Patienten sedieren?

## 16 Atemnot und Zungenschwellung Schritt III

**Antwort 2:** Der Patient droht zu ersticken, und Sie müssen unbedingt für freie Atemwege sorgen. Eine sichere medikamentöse Therapie des ACE-Hemmer-induzierten Quincke-Ödems ist nicht bekannt. Meist werden wie bei allergischen Reaktionen hochdosierte Kortikoide verabreicht, eine schnelle Abschwellung kann jedoch nicht erwartet werden. Eine Sedierung ohne gleichzeitiges Freimachen der Atemwege könnte tödliche Folgen haben. Ein Intubation halten Sie für nahezu unmöglich, zumindest aber für ein Abenteuer, auf das Sie sich nicht einlassen wollen, da die riesig geschwollenen Zunge keine hinreichende Orientierung in Mund und Rachen erwarten lässt. Sie lassen (mit leichtem Herzklopfen) eine Koniotomie mit Skalpell, Schere und 6er-Tubus vorbereiten, infiltrieren die Haut im unteren Kehlkopfbereich mit Lidocain, inzidieren das Lig. conicum, spreizen die Inzision mit der Schere und führen problemlos den Tubus 5 cm in die Trachea ein. Sofort kommt eine suffiziente Atmung in Gang.

Der Patient beruhigt sich sehr schnell. Sie nehmen ihn mit in Ihr Krankenhaus, wo er auf der Intensivstation bis zum übernächsten Tag im druckunterstützten Modus atmet; dann kann der Koniotomie-Tubus nach vollständigem Rückgang der Schwellung problemlos entfernt werden. Auf eine Weiterführung der ACE-Hemmer-Medikation wird verzichtet, stattdessen werden zur Therapie der chronischen Herzinsuffizienz AT1-Blocker verabreicht.

Nähere Informationen ► Kap. 7.2.4, 8.1.2 und 14.2.

## 17 Sturz vom Balkon Schritt I

Ihr Einsatzort ist der Hof eines 6-stöckigen Wohnhauses mitten in der Stadt. Eine Frau liegt anscheinend regungslos auf dem Boden, viele Fenster stehen offen und Menschen des Wohnblocks haben sich auf den Balkonen versammelt. Die Polizei ist schon vor Ort und berichtet, die Frau sei offenbar aus dem 3. Stock gesprungen, von ihrem Balkon (wie sich später herausstellt, handelte es sich um ein versuchtes Tötungsdelikt; sie wurde von ihrem Lebenspartner im Streit herunter gestoßen). Die junge Frau ist blass, stöhnt und öffnet die Augen, als Sie sie laut ansprechen. Sie kann alle Extremitäten ansatzweise auf Aufforderung bewegen, aber Sie sehen schnell, dass offenbar beide Oberschenkel und der linke Unterschenkel frakturiert sind, letzterer offen. Sie gibt bei Palpation starke Schmerzen im gesamten Abdomen, insbesondere linken Oberbauch an, auch der Brustkorb tue ihr weh. Puls 135/min, Blutdruck 80 mmHg systolisch, $saO_2$ 93 %. Die Frau stöhnt zunehmend lauter und presst immer wieder das Wort »Schmerzen« hervor.

**Frage 1:** Wie reagieren Sie darauf? Geben Sie Analgetika, oder wollen Sie die Symptomatik nicht verwischen? Oder leiten Sie gar hier auf dem Hof schon eine Narkose ein?

## 17 Sturz vom Balkon Schritt II

**Antwort 1:** Es wäre unmenschlich, keine Analgetika zu geben. Sie merken sich aber die Schmerzsymptomatik und -lokalisation und notieren diese später auf Ihrem Einsatzprotokoll. Sie schwanken kurz, ob sie nur Analgetika geben oder gleich eine Narkose einleiten sollen. Beides erscheint Ihnen – unter fortlaufender Beobachtung – vertretbar. Sie sagen sich jedoch, dass die Patientin ohnehin einer baldigen operativen Versorgung (zumindest der Frakturen, ggf. auch weiterer, etwa intrabdomineller Verletzungen) zugeführt werden muss. Da Sie ein erfahrener Anästhesist mit langjähriger Intubationserfahrung sind, entschließen Sie sich für die Intubationsnarkose an Ort und Stelle. Sie geben 100 mg Ketamin plus 10 mg Midazolam i. v.; damit gelingt es Ihnen, die Patientin problemlos zu intubieren.

Nach der Intubation geben Sie weitere 0,2 mg Fentanyl, um die Analgesie zu verstärken. Sie beatmen mit 100 % $O_2$, AMV 6 l/min (bei geschätzten 70 kg). Wiederholte Blutdruckmessungen ergeben weiterhin systolische Werte um 70–80 mmHg. Ein Rettungsassistent (RA) hat bereits den zweiten 500 ml-Beutel Ringerlösung in den Händen, um ihn als Druckinfusion über den gelegten venösen Zugang zu geben.

**Frage 2:** Wie viel Volumen geben Sie noch vor Ort? Wie lange bleiben Sie noch an Ort und Stelle?

## 17 Sturz vom Balkon Schritt III

**Antwort 2:** Sie machen sich so schnell wie möglich nach der Intubation auf den Weg in das nächste Schwerpunktkrankenhaus. Die Frau bedarf einer zügigen bildgebenden Diagnostik insb. der Wirbelsäule, des Thorax und des Abdomens und ggf. sofortiger operativer Versorgung, auf jeden Fall aber der traumatologischen Versorgung der Frakturen. Es gibt keinen Grund, weitere Zeit zu verlieren, und so legen Sie die Patientin mit angelegter HWS-Orthese mittels Schaufeltrage auf die Transportrage, und fahren sofort los. Sie stoppen die Druckinfusion und geben nur so viel Volumen, dass der Blutdruck systolisch um 80 mmHg bleibt. Dies scheint ihnen insbesondere bei fehlendem Anhalt auf ein SHT ausreichend, ohne Blutungen weiter zu verstärken.

Nach etwa 15 min sind Sie im Krankenhaus, wo nach Voranmeldung ein Team von Unfallchirurgen und Anästhesisten plus Pflegepersonal schon auf Sie wartet. Bis zur Übergabe haben Sie 3 Beutel Ringerlösung gegeben, der Blutdruck ist 75 mmHg systolisch, Herzfrequenz 110/min, $psaO_2$ 99 % unter Beatmung. Die Patientin erhält sofort eine Sonographie des Abdomens, das klare Hinweise auf eine Milz- und Leberruptur gibt; im Röntgen-Thorax ist eine Rippenserienfraktur links festzustellen ohne erkennbare Lungenverletzungen. Sie erfahren später, dass die Patientin die notwendigen Operationen recht gut übersteht und 10 Tage später (ohne Entwicklung eines Multiorganversagens) von der Intensivstation entlassen wird.

Nähere Informationen ▶ Kap. 18.7.

## 18 Notfall in der Halbzeitpause Schritt I

In der Vereinskneipe eines lokalen Sportclubs schauen regelmäßig samstagnachmittags etliche Stammgäste bei ein paar Bier die Liveübertragung der Fußballbundesliga. Dem Gastwirt, einem 60-jährigen adipösen Mann, geht es an diesem Nachmittag nicht so gut. Er wird zunehmend wortkarger, kurzatmiger und schweißig, so dass die Gäste schließlich – zur Halbzeitpause – besorgt werden und den Notarzt rufen. Sie finden den Patienten folgendermaßen vor: Er sitzt zurückgelehnt auf einem Stuhl, an dem er sich mit beiden Händen links und rechts festhält. Er hat kalten Schweiß auf Stirn und Gesicht bei livider Lippenfärbung und atmet sehr schnell (etwa 40/min). Schon aus der Distanz hören Sie brodelnde Geräusche über der Lunge. In seinem Portemonnaie, das ein Gast in der Hand hält, hat er einen handgeschriebenen Zettel mit seinen Medikamenten: Digitoxin, Captopril und Furosemid. Schmerzen in der Brust verneint der Patient, ein geordnetes Gespräch ist aber nicht möglich, da er nur wenige Wortfetzen pro Atemzug hervorpressen kann. Blutdruck 180/110 mmHg, HF unregelmäßig 115/min, $saO_2$ 75 %.

**Frage 1:** Wie lautet Ihre Verdachtsdiagnose? Welche medikamentöse Therapie ist indiziert?

## 18 Notfall in der Halbzeitpause Schritt II

**Antwort 1:** Es sieht alles nach einem kardiogenen Lungenödem bei hypertensiver Dekompensation einer chronischen Herzinsuffizienz aus (für diese Grunderkrankung spricht zumindest die Dauermedikation des Patienten). Sie geben als erstes 2 Hübe Nitro-Spray und dann Sauerstoff mit hohem Flow über eine Maske. Nach Legen des venösen Zugangs injizieren Sie 80 mg Furosemid, 3 mg Morphin und verbringen den Patienten in sitzender Lagerung auf eine Trage. Für die Gabe positiv inotroper Substanzen (Dobutamin) sehen Sie bei noch gutem Blutdruck des Patienten präklinisch keine Indikation, vielmehr wiederholen Sie die Nitro-Gabe nach 5 min.

Unter der Sauerstoffzufuhr steigt die $psaO_2$ auf etwa 85 % an. Die Atmung bleibt dabei schnell und flach mit weiterhin deutlichen Rasselgeräuschen. Mit Ihnen an den Notfallort ist ein junger Kollege gefahren, der seine Einsatzfahrten für den Fachkundenachweis absolviert. Er ist engagierter Anästhesist in Ausbildung und rät Ihnen wegen der unter Sauerstoffzufuhr persistierenden Hypoxie zur Intubation des Patienten noch im Vereinsheim.

**Frage 2:** Intubieren Sie den Patienten?

## 18 Notfall in der Halbzeitpause Schritt III

**Antwort 2:** Auch Sie erwägen eine Intubation. Sie wissen jedoch, dass ein solches hypertensives Lungenödem sich oft innerhalb weniger Stunden unter medikamentöser Therapie (die Sie bereits eingeleitet haben) und non-invasiver PEEP-Beatmung (die Sie präklinisch leider nicht bieten können) zurückbildet. Da mit 85 % $psaO_2$ keine schwere Hypoxie mit absoluter Beatmungs- bzw. Intubationsindikation vorliegt, und da der Transportweg zur Klinik nur etwa 10 min dauert, entschließen Sie sich, den Patienten spontanatmend unter engmaschiger Beobachtung und in Intubationsbereitschaft zügig in die Klinik zu fahren.

Sie bringen den Patienten in der Klinik direkt auf die vorinformierte Intensivstation, wo er als erste Maßnahme in sitzender Position eine dicht sitzende Beatmungsmaske vorgehalten bekommt, über die 100 % $O_2$ druckunterstützt mit einem PEEP von zunächst 8 mbar verabreicht werden. Die Druckunterstützung wird so eingestellt, dass die Atemzüge des Patienten langsamer und ruhiger werden. Über den dann gelegten Urinkatheter entleeren sich bereits 600 ml Flüssigkeit. Ansonsten wird die von Ihnen begonnen Therapie mit Nitraten und Diuretika intravenös fortgeführt. Sie erfahren am nächsten Morgen, dass der Patient nicht intubiert werden musste, sondern bereits wieder in erheblich gebessertem Allgemeinzustand ein leichtes Frühstück zu sich nimmt.

Nähere Informationen ► Kap. 8.2.1 und 9.2.1.